临床专科护理实践与管理

主编 孙 辉 李伟娜 李 娜 王 爽
谷春杰 李晓红 张 璐

黑龙江科学技术出版社

图书在版编目（CIP）数据

临床专科护理实践与管理 / 孙辉等主编． -- 哈尔滨：
黑龙江科学技术出版社，2022.6
ISBN 978-7-5719-1363-2

Ⅰ．①临… Ⅱ．①孙… Ⅲ.①护理学 Ⅳ．①R47

中国版本图书馆CIP数据核字（2022）第055393号

临床专科护理实践与管理

LINCHUANG ZHUANKE HULI SHIJIAN YU GUANLI

主　　编	孙　辉　李伟娜　李　娜　王　爽　谷春杰　李晓红　张　璐
责任编辑	陈兆红
封面设计	宗　宁
出　　版	黑龙江科学技术出版社
	地址：哈尔滨市南岗区公安街70-2号　邮编：150007
	电话：（0451）53642106　传真：（0451）53642143
	网址：www.lkcbs.cn
发　　行	全国新华书店
印　　刷	哈尔滨双华印刷有限公司
开　　本	787 mm×1092 mm　1/16
印　　张	31
字　　数	787千字
版　　次	2022年6月第1版
印　　次	2023年1月第1次印刷
书　　号	ISBN 978-7-5719-1363-2
定　　价	198.00元

前 言
FOREWORD

　　护理学是一门将自然科学和社会科学相结合的综合性应用学科,其任务是促进健康、预防疾病和减轻痛苦。具体地说,就是帮助健康者保持和增进健康;帮助患者减轻痛苦、增加舒适和恢复健康;帮助伤残者达到最大程度的功能恢复。因此,在现代社会中,护理学的角色和地位举足轻重,其工作质量的高低将直接关系到患者的生命安危。

　　护理工作体现在临床医学的各个方面,许多治疗性工作都必须通过护理实现和完成。例如,护士需要定期地巡视病房,在患者病情发生变化时,护士是最早、最快的发现者;特别是在护理危重患者时,护士更是第一线的哨兵,他们随时注意着患者病情的变化,能够为医师进行下一步治疗提供最为准确及时的信息。为帮助广大临床护理人员进一步学习专科护理知识和提高护理管理人员的管理能力,我们编写了《临床专科护理实践与管理》一书。

　　本书主要结合多位专家长期的临床护理实践和研究,对一些临床疾病护理的规范化操作进行介绍。首先,简要介绍了护理管理,包括品管圈、PDCA循环、护理安全管理和临床护理服务质量管理;其次,将理论知识与临床实际相结合,系统地阐述了心内科、消化内科、内分泌科、肾内科、风湿免疫科、神经外科、肝胆外科、骨科、妇科、产科、重症医学科、中医康复科的护理,且在讲述时包含了对护理操作重点与难点的分析;最后对医院感染的预防与处理进行补充阐述。全书内容丰富,易懂易学,涵盖面广,适合各级医院的医护人员学习使用。

　　在编写过程中,我们查阅了大量文献,并结合了编者们多年的临床经验,但由于编写经验有限,加之时间仓促,存在的不足之处,诚请广大读者批评指正。

《临床专科护理实践与管理》编委会

2022 年 1 月

目 录
CONTENTS

第一章

护 理 管 理

第一节 品 管 圈

一、品管圈的简介

品管圈（quality control circle，QCC）是由日本石川馨博士于 1962 年所创，指同一工作现场、工作性质相似的人员自动自发进行品质管理所形成的小组，这些小组作为全面质量管理环节的一环，在自我启发、相互启发的原则下，活用各种统计工具，以全员参与的方式不断进行维护改善自己工作现场的活动。通过轻松愉快的现场管理方式，使护理人员自发地参与管理活动，在工作中获得满足感与成就感。

二、品管圈的主要内容

（一）组圈

组圈由工作目标相同、场所相同、性质相同的 3～10 人组成品管圈，选出圈长。圈长通常由班、组长或部门主管、技术骨干担任。圈名由圈员共同商讨决定，最好选择富有持久性及象征性工作性质和意义的名字。

（二）选定主题

在充分了解、掌握部门工作现场问题的基础上，选定主题。工作现场的问题大致有效率问题、服务问题、品质问题等。选定主题应该慎重，要考虑其共通性，是圈能力可以解决的，可以数据量化，可以收到预期效果并且符合主要目标方针的主题。

（三）拟定活动计划

主题选定后，应拟定活动计划，事先拟定计划表对品管活动能否顺利推行并取得显著成效具有十分重要的作用。计划表可以周为单位来拟定，在实施过程中，如发现实际与计划有出入或停止不前，应立即找出问题所在并及时加以改进。在拟定计划表时应明确各步骤具体负责人；在活动推进过程中，需明确标注实施线，且计划线应在实施线之上。

（四）现况把握与分析

对工作现场进行调查分析，分析须用数据说明，这种数据的客观性、可比性、时限性，通过数

1

据整理,分层分析,找到问题的症结。针对存在的问题进行原因分析,对诸多原因进行鉴别,找到主要原因,为制订策略提供依据。

（五）制订活动目标并解析

设定与主题对应的改善目标,目标要明确,最好用数据表示目标值并说明制订目标值的依据。

（六）检查对策

确定对策,用5W2H做法,具体为做什么(what);为什么做(why);谁来做(who);何地进行(where);何时(when);如何做(how);成本如何(how much)。讨论出的改善计划内容应包括:改善项目主题、发生原因、对策措施、责任人、预定完成时间。

（七）实施对策

拟定具体的实施方法,实施前召集相关人员进行适当培训。实施过程中,负责专项责任的圈员应该负担起交到的责任,并控制过程中正确的做法。小组成员严格按照对策表列出的改进措施计划加以实施。每条对策实施完毕,应再次收集数据,与对策表中锁定的目标进行比较,检查对策是否彻底实施并达到要求。

（八）确认成效

把对策实施后的数据与实施前的现状以及小组置顶的目标进行比较,计算经济效益,鼓舞士气,增加成就感,调动积极性。

（九）标准化

评价活动效果,优秀或良好者应保持下去,并将实施方案标准化,写成标准操作程序,并经有关部门确定。已经标准化的作业方法,要进行认真培训,并确定遵守,确保活动收获成效。

（十）检讨与改进

据实评价活动开展过程中每个步骤的实施效果,分析其优缺点,总结经验,探讨今后应努力的方向,为下一圈活动的顺利推行提供经验。

三、使用方法及注意事项

(1)品管圈已广泛应用于病房管理、专科护理、健康教育等护理质量管理的层面,实现了护理质量管理以物为中心的传统管理模式向以人为中心的现代管理模式的转化,体现并强调了全员、全过程、全部门质量控制的全面质量管理理念,对促进护理人才队伍发展亦有重要实践意义。

(2)推行以单位为主的品管圈是护理人员作为改善护理工作问题常用策略,通过活动的不断改进,提升医疗护理水平。品管圈方法的应用,提高了全员质量意识,充分调动了基层护理人员的积极性,开发了管理潜能,引导他们在临床工作中以护理质量为核心,以满足患者需求为导向,发现及寻求方法解决工作中的一些实际问题,包括工作流程的改进、相关制度的落实、质量监控的方法、护理程序的应用、护理表格的制作等。通过品质改善活动,提高管理效益和执行力,提高护理质量。

(3)在护理质量管理过程中成功推行品管圈活动的关键是准确把握问题点。来自临床一线工作现场的问题点往往很多,以手术室护理质量管理为例,常见的护理质量相关的问题,手术体位安全摆放、术后标本正确处置等,当圈员从不同角度提出问题后,如何准确把握关键问题,确保品管圈活动能顺利推行并收获实效,受限需要把问题整理分类,从各个角度加以分析,确定上述哪些是将来可能解决的,哪些是当下须解决的,哪些是潜在问题;其次是要考虑问题的共通性;同时,要兼顾圈能力,对上述问题的把握能定量化,可用数据表示;并且要评估项目实施的预期效果。只有通过这样严谨的流程确定的问题点,才是关键问题点,只有准确把握好关键问题点才能为品管圈活动顺利推行打下坚实基础。

(孙 辉)

第二节 PDCA 循环

一、PDCA 循环简介

PDCA 循环又称戴明循环(Deming cycle)。20 世纪 20 年代美国著名统计学家有"统计质量控制之父"美名的沃特·阿曼德·休哈特,率先提出"计划－执行－检查(plan-do-see)"的概念,后由美国质量管理专家戴明发展成为计划－执行－检查－处理(plan-do-check-action)的 PDCA模式,又被称为"戴明环"。PDCA 循环是计划、执行、检查、处理 4 个阶段的循环反复的过程,是一种程序化、标准化、科学化的管理方式,是发现问题和解决问题的过程。作为质量管理的基本方法,广泛应用于医疗和护理领域的各项工作中。

PDCA 循环的优点:①适用于日常管理,既适用于个人的管理,也适用于组织或团队管理。②PDCA循环是发现问题、解决问题的过程,会随着一个问题的解决,随之产生新的变化演变出新的问题,也就可以使问题得到不断持续的改进和提高。③适用于项目管理,在护理管理中特别适用于护理专项管理工作的改进,包括护理质量管理、护理人力资源管理等方面。④有助于各项工作的持续改进和提高,因此也适用于护理服务的改进或护理新技术的研发和应用,如护理服务流程的不断改进,护理服务质量的不断提高。

二、PDCA 循环的主要内容

PDCA 循环是一个质量持续改进模型,包括持续改进与不断提高的 4 个阶段 8 个步骤。①计划阶段:第 1 步分析质量现状,找出存在的质量问题;第 2 步分析产生质量问题的原因或影响因素;第 3 步找出影响质量的主要因素;第 4 步针对影响质量的主要原因研究对策,制订相应的管理或措施,提出改进计划和行动方案,并预测实际效果。②实施阶段:将预定的质量计划、目标、措施及分工要求等,予以实施,成为 PDCA 循环的第 5 步。③检查阶段:根据计划要求,对实际执行情况进行检查,将实际效果与预计目标进行比较,寻找和发现计划执行中的问题并进行改进,作为 PDCA 循环的第 6 步。④处理阶段:对检查结果进行分析、评价和总结,具体分为两个步骤,第 7 步把结果和经验纳入有关标准和规范中。巩固已取得的成绩,防止不良结果再次发生。第 8 步把没有解决的质量问题或新发现的质量问题转入下一个 PDCA 循环,为制订下一轮循环计划提供信息。处理阶段通过总结经验,巩固成绩,工作结果标准化;提出尚未解决的问题,转入下一个循环。原有的问题解决了,又会产生新的问题,问题不断出现又被不断解决,使得PDCA 循环周而复始地不停运转,使得管理问题得到不断改善和完善。

三、使用方法及注意事项

（1）PDCA循环作为科学的工作程序，是一个有机的整体，缺少任何一个环节都不可能产生预期效果，工作都很难得到改善。PDCA循环作为科学的管理方法，是用于护理管理的各项工作和环节。对于循环过程的各个循环彼此联系、相互作用。护理质量管理作为医院质量管理的子循环，与医疗、医技、行政、后勤等部门的质量管理的子循环共同构成医院质量管理的大循环。各护理单元或护理服务项目又是医院护理质量体系中的子循环，这些大小循环相互影响，相互作用，整个医院的质量取决于各个子系统、各部门和各个环节的质量，而这些子系统、各个部门和环节又必须围绕医院的总的质量目标协同行动，因此，医院作为大循环是小循环的依据，小循环又是大循环的基础。PDCA循环将医院各系统、各部门、各项工作有机地组织起来，彼此影响和促进，持续改进和提高。

（2）PDCA循环是一个持续改进型，需要不断改进和完善，阶梯式、螺旋式提高，每次循环的结束都意味着新的循环的开始，使管理的效果从一个水平上升到另一个水平。

（3）应用PDCA循环4个阶段8个步骤来解决质量问题时，需要收集和整理信息，要采用科学的方法进行数据分析，用数据说明，用事实说话。最常用的排列图、因果图、直方图、分层法、相关图、控制图及统计分析表七种统计方法，以数理统计为理论基础，科学可靠、直观地可以使PDCA循环建立在坚实的问题提出和分析的基础上。统计方法与PDCA循环关系见表1-1。

表1-1　统计方法与PDCA循环关系表

阶段	步骤	主要方法
P	1.分析现状、找出问题	排列图、直方图、控制图
	2.分析各种影响因素或原因	因果图
	3.找出主要影响因素	排列图、相关图
	4.针对主要原因，制订措施计划	回答"5W1H"（why、what、where、when、who、how）
D	5.执行、实施计划	
C	6.检查计划执行结果	排列图、直方图、控制图
A	7.总结成功经验，制订相应标准	制订或修改工作规程、检查规程及有关规章制度
	8.把未解决或新出现问题转入下一个PDCA循环	

（李伟娜）

第三节　护理安全管理

一、护理风险管理与护理安全管理

医疗护理风险是一种职业风险，即从事医疗护理服务职业，具有一定的发生频率并由该职业者承受的风险。风险包括经济风险、政治风险、法律风险、人身风险。因此，现代医院管理者必须对风险因素进行安全管理及有效控制。

（一）护理风险管理与护理安全管理

1.护理风险与护理安全的概念

护理风险指患者在医疗护理过程中，由于风险因素直接或间接影响导致可能发生的一切不安全事件。除具有一般风险的特征外，尚具有风险水平高、风险客观性、不确定性、复杂性及风险后果严重等特征。

护理安全是服务质量的首要特征，是指在医疗服务过程中，既要保证患者的人身安全不因医疗护理失误或过失而受到危害，又要避免因发生事故和医源性纠纷而造成医院及当事人承受风险。

护理风险是与护理安全相并存的概念，二者是因果关系，即在医疗护理风险较低的情况下，医疗护理安全就会得到有效的保障。因此，护理管理者首先要提高护理人员护理风险意识，才能确保护理安全。

2.护理风险管理与护理安全管理的概念

（1）护理风险管理是指对患者、医护人员、医疗护理技术、药物、环境、设备、制度、程序等不安全因素进行管理的活动。即采用护理风险管理程序的方法，有组织、有系统地消除或减少护理风险事件的发生及风险对患者和医院的危害及经济损失，以保障患者和医护人员的安全。

（2）护理安全管理是指为保证患者身心健康，对各种不安全因素进行有效控制。通过护理安全管理可以提高护理人员安全保护意识，最大限度地降低不良事件的发生率，是护理质量管理中的重要组成部分。

因此，安全管理强调的是减少事故及消除事故，而风险管理是为了最大限度地降低由于各种风险因素而造成的风险损失，其管理理念是提高护理风险防范意识，预防风险的发生。风险管理不仅包含了预测和预防不安全事件的发生，而且还延伸到保险、投资甚至政治风险等领域，以此达到保证患者及医护人员的人身安全。由于护理风险管理与安全管理的着重点不同，也就决定了它们控制方法的差异。

3.护理风险管理的理念

护理风险管理的理念即将发生不良事件后的消极管理变为事件发生前的前馈控制。瑞士奶酪模式已经用于临床风险的管控，其理论也被称为"累积行为效应"。该理论认为在一个组织中，事件的发生有4个层面（四片奶酪）的因素，包括组织的影响、不安全监管、不安全行为先兆、不安全的操作行为。每一片奶酪代表一层防御体系，每片奶酪上的孔洞代表防御体系中存在的漏洞和缺陷。这些孔的位置和大小都在不断变化，当每片奶酪上的孔排列在一条直线上时，风险就会穿过所有防御屏障上的孔，导致风险事件的发生。如果每个层面的防御屏障对其漏洞互相拦截，系统就不会因为单一的不安全行为导致风险事件的发生。因此，加强护理风险防范和管理则需要不断强化护理人员的风险防范意识，加强过程质量中各环节质量监管，人人强化质量第一、预防为主、及时发现安全问题的理念，通过事前控制将可能发生的风险事件进行预警，防止不良事件的发生，保证患者安全。

（二）护理风险管理程序

护理风险管理程序是指对患者、工作人员、探视者等可能产生伤害的潜在风险进行识别、评估，采取正确行动的过程。

1.护理风险的识别

护理风险的识别是对潜在的和客观存在的各种护理风险进行系统地、连续地识别和归类，并分析产生护理风险事件原因的过程。常用的护理风险识别方法有以下几种。

(1)鼓励护理人员、护士长及时上报风险事件,掌握可能发生风险事件的信息,以利于进一步监控全院风险事件的动态,制订回避风险的措施,以杜绝类似事件的发生。

(2)通过常年积累的资料及数据分析掌握控制风险的规律,使管理者能抓住管理重点,如各类风险事件过程质量中的高发部门、高发时间、高发人群等,针对薄弱环节加强质量控制,规避风险事件。

(3)应用工作流程图,包括综合流程图及高风险部分的详细流程图,了解总体的医疗护理风险分布情况,全面综合地分析各个环节的风险,以预测临床风险。

(4)采用调查法,通过设计专用调查表调查重点人员,以掌握可能发生风险事件的信息。

2.护理风险的评估

护理风险的评估是在风险识别的基础上进行的。评估的重点是识别可能导致不良事件的潜在危险因素。即在明确可能出现的风险后,对风险发生的可能性及造成损失的严重性进行评估,对护理风险进行定量、定性地分析和描述并对风险危险程度进行排序,确定危险等级,为采取相应风险预防管理对策提供依据。

3.护理风险的控制

护理风险控制是护理风险管理的核心,是针对经过风险的识别衡量和评估之后的风险问题所应采取的相应措施,主要包括风险预防及风险处置两方面内容。

(1)风险预防:在风险识别和评估基础上,对风险事件出现前采取的防范措施,如长期进行风险教育、加强新护士规范化培训、举办医疗纠纷及医疗事故防范专题讲座等,强化护理人员的职业道德、风险意识及法律意识,进一步增强护理人员的责任感,加强护理风险监控。

(2)风险处置:包括风险滞留和风险转移两种方式。①风险滞留:是将风险损伤的承担责任保留在医院内部,由医院自身承担风险。②风险转移:是将风险责任转移给其他机构,最常见的风险控制方式如购买医疗风险保险,将风险转移至保险公司,达到对医护人员自身利益的保护。

4.护理风险的监测

护理风险的监测是对风险管理手段的效益性和适用性进行分析、检查、评估和修正。如通过调查问卷、护理质控检查、理论考试等方法获得的数据进行分析和总结,评价风险控制方案是否最佳,所达效果如何,以完善内控建设,进一步提高风险处理的能力,并为下一个风险循环管理周期提供依据。

二、护理安全文化与护理行为风险管理

(一)安全文化概念

1.安全文化

早在 1986 年,国际原子能机构的国际和安全咨询组在独联体地区切尔诺贝利核电站核泄漏事故报告中,首次提出"安全文化",即实现安全的目标必须将安全文化渗透到所要进行的一切活动中,进一步树立了安全管理的新理念。

安全文化即借助一种文化氛围,将"以人为本"的理念渗透在安全管理的过程中,通过潜移默化的教育、影响塑造良好的安全素质,营造一种充满人性,互为尊重、关爱的人文氛围,使之形成一种安全高效的工作环境,以建立起安全可靠的保障体系。

2.护理安全文化

护理人员在护理实践中通过长期的安全文化教育和培养,进一步强化其质量意识、责任意识、法规意识、风险意识,并通过潜移默化的渗透使外在教育与影响,自觉渗透到内心之中,变为内在信念,形成能够约束个人思想和行为,凝聚其道德规范、价值观念为准则的精神因素的总和,以此激发护士内在的潜能,将安全第一、预防为主的理念转化为自觉的行为,使其从"要我做"变为"我要做"的自律行为,保障护理安全。

(二)安全文化和安全法规在规范护理行为中的作用

2003 年,由 Singer 等提出:安全文化可以理解为将希波格拉底的格言"无损于患者为先"整合到组织的每一个单元,注入每一个操作规程之中,就是将安全提升到最优先地位的一种行为。

安全行为的建立可受多种因素影响,包括内因及外因的作用,其中以安全文化和安全法规、规章对安全行为的影响最为重要。

1.安全文化对安全行为的影响

安全文化是无形的制度,它是依赖于内在的约束机制,发挥作用的自律制度。因此,安全文化有助于员工建立并形成自觉的安全行为准则、安全目标及安全价值观,使护理人员在护理实践中,逐步认识到自己对社会所承担的责任,并将个人的价值观和维护生命与健康重任统一起来,建立关爱患者、关爱生命的情感及良好的慎独修养,以高度的敬业精神不断完善自我行为,更好地履行安全法规、规范、操作规程,规避风险的发生。

2.安全法规规章对安全行为的影响

安全法规规章均为由国家制定并强制实施的行为规范,护理制度、护理常规均是在长期的护理实践中总结的客观规律,是指导护理行为的准则。两者均为有型的、并依赖外在约束发挥作用的他律制度,使其逐步形成护理人员所遵循的工作规范,因此具有强制性的管理作用。

安全行为的产生既要依赖于安全、法规、规章、制度,又要依赖于安全文化,两者之间是互补的关系。因为任何有形的安全制度都无法深入到护理过程的细枝末节中,也无法完全调动护理人员的安全创造力,因此,安全文化只有与安全法规相结合,才能达到规范安全护理行为的效果。

3.营造非惩罚的安全文化

构建安全文化首先需要护理管理者更新观念,积极倡导安全文化,建立不良事件自愿报告系统。安全文化的重要标志之一是针对"系统＋无惩罚环境",调动护理人员积极性,主动报告不良事件,并不受惩罚,畅通护理缺陷的上报系统,使被动的事后分析模式转变为主动汇报潜在隐患,有利于尽早发现不安全因素,调动护理人员主动参与护理安全管理,从根源上分析原因,并对系统加以改进,使护理人员从发生事件中得到启示,以有效预防护理风险的发生。

(三)护理行为风险的防范措施

(1)建立健全风险管理组织,使其风险管理活动有系统、有计划、有目的、有程序,以此形成长效、稳固的风险管理体系,保证临床护理工作的有效监管及控制护理风险的发生。

(2)护理管理者应根据行业标准要求,制定并及时修订相关的工作制度、操作规范、操作流程及各项护理风险预案,抓好安全管理的环节;并在其预案制订的基础上,进一步完善事件发生后的应急处理措施,使护理风险降至最低水平。

(3)各级护理管理人员应加强质量改进意识,在牢固树立"预防为主、强化一线、持续改进"等原则的基础上,充分运用现代护理安全管理工具和方法,针对临床质量问题建立院内护理质量评价体系,以此发现问题,聚焦重点,把握要因,落实对策,促进临床护理质量的持续改进。

（4）合理配置护理人力资源，使护理人员数量与临床实际工作相匹配；并根据护士资质、专业水平、工作经历等，合理构建人员梯队，使护理人员最大限度地发挥专长，进一步增强责任心和竞争意识，减少和避免护理行为不安全事件的发生。

（5）加强护理专业技术培训和继续医学教育。护理管理者需要有计划、有目的的结合专业需求，组织护士业务学习，选送护理骨干参加专科护士培训或外出进修，不断更新知识，以适应护理学科的发展。

（6）护理人员在工作中，要建立良好的护患关系，加强与患者的沟通，及时将可能发生的风险因素告知患者及家属；并在进行特殊治疗、检查、高风险的护理操作时，要认真履行告知义务，征得患者及家属的同意，并执行知情同意的签字手续，以将职业风险化解到最低限度。

（7）构建安全文化，将安全文化视为一种管理思路，运用到护理管理工作中，使安全文化的理念不断渗透在护理行为中；培养护理人员安全管理的态度及信念，并使护理人员能够从法规的高度认识职业的责任、权利和义务，规范安全护理行为，以建立安全的保障体系。

三、患者安全目标管理规范

随着医疗领域高科技设备在临床的广泛应用和药品更新的不断加快，医疗过程中的不安全因素日益凸显出来。患者安全和医疗护理过程中潜在的风险已成为世界各国医院质量管理关注的焦点。因此，患者安全目标的制定对于进一步加强医疗安全管理、强化患者安全意识是至关重要的。

（一）严格执行查对制度，正确识别患者身份

患者身份确认是指医护人员在医疗护理活动中，通过严格执行查对制度对患者的身份进行核实，使所执行的诊疗活动过程准确无误，保证每一位患者的安全。

（1）对门诊就诊和住院患者执行唯一标识（医保卡、新型农村合作医疗卡编号、身份证、病案号等）管理，制定准确确认患者身份的制度和规程，并在全院范围内统一实施。

（2）建立使用腕带作为识别标识的制度，作为操作前、用药前、输血前等诊疗活动时识别患者的一种有效手段。①住院患者应佩戴腕带，特别是对手术部、重症监护病房（ICU、CCU、SICU、RICU）、急诊抢救室、新生儿科/室、意识不清、抢救、输血、不同语言、交流障碍及无自主能力的重症患者使用腕带识别患者身份。②腕带标识清楚，须注明患者姓名、性别、出生年月日、病案号等信息，有条件的医院建议使用带有可扫描自动识别的条码腕带识别患者身份。对于传染病、药物过敏、精神病等特殊患者，应有明显的识别标识（腕带、床头卡等）。③腕带佩戴前护士应根据病历填写腕带信息，双人核对后逐一与患者或其家属进行再次核对，确认无误后方可佩戴。若腕带损坏或丢失时，仍需要双人按以上方法核对后立即补戴。④患者佩戴腕带应松紧适宜，保持皮肤完整、无损伤，手部血供良好。⑤患者出院时，须将腕带取下。

（3）职能部门应落实其督导职能并有记录。

（二）强化手术安全核查、手术风险评估制度及工作流程

强化手术安全核查、手术风险评估制度及工作流程，防止手术患者、手术部位及术式发生错误。

（1）多部门共同合作制定与执行"手术部位识别标识制度""手术安全核查"与"手术风险评估制度"及其工作流程。

（2）择期手术患者在完成各项术前检查、病情和风险评估及履行知情同意手续后方可下达手术医嘱。

（3）手术医师应在术前对患者手术部位进行体表标识，并主动请患者参与认定，避免错误手术的发生。

（4）接患者时将手术患者确认单与病历核对；确认后，手术室工作人员、病房护士与手术患者或家属共同核对患者信息、手术部位及标识三方核对无误并签字，确认手术所需物品及药品均已备妥，方可接患者。

（5）认真执行安全核查制度，手术医师、麻醉医师、手术室护士应共同合作实施三步安全核查流程，并进行三方确认签字。第一步：麻醉实施前，由麻醉医师主持，三方根据手术安全核查单的内容，依次核对患者身份（姓名、性别、年龄、病案号）、手术方式、知情同意情况、手术部位与标识、麻醉安全检查、皮肤是否完整、术野皮肤准备、静脉通道建立情况、患者过敏史、抗菌药物皮试结果、术前备血情况、假体、体内植入物、影像学资料等内容。局部麻醉患者由手术医师、巡回护士和手术患者共同核对。第二步：手术开始前，由手术医师主持，三方共同核查患者身份（姓名、性别、年龄）、手术方式、手术部位与标识，并确认风险预警等内容。手术物品准备情况的核查由手术室护士执行并向手术医师和麻醉医师报告。准备切开皮肤前，手术医师、麻醉医师、巡回护士共同遵照"手术风险评估"制度规定的流程，实施再次核对患者身份、手术部位、手术名称等内容，并根据手术切口清洁程度、麻醉分级、手术持续时间判定手术风险分级并正确记录。第三步：患者离开手术室前，由巡回护士主持，三方共同核查患者身份（姓名、性别、年龄）、实际手术方式，术中用药、输血的核查，清点手术用物，确认手术标本，检查皮肤完整性、动静脉通路、引流管，确认患者去向等内容。

（6）手术安全核查项目填写完整。

（三）加强医护人员之间有效沟通程序

1.建立规范化信息沟通程序，加强医疗环节交接制度

它包括医疗护理交接班、患者转诊转运交接、跨专业团队协作等。

2.规范医嘱开具、审核、执行与监管程序及处理流程

（1）正确执行医嘱：①在通常诊疗活动中医护人员之间应进行有效沟通，做到正确执行医嘱。对有疑问的医嘱护士应及时向医师查询，严防盲目执行，除抢救外不得使用口头或电话通知医嘱。②只有在对危重症患者紧急抢救的特殊情况下，对医师下达的口头医嘱护士应复诵，经医师确认后方可执行，并在执行时实施双人核对，操作后保留安瓿，经二人核对后方可弃去。抢救结束后督促医师即刻据实补记医嘱。③下达医嘱后，护士必须分别将医嘱打印或转抄至各类长期医嘱治疗单或执行单上，并由两人核对无误后在医嘱执行单上进行双人签名。④医嘱执行后，执行护士在医嘱执行单上的执行栏内注明执行时间并签名。

（2）患者"危急值"处理：护士在接获信息系统、电话或口头通知的患者"危急值"或其他重要的检验/检查结果时，必须规范、完整、准确地记录患者识别信息、检验结果/检查结果和报告者的信息（如姓名与电话），进行复述确认无误后及时向主管医师或值班医师报告，并做好记录。

3.严格执行护理查对制度

（1）严格执行服药、注射、输液查对制度：①执行药物治疗医嘱时要进行"三查七对"，即操作前、中、后分别核对床号、姓名、药名、剂量、浓度、时间、用法。②清点药品时和使用药品前，要检查药品质量、标签、有效期和批号，如不符合要求不得使用。③给药前注意询问有无过敏史；使用麻、精、限、剧药时要经过反复核对；静脉给药要注意有无变质，瓶口有无松动、裂缝，给予多种药物时，要注意配伍禁忌。④摆药后必须经二人分次核对无误方可执行。

(2)严格执行输血查对制度:要求在取血时、输血前、输血时必须经双人核对无误,方可输入。输血时须注意观察,保证安全。

(3)严格执行医嘱查对制度:①开医嘱、处方或进行治疗时,应查对患者姓名、性别、床号、病案号。②医嘱下达后,办公室护士按要求处理并做到班班查对和签字。③对有疑问的医嘱必须与医师进行核实,确认无误后方可执行。④在紧急抢救的情况下,对医师下达的口头医嘱护士应清晰复诵,经医师确认后方可执行,并在执行时实施双人核对,操作后保留安瓿,经二人核对后方可弃去。抢救结束后督促医师即刻据实补记医嘱。⑤整理医嘱单后,须经第二人查对。⑥办公室护士及夜班护士每天各查对一次医嘱。⑦护士长每天查对,每周组织大查对。⑧建立医嘱查对登记本,办公室护士、夜班护士每天查对医嘱,护士长每周查对医嘱后应在登记本上记录医嘱核实情况并注明查对时间及查对者双签名。

(四)减少医院感染的风险

(1)严格执行手卫生规范,落实医院感染控制的基本要求:①按照手卫生规范正确配置有效、便捷的手卫生设备和设施,为执行手部卫生提供必需的保障与有效的监管措施。②医护人员在临床诊疗活动中,应严格遵循手卫生相关要求,尽可能降低医院内医疗相关感染的风险。③对医护人员提供手卫生培训,要求医护人员严格掌握手卫生指征,提高手卫生的依从性,正确执行六步洗手法,确保临床操作的安全性。

(2)医护人员在无菌操作过程中,应严格遵循无菌操作规范,确保临床操作的安全性。

(3)各临床科室应使用在有效期内的、合格的无菌医疗器械(器具、耗材)。

(4)有创操作的环境消毒,应当遵循医院感染控制的基本要求。

(5)各部门的医疗废物处理应当遵循医院感染控制的基本要求。

(五)提高用药安全

1.严格执行药品管理制度

(1)认真执行诊疗区药品管理规范。

(2)认真执行特殊药品管理制度/规范。①高浓度电解质(如超过0.9%的氯化钠溶液)、氯化钾溶液、磷化钾溶液、肌肉松弛剂、细胞毒化疗药等特殊药品必须单独存放,禁止与其他药品混合存放,且有醒目标识。②有麻醉药品、精神药品、放射性药品、医疗用毒性药品及药品类易制毒化学品等特殊药品的存放区域、标识和贮存方法的相关规定。③对包装相似、听似、看似药品和一品多规或多剂型药物的存放有明晰的"警示标识",并且临床人员应具备识别能力。④药学部门应定期提供药物识别技能的培训与警示信息,规范药品名称与缩写标准。

2.严格执行服药、注射、输液安全用药原则

(1)转抄和执行医嘱均应严格执行核对程序,由转抄者或执行者签名。

(2)严格执行"三查七对"制度,保证患者身份识别的准确性。

(3)执行医嘱给药前认真评估患者病情,如发现患者不宜使用该药物时,应告知医师停止医嘱,保证患者安全。

(4)用药前仔细阅读药品说明书,开具与执行注射剂的医嘱时要注意药物的配伍禁忌,熟悉常用药物用量、给药途径、不良反应、处理方法等。

3.严格执行输液操作规程与安全管理制度

(1)医院应设有集中配置或病区配置的专用设施。

(2)护士应掌握配制药物的相关知识:静脉输液用药要合理按照输液加药顺序,分组摆药,双

人核对;静脉输液时不可将两瓶以上液体以串联形式同时输入;评估患者并根据药物作用机制调节静脉输液速度,密切观察用药过程中输液反应,并制定其应急预案。

（3）药师应为医护人员、患者提供合理用药方法及用药不良反应的咨询。

（六）建立临床实验室"危急值"报告制度

"危急值"即某项"危急值"检验结果出现时,说明患者可能处于危险状态,此时临床医师如能及时得到检验信息,迅速给予患者有效的治疗措施,即可能抢救患者生命,否则失去最佳的抢救时机。

（1）医院应制定出适合本单位的"危急值"报告制度、流程及项目表。

（2）"危急值"报告应有可靠途径且医技部门（含临床实验室、病理、医学影像部门、电生理检查与内镜、血药浓度监测等）能为临床提供咨询服务。"危急值"报告重点对象是急诊科、手术室、重症监护病房及普通病房等部门的急危重症患者。

（3）对"危急值"报告的项目实行严格的质量控制,尤其是分析前对标本的质量控制措施,如建立标本采集、储存、运送、交接、处理的规定并认真落实。

（4）"危急值"项目可根据医院实际情况认定,至少应包括有血钙、血钾、血糖、血气、白细胞计数、血小板计数、凝血酶原时间、活化部分凝血活酶时间等,是表示危及生命的检验结果。

（七）防范与减少患者跌倒、坠床、压疮等事件发生

1.防范与减少患者跌倒、坠床等意外事件的发生

（1）有防范患者跌倒、坠床的相关制度,并体现多部门协作。

（2）对住院患者跌倒、坠床风险评估及根据病情、用药变化再评估,并在病历中记录。

（3）主动告知患者跌倒、坠床风险及防范措施并有记录。

（4）医院环境有防止跌倒安全措施,如走廊扶手、卫生间及地面防滑。

（5）对特殊患者,如儿童、老年人、孕妇、行动不便和残疾等患者,主动告知跌倒、坠床危险,采取适当措施防止跌倒、坠床等意外,如警示标识、语言提醒、搀扶或请人帮助、床栏等。

（6）建立并执行患者跌倒/坠床报告与伤情认定制度和程序。

2.防范与减少患者压疮发生

（1）建立压疮风险评估与报告制度和程序。

（2）认真实施有效的压疮防范制度与措施。

（3）制定压疮诊疗与护理规范实施措施,并对发生压疮案例有分析及改进措施。

（4）护理部建立对上报压疮的追踪、评估及评价系统。

（八）加强全员急救培训,保障安全救治

（1）建立全员急救技能培训机制,确定必备急救技能项目,并有相关组织培训机构。

（2）对过敏性休克、火灾、地震、溺水、中暑、电梯事故、气管异物、中毒等进行应急培训和演练,对相关人员进行高级生命支持的培训。

（3）医院建立院内抢救车及药品规范管理制度,在规定的地点部署并实施统一的管理。

（4）定期对员工急救技能及应急能力进行考评,建立考评标准及反馈机制。

（5）加强员工急救时自身防护意识及自身救护能力评估,保障员工安全。

四、医疗事故的管理

（一）医疗事故分级

医疗事故是指医疗机构及其医护人员在医疗活动中,违反医疗卫生管理法律、行政法规、部

门规章制度和诊疗护理规范、常规或发生过失造成患者人身损害的事故。根据对患者人身造成的损害程度,医疗事故分为四级。

(1)一级医疗事故:造成患者死亡、重度残疾者。

(2)二级医疗事故:造成患者中度残疾,器官组织损伤导致严重功能障碍者。

(3)三级医疗事故:造成患者轻度残疾,器官组织损伤导致一般功能障碍者。

(4)四级医疗事故:造成患者明显人身损害的其他后果者。

(二)医疗事故中医疗过失行为责任程度的标准

它是由专家鉴定组综合分析医疗过失行为在导致医疗事故损害后果中的作用,患者原有疾病状况等因素,判定医疗过失行为的责任程度。医疗事故中医疗过失行为责任程度分为以下几方面。

1.完全责任

完全责任指医疗事故损害后果完全由医疗过失行为造成。

2.主要责任

主要责任指医疗事故损害后果主要由医疗过失行为造成,其他因素起次要作用。

3.次要责任

次要责任指医疗事故损害后果绝大部分由其他因素造成,医疗过失行为起次要作用。

4.轻微责任

轻微责任指医疗事故损害后果绝大部分由其他因素造成,医疗过失行为起轻微作用。

(三)医疗纠纷

患者或其他家属亲友对医疗服务的过程、内容、结果、收费或服务态度不满而发生的争执,或对同一医疗事件医患双方对其原因及后果、处理方式或轻重程度产生分歧发生争议,称为医疗纠纷。

(四)医疗护理事故或纠纷上报及处理规定

随着《医疗事故处理条例》的颁布与实施,对医疗事故、纠纷处理已逐渐向法制化、规范化发展,对维护医患双方合法权益,保持社会稳定起到积极的作用。

1.医疗护理事故与纠纷上报程序

(1)在医疗护理活动中,一旦发生或发现医疗事故及可能引起医疗事故或纠纷的医疗过失行为时,当事人或知情人应立即向科室负责人报告;科室负责人应当及时向本院负责医疗服务质量监控部门及护理部报告;护理部接到报告后应立即协同院内主管部门进行调查核实,迅速将有关情况如实向主管院领导汇报。

(2)一旦发生或发现医疗过失行为,医疗机构及医护人员应当立即采取有效抢救措施,避免或减轻对患者身体健康的损害,防止不良后果。

(3)如果发现下列重大医疗护理过失行为,导致患者死亡或可能二级以上医疗事故者、导致3人以上人身损害后果者,医院应将调查及处理情况报告上一级卫生行政部门。

2.医疗护理事故或纠纷处理途径

(1)处理医疗事故与纠纷首要途径是立足于化解矛盾,即经过医患双方交涉,多方联系沟通,进行院内协商解决,避免矛盾激化。

(2)院内协调无效时,可申请由上级机构,即医学会医疗事故技术鉴定专家组进行医疗鉴定或医疗纠纷人民调解机构解决医疗纠纷。

（3）通过法律诉讼程序解决。

3.纠纷病历的管理规定

（1）病历资料的复印或复制：医院应当由负责医疗服务质量监控的部门负责受理复印或复制病历资料的申请。应当要求申请人按照下列要求提供有关证明：①申请人为患者本人时，应提供其有效身份证明。②申请人为患者代理人时，应提供患者及其代理人的有效身份证明、申请人与患者代理人关系的法定证明材料。③申请人为死亡患者近亲属时，应当提供患者死亡证明、申请人是死亡患者近亲属的法定证明材料。④申请人为死亡患者近亲属代理人时，应提供患者死亡证明、死亡患者近亲属及其代理人的有效身份证明、死亡患者与其近亲属关系的法定证明材料、申请人与其死亡患者近亲属代理关系的法定证明材料。⑤申请人为保险机构时，应当提供保险合同复印件、承办人员的有效身份证明、患者本人或者其代理人同意的法定证明材料。

（2）紧急封存病历程序：①患者家属提出申请后护理人员应及时向科主任、护士长汇报，同时向医务部门或专职人员汇报。若发生在节假日或夜间应直接通知医院行政值班人员。②在各种证件齐全的情况下，由医院管理人员或科室医护人员、患者家属双方在场的情况下封存病历（可封存复印件）。③封闭的病历由医院负责医疗服务质量监控部门保管，护理人员不可直接将病历交给患者或家属。

（3）封存病历前护士应完善的工作：①完善护理记录，要求护理记录要完整、准确、及时，护理记录内容与医疗记录一致，如患者死亡时间、病情变化时间、疾病诊断等。②检查体温单、医嘱单记录是否完整，医师的口头医嘱是否及时记录。

（4）可复印的病历资料：门（急）诊病历和住院病历中的住院志（入院记录）、体温单、医嘱单、化验单、医学影像检查资料、特殊检查同意书、手术同意书、手术及麻醉记录单、病理报告、护理记录、出院记录。

4.纠纷实物的管理

（1）疑似输液、输血、注射、药物等引起不良后果的，医患双方应共同对现场实物进行封存和启封，封存的现场实物由医院保管；需要检验的，应当由双方共同指定的、依法具有检验资质的机构进行检验；双方无法共同指定时，由卫生行政部门决定。

（2）疑似输血引起不良后果，需要对血液进行封存保管的医院应当通知提供该血液的采供血机构派专人到场。

（王　爽）

第四节　临床护理服务质量管理

一、优质护理服务管理

优质护理服务即深化"以患者为中心"的服务理念，紧紧围绕"改革护理模式、实施岗位管理、履行护理职责、提供优质护理服务、提高护理水平"的工作宗旨，充分调动临床广大护理工作者的积极性，以贴近患者、贴近临床、贴近社会为重点；进一步加强护理专业内涵建设，为人民群众提供全程、全面、优质的护理服务,保证医疗安全,改善患者就医体验,促进医患和谐,达到患者满意、社会满意、护士满意、政府满意。

(一)加强护理工作领导,加大支持保障力度

(1)医院要充分认识改善护理服务对于提高医疗服务质量和医院运行效率、促进医院健康可持续发展的重要意义。

(2)要切实加强对护理工作的领导,实行在护理副院长领导下的护理部主任—科护士长—护士长三级垂直管理体系,建立并落实岗位责任制。

(3)要建立人事、财务、医务、护理、后勤、药学等多部门联动机制,采取有效措施提高护士福利待遇,改善护士工作条件。建立医护合作机制,规范临床用药行为。

(二)加强护理人力配备,满足临床护理服务需求

(1)医院要高度重视护士人力资源的配备,优先保证临床护理岗位护士数量,并根据科室疾病特点和护理工作量,合理配置护士。

(2)医院可以聘用并合理配备一定数量、经过规范培训并取得相应资质的护理员,在责任护士的指导和监督下,对患者提供简单生活护理等。要求医院对护理员实施规范管理,严禁护理员代替护士从事治疗性护理专业技术工作,保证护理质量和医疗安全。

(三)加强护士规范培训,提升护理服务能力

医院要加强护士岗位规范化培训,完善以岗位需求为导向、以岗位胜任力为核心的护士规范培训机制,结合责任制整体护理要求,制订有针对性的培训内容,提高护士对患者的评估、病情观察、康复指导和护患沟通等能力。

(四)加强护理科学管理,充分调动护士工作积极性

(1)医院要按照开展护士岗位管理的有关要求,结合实际情况,科学设置护理岗位,明确护理岗位任职条件和工作职责。

(2)责任护士分管患者的原则:①在实施责任制整体护理的基础上,根据患者病情、护理难度和技术要求等要素,对责任护士进行合理分工,分层管理,体现能级对应、分层不分等。危重患者护理由年资高、专业能力强的高级责任护士担任,病情稳定的患者可由低年资护士负责。②责任护士分管患者应相对固定,每名责任护士分管患者数量平均为6~8人,在此基础上可根据患者病情及护士能力做适当调整。③责任护士在全面评估分管患者病情及自理能力基础上,侧重危重及自理能力缺陷患者的护理,兼顾其他患者,保证按需服务及患者安全。④兼顾临床需要和护士的意愿实施合理排班,减少交接班次数,以利于责任护士对患者提供全程、连续的护理服务。

(3)护理部应根据护理人员的工作数量、质量、患者满意度,结合护理岗位的护理难度、技术要求等要素,建立绩效考核制度及考核方案,并将考核结果与护理人员评优、晋升、奖金分配等结合,实现优劳优酬、多劳多得,调动护理人员的积极性。

(五)深化优质护理、改善护理服务

1.明确门(急)诊护理服务职责,创新服务形式

(1)医院要建立门、急诊护理岗位责任制,明确并落实护理服务职责。

(2)优先安排临床护理经验丰富、专业能力强的护士承担分诊工作,做好分诊、咨询、解释和答疑。

(3)对急、危重症患者要实行优先诊治及护送入院。

（4）对候诊、就诊患者要加强巡视，密切观察患者病情变化，给予及时、有效处置。

（5）要采取各种措施加强候诊、输液、换药、留观等期间的患者健康教育。

2.规范病房患者入、出院护理流程，改善服务面貌

（1）责任护士应当按照要求为患者提供入、出院护理服务，不得交由进修护士和实习护生代替完成。

（2）有条件的医院，应当明确专（兼）职人员为出院患者提供有针对性的延续性护理服务，保证护理服务连续性，满足患者需求。

3.落实病房责任制整体护理，规范护理行为

（1）强化病房落实责任制整体护理，根据患者的疾病特点，生理、心理和社会需求，规范提供身心整体护理。责任护士全面履行护理职责，为患者提供医学照顾。协助医师实施诊疗计划，密切观察患者病情，及时与医师沟通。对患者开展健康教育、康复指导，提供心理支持。采用评判性的思维方法提高护理质量及水平。责任护士根据重症患者需求制定护理计划或护理重点，护理措施落实到位。

（2）要严格落实护理分级制度，按照病情对患者实施全面评估，并予以必要的专业照护。

（3）根据患者病情及护理级别要求定时巡视患者，及时观察病情变化、用药及治疗后反应，发现问题及时与医师沟通，并采取有效措施。

（4）临床护理服务充分体现专科特色，丰富服务内涵，将基础护理与专科护理有机结合，保障患者安全，体现人文关怀。

（5）要求责任护士在具有专业能力的基础上，对患者实施科学、有效的个性化健康教育，注重用药、检查、手术前后注意事项及疾病相关知识等指导。

（6）中医类医院要广泛应用中医特色护理技术，优化中医护理方案，创新中医护理服务模式，增强中医护理服务能力，充分体现中医护理特色优势。

4.强化人文关怀意识，加强护患沟通

（1）护士要增强主动服务和人文关怀意识，深化"以患者为中心"的理念，尊重和保护患者隐私，给予患者悉心照护、关爱、心理支持和人文关怀。

（2）要加强与患者的沟通交流，关注患者的不适和诉求，并及时帮助解决。

（3）树立良好的护理服务形象，持续改善护理服务态度，杜绝态度不热情、解释没耐心、服务不到位等现象，防止护理纠纷的发生。

二、基础护理及危重护理质量管理

（一）基础护理质量管理要求

基础护理是指满足患者生理、心理和治疗需要的基本护理技能，是护理工作中最常用的，也是提高护理质量的重要保证。基础护理包括对床单位、皮肤、口腔、头发、各种导管、出入院等护理内容，其标准是患者达到清洁、整齐、舒适、安全。

（1）患者在住院期间，医护人员根据患者病情和生活自理能力进行综合评定，确定并实施不同级别的护理。分级护理与医嘱、病情、患者生活自理能力相符，标识明确。护理人员根据患者病情，正确实施基础护理和专科护理，如口腔护理、压疮护理、气道护理及管路护理等，操作过程注意保护患者隐私。

（2）病室环境：保持病室环境清洁、整齐、安静、舒适、安全。室内温度保持在18～22 ℃，相对

湿度保持在 50%～60% 为宜。病室定时通风,保证室内空气新鲜。保持床单位清洁、干燥、平整、美观、舒适,患者均穿患者服装。病室物品摆放整齐,床旁桌清洁,床上床下无杂物,患者通行安全。

(3)患者清洁与皮肤护理:做好患者生活护理,晨晚间护理质量合格,保证患者"三短",即患者指(趾)甲、头发、胡须短,甲端光洁;"四无",即床上无臭味、褥垫无潮湿、床单位无皱褶,皮肤无压疮;"六洁",即患者面部、口腔、皮肤、手、足、会阴清洁。长期卧床患者,根据病情适时温水擦浴,头发每周清洗,如有异味或不适随时清洗,并梳理整齐。对于压疮高危患者采用定时翻身、垫软枕、体位垫、减压床垫、减压贴等方法做好压疮预防。

(4)卧位护理:根据病情取舒适体位,协助患者翻身、坐起或床上移动,进行有效咳嗽,有伤口时注意伤口保护,特殊患者根据病情需要保持功能位。

(5)管路护理:管路标识清晰,妥善固定,防止滑脱、扭曲、打折和受压,保持引流通畅,严密观察引流液颜色、性质及量,预防管路滑脱的发生。

(6)饮食护理:指导患者合理饮食,切实落实治疗饮食。保持进餐环境清洁,根据患者的需要协助患者进食、进水。

(7)排泄护理:协助卧床患者床上使用便器,注意会阴部皮肤清洁,有失禁的患者采取相应措施,如留置尿管或男患者采用尿套。导尿管及尿袋妥善固定,定期更换,及时观察尿液颜色、性状及量,及时倾倒尿液。

(8)睡眠护理:夜间拉好窗帘,定时熄灯,为患者创造良好的睡眠环境。

(9)巡视病房:护士根据护理级别巡视病房,严密观察患者病情、输液情况、有无输液反应等,了解患者需求,如有特殊情况及时给予相应处理。

(二)危重患者护理质量管理

危重患者是指病情严重,随时可能发生生命危险的患者。危重患者的护理是指用现代监测、护理手段解决危及患者生命和健康的各种问题。面对病情复杂的危重患者,高质量的护理是保证患者生命和健康的前提,也是反映医院护理水平的重要指标。危重患者护理质量在达到基础护理质量标准的同时,还应达到以下要求。

1.保证患者安全

(1)危重患者应进行各项高危评估,包括压疮、跌倒坠床、管道滑脱等评估并实施相应预防措施。

(2)危重或昏迷患者加床栏,防止坠床。

(3)抽搐患者使用牙垫。

(4)双眼不能闭合的患者,应采用生理盐水潮湿纱布遮盖。

(5)危重患者避免佩戴首饰,贵重物品应交与家属保存。

2.病情观察

(1)护士掌握患者姓名、诊断、病情、治疗、护理、饮食、职业、心理状态、家庭情况、社会关系等,汇报病例应层次清楚、简洁、重点突出。

(2)能运用护理程序密切观察患者病情变化,护理措施具体。准确记录生命体征,详细记录病情变化,即症状、与疾病相关的阴性及阳性体征、特殊检查、治疗性医嘱、液体出入量等。

(3)静脉输液通畅,根据患者病情、年龄及药物性质合理调整滴速,密切观察用药后反应,及时准确做好记录。

（4）管路标识清晰,妥善固定,防止滑脱、扭曲、打折和受压,保持引流通畅,严密观察引流液颜色、性质及量,预防管路滑脱的发生。

（5）保证患者呼吸道通畅,协助患者排痰,吸痰方法正确,符合操作规程。

（6）严格执行交接班制度和查对制度,对病情变化、抢救经过、用药情况等要做好详细交班,并及时、准确记录危重症患者护理记录。

（李　娜）

第二章

心内科护理

第一节　原发性高血压

原发性高血压的病因复杂,不是单个因素引起,与遗传有密切关系,是环境因素与遗传相互作用的结果。要诊断高血压,必须根据患者与血压对照规定的高血压标准,在未服降压药的情况下,测两次或两次以上非同日多次重复的血压所得的平均值为依据,偶然测得一次血压增高不能诊断为高血压,必须重复和进一步观察。测得高血压时,要做相应的检查以排除继发性高血压,若患者是继发性高血压,未明确病因即当成原发性高血压而长期给予降压治疗,不但疗效差,而且原发性疾病严重发作常可危及生命。

一、一般表现

原发性高血压通常起病缓慢,早期常无症状,可以多年自觉良好而偶于体格检查时发现血压升高,少数患者则在发生心、脑、肾等并发症后才被发现。高血压患者可有头痛、眩晕、气急、疲劳、心悸、耳鸣等症状,但并不一定与血压水平呈正比,往往是在患者得知患有高血压后才注意到。

高血压病初期只是在精神紧张、情绪波动后血压暂时升高,随后可恢复正常,以后血压升高逐渐趋于明显而持久,但一天之内白昼与夜间血压水平仍可有明显的差异。

高血压病后期的临床表现常与心、脑、肾功能不全或器官并发症有关。

二、实验室检查

(1)为了明确原发性高血压的诊断、了解靶器官(主要指心、脑、肾、血管)的功能状态并指导正确选择药物治疗,必须进行下列实验室检查:血常规、尿常规、肾功能、血尿酸、脂质、糖、电解质、心电图、胸部 X 线和眼底检查。早期患者上述检查可无特殊异常,后期高血压患者可出现尿蛋白增多及尿常规异常,肾功能减退,胸部 X 线可见主动脉弓迂曲延长、左室增大,心电图可见左心室肥大劳损。部分患者可伴有血清总胆固醇、三酰甘油、低密度脂蛋白胆固醇的增高和高密度脂蛋白胆固醇的降低,亦常有血糖或尿酸水平增高。目前认为,上述生化异常可能与原发性高血压的发病机制有一定的内在联系。

（2）眼底检查有助于对高血压严重程度的了解，眼底分级法，标准如下：Ⅰ级，视网膜动脉变细、反光增强；Ⅱ级，视网膜动脉狭窄、动静脉交叉压迫；Ⅲ级，上述血管病变基础上有眼底出血、棉絮状渗出；Ⅳ级，上述基础上出现视神经盘水肿。大多数患者仅为Ⅰ、Ⅱ级变化。

（3）动态血压监测（ABPM）与通常血压测量不同，动态血压监测是由仪器自动定时测量血压，可每隔 15～30 分钟自动测压（时间间隔可调节），连续 24 小时或更长。可测定白昼与夜间各时间段血压的平均值和离散度，能较敏感、客观地反映实际血压水平。

正常人血压呈明显的昼夜波动，动态血压曲线呈双峰一谷，即夜间血压最低，清晨起床活动后血压迅速升高，在上午 6～10 时及下午 4～8 时各有一高峰，继之缓慢下降。中、轻度高血压患者血压昼夜波动曲线与正常类似，但血压水平较高。早晨血压升高可伴有血儿茶酚胺浓度升高，血小板聚集增加及纤溶活性增高会变化，可能与早晨较多发生心脑血管急性事件有关。

血压变异性和血压昼夜节律与靶器官损害及预后有较密切的关系，即伴明显靶器官损害或严重高血压患者其血压的昼夜节律可消失。

目前尚无统一的动态血压正常值，但可参照采用以下正常上限标准：24 小时平均血压值<17.3/10.7 kPa，白昼均值<18.0/11.3 kPa，夜间<16.7/10.0 kPa。夜间血压均值比白昼降低>10%，如降低不及 10%，可认为血压昼夜节律消失。

动态血压监测可用于：诊断白大衣性高血压，即在诊所内血压升高，而诊所外血压正常；判断高血压的严重程度，了解其血压变异性和血压昼夜节律；指导降压治疗和评价降压药物疗效；诊断发作性高血压或低血压。

三、原发性高血压危险度的分层

原发性高血压的严重程度并不单纯与血压升高的水平有关，必须结合患者总的心血管疾病危险因素及合并的靶器官损害做全面的评价，治疗目标及预后判断也必须以此为基础。心血管疾病危险因素包括吸烟、高脂血症、糖尿病、年龄>60 岁、男性或绝经后女性、心血管疾病家族史（发病年龄女性<65 岁，男性<55 岁）。靶器官损害及合并的临床疾病包括心脏疾病（左心室肥大、心绞痛、心肌梗死、既往曾接受冠状动脉旁路手术、心力衰竭），脑血管疾病（脑卒中或短暂性脑缺血发作），肾脏疾病（蛋白尿或血肌酐升高），周围动脉疾病，高血压视网膜病变（大于等于Ⅲ级）。危险度的分层是把血压水平及危险因素及合并的器官受损情况相结合分为低、中、高和极高危险组。治疗时不仅要考虑降压，还要考虑危险因素及靶器官损害的预防及逆转。

低度危险组：高血压 1 级，不伴有上列危险因素，治疗以改善生活方式为主，如 6 个月后无效，再给药物治疗。

中度危险组：高血压 1 级伴 12 个危险因素或高血压 2 级不伴有或伴有不超过 2 个危险因素者。治疗除改善生活方式外，给予药物治疗。

高度危险组：高血压 1～2 级伴至少 3 个危险因素者，必须药物治疗。

极高危险组：高血压 3 级或高血压 1～2 级伴靶器官损害及相关的临床疾病者（包括糖尿病），必须尽快给予强化治疗。

四、临床类型

原发性高血压大多起病及进展均缓慢，病程可长达十余年至数十年，症状轻微，逐渐导致靶器官损害。但少数患者可表现为急进重危，或具特殊表现而构成不同的临床类型。

（一）高血压急症

高血压急症是指高血压患者血压显著的或急剧的升高［收缩压＞26.7 kPa(200 mmHg)，舒张压＞17.3 kPa(130 mmHg)］，常同时伴有心、脑、肾及视网膜等靶器官功能损害的一种严重危及生命的临床综合征，其舒张压＞20.0 kPa 和/或收缩压＞29.3 kPa，无论有无症状，也应视为高血压急症。高血压急症包括高血压脑病、高血压危象、急进型高血压、恶性高血压，高血压合并颅内出血、急性冠状动脉功能不全、急性左心衰竭、主动脉夹层血肿及子痫、嗜铬细胞瘤危象等。

（二）恶性高血压

1%～5%的中、重度高血压患者可发展为恶性高血压，其发病机制尚不清楚，可能与不及时治疗或治疗不当有关。病理上以肾小动脉纤维样坏死为突出特征。临床特点：①发病较急骤，多见于中、青年；②血压显著升高，舒张压持续＞17.3 kPa；③头痛、视物模糊、眼底出血、渗出和视盘水肿；④肾脏损害突出，表现为持续蛋白尿、血尿及管型尿，并可伴肾功能不全；⑤进展迅速，如不给予及时治疗，预后不佳，可死于肾衰竭、脑卒中或心力衰竭。

（三）高血压危重症

1.高血压危象

在高血压病程中，由于周围血管阻力的突然上升，血压明显升高，出现头痛、烦躁、眩晕、恶心、呕吐、心悸、气急及视物模糊等症状。伴靶器官病变者可出现心绞痛、肺水肿或高血压脑病。血压以收缩压显著升高为主，也可伴舒张压升高。发作一般历时短暂、控制血压后病情可迅速好转；但易复发。危象发作时交感神经活动亢进，血中儿茶酚胺升高。

2.高血压脑病

高血压脑病是指在高血压病程中发生急性脑血液循环障碍，引起脑水肿和颅内压增高而产生的临床征象。发生机制可能为过高的血压突破了脑血管的自身调节机制，导致脑灌注过多，液体渗入脑血管周围组织，引起脑水肿。临床表现有严重头痛、呕吐、神志改变，较轻者可仅有烦躁、意识模糊，严重者可发生抽搐、昏迷。

（四）急进型高血压

急进型高血压占高血压患者中 1%～8%，多见于年轻人，男性居多。临床特点：①收缩压，舒张压均持续升高，舒张压常持续≥17.3 kPa(130 mmHg)，很少有波动。②症状多而明显进行性加重，有一些患者高血压是缓慢病程，但后突然迅速发展，血压显著升高。③出现严重的内脏器官的损害，常在 1～2 年内发生心、脑、肾损害和视网膜病变，出现脑卒中、心梗、心力衰竭、尿毒症及视网膜病变（眼底Ⅲ级以上改变）。

（五）缓进型高血压

这种类型占 95% 以上，临床上又称之为良性高血压。因其起病隐匿，病情发展缓慢，病程较长，可达数十年，多见于中老年人。临床表现：①早期可无任何明显症状，仅有轻度头痛或不适，休息之后可自行缓解。偶测血压时才发现高血压。②逐渐发展，患者表现为头痛、头晕、失眠、乏力、记忆力减退症状，血压也随着病情发展是逐步升高并趋向持续性，波动幅度也随之减小并伴随着心、脑、肾等器官的器质性损害。

此型高血压病由于病程长，早期症状不明显所以患者容易忽视其治疗，思想上不重视，不能坚持服药，最终造成不可逆的器官损害，危及生命。

（六）老年人高血压

年龄超过 60 岁达高血压诊断标准者即为老年人高血压。临床特点：①半数以上以收缩压为主;即单纯收缩期高血压(收缩压>18.7 kPa;舒张压<12.0 kPa),此与老年人大动脉弹性减退、顺应性下降有关,使脉压增大。流行病资料显示,单纯收缩压的升高也是心血管病致死的重要危险因素。②部分老年人高血压是由中年原发性高血压延续而来,属收缩压和舒张压均增高的混合型。③老年人高血压患者心、脑、肾器官常有不同程度损害,靶器官并发症如脑卒中、心衰、心肌梗死和肾功能不全较为常见。④老年人压力感受路敏感性减退;对血压的调节功能降低、易造成血压波动及直立性低血压,尤其在使用降压药物治疗时要密切观察。老年人选用高血压药物时宜选用平和、缓慢的制剂,如利尿剂和长效钙通道阻滞剂及 ACEI 等;常规给予抗凝剂治疗;定期测量血压以予调整剂量。

(七)难治性高血压

难治性高血压又称顽固性或有抵抗性的高血压。临床特点:①治疗前血压≥24.0/15.3 kPa,经过充分的、合理的、联合应用三种药物(包括利尿剂),血压仍不能降至 21.3/7.5 kPa 以下。②治疗前血压<24.0/15.3 kPa,而适当的三联药物治疗仍不能达到<18.7/12.0 kPa,则被认为是难治性高血压。③对于老年单纯收缩期高血压,如治疗前收缩压>26.7 kPa,经三联治疗,收缩压不能降至 22.7 kPa 以下,或治疗前收缩压 21.3~26.7 kPa,而治疗后不能降至21.3 kPa 以下及至少低 1.3 kPa,亦称为难治性高血压。充分的合理的治疗应包括至少三种不同药理作用的药物,包括利尿剂并加之以下两种:β受体阻滞剂,直接的血管扩张药,钙通道阻滞剂或血管紧张素转化酶抑制剂。应当说明的是,并不是所有严重的高血压都是难治性高血压,也不是难治性高血压都是严重高血压。

诊断难治性高血压应排除假性高血压及白大衣高血压,并排除继发性高血压,如嗜铬细胞瘤、原发性醛固酮增生症、肾血管性高血压等;中年或老年患者过去有效的治疗以后变得无效,则强烈提示肾动脉硬化及狭窄,肾动脉造影可确定诊断肾血管再建术可能是降低血压的唯一有效方法。

难治性高血压的主要原因可能有以下几种:①患者的依从性不好即患者没有按医师的医嘱服药,这可能是最主要的原因。依从性不好的原因可能药物方案复杂或服药次数频繁,患者未认识到控制好血压的重要性,药物费用及不良反应等。②患者食盐量过高(>5 g/d),或继续饮酒,体重控制不理想。应特别注意来自加工食品中的盐,如咸菜、罐头、腊肉、香肠、酱油、酱制品、咸鱼、成豆制品等,应劝说患者戒烟、减肥,肥胖者减少热量摄入量。③医师不愿使用利尿剂或使用多种作用机制相同的药物。④药物相互作用,如阿司匹林或非甾体抗炎药因抑制前列腺素合成而干扰高血压的控制,拟交感胺类可使血压升高,麻黄素、口服避孕药、雄性激素、过多的甲状腺素、糖皮质激素等可使血压升高或加剧原先的高血压;考来烯胺可妨碍抗高血压药物的经肠道吸收。三环类抗忧郁药,苯异丙胺、抗组胺、单胺氧化酶抑制剂及可卡因干扰胍乙啶的药理作用。

(八)儿童高血压

关于儿童高血压的诊断标准尚未统一。如 WHO 规定:13 岁以上正常上限为18.7/12.0 kPa,13 岁以下则为 18.0/11.3 kPa。《实用儿科学》中规定:8 岁以下舒张压>10.6 kPa,8 岁以上>12.0 kPa;或收缩压>16.0 kPa 与舒张压>10.7 kPa 为高血压。儿童血压测量方法与成年人有所不同:①舒张压以 Korotloff 第四音为难。②根据美国心脏病协会规定,使用袖带的宽度为1 岁以下为 2.5,1~4 岁 5~6,5~8 岁8~9,成人 12.5,否则将会低估或高估血压的高度。诊断儿童高血压应十分慎重,特别是轻度高血压者应加强随访。一经确诊为儿童高血压后,首先除外继发性高血压。继发性高血压中最常见的病因是肾脏疾病,其次是肾动脉血栓、肾动脉狭窄、先天性肾动脉异常、主动脉缩窄、嗜铬细胞瘤等。

临床特点：①5%的患者有高血压的家族史。②早期一般无明显症状，部分患者可有头痛，尤其在剧烈运动时易发生。③超体重肥胖者达50%。④平素心动过速，心前区搏动明显，呈现高动力循环状态。⑤尿儿茶酚胺水平升高，尿缓激肽水平降低，血浆肾素活性轻度升高，交感神经活性增高。⑥对高血压的耐受力强，一般不引起心、肾、脑及眼底的损害。

（九）青少年高血压

青少年时期高血压的研究已越来越被人们重视。大量调查发现，青少年原发性高血压起源于儿童期，并认为青少年高血压与成人高血压及并发症有密切关系，同儿童期高血压病因相似，常见于继发性高血压，在青春期继发性高血压病例中，肾脏疾病仍然是主要的病因。大量的调查发现青少年血压与年龄有直接相关，青少年高血压诊断标准在不同时间（每次间隔三个月以上）三次测量坐位血压，收缩压和/或舒张压高于95百分位以上可诊断为高血压（表2-1）。

表2-1　我国青少年年龄血压百分位值表

年龄	男性/P95	女性/P95
1～12	128/81	119/82
13～15	133/84	124/81
16～18	136/89	127/82

（十）精神紧张性高血压

交感神经系统在发病中起着重要作用。交感神经系统活性增强可导致：①血浆容量减少，血小板聚集，因而易诱发血栓形成。②激活肾素-血管紧张素系统，再加上儿茶酚胺的作用，引起左室肥厚的血管肥厚，肥厚的血管更易引起血管痉挛。③副交感神经系统活性较低和交感神经系统活性增强，是易引起心律失常，心动过速的因素。④降低骨骼肌对胰岛素的敏感性，其主要机制为在紧急情况下，交感神经系统活性增高引起血管收缩，导致运输至肌肉的葡萄糖减少；去甲肾上腺素刺激β受体也可引起胰岛素耐受，持续的交感神经系统还可以造成肌肉纤维类型由胰岛素耐受性慢收缩纤维转变成胰岛素耐受性快收缩纤维，这些变化可致血浆胰岛素浓度水平升高，并促进动脉粥样硬化。

（十一）白大衣性高血压

白大衣性高血压（WCH）是指在诊疗单位内血压升高，但在诊疗单位外血压正常。有人估计，在高血压患者中，有20%～30%为白大衣高血压，故近年来提出患者自我血压监测（HBPM）。HBPM有下列好处：①能更全面更准确地反应患者的血压；②没有"白大衣效应"；③提高患者服药治疗和改变生活方式的顺从性；④无观察者的偏倚现象。自测血压可使用水银柱血压计，亦可使用动态血压监测（ABPM）的方法进行判断。有人认为白大衣高血压也应予以重视，它可能是早期高血压的表现之一。我国目前的参考诊断标难为WCH患者诊室收缩压＞21.3 kPa和/或舒张压＞12.0 kPa并且白昼动态血压收缩压＜18.0 kPa，舒张压＜10.7 kPa，这还需要经过临床的验证和评价。

白大衣性高血压多见于女性、年轻人、体型瘦及诊所血压升高、病程较短者。在这类患者中，规律性的反复出现的应激方式，例如上班工作，不会引起血压升高。ABPM有助于诊断白大衣性高血压。其确切的自然史与预后还不很清楚。

（十二）应激状态

偏快的心率是处于应激状态的一个标志,心动过速是交感神经活性增高的一个可靠指标,同时也是心血管病死亡率的一个独立危险因素。心率增快与血压升高、胆固醇升高、三酰甘油升高、血球压积升高、体重指数升高、胰岛素抵抗、血糖升高、高密度脂蛋白-胆固醇降低等密切相关。

（十三）夜间高血压

24 小时动态血压监测发现部分患者的血压正常节律消失,夜间收缩压或舒张压的降低小于日间血压平均值的 10%,甚至夜间血压反高于日间血压。夜间高血压常见于某些继发性高血压（如嗜铬细胞瘤、原发性醛固酮增多症、肾性高血压）、恶性高血压和合并心肌梗死、脑卒中的原发性高血压。夜间高血压的产生机制与神经内分泌正常节律障碍、夜间上呼吸道阻塞、换气过低和睡眠觉醒有关,其主要症状是响而不规则的大鼾、夜间呼吸暂停及日间疲乏和嗜睡。这种患者常伴有超重、易发生脑卒中、心肌梗死、心律失常和猝死。

（十四）肥胖型高血压

肥胖者易患高血压,其发病因素是多方面的,伴随的危险因素越多,则预后越差。本型高血压患者心、肾、脑、肺功能均较无肥胖者更易受损害,且合并糖尿病、高脂血症、高尿酸血症者多,患冠心病、心力衰竭、肾功能障碍者明显增加。

（十五）夜间低血压性高血压

夜间低血压性高血压是指日间为高血压（特别是老年收缩期性高血压）,夜间血压过度降低,即夜间较日间血压低超过 20%。其发病机制与血压调节异常、血压节律改变有关。该型高血压易发生腔隙性脑梗死,可能与夜间脑供血不足、高凝状态有关。治疗应注意避免睡前使用降压药（尤其是能使夜间血压明显降低的药物）。

（十六）顽固性高血压

顽固性高血压是指高血压患者服用三种以上的不同作用机制的全剂量降压药物,测量血压仍不能控制在 18.7/12.7 kPa 以下或舒张压（DBP）≥13.3 kPa,老年患者血压仍为＞21.3/12.0 kPa,或收缩压（SBP）不能降至 18.7 kPa 以下。顽固性高血压的原因:①治疗不当。应采用不同机制的降压药物联合应用。②对药物的不能耐受。由于降压药物引起不良反应而中断用药,常不服药或间断服药,造成顺应性差。③继发性高血压。当患者血压明显升高并对多种治疗药物呈抵抗状态的,应考虑排除继发因素。常见肾动脉狭窄、肾动脉粥样斑块形成、肾上腺疾病等。④精神因素。工作繁忙造成白天血压升高,夜间睡眠时血压正常。⑤过度摄钠。尤其对高血压人群中,约占 50% 的盐敏感性高血压,例如老年患者和肾功能减退者,盐摄入量过高更易发生顽固性高血压,而低钠饮食可改善其对药物的抵抗性。

五、护理评估

（一）病史

应注意询问患者有无高血压家族史,个性特征,职业、人际关系、环境中有无引发本病的应激因素,生活与饮食习惯、烟酒嗜好,有无肥胖、心脏病、肾脏病、糖尿病、高脂血症、痛风、支气管哮喘等病史及用药情况。

（二）身体状况

高血压病根据起病和病情进展缓急分为缓进型和急进型两类,前者多见,后者占高血压病的1%～5%。

1.一般表现

缓进型原发性高血压起病隐匿,病程进展缓慢,早期多无症状,偶在体格检查时发现血压升高,少数患者在发生心、脑、肾等并发症后才被发现。高血压患者可在精神紧张、情绪激动或劳累后有头晕、头痛、眼花、耳鸣、失眠、乏力、注意力不集中等症状,但症状与血压增高程度并不一定一致。

患者血压随季节、昼夜、情绪等因素有较大波动,表现为冬季较夏季高、清晨较夜间高、激动时较平静时高等特点。体检时可听到主动脉瓣区第二心音亢进、主动脉瓣区收缩期杂音,少数患者在颈部或腹部可听到血管杂音。长期持续高血压可有左心室肥厚。

高血压病早期血压仅暂时升高,去除原因和休息后可恢复,称为波动性高血压阶段。随病情进展,血压呈持久增高,并有脏器受损表现。

2.并发症

主要表现心、脑、肾等重要器官发生器质性损害和功能性障碍。

(1)心脏:血压长期升高,增加了左心室的负担。左室因代偿而心肌肥厚,继而扩张,形成高血压性心脏病。在心功能代偿期,除有劳累性心悸外,其他症状不明显。心功能失代偿时,则表现为心力衰竭。由于高血压后期可并发动脉粥样硬化,故部分患者可并发冠心病,发生心绞痛、心肌梗死。

(2)脑:重要的脑血管病变表现有,一时性(间歇性)脑血管痉挛可使脑组织缺血,产生头痛、一时性失语、失明、肢体活动不灵或偏瘫。可持续数分钟至数天,一般在24小时内恢复。脑出血一般在紧张的体力或脑力劳动时容易发生,例如情绪激动、搬重物等时突然发生。其临床表现因出血部位不同而异,最常见的部位在脑基底节豆状核,故常损及内囊,又称内囊出血。其主要表现为突然摔倒,迅速昏迷,头、眼转向出血病灶的同侧,出血病灶对侧的"三偏"症状,即偏瘫、偏身感觉障碍和同侧偏盲。呼吸深沉而有鼾声,大小便失禁。瘫痪肢体开始完全弛缓,腱反射常引不出。数天后瘫痪肢体肌张力增高,反射亢进,出现病理反射。脑动脉血栓多在休息睡眠时发生,常先有头晕、失语、肢体麻木等症状,然后逐渐发生偏瘫,一般无昏迷。随病情进展,可发生昏迷甚至死亡。上述脑血管病变的表现,祖国医学统称为中风或卒中,现代医学统称为脑血管意外。高血压脑病是指脑小动脉发生持久而严重的痉挛、脑循环发生急性障碍,导致脑水肿和颅内压增高,可发生于急进型或严重的缓进型高血压病患者。表现血压持续升高,常超过26.7/16.0 kPa(200/120 mmHg),剧烈头痛、恶心、呕吐、眩晕、抽搐、视物模糊、意识障碍直至昏迷。发作可短至数分钟,长者可达数小时或数天。

(3)肾的表现:长期高血压可致肾小动脉硬化,当肾功能代偿时,临床上无明显肾功能不全表现。当肾功能转入失代偿期时,可出现多尿、夜尿增多、口渴、多饮,提示肾浓缩功能降低,尿比重在1.010左右,称为等渗尿。当肾功能衰退时,可发展为尿毒症,血中肌酐、尿素氮增高。

(4)眼底视网膜血管改变:目前我国采用Keith-Wegener 4级眼底分级法。Ⅰ级,视网膜动脉变细;Ⅱ级,视网膜动脉狭窄,动脉交叉压迫;Ⅲ级,眼底出血或棉絮状渗出;Ⅳ级,视盘水肿。眼底的改变可反映高血压的严重程度。

3.急进型高血压病

急进型高血压占高血压病的1%左右,可由缓进型突然转变而来,也可起病即为急进型。多见于青年和中年。基本的临床表现与缓进型高血压病相似,但各种症状更为突出,具有病情严重、发展迅速、肾功能急剧恶化和视网膜病变(眼底出血、渗出、视盘水肿)等特点。血压显著增高,舒张压持续在 17.3～18.6 kPa(130～140 mmHg)或更高,常于数月或 1～2 年内出现严重的心、脑、肾损害、最后常为尿毒症死亡,也可死于急性脑血管疾病或心力衰竭。经治疗后,少数病情亦可转稳定。

高血压危象:是指短期内血压急剧升高的严重临床表现。它是在高血压的基础上,交感神经亢进致周围小动脉强烈痉挛,这是血压进一步升高的结果,常表现为剧烈头痛、神志改变、恶心、呕吐、心悸、呼吸困难等。收缩压可高达 34.7 kPa(260 mmHg),舒张压 16.0 kPa(120 mmHg)。

(三)实验室及其他检查

1.尿常规检查

可阴性或有少量蛋白和红细胞,急进型高血压患者尿中常有大量蛋白、红细胞和管型,肾功能减退时尿比重降低,尿浓缩和稀释功能减退,血中肌酐和尿素氮增高。

2.X 线检查

轻者主动脉迂曲延长或扩张、并发高血压性心脏病时,左心室增大,心脏至靴形样改变。

3.超声波检查

心脏受累时,二维超声显示:早期左室壁搏动增强,第Ⅱ期多见室间隔肥厚,继则左心室后型肥厚;左心房轻度扩大;超声多普勒于二尖瓣上可测出舒张期血流速度减慢,舒张末期速度增快。

4.心电图和心向量图检查

心脏受累的患者又可见左心室增厚或兼有劳损,P 波可增宽或有切凹,P 环振幅增大,特别终末向后电力更为明显。偶有心房颤动或其他心律失常。

5.血浆肾素活性和血管紧张素Ⅱ浓度测定

二者可增高,正常或降低。

6.血浆心钠素浓度测定

心钠素浓度降低。

六、护理目标

(1)头痛减轻或消失。

(2)焦虑减轻或消失。

(3)血压维持在正常水平,未发生意外伤害。

(4)能建立良好的生活方式,合理膳食。

七、护理措施

(一)一般护理

(1)头痛、眩晕、视物模糊的患者应卧床休息,抬高床头,保证充足的睡眠。指导患者使用放松技术,如缓慢呼吸、心理训练、音乐治疗等,避免精神紧张、情绪激动和焦虑,保持情绪平稳。保持病室安静,减少声光刺激和探视,护理操作动作要轻巧并集中进行,少打扰患者。对因焦虑而影响睡眠的患者遵医嘱应用镇静剂。

(2)有氧运动可降压减肥、改善脏器功能、提高活动耐力、减轻胰岛素抵抗,指导轻症患者选择适当的运动,如慢跑、健身操、骑自行车、游泳等(避免竞技性、力量型的运动),一般每周 3～5 次,每次 30～40 分钟,出现头晕、心慌、气短、极度疲乏等症状时应立即停止运动。

(3)合理膳食,每天摄钠量不超过 6 g,减少热量、胆固醇、脂肪摄入,适当增加蛋白质,多吃蔬菜、水果,摄入足量的钾、镁、钙,避免过饱,戒烟、酒及刺激性的饮料,可以降低血压,减轻体重,防止高血脂和动脉硬化,防止便秘,减轻心脏负荷。

(二)病情观察与护理

(1)注意神志、血压、心率、尿量、呼吸频率等生命体征的变化,每天定时测量并记录血压。血压有持续升高时,密切注意有无剧烈头痛、呕吐、心动过速、抽搐等高血压脑病和高血压危象的征象。出现上述现象时应给予氧气吸入,建立静脉通路,通知病危,准备各种抢救物品及急救药物,详细书写特别护理记录单;配合医师采取紧急抢救措施,加快速降压、制止抽搐,以防脑血管疾病的发生。

(2)注意用药及观察:高血压患者服药后应注意观察服药反应,并根据病情轻重、血压的变化决定用药剂量与次数,详细做好记录。若有心、脑、肾严重并发症,则药物降压不宜过快,否则供血不足易发生危险。血压变化大时,要立即报告医师予以及时处理。要告诉患者按时服药及观察,忌乱用药或随意增减剂量与擅自停药。用降压药期间要经常测量血压并做好记录,以提供治疗参考,注意起床动作要缓慢,防止直立性低血压引起摔倒。用利尿剂降压时注意记录液体出入量,排尿多的患者应注意补充含钾高的食物和饮料,如玉米面、海带、蘑菇、枣、桃、香蕉、橘子汁等。用普萘洛尔药物要逐渐减量、停药,避免突然停用引起心绞痛发作。

(3)患者如出现肢体麻木,活动欠灵或言语含糊不清时,应警惕高血压并发脑血管疾病。对已有高血压心脏病者,要注意有无呼吸困难、水肿等心力衰竭表现;同时检查心率、心律有无心律失常的发生。观察尿量及尿的化验变化,以发现肾脏是否受累。发现上述并发症时,要协助医师相应的治疗及做好护理工作。

(4)高血压急症时,应迅速准确按医嘱给予降压药、脱水剂及镇痉药物,注意观察药物疗效及不良反应,严格按药物剂量调节滴速,以免血压骤降引起意外。

(5)出现脑血管意外、心力衰竭、肾衰竭者,给予相应抢救配合。

八、健康教育

(1)向患者提供有关本病的治疗知识,注意休息和睡眠,避免劳累。

(2)同患者共同讨论改变生活方式的重要性,低盐、低脂、低胆固醇、低热量饮食,禁烟、酒及刺激性饮料。肥胖者节制饮食。

(3)教会患者进行自我心理平衡调整,自我控制活动量,保持良好的情绪,掌握劳逸适度,懂得愤怒会使舒张压升高,恐惧焦虑会使收缩压升高的道理,并竭力避免之。

(4)定期、准确、及时服药,定期复查。

(5)保持排便通畅,规律的性生活,避免婚外性行为。

(6)教会患者怎样测量血压及记录。让患者掌握药物的作用及不良反应,告诉患者不能突然停药。

(7)指导患者适当地进行运动,可增加患者的健康感觉和松弛紧张的情绪,增高 HDL-C。推荐做渐进式的有氧运动,如散步、慢跑;也可打太极拳、练气功;避免举高重物及做等长运动(如举重、哑铃)。

九、高血压合并常见病的护理

（一）高血压合并脑卒中的护理要点

1.生活起居护理

（1）外感风寒者：病室宜温暖，汗出时忌当风，恶风严重时，头部可用毛巾包裹或戴帽，以免复感外邪。

（2）阴虚阳亢者：病室宜凉润通风，阳虚者病室宜温暖、阳光充足。

（3）眩晕发作时卧床休息，闭目养神，起坐下床动作要缓慢，尽量减少头部的活动，防止跌仆，协助其生活护理。座椅、床铺避免晃动、摇动。

（4）神昏或脑卒中患者加强口腔、眼睛、皮肤及会阴的护理，用盐水或中药漱口液清洗口腔；眼睑不能闭合者，覆盖生理盐水湿纱布，并按医嘱滴眼药水或眼药膏；保持床单位清洁，定时为患者翻身拍背；尿失禁患者给予留置导尿。

2.情志护理

（1）脑卒中患者多心肝火盛，易心烦易怒，可安抚鼓励患者，使其舒神开心，指导患者适当看一些喜悦电影、小说和赏心悦目的金色、杏色或白色的五行图片，听大自然的轻音乐，对应中医学的音乐疗法，五音调试可选角调，如《碧叶烟云》，其音韵可清肝泻火、平肝清阳，可缓解头晕胀痛、烦躁易怒、失眠多梦等。

（2）合并郁证患者可用喜疗法，所谓"喜则气和志达，营卫通利"。指导患者看笑话集、喜剧及红色、紫色、绿色等色彩鲜艳的五行图片，多交友谈心，听一些喜庆的音乐，如徵调《雨后彩虹》、角调的《春江花月夜》与宫调的《青花瓷》。还可运用中医学芳香治疗法，如选择柠檬可以轻度兴奋，缓解压力，减轻消沉和抑郁。

3.饮食护理

（1）宜清淡、低盐低脂饮食，忌辛辣、肥甘厚味、咸食等，禁烟、浓茶、咖啡等。

（2）吞咽困难、饮水呛咳者：指导患者取平卧位喂食流质食物，取坐位或半卧位进食半流或固体食物。

（3）风痰上扰证：应多食雪梨、橘子、杏仁、冰糖、萝卜等，忌食肥腻、公鸡肉等助痰生风的食物。

（4）肝阳上亢证：宜食山楂、淡菜、紫菜、甲鱼、芹菜、海蜇、香菇等。

（5）痰湿中阻证：可多食薏苡仁、红小豆、西瓜、冬瓜、玉米、竹笋等清热利湿的食物。

（6）气血两亏者应着重补益，如黑芝麻、胡桃肉、红枣、怀山药、羊肝、猪肾等。

4.用药护理

（1）外感风寒者，中药宜热服，服药后可饮热粥或热汤以助药力。其他中药宜温服。恶心呕吐较重者，可少量多次频服，或舌上滴姜汁数滴。

（2）长期服药者，不可擅自骤然停药，以免引起病情反复。若停药一定要遵医嘱缓慢逐步减量，直至停药。注意观察药物引起的不良反应及不良反应。

（3）服降压药、利尿剂时，应观察血压变化，防止头晕，注意安全。

5.病情观察

（1）严密观察神志、瞳孔、生命体征、汗出、肢体活动、大小便失禁、液体出入量等，防止脑疝及脱证的发生。

（2）观察疾病发作的时间、性质、程度、伴随症状、诱发因素等，做好实时记录。

6.脑卒中的急症处理

（1）应就地处理，予吸氧，针刺人中、十宣、涌泉等穴紧急救治，遵医嘱使用降压药、利尿剂或镇静药。

（2）脑卒中患者取头高脚低位，尽量避免搬动。保持呼吸道通畅，头转向一侧，除去义齿，清除口咽部分泌物，解开其衣领、衣扣、腰带，及时吸痰。使用压舌板、舌钳和牙垫防止舌后坠、舌咬伤、颊部咬伤。

（3）严重者应专人守护，注意安全，卧床设床栏，防止坠床，必要时使用保护性约束，防止意外伤害。抽搐时切忌强拉、捆绑患者拘急挛缩的肢体，以免造成骨折。床旁备气管切开包、气管插管、呼吸机等急救用物。

（4）做好鼻饲、导尿的护理。

7.健康指导

（1）起居：有常，劳逸有节，适寒温，防外感，保证充足睡眠，避免用脑过度，不宜长时间看书学习等。

（2）饮食：辨证施食。可多食健脑的食物，如灵芝、桂圆、核桃、蚕豆、动物的骨髓等。忌辛辣、肥甘厚味、咸食等，禁烟、浓茶、咖啡等。

（3）情志：顺其自然，为所能为。

（4）用药：遵医嘱用药，不可擅自停药和减量。

（5）康复：脑卒中患者常有肢体瘫痪、语言不利、吞咽困难等功能障碍。应根据患者的具体情况，指导其做被动或主动的肢体功能活动、语言训练及吞咽功能训练。运用针灸、推拿、按摩、理疗等治疗方法，帮助患者恢复功能。预防或减少失用性萎缩、失语等并发症的发生。注意患肢保暖防寒，保持肢体功能位置。

（6）强身：散步、打太极拳、做脑或颈保健操，以疏通经脉，调畅气血，濡养脑髓。

（7）定期复查，不适随诊。

（二）高血压合并糖尿病的护理要点

1.生活起居护理

（1）病室要保持整洁安静、光线柔和，室温在 18～22 ℃，相对湿度 50％～70％为宜。

（2）根据患者具体情况选择运动疗法：如快步走、打太极拳、练八段锦、骑自行车等。时间安排在饭后 1 小时开始，每次持续 20～30 分钟。以运动后脉搏在 120 次/分左右、不感到疲劳为宜。外出时携带糖果、饼干和水，以预防低血糖。

（3）指导患者注意个人卫生，保持全身和局部清洁，加强口腔、皮肤和阴部的清洁，做到勤换内衣。

（4）衣服鞋袜穿着要宽松，寒冷季节要注意四肢关节末端保暖。肢痛、肢麻者应避免局部刺激，可用乳香、当归、红花煎水熏洗，要注意温度，以免烫伤。

（5）注意保护足部，鞋袜不宜过紧，保持趾间干燥、清洁。经常检查有无外伤、鸡眼、水泡、趾甲异常等，并及时处理。剪趾甲时注意剪平，不要修剪过短。

（6）出现视物模糊者，应减少活动和外出时需有专人陪同。

2.情志护理

（1）消渴患者多为肝失调畅，气机紊乱，应多与患者沟通，正确对待疾病，针对每个患者的病情和心理、性格特点,循循善诱,耐心开导,让患者保持乐观情绪,积极配合治疗。

（2）源于《黄帝内经》"形神合一""天人合一""悲哀愁忧则心动,心动则五脏六腑皆摇"。用五行音乐疗法,根据病情辨证施治:①上消,肺热津伤型用金调音带。②中消,胃热炽盛型用宫调音带。③下消,肾虚型用羽调音带。

（3）嘱患者选用情调悠然、节奏徐缓、旋律清逸高雅、风格隽秀的古典乐曲与轻音乐,如《烛影摇红》《平湖秋月》《春江花月夜》《江南好》及平静舒缓、朴实自然的牧曲等,优美悦耳的音乐可改善糖尿病患者孤独、忧郁、烦恼、沮丧等不良情绪。

（4）嘱患者在室外可选择花园、湖畔及依山傍水、绿树成荫之处。选择的环境使人精神愉快,情绪稳定从而加强治疗的效果。

3.饮食护理

（1）计算标准体重,控制总热量。严格定时定量进餐,饮食搭配均匀。

（2）碳水化合物、蛋白质、脂肪分配比例占总热量的 $55\%\sim65\%$,$10\%\sim15\%$,$20\%\sim25\%$。

（3）宜选用的食物:粗、杂粮、燕麦、玉米面和黄豆及其制品、新鲜蔬菜等;少吃的食物,如奶油、动物油及内脏、芋头、莲藕、葵花籽等。

（4）禁食糖、烟酒和高淀粉的食物,如薯类、香蕉等,少食煎炸食品。可适当增加蛋白质如瘦肉、鱼、牛奶、豆制品等。可食用洋葱、黄瓜、南瓜、茭白、怀山药等有治疗作用的蔬菜。按规定进食仍感饥饿者,应以增加水煮蔬菜充饥。

（5）在血糖和尿糖控制平稳后,可在两餐间限量食用梨、西瓜、橙子等。

4.用药护理

（1）了解各类降糖药物的作用、剂量、用法,掌握药物的不良反应和注意事项,指导患者正确服用,及时纠正不良反应。

（2）观察患者的血糖、尿糖、尿量和体重变化,评价药物疗效。

5.病情观察

（1）询问既往饮食习惯,饮食结构和进食情况及生活方式、休息状况、排泄状况、有无特殊嗜好、有无糖尿病家族史、有无泌尿道和皮肤等感染、有糖尿病慢性并发症的患者,注意观察有无血管、神经系统异常。

（2）定期检查空腹和饭后 2 小时的血糖变化。

（3）准确记录 24 小时液体出入量,每周定时测体重。

（4）观察患者饮水、进食量,尿量及尿的颜色和气味。观察患者的神志、视力、血压、舌象、脉象和皮肤情况,做好记录。如观察到以下情况应立即报告医师,医护协作处理:①患者突然心慌头晕、出虚汗、软弱无力等低血糖现象时。应该马上检查血糖情况,如果是低血糖,应按低血糖处理。②头痛头晕、食欲缺乏、恶心呕吐、烦躁不安,甚至呼吸有烂苹果气味的酮症酸中毒时。③出现神昏、呼吸深快、血压下降、肢冷脉微欲绝等症状。

6.健康指导

（1）饮食护理:①定时定量进餐,避免进食时间延迟或提早,没有低血糖时避免吃糖;②避免吃浓缩的碳水化合物,避免饮用乙醇饮料,避免食用高胆固醇、高脂肪食物。

（2）胰岛素使用:①向患者解释所使用胰岛素的作用时间及注意事项;②指导低血糖反应的表现和紧急处理措施。

（3）测血糖:指导患者掌握正确的血糖测试方法。

（4）足部护理：①定期检查足部皮肤，以早期发现病变。②促进足部血液循环，以温水浸泡双脚，时间不可过长，5 分钟左右，冬季应注意保暖，避免长时间暴露于冷空气中。③以润滑剂按摩足部，避免穿过紧的长裤、袜、鞋。④避免穿拖鞋、凉鞋、赤脚走路，禁用暖水袋，以免因感觉迟钝而造成踢伤、烫伤。

（5）注意个人卫生：①勤洗澡，不可用过热的水，以免烫伤。②女患者阴部用温水清洗，以减轻不适。③阴部及脚趾皮肤避免潮湿，应随时保持干燥。

（6）休息：适当的休息，睡眠时间以能够恢复精神为原则。

（7）运动：运动可减少身体对胰岛素的需要量，依患者喜好和能力，共同计划规律运动，鼓励肥胖患者多运动。

（8）其他：保持情绪稳定，生活规律。按医嘱服用降糖药，定期复查，如有不适，随时就诊。

（三）高血压合并心力衰竭的护理要点

1.生活起居护理

（1）创造安静舒适的环境是本证护理工作的关键，避免接触一切不良刺激，特别要避免突然而来的噪声、高音。病室空气要清新，经常通气换气，温湿度适宜。注意保暖、避风寒、防外感，保证充足的睡眠。

（2）久病体弱、动则心悸怔忡、饮停心下、水邪泛滥水肿及重症卧床患者，一切活动应由护理人员协助，加强生活护理，预防压疮等并发症发生；取半卧位，两腿下垂，配合吸氧、强心、利尿等不同的治疗。

（3）指导患者排便时勿过于用力，养成每天定时排便习惯，平时饮食中可增加粗纤维食物或蜂蜜等润肠之物。便秘者适当应用缓泻剂。

（4）病症轻者适当进行锻炼：打太极拳、八段锦、气功等，以利脏腑气血的功能调节；但久病怔忡或心阳不足的患者应卧床休息为宜，以免劳力耗伤心气加重病情。

2.饮食护理

（1）本证以虚证多见，需注意加强营养补益气血：多用莲子、桂圆、大枣、怀山药、甲鱼等；水肿者要限制水盐的摄入，忌食肥甘厚味、生冷、辛辣、烈酒、烟、浓茶、咖啡等刺激性物品。

（2）体虚者可配以养血安神八宝粥（原料：芡实、薏苡仁、白扁豆、莲肉、怀山药、红枣、桂圆、百合各 6 g，粳米 150 g）。实证者则多配用重镇安神之物，如朱砂安神丸（朱砂、黄连、生地黄、当归、甘草）。

（3）饮食宜有节制，定时定量、少食多餐、不宜过饱。

（4）适当饮用低度红酒有温阳散寒，活血通痹的作用，可少量饮用。

（5）适当控制钠盐及液体摄入量，保持热量供应的正常，进食蛋白质含量多的食物，如瘦肉、鸡蛋、鱼，蛋白质等。

3.用药护理

（1）补益药宜早晚温服；使用中成药或西药者，要严格按照医嘱的剂量和时间给药，不应发给患者自行掌握服用。

（2）服用洋地黄类药、扩冠药及抗心律失常药物等抢救药物时要注意观察药物不良反应。附子过量后出现乌头碱中毒表现，如心律失常，久煎 1～2 小时可减毒；洋地黄中毒可出现心率减慢、恶心呕吐、头痛、黄视、绿视等毒性反应。

（3）安神定志药物宜在睡前 0.5～1.0 小时服用。

4.情志护理

(1)情志不遂是诱发本病的重要因素。故应做好情志护理,注重消除患者紧张、惧怕、焦虑等不良情绪,要使患者怡情悦志,避免思虑过度伤脾。

(2)当病症发作时,患者常自觉六神无主、心慌不宁、恐惧,此时应在旁守护患者以稳定情绪,使其感到放心,同时进行救治。

5.病情观察

(1)本病症常在夜间发作及加重,故夜间应加强巡视及观察。

(2)对阵发性心悸的患者,发作时脉搏明显加速而并无结代者,可试用憋气法、引吐法、压迫眼球法、压迫颈动脉窦法来控制心悸。

6.健康指导

(1)起居:有序,居住环境安静,避免恶性刺激及突发而来的高音、噪声,忌恼怒、紧张。

(2)饮食:有节,食勿过饱,勿食肥甘厚味,戒烟慎酒,忌浓茶、咖啡及烈性酒;限制钠盐摄入。保持二便通畅,忌用力过大。

(3)情志:重视自我调节情志,保持乐观开朗的情绪,丰富生活内容,怡情悦志,使气机条达,心气和顺。

(4)强身:注意锻炼身体,以增强心脏、肺脏的功能,预防外邪的侵袭,保持充足的睡眠。

(5)器质性心脏病的妇女不宜胎产,怀孕时应予终止妊娠。

(6)定期复查:指导患者按照医嘱定时服药,定时复诊,随身携带急救药如硝酸甘油、硝酸异山梨酯、速效救心丸等,以便发作时服用,及时缓解症状。

(四)高血压患者自我调护要点

自我调护与高血压的发生、发展及预后有密切的关系。正确的自我调护可以改善血压。

1.养成良好的生活习惯

如坚持起床三部曲:醒来睁开眼睛后,继续平卧半分钟,再在床上坐半分钟,然后双腿下垂床沿半分钟,最后才下地活动。

2.穿衣宜松

高血压患者穿衣宜松不宜紧,保持三松(衣领宜松、腰带宜松、穿鞋宜松)。

3.居住环境宜舒适

环境应保持舒适、安静、整洁,室内保持良好的通风。

4.正确洗漱

每天早晚坚持温水洗漱、漱口最为适宜,因水过热、过凉都会刺激皮肤感受器,引起周围血管的舒缩,影响血压;洗澡时间不能过长,特别要注意安全,防止跌倒。

5.正确作息

坚持午休 30～60 分/天,如无条件,可闭目养神或静坐,有利于降压。夜间睡前,可用温水浸泡双足或按摩脚底穴位,可促进血液循环,提高睡眠质量。老年人每天睡眠时间为 6～8 小时即可。

6.其他

(1)戒烟限酒,控制体重。

(2)预防便秘:增加粗纤维食物摄入、腹部穴位按摩促进肠蠕动,或晨起空腹喝一大杯白开水,必要时可在医师指导下于药物辅助通便。

(3)掌握血压监测的方法、预防和处理直立性低血压。

(4)自行进行耳穴、体穴按压,用指尖或指节按压所选的穴位,每次按压 5~10 分钟,以有酸胀感觉为宜,14 天 1 个疗程。

(5)自行足疗法:双足浸泡,尽量让水浸没过足踝(有足浴桶者可至膝以下),水温保持在40 ℃,每天可进行 2 次,下午与晚间各 1 次,每次 30~40 分钟。

随着医学的不断发展,人们已开始日益重视高血压的危害,护理人员及家庭应不断更新调护观念,拓宽知识面,学习心理学、教育学等其他学科知识,把握教学技巧,不断提高整体素质,为患者提供最佳的服务,最终达到降低高血压人群心脑血管病的目标。

(五)预防和处理直立性低血压

1.直立性低血压的表现

乏力、头晕、心悸、出汗、恶心、呕吐等临床表现,在联合用药、服首剂药物或加量时应特别注意。

2.指导患者预防直立性低血压的方法

(1)避免长时间站立,尤其在服药后最初几个小时。

(2)改变姿势,特别是从卧、坐位起立时动作宜缓慢。

(3)服药时间可选在平静休息时,服药后继续休息一段时间再下床活动,如在睡前服药,夜间起床排尿时应注意。

(4)避免用太热的水洗澡或蒸汽浴,更不宜大量饮酒。

(5)指导患者在直立性低血压发生时采取下肢抬高平卧,以促进下肢血液回流。

(李伟娜)

第二节　心　绞　痛

心绞痛是冠状动脉供血不足,心肌急剧、暂时的缺血与缺氧所引起的临床综合征。其特点为阵发性的前胸压榨性疼痛感觉,主要位于胸骨后部,可放射至心前区和左上肢,常发生于劳动或情绪激动时,持续数分钟,休息或用硝酸酯制剂后消失。

一、病因和发病机制

本病多见于男性,多数患者在 40 岁以上,劳累、情绪激动、饱食、受寒、阴雨天气、急性循环衰竭等为常见诱因。除冠状动脉粥样硬化外,本病还可由主动脉瓣狭窄或关闭不全、梅毒性主动脉炎、原发性肥厚型心肌病、先天性冠状动脉畸形、风湿性冠状动脉炎等引起。

对心脏予以机械性刺激并不引起疼痛,但心肌缺血与缺氧则引起疼痛。当冠状动脉的供血与心肌的需血之间发生矛盾,冠状动脉血流量不能满足心肌代谢的需要,引起心肌急剧的、暂时的缺血与缺氧时,即产生心绞痛。

心肌耗氧的多少由心肌张力、心肌收缩强度和心率所决定。心肌张力＝左室收缩压(动脉收缩压)×心室半径。心肌收缩强度和心室半径经常不变,因此常用"心率×收缩压"(即二重乘积)作为估计心肌氧耗的指标。心肌能量的产生要求大量的氧供,心肌细胞摄取血液氧含量的 65%~

75%,而身体其他组织则仅摄取 10%～25%,因此心肌平时对血液中氧的吸收已接近于最大量,氧需要增加时已难以从血液中更多地摄取氧,只能依靠增加冠状动脉的血流量来提供。在正常情况下,冠状循环有很大的储备力,其血流量可增加到休息时的 6～7 倍。缺氧时,冠状动脉也扩张,能使其流量增加 4～5 倍。动脉粥样硬化而致冠状动脉狭窄或部分分支闭塞时,其扩张性减弱,血流量减少,且对心肌的供血量相对地比较稳定。心肌的血液供给如降低到尚能应付心脏平时的需要,则休息时可无症状。一旦心脏负荷突然增加,如劳累、激动、左心衰竭等,使心肌张力增加(心腔容积增加、心室舒张末期压力增高)、心肌收缩力增加(收缩压增高、心室压力曲线量大压力随时间变化率增加)和心率增快等而致心肌氧耗量增加时,心肌对血液的需求增加;或当冠状动脉发生痉挛(如吸烟过度或神经体液调节障碍)时,冠状动脉血流量进一步减少;或在突然发生循环血流量减少的情况下(如休克、极度心动过速等),心肌血液供求之间的矛盾加深,心肌血液供给不足,遂引起心绞痛。严重贫血的患者,在心肌供血量虽未减少的情况下,可由于红细胞计数减少,血液携氧量不足而引起心绞痛。

在多数情况下,劳累诱发的心绞痛常在同一"心率×收缩压"值的水平上发生。

产生疼痛的直接因素,可能是在缺血缺氧的情况下,心肌内积聚过多的代谢产物,如乳酸、丙酮酸、磷酸等酸性物质;或类似激肽的多肽类物质,刺激心脏内自主神经的传入纤维末梢,经 $T_{1～5}$ 交感神经节和相应的脊髓段,传至大脑,产生疼痛的感觉。这种痛觉反应在与自主神经进入水平相同脊髓的脊神经所分布的皮肤区域,即胸骨后及两臂的前内侧与小指,尤其是在左侧,而多不在心脏解剖位置处。有人认为,在缺血区内富有神经供应的冠状血管的异常牵拉和收缩,可以直接产生疼痛冲动。

病理解剖检查显示心绞痛的患者,至少有一支冠状动脉的主支管腔显著狭窄达横切面的75%以上。有侧支循环形成者,则冠状动脉的主支有更严重的阻塞才会发生心绞痛。另一方面,冠状动脉造影发现 5%～10% 的心绞痛患者,其冠状动脉的主要分支无明显病变,提示这些患者的心肌血供和氧供不足,可能是冠状动脉痉挛、冠状循环的小动脉病变、血红蛋白和氧的离解异常、交感神经过度活动、儿茶酚胺分泌过多或心肌代谢异常等所致。

患者在心绞痛发作之前,常有血压增高、心率增快、肺动脉压增高和肺毛细血管压增高的变化,反映心脏和肺的顺应性降低,发作时可有左心室收缩力和收缩速度降低、喷血速度减慢、左心室收缩压下降、心搏量和心排血量降低、左心室舒张末期压和血容量增加等左心衰竭的病理生理变化。左心室壁可呈收缩不协调或部分心室壁有收缩减弱的现象。

二、临床表现

(一)症状

1.典型发作

突然发生的胸骨后上、中段可波及心前区压榨性、闷胀性或窒息性疼痛,可放射至左肩、左上肢前内侧及无名指和小指。重者有濒死的恐惧感和冷汗,往往迫使患者停止活动。疼痛历时1～5 分钟,很少超过 15 分钟,休息或含化硝酸甘油多在 1～2 分钟内(很少超过 5 分钟)缓解。

2.不典型发作

(1)疼痛部位可出现在上腹部、颈部、下颌、左肩胛部或右前胸、左大腿内侧等。

(2)疼痛轻微或无疼痛,而出现胸部闷感、胸骨后烧灼感等,称心绞痛的相当症状。上述症状亦应为发作型,休息或含化硝酸甘油可缓解。

心前区刺痛,手指能明确指出疼痛部位,以及持续性疼痛或胸闷,多不是心绞痛。

（二）体征

平时一般无异常体征。心绞痛发作时可出现心率增快、血压增高、表情焦虑、出汗,有时出现第四或第三心音奔马律,可有暂时性心尖区收缩期杂音(乳头肌功能不全)。

（三）心绞痛严重程度的分级

根据加拿大心血管学会分类分为四级。①Ⅰ级:一般体力活动(如步行和登楼)不受限,仅在强、快或长时间劳力时发生心绞痛。②Ⅱ级:一般体力活动轻度受限。快步、饭后、寒冷或刮风中、精神应激或醒后数小时内步行或登楼;步行两个街区以上、登楼一层以上和爬山,均引起心绞痛。③Ⅲ级:一般体力活动明显受限,步行1～2个街区,登楼一层引起心绞痛。④Ⅳ级:一切体力活动都引起不适,静息时可发生心绞痛。

三、分型

（一）劳累性心绞痛

由活动和其他可引起心肌耗氧增加的情况下而诱发。又可分为以下几型。

1.稳定型劳累性心绞痛

（1）病程＞1个月。

（2）胸痛发作与心肌耗氧量增加多有固定关系,即心绞痛阈值相对不变。

（3）诱发心绞痛的劳力强度相对固定,并可重复。

（4）胸痛发作在劳力当时,被迫停止活动,症状可缓解。

（5）心电图运动试验多呈阳性。

此型冠脉固定狭窄度超过管径70％,多支病变居多,冠脉动力性阻塞多不明显,粥样斑块无急剧增大或破裂出血,故临床病情较稳定。

2.初发型劳力性心绞痛

（1）病程＜1个月。

（2）年龄较轻。

（3）男性居多。

（4）临床症状差异大。①轻型:中等度劳力时偶发;②重型:轻微用力或休息时频发;梗死前心绞痛为回顾性诊断。

此型单支冠脉病变多,侧支循环少,因冠脉痉挛或粥样硬化进展迅速,斑块破裂出血,血小板聚集,甚至有血栓形成,导致病情不稳定。

3.恶化型劳累性心绞痛

（1）心绞痛发作次数、持续时间、疼痛程度在短期内突然加重。

（2）活动耐量较以前明显降低。

（3）日常生活中轻微活动均可诱发,甚至安静睡眠时也可发作。

（4）休息或用硝酸甘油对缓解疼痛作用差。

（5）发作时心电图有明显的缺血性 ST-T 改变。

（6）血清心肌酶正常。

此型多属多支冠脉严重粥样硬化,并存在左主干病变,病情突然恶化可能因斑块脂质浸润急剧增大或破裂或出血,血小板凝聚血栓形成,使狭窄管腔更堵塞,至活动耐量降低。

（二）自发性心绞痛

心绞痛发作与心肌耗氧量增加无明显关系,而与冠状血流储备量减少有关,可单独发生或与劳累性心绞痛并存。与劳累性心绞痛相比,疼痛持续时间一般较长,程度较重,且不易为硝酸甘油所缓解。包括以下几点。

1.卧位型心绞痛

（1）有较长的劳累性心绞痛史。

（2）平卧时发作,多在午夜前,即入睡1～2小时内发作。

（3）发作时需坐起甚至需站立。

（4）疼痛较剧烈,持续时间较长。

（5）发作时 ST 段下降显著。

（6）预后差,可发展为急性心肌梗死或发生严重心律失常而死亡。

此型发生机制尚有争论,可能与夜梦、夜间血压降低或发生未被察觉的左心室衰竭,以致狭窄的冠状动脉远端心肌灌注不足;或平卧时静脉回流增加,心脏工作量增加,需氧增加等有关。

2.变异型心绞痛

（1）发病年龄较轻。

（2）发作与劳累或情绪多无关。

（3）易于午夜到凌晨时发作。

（4）几乎在同一时刻呈周期性发作。

（5）疼痛较重,历时较长。

（6）发作时心电图示有关导联的 ST 段抬高,与之相对应的导联则 ST 段可压低。

（7）含化硝酸甘油可使疼痛迅速缓解,抬高的 ST 段随之恢复。

（8）血清心肌酶正常。

本型心绞痛是由于在冠状动脉狭窄的基础上,该支血管发生痉挛,引起一片心肌缺血所致。冠状动脉造影正常的患者,也可由于该动脉痉挛而引起。冠状动脉痉挛可能与 α 肾上腺素能受体受到刺激有关,患者迟早会发生心肌梗死。

3.中间综合征

中间综合征亦称急性冠状动脉功能不全特点。

（1）心绞痛发作持续时间长,可达1小时以上。

（2）常在休息或睡眠中发作。

（3）心电图、放射性核素和血清学检查无心肌坏死的表现。本型心绞痛其性质介于心绞痛与心肌梗死之间,常是心肌梗死的前奏。

4.梗死后心绞痛

梗死后心绞痛是急性心肌梗死发生后1月内(不久或数周)又出现的心绞痛。由于供血的冠状动脉阻塞发生心肌梗死,但心肌尚未完全坏死,一部分未坏死的心肌处于严重缺血状态下又发生疼痛,随时有再发生梗死的可能。

（三）混合性心绞痛

（1）劳累性与自发性心绞痛并存,如兼有大支冠状动脉痉挛,除劳累性心绞痛外可并存变异型心绞痛,如兼有中等大冠脉收缩则劳累性心绞痛可在通常能耐受的劳动强度下发生。

（2）心绞痛阈值可变性大,临床表现为在当天不同时间、当年不同季节的心绞痛阈值有明显变化,如伴有 ST 段压低的心绞痛患者运动能力的昼夜变化,或一天中首次劳累性发作的心绞痛。劳累性心绞痛患者遇冷诱发及餐后发作的心绞痛多属此型。

此类心绞痛为一支或多支冠脉有临界固定狭窄病变限制了最大冠脉储备力,同时有冠脉痉挛收缩的动力性阻塞使血流减少,故心肌耗氧量增加与心肌供氧量减少两个因素均可诱发心绞痛。

近年"不稳定型心绞痛"一词在临床上被广泛应用,指介于稳定型劳累性心绞痛与急性心肌梗死和猝死之间的中间状态。它包括了除稳定型劳累性心绞痛外的上述所有类型的心绞痛,还包括冠状动脉成形术后心绞痛、冠状动脉旁路术后心绞痛等新近提出的心绞痛类型。其病理基础是在原有病变基础上发生冠状动脉内膜下出血、粥样硬化斑块破裂、血小板或纤维蛋白凝集、形成血栓、冠状动脉痉挛等。

四、辅助检查

(一)心电图

1.静息时心电图

约 50% 的患者在正常范围,也可有非特异性 ST-T 异常或陈旧性心肌梗死图形,有时有房室或束支传导阻滞、期前收缩等。

2.心绞痛发作时心电图

绝大多数患者可出现暂时性心肌缺血引起的 ST 段移位;ST 段水平或下斜压低≥1 mm,ST段抬高≥2 mm(变异型心绞痛);T 波低平或倒置,平时 T 波倒置者发作时变直立(伪改善)。可出现各种心律失常。

3.心电图负荷试验

用于心电图正常或可疑时。有双倍二级梯运动试验(master 试验)、活动平板运动试验、蹬车试验潘生丁试验、心房调搏和异丙肾上腺素静脉滴注试验等。

4.动态心电图

24 小时持续记录以证实胸痛时有无心电图缺血改变及无痛性禁忌缺血发作。

(二)放射性核素检查

1.^{201}铊(^{201}Tl)心肌显像或兼作负荷(运动)试验

休息时铊显像所示灌注缺损主要见于心肌梗死后瘢痕部位。而缺血心肌常在心脏负荷后显示灌注缺损,并在休息后复查出现缺损区再灌注现象。近年用^{99m}Tc-MIBI 做心肌灌注显像(静息或负荷)取得良好效果。

2.放射性核素心腔造影

静脉内注射焦磷酸亚锡被细胞吸附后,再注射^{99m}Tc,即可使红细胞被标记上放射性核素,得到心腔内血池显影。可测定左心室射血分数及显示室壁局部运动障碍。

(三)超声心动图

二维超声心动图可检出部分冠状动脉左主干病变,结合运动试验可观察到心室壁节段性运动异常,有助于心肌缺血的诊断。静息状态下心脏图像阴性,尚可通过负荷试验确定。近年三维、经食管、血管内和心内超声检查增加了其诊断的阳性率和准确性。

(四)心脏 X 线检查

无异常发现或见心影增大、肺充血等。

（五）冠状动脉造影

可直接观察冠状动脉解剖及病变程度与范围是确诊冠心病的最可靠方法。但它是一种有一定危险的有创检查，不宜作为常规诊断手段。

（1）胸痛疑似心绞痛不能确诊者。

（2）内科治疗无效的心绞痛，需明确冠状病变情况而考虑手术者。

（六）激发试验

为诊断冠脉痉挛，常用冷加压、过度换气及麦角新碱作激发试验，前两种试验较安全，但敏感性差，麦角新碱可引起冠脉剧烈收缩，仅适用于造影时冠脉正常或固定狭窄病变＜50％的可疑冠脉痉挛患者。

五、诊断

根据典型的发作特点和体征，含用硝酸甘油后缓解，结合年龄和存在冠心病易患因素，除外其他原因所致的心绞痛，一般即可建立诊断。下列几方面有助于临床上判别心绞痛。

（一）性质

心绞痛应是压榨紧缩、压迫窒息、沉重闷胀性疼痛，而非刀割样尖锐痛或抓痛、短促的针刺样或触电样痛或昼夜不停的胸闷感觉。其实也并非绞痛。在少数患者可为烧灼感、紧张感或呼吸短促伴有咽喉或气管上方紧窄感。疼痛或不适感开始时较轻，逐渐增剧，然后逐渐消失，很少为体位改变或呼吸所影响。

（二）部位

疼痛或不适处常位于胸骨或其邻近，也可发生在上腹部至咽部之间的任何水平处，但极少在咽部以上。有时可位于左肩或左臂，偶尔也可位于右臂、下颌、下颈椎、上胸椎、左肩胛骨间或肩胛骨上区，然而位于左腋下或左胸下者很少。对于疼痛或不适感分布的范围，患者常需用整个手掌或拳头来指示，仅用一手指的指端来指示者极少。

（三）时限

时限为 1～15 分钟，多数 3～5 分钟，偶达 30 分钟（中间综合征除外）。疼痛持续仅数秒钟或不适感（多为闷感）持续整天或数天者均不似心绞痛。

（四）诱发因素

诱发因素以体力劳累为主，其次为情绪激动，再次为寒冷环境、进冷饮及身体其他部位的疼痛。在体力活动后而不是在体力活动的当时发生的不适感，不似心绞痛。体力活动再加情绪激动，则更易诱发，自发性心绞痛可在无任何明显诱因下发生。

（五）硝酸甘油的效应

舌下含用硝酸甘油片如有效，心绞痛应于 1～2 分钟内缓解（也有需 5 分钟的，要考虑到患者可能对时间的估计不够准确），对卧位型的心绞痛，硝酸甘油可能无效。在评定硝酸甘油的效应时，还要注意患者所用的药物是否已经失效或接近失效。

（六）心电图

发作时心电图检查可见以 R 波为主的导联中，ST 段压低，T 波平坦或倒置（变异型心绞痛者则有关导联 ST 段抬高），发作过后数分钟内逐渐恢复。心电图无改变的患者可考虑做负荷试验。发作不典型者，诊断要依靠观察硝酸甘油的疗效和发作时心电图的改变；如仍不能确诊，可多次复查心电图、心电图负荷试验或 24 小时动态心电图连续监测，如心电图出现阳性变化或负荷试验诱致心绞痛发作时亦可确诊。

六、鉴别诊断

(一)X综合征

目前临床上被称为X综合征的有两种情况:一是1973年Kemp所提出的原因未明的心绞痛;二是1988年Keaven所提出的与胰岛素抵抗有关的代谢失常。心绞痛需与Kemp的X综合征相鉴别。X综合征(Kemp)目前被认为是小的冠状动脉舒缩功能障碍所致,以反复发作劳累性心绞痛为主要表现,疼痛亦可在休息时发生,发作时或负荷后心电图可示心肌缺血表现、核素心肌灌注可示灌注缺损、超声心动图可示节段性室壁运动异常。但本病多见于女性,冠心病的易患因素不明显,疼痛症状不甚典型,冠状动脉造影阴性,左心室无肥厚表现,麦角新碱试验阴性,治疗反应不稳定而预后良好则与冠心病心绞痛不同。

(二)心脏神经官能症

心脏神经官能症多发于青年或更年期的女性患者,心前区刺痛或经常性胸闷,与体力活动无关,常伴心悸及叹息样呼吸,手足麻木等。过度换气或自主神经功能紊乱时可有T波低平或倒置,但心电图普萘洛尔试验或氯化钾试验时T波多能恢复正常。

(三)急性心肌梗死

本病疼痛部位与心绞痛相仿,但程度更剧烈,持续时间多在半小时以上,硝酸甘油不能缓解。常伴有休克、心律失常及心衰;心电图面向梗死部位的导联ST段抬高,常有异常Q波;血清心肌酶增高。

(四)其他心血管病

如主动脉夹层形成、主动脉窦瘤破裂、主动脉瓣病变、肥厚型心肌病、急性心包炎等。

(五)颈胸疾病

如颈椎病、胸椎病、肋软骨炎、肩关节周围炎、胸肌劳损、肋间神经痛、带状疱疹等。

(六)消化系统疾病

如食管裂孔疝、贲门痉挛、胃十二指肠溃疡、急性胰腺炎、急性胆囊炎及胆石症等。

七、治疗

预防主要是防止动脉粥样硬化的发生和发展。治疗原则是改善冠状动脉的供血和减轻心肌的耗氧,同时治疗动脉粥样硬化。

(一)发作时的治疗

1.休息

发作时立刻休息,一般患者在停止活动后症状即可消除。

2.药物治疗

较重的发作,可使用作用快的硝酸酯制剂。这类药物除扩张冠状动脉、降低其阻力、增加其血流量外,还通过对周围血管的扩张作用,减少静脉回心血量,降低心室容量、心腔内压、心排血量和血压,降低心脏前后负荷和心肌的需氧量,从而缓解心绞痛。

(1)硝酸甘油:可用0.3~0.6 mg片剂,置于舌下含化,使其迅速为唾液所溶解而吸收,1~2分钟即开始起作用,约半小时后作用消失,对约92%的患者有效,其中76%在3分钟内见效。延迟见效或完全无效时提示患者并非患冠心病或患严重的冠心病,也可能所含的药物已失效或未溶解,如属后者可嘱患者轻轻嚼碎之继续含化。长期反复应用可由于产生耐药性而效力降低,停用10天以上,可恢复有效性。近年还有喷雾剂和胶囊制剂,能达到更迅速起效的目的。不良反应有头昏、头胀痛、头部跳动感、面红、心悸等,偶尔有血压下降,因此第一次用药时,患者宜取平卧位,必要时吸氧。

(2)硝酸异山梨酯:可用5～10 mg,舌下含化,2～5分钟见效,作用维持2～3小时。或用喷雾剂喷到口腔两侧黏膜上,每次1.25 mg,1分钟见效。

(3)亚硝酸异戊酯:为极易气化的液体,盛于小安瓿内,每安瓿0.2 mL,用时以小手帕包裹敲碎,立即盖于鼻部吸入。作用快而短,在10～15秒内开始,几分钟即消失。本药作用与硝酸甘油相同,其降低血压的作用更明显,有引起晕厥的可能,目前多数学者不推荐使用。同类制剂还有亚硝酸辛酯。

在应用上述药物的同时,可考虑用镇静药。

(二)缓解期的治疗

宜尽量避免各种确知足以诱致发作的因素。调节饮食,特别是一次进食不应过饱,禁绝烟酒。调整日常生活与工作量;减轻精神负担;保持适当的体力活动,但以不致发生疼痛症状为度;有血脂质异常者积极调整血脂;一般不需卧床休息。在初次发作(初发型)或发作增多、加重(恶化型)或卧位型、变异型、中间综合征、梗死后心绞痛等,疑为心肌梗死前奏的患者,应予休息一段时间。

使用作用持久的抗心绞痛药物,应防止心绞痛发作,可单独选用、交替应用或联合应用下列作用持久的药物。

1.硝酸酯制剂

(1)硝酸异山梨酯。①硝酸异山梨酯:口服后半小时起作用,持续3～5小时,常用量为10～20 mg/4～6小时,初服时常有头痛反应,可将单剂改为5 mg,以后逐渐加量。②单硝酸异山梨酯:口服后吸收完全,解离缓慢,药效达8小时,常用量为20～40 mg/8～12小时。近年倾向于应用缓释制剂减少服药次数,硝酸异山梨酯的缓释制剂1次口服作用可持续8小时,故用20～60 mg/8小时;单硝酸异山梨酯的缓释制剂用量为50 mg,每天1～2次。

(2)长效硝酸甘油制剂。①硝酸甘油缓释制剂:口服后使硝酸甘油部分药物得以逃逸肝脏代谢,进入体循环而发挥其药理作用。一般服后半小时起作用,时间可达8～12小时,常用剂量为2.5 mg,每天2次。②硝酸甘油软膏和贴片制剂:前者为2%软膏,均匀涂于皮肤上,每次直径2～5 cm,涂药60～90分钟起作用,维持4～6小时;后者每贴含药20 mg,贴于皮肤上后1小时起作用,维持12～24小时。胸前或上臂皮肤为最合适于涂或贴药的部位。

患青光眼、颅内压增高、低血压或休克者不宜选用本类药物。

2.β受体阻滞剂

β受体有β₁和β₂两个亚型。心肌组织中β₁受体占主导地位而支气管和血管平滑肌中以β₂受体为主。所有β受体阻滞剂对两型β受体都能抑制,但对心脏有些制剂有选择性作用。它们具有阻断拟交感胺类对心率和心收缩力受体的刺激作用,减慢心率,降低血压,降低心肌收缩力和氧耗量,从而缓解心绞痛的发作。此外,还降低运动时血流动力的反应,使在同一运动量水平上心肌耗氧量减少;使不缺血的心肌区小动脉(阻力血管)缩小,从而使更多的血液通过极度扩张的侧支循环(输送血管)流入缺血区。不良反应有心室射血时间延长和心脏容积增加,这虽可能使心肌缺血加重或引起心力衰竭,但其使心肌耗氧量减少的作用远超过其不良反应。常用制剂如下。

（1）普萘洛尔：每天 3～4 次，开始时每次 10 mg，逐步增加剂量，达每天80～200 mg；其缓释制剂用 160 mg，1 次/天。

（2）氧烯洛尔：每天 3～4 次，每次 20～40 mg。

（3）阿普洛尔：每天 2～3 次，每次 25～50 mg。

（4）吲哚洛尔：每天 3～4 次，每次 5 mg，逐步增至 60 mg/d。

（5）索他洛尔：每天 2～3 次，每次 20 mg，逐步增至 200 mg/d。

（6）美托洛尔：每天 2 次，每次 25～100 mg；其缓释制剂用 200 mg，1 次/天。

（7）阿替洛尔：每天 2 次，每次 12.5～75.0 mg。

（8）醋丁洛尔：每天 200～400 mg，分 2～3 次服。

（9）纳多洛尔：每天 1 次，每次 40～80 mg。

（10）噻吗洛尔：每天 2 次，每次 5～15 mg。

本类药物有引起心动过缓、降低血压、抑制心肌收缩力、引起支气管痉挛等作用，长期应用有些可以引起血脂增高，故选用药物时和用药过程中要加以注意和观察。新的一代制剂中赛利洛尔具有心脏选择性 β_1 受体阻滞作用，同时部分的激动 β_2 受体。其减缓心率的作用较轻，甚至可使夜间心率增快；有轻度兴奋心脏的作用；有轻度扩张支气管平滑肌的作用；使血胆固醇、低密度脂蛋白和三酰甘油降低而高密度脂蛋白胆固醇增高；使纤维蛋白降低而纤维蛋白原增高；长期应用对血糖无影响，因而更适用于老年冠心患者。剂量为 200～400 mg，每天 1 次。我国患者对降受体阻滞剂的耐受性较差宜用低剂量。

β 受体阻滞剂可与硝酸酯合用，但要注意：①β 受体阻滞剂可与硝酸酯有协同作用，因而剂量应偏小，开始剂量尤其要注意减小，以免引起直立性低血压等不良反应。②停用 β 受体阻滞剂时应逐步减量，如突然停用有诱发心肌梗死的可能。③心功能不全，支气管哮喘及心动过缓者不宜用。由于其有减慢心律的不良反应，因而限制了剂量的加大。

3.钙通道阻滞剂

此类药物抑制钙离子进入细胞内，也抑制心肌细胞兴奋，收缩耦联中钙离子的利用。因而抑制心肌收缩，减少心肌耗氧；扩张冠状动脉，解除冠状动脉痉挛，改善心内膜下心肌的血供；扩张周围血管，降低动脉压，减轻心脏负荷；还降低血液黏度，抗血小板聚集，改善心肌的微循环。常用制剂如下。

（1）苯烷胺衍生物：最常用的是维拉帕米 80～120 mg，每天 3 次；其缓释制剂 240～480 mg，每天 1 次。不良反应有头晕、恶心、呕吐、便秘、心动过缓、PR 间期延长、血压下降等。

（2）二氢吡啶衍生物。①硝苯地平：10～20 mg，每 4～8 小时 1 次口服；舌下含用3～5分钟后起效；其缓释制剂用量为 20～40 mg，每天 1～2 次。②氨氯地平：5～10 mg，每天 1 次。③尼卡地平：10～30 mg，每天 3～4 次。④尼索地平：10～20 mg，每天 2～3 次。⑤非洛地平（波依定）：5～20 mg，每天 1 次。⑥伊拉地平：2.5～10 mg，每 12 小时 1 次。本类药物的不良反应有头痛、头晕、乏力、面部潮红、血压下降、心率增快、下肢水肿等，也可有胃肠道反应。

（3）苯噻氮唑衍生物：最常用的是地尔硫草，30～90 mg，每天 3 次，其缓释制剂用量为 45～90 mg，每天 2 次。不良反应有头痛、头晕、皮肤潮红、下肢水肿、心率减慢、血压下降、胃肠道不适等。

以钙通道阻滞剂治疗变异型心绞痛的疗效最好。本类药可与硝酸酯同服，其中二氢吡啶衍生物类如硝苯地平尚可与β阻滞剂同服,但维拉帕米和地尔硫䓬与β阻滞剂合用时则有过度抑制心脏的危险。停用本类药时也宜逐渐减量然后停服,以免发生冠状动脉痉挛。

4.冠状动脉扩张剂

冠状动脉扩张剂为能扩张冠状动脉的血管扩张剂,从理论上说将能增加冠状动脉的血流,改善心肌的血供,缓解心绞痛。但由于冠心病时冠状动脉病变情况复杂,有些血管扩张剂如双嘧达莫,可能扩张无病变或轻度病变的动脉较扩张重度病变的动脉远为显著,减少侧支循环的血流量,引起所谓"冠状动脉窃血",增加了正常心肌的供血量,使缺血心肌的供血量反而更减少,因而不再用于治疗心绞痛。目前仍用的有下列药物。

(1)吗多明:1～2 mg,每天 2～3 次,不良反应有头痛、面红、胃肠道不适等。

(2)胺碘酮:100～200 mg,每天 3 次,也用于治疗快速心律失常,不良反应有胃肠道不适、药疹、角膜色素沉着、心动过缓、甲状腺功能障碍等。

(3)乙氧黄酮:30～60 mg,每天 2～3 次。

(4)卡波罗孟:75～150 mg,每天 3 次。

(5)奥昔非君:8～16 mg,每天 3～4 次。

(6)氨茶碱:100～200 mg,每天 3～4 次。

(7)罂粟碱:30～60 mg,每天 3 次。

(三)中医中药治疗

根据祖国医学辨证论治,采用治标和治本两法。治标,主要在疼痛期应用,以"通"为主,有活血、化瘀、理气、通阳、化痰等法;治本,一般在缓解期应用,以调整阴阳、脏腑、气血为主,有补阳、滋阴、补气血、调理脏腑等法。其中以活血化瘀法(常用丹参、红花、川芎、蒲黄、郁金等)和芳香温通法(常用苏合香丸、苏冰滴丸、宽胸丸、保心丸、麝香保心丸等)最为常用。此外,针刺或穴位按摩治疗也有一定疗效。

(四)其他药物和非药物治疗

右旋糖苷 40 或羟乙基淀粉注射液:250～500 mL/d,静脉滴注,14～30 天为 1 个疗程,作用为改善微循环的灌流,可能改善心肌的血流灌注,可用于治疗心绞痛的频繁发作。高压氧治疗增加全身的氧供应,可使顽固的心绞痛得到改善,但疗效不易巩固。体外反搏治疗可能增加冠状动脉的血供,也可考虑应用。兼有早期心力衰竭者,治疗心绞痛的同时宜用快速作用的洋地黄类制剂。鉴于不稳定型心绞痛的病理基础是在原有冠状动脉粥样硬化病变上发生冠状动脉内膜下出血、斑块破裂、血小板或纤维蛋白凝集形成血栓,近年对之采用抗凝血、溶血栓和抗血小板药物治疗,收到较好的效果。

(五)冠状动脉介入性治疗

1.经皮冠状动脉腔内成形术(PTCA)

为用带球囊的心导管经周围动脉送到冠状动脉,在导引钢丝的引导下进入狭窄部位,向球囊内注入造影剂使之扩张,在有指征的患者中可收到与外科手术治疗同样的效果。过去认为理想的指征如下。

(1)心绞痛病程<1 年,药物治疗效果不佳,患者失健。

(2)1 支冠状动脉病变,且病变在近端、无钙化或痉挛。

(3)有心肌缺血的客观证据。

(4)患者有较好的左心室功能和侧支循环。施行本术如不成功须做紧急主动脉-冠状动脉旁路移植手术。

近年随着技术的改进、经验的累积,手术指征已扩展到如下范围:①治疗多支或单支多发病变。②治疗近期完全闭塞的病变,包括发病6小时内的急性心肌梗死。③治疗病情初步稳定2~3周后的不稳定型心绞痛。④治疗主动脉-冠状动脉旁路移植术后血管狭窄。无血供保护的左冠状动脉主干病变为用本手术治疗的禁忌。本手术即使成功率在90%左右,但术后3~6个月内,25%~35%的患者可再发生狭窄。

2.冠状动脉内支架安置术(ISI)

以不锈钢、钴合金或钽等金属和高分子聚合物制成的筛网状、含槽的管状和环绕状的支架,通过心导管置入冠状动脉,由于支架自行扩张或借球囊膨胀作用使其扩张,支撑在血管壁上,从而维持血管内血流畅通。可用于下列情况。

(1)改善PTCA的疗效,降低再狭窄的发生率,尤其适于PTCA扩张效果不理想者。

(2)PTCA术时由于冠状动脉内膜撕脱、血管弹性而回缩、冠状动脉痉挛或血栓形成而出现急性血管闭塞者。

(3)慢性病变冠状动脉近于完全阻塞者。

(4)旁路移植血管段狭窄者。

(5)急性心肌梗死者。

术后使用抗血小板治疗预防支架内血栓形成,目前认为新一代的抗血小板制剂——血小板GPⅡb/Ⅲ受体阻滞剂有较好效果,可用阿昔单抗静脉注射,0.25 mg/kg,然后每小时行静脉滴注10 μg/kg,共12小时;或依替非巴肽静脉注射,180 μg/kg,然后,静脉滴注每分钟2 μg/kg,共96小时;或替罗非班,静脉滴注每分钟0.4 μg/kg,共30分钟,然后每分钟0.1 μg/kg,滴注48小时。口服制剂有米洛非班,5~20 mg,每天2次等。也可口服常用的抗血小板药物如阿司匹林、双嘧达莫、噻氯吡啶或较新的氯吡格雷等。

3.其他介入性治疗

尚有冠状动脉斑块旋切术、冠状动脉斑块旋切吸引术、冠状动脉斑块旋磨术、冠状动脉激光成形术等,这些在PTCA的基础上发展的方法,期望使冠状动脉再通更好,使再狭窄的发生率降低。近年还有用冠状动脉内超声、冠状动脉内放射治疗(以下简称放疗)的介入性方法,其结果有待观察。

(六)运动锻炼疗法

谨慎安排进度适宜的运动锻炼有助于促进侧支循环的发展,提高体力活动的耐受量,改善症状。

(七)不稳定型心绞痛的处理

各种不稳定型心绞痛的患者均应住院卧床休息,在密切监护下,进行积极的内科治疗,尽快控制症状和防止发生心肌梗死。需取血测血清心肌酶和观察心电图变化以除外急性心肌梗死,并注意胸痛发作时的ST段改变。胸痛时可先含硝酸甘油0.3~0.6 mg,如反复发作可舌下含硝酸异山梨酯5~10 mg,每2小时1次,必要时加大剂量,以收缩压不过于下降为度,症状缓解后改为口服。如无心力衰竭可加用β受体阻滞剂和(或)钙通道阻滞剂,剂量可偏大些。胸痛严重而频繁或难以控制者,可静脉内滴注硝酸甘油,以1 mg溶于5%葡萄糖液50~100 mL中,开始时10~20 μg/min,需要时逐步增加至100~200 μg/min;也可用硝酸异山梨酯10 mg溶于5%葡萄糖100 mL中,以30~100 μg/min静脉滴注。对发作时ST段抬高或有其他证据提示其发作主要由冠状动脉痉挛引起者,宜用钙通道阻滞剂取代β受体阻滞剂。鉴于本型患者常有冠状动脉内粥样斑块破裂、血栓形成、血管痉挛及血小板聚集等病变基础,近年主张用阿司匹林口服和肝素或低分子肝素皮下或静脉内注射以预防血栓形成。情况稳定后行选择性冠状动脉造影,考虑介入或手术治疗。

八、护理

(一)护理评估

1.病史

询问有无高血压、高脂血症、吸烟、糖尿病、肥胖等危险因素,及劳累、情绪激动、饱食、寒冷、吸烟、心动过速、休克等诱因。

2.身体状况

主要评估胸痛的特征,包括诱因、部位、性质、持续时间、缓解方式及心理感受等。典型心绞痛的特征:①可因劳力等诱因诱发。②疼痛部位在胸骨体上段或中段后方,可波及心前区手掌大小范围,甚至横贯前胸,界限不清楚,常放射至左肩臂内侧达无名指和小指,或至颈、咽、下颌部。③疼痛性质为压迫、紧缩性闷痛或烧灼感,偶伴濒死感,迫使患者立即停止原来的活动,直至症状缓解。④疼痛一般持续3～5分钟,经休息或舌下含化硝酸甘油,几分钟内缓解,可数天或数周发作1次,或一日发作多次。⑤发作时多有紧张或恐惧,发作后有焦虑、多梦。

发作时体检常有心率加快、血压升高、面色苍白、冷汗,部分患者有暂时性心尖部收缩期杂音、舒张期奔马律、交替脉。

3.实验室及其他检查

(1)心电图检查:主要是在R波为主的导联上,ST段压低,T波平坦或倒置等。

(2)心电图负荷试验:通过增加心脏负荷及心肌氧耗量,激发心肌缺血性ST-T改变,有助于临床诊断和疗效评定等。常用的方法有饱餐试验、双倍阶梯运动试验及次极量运动试验(蹬车运动试验、活动平板运动试验)等。

(3)动态心电图:可以连续24小时记录心电图,观察缺血时的ST-T改变,有助于诊断、观察药物治疗效果及有无心律失常。

(4)超声波检查:二维超声显示:左主冠状动脉及分支管腔可能变窄,管壁不规则增厚及回声增强。心绞痛发作时或运动后局部心肌运动幅度降低或无运动及心功能降低。超声多普勒于二尖瓣上取样,可测出舒张早期血液速度降低,舒张末期流速增加,表示舒张早期心肌顺应性降低。

(5)X线检查:冠心病患者在合并有高血压病或心功能不全时,可有心影扩大、主动脉弓屈曲延长;心力衰竭严重时,可合并肺充血改变;有陈旧心肌梗死合并室壁瘤时,X线下可见心室反向搏动。

(6)放射性核素检查:静脉注射^{201}铊,心肌缺血区不显像。^{201}铊运动试验以运动诱发心肌缺血,可使休息时无异常表现的冠心病患者呈现不显像的缺血区。

(7)冠状动脉造影:可发现中动脉粥样硬化引起的狭窄性病变及其确切部位、范围和程度,并能估计狭窄处远端的管腔情况。

(二)护理目标

(1)患者主诉疼痛次数减少,程度减轻。

(2)患者能够掌握活动规律并保持最佳活动水平,表现为活动后不出现心律失常和缺氧表现。心率、血压、呼吸维持在预定范围。

（3）患者能够运用有效的应对机制减轻或控制焦虑。

（4）患者能了解本病防治常识，说出所服用药物的名称、用法、作用和不良反应。

（5）无并发症发生。

（三）护理措施

1.一般护理

（1）患者应卧床休息，嘱患者避免突然用力的动作，饭后不宜进行体力活动，防止精神紧张、情绪激动、受寒、饱餐及吸烟酗酒，宜少量多餐，用清淡饮食，不宜进含动物脂肪及高胆固醇的食物。

对有恐惧和焦虑心理的患者，应向患者解释冠心病的性质，只要注意生活保健，坚持治疗，可以防止病情的发展；对情绪不稳者，可适当应用镇静剂。

（2）保持大小便通畅，做好皮肤及口腔的护理。

2.病情观察与护理

（1）不稳定型心绞痛患者应放监护室予以监护，密切观察病情和心电图变化，观察胸痛持续的时间、次数，并注意观察硝酸盐类等药物的不良反应。发现异常，及时报告医师，并协助相应的处理。

（2）患者心绞痛发作时，嘱其安静卧床休息，做心电图检查观察其 ST-T 的改变，并给予舌下含化硝酸甘油 0.6 mg，吸氧。对有频繁发作的心绞痛或属自发型心绞痛的患者，需提高警惕，用心电监护观察有无发展为心肌梗死。如有上述变化，应及时报告医师。

（四）健康教育

（1）患者及家属讲解有关疾病的病因及诱发因素，防止过度脑力劳动，适当参加体力活动；合理搭配饮食结构；肥胖者要限制饮食；戒烟、酒。积极防治高血压、高脂血症和糖尿病。有上述疾病家族史的青年，应早期注意血压及血脂变化，争取早期发现，及时治疗。

（2）心绞痛症状控制后，应坚持服药治疗。避免接触导致心绞痛发作的诱因。对不经常发作者，需鼓励作适当的体育锻炼如散步、打太极拳等，这样有利于冠状动脉侧支循环的建立。随身携带硝酸甘油片或亚硝酸异戊酯等药物，以备心绞痛发作时自用。

（3）出院时指导患者根据病情调整饮食结构，坚持医师、护士建议的合理化饮食。教会家属正确测量血压、脉搏、体温的方法。教会患者及家属识别与自身有关的诱发因素，如吸烟、情绪激动等。

（4）出院带药，给患者提供有关的书面材料，指导患者正确用药。

（5）教会患者门诊随访知识。

（李伟娜）

第三节　急性心肌梗死

急性心肌梗死（acute myocardial infarction，AMI）是急性心肌缺血性坏死。AMI 是在冠状动脉病变的基础上，发生冠状动脉血供急剧减少或中断，使相应的心肌严重而持久地急性缺血所致。原因通常是在冠状动脉样硬化病变的基础上继发血栓形成所致。非动脉粥样硬化所导致的心肌梗死可由感染性心内膜炎、血栓脱落、主动脉夹层形成、动脉炎等引起。

一、病因和发病机制

急性心肌梗死绝大多数(90％以上)是由于冠状动脉粥样硬化所致。由于冠状动脉有弥漫而广泛的粥样硬化病变,使管腔有＞75％的狭窄。侧支循环尚未充分建立。一旦由于管腔内血栓形成、劳力、情绪激动、休克、外科手术或血压剧升等诱因而导致血供进一步急剧减少或中断,使心肌严重而持久急性缺血达 1 小时以上,即可发生心肌梗死。

冠状动脉闭塞后半小时,心肌开始坏死,1 小时后心肌凝固性坏死,心肌间质充血、水肿、炎性细胞浸润。以后坏死心肌逐渐溶解,形成肌溶灶,随后渐有肉芽组织形成,坏死组织有1～2周后开始吸收,逐渐纤维化,在 6～8 周形成瘢痕而愈合,即为陈旧性心肌梗死。坏死心肌波及心包可引起心包炎。心肌全层坏死,可产生心室壁破裂,游离壁破裂或室间隔穿孔,也可引起乳头肌断裂。若仅有心内膜下心肌坏死,在心室腔压力的冲击下,外膜下层向外膨出,形成室壁膨胀瘤,造成室壁运动障碍甚至矛盾运动,严重影响左心室射血功能。冠状动脉可有一支或几支闭塞而引起所供血区部位的梗死。

急性心肌梗死时,心脏收缩力减弱,顺应性降低,心肌收缩不协调,心排血量下降,严重时发生泵衰竭、心源性休克及各种心律失常,病死率高。

二、病理生理

主要出现左心室舒张和收缩功能障碍的一些血流动力学变化,其严重程度和持续时间取决于梗死的部位、程度和范围。心脏收缩力减弱、顺应性降低、心肌收缩不协调,左心室压力曲线最大上升速度降低,左心室舒张末期压增高、舒张和收缩末期容量增多。射血分数降低,心搏量和心排血量下降,心率增快或有心律失常,血压下降,静脉血氧含量降低。心室重构出现心壁厚度改变、心脏扩大和心力衰竭(先左心衰竭然后全心衰竭),可发生心源性休克。右心室梗死在心肌梗死患者中少见,其主要病理生理改变是右心衰竭的血流动力学变化,右心房压力增高,高于左心室舒张末期压,心排血量降低,血压下降。

急性心肌梗死引起的心力衰竭称为泵衰竭,按 Killip 分级法可分为:Ⅰ级尚无明显心力衰竭;Ⅱ级有左心衰竭;Ⅲ级有急性肺水肿;Ⅳ级有心源性休克等不同程度或阶段的血流动力学变化。心源性休克是泵衰竭的严重阶段。但如兼有肺水肿和心源性休克则情况最严重。

三、临床表现

(一)病史

发病前常有明显诱因,如精神紧张、情绪激动、过度体力活动、饱餐、高脂饮食、糖尿病未控制、感染、手术、大出血、休克等。少数在睡眠中发病。有 50％以上的患者过去有高血压及心绞痛史。部分患者则无明确病史及先兆表现,首次发展即是急性心肌梗死。

(二)症状

1.先兆症状

急性心肌梗死多突然发病,少数患者起病症状轻微。1/2～2/3 的患者起病前 1～2 天至 1～2 周或更长时间有先兆症状,其中最常见的是稳定性心绞痛转变为不稳定型;或既往无心绞痛,突然出现心绞痛,且发作频繁,程度较重,用硝酸甘油难以缓解,持续时间较长。伴恶心、呕吐、血压剧烈波动。心电图显示 ST 段一时性明显上升或降低,T 波倒置或增高。这些先兆症状如诊断及时,治疗得当,50%以上的患者可免于发生心肌梗死;即使发生,症状也较轻,预后较好。

2.胸痛

胸痛为最早出现而突出的症状。其性质和部位多与心绞痛相似,但程度更为剧烈,呈难以忍受的压榨、窒息,甚至濒死感,伴有大汗淋漓及烦躁不安。持续时间可长达 1～2 小时甚至 10 小时以上,或时重时轻达数天之久。用硝酸甘油无效,需用麻醉性镇痛药才能减轻。疼痛部位多在胸骨后,但范围较为广泛,常波及整个心前区,约 10%的患者波及剑突下及上腹部或颈、背部,偶尔到下颌、咽部及牙齿处。约 25%的患者无明显的疼痛,多见于老年、糖尿病(由于感觉迟钝)或神志不清患者,或有急性循环衰竭者,疼痛被其他严重症状所掩盖。15%～20%的患者在急性期无症状。

3.心律失常

心律失常见于 75%～95%的患者,多发生于起病后 1～2 周内,而以 24 小时内最多见。经心电图观察可出现各种心律失常,可伴乏力、头晕、晕厥等症状,且为急性期引起死亡的主要原因之一。其中最严重的心律失常是室性异位心律(包括频发性期前收缩、阵发性心动过速和颤动)。频发(>5 次/分),多源,成对出现,或 R 波落在 T 波上的室性期前收缩可能为心室颤动的先兆。房室传导阻滞和束支传导阻滞也较多见,严重者可出现完全性房室传导阻滞。室上性心律失常则较少见,多发生于心力衰竭患者。前壁心肌梗死易发生室性心律失常。下壁(膈面)梗死易发生房室传导阻滞。

4.心力衰竭

主要是急性左心衰竭,为心肌梗死后收缩力减弱或不协调所致,可出现呼吸困难、咳嗽、烦躁及发绀等症状。严重时两肺满布湿啰音,形成肺水肿,进一步则导致右心衰竭。右心室心肌梗死者可一开始就出现右心衰竭。

5.低血压和休克

仅于疼痛剧烈时血压下降,未必是休克。但如疼痛缓解而收缩压仍低于 10.7 kPa(80 mmHg),伴有烦躁不安、大汗淋漓、脉搏细快、尿量减少(<20 mL/h)、神志恍惚甚至晕厥时,则为休克,主要为心源性,由于心肌广泛坏死、心排血量急剧下降所致。而神经反射引起的血管扩张尚属次要,有些患者还有血容量不足的因素参与。

6.胃肠道症状

疼痛剧烈时,伴有频繁的恶心呕吐、上腹胀痛、肠胀气等,与迷走神经张力增高有关。

7.坏死物质吸收引起的症状

主要是发热,一般在发病后 1～3 天出现,体温 38 ℃左右,持续约 1 周。

(三)体征

(1)约 50%的患者心浊音界轻度至中度增大,有心力衰竭时较显著。

(2)心率多增快,少数可减慢。

(3)心尖区第一心音减弱,有时伴有奔马律。

(4)10%～20%的患者在病后 2～3 天出现心包摩擦音,多数在几天内又消失,是坏死波及心包面引起的反应性纤维蛋白性心包炎所致。

（5）心尖区可出现粗糙的收缩期杂音或收缩中晚期喀喇音，为二尖瓣乳头肌功能失调或断裂所致。

（6）可听到各种心律失常的心音改变。

（7）常见到血压下降到正常以下（病前高血压者血压可降至正常），且可能不再恢复到起病前水平。

（8）还可有休克、心力衰竭的相应体征。

（四）并发症

心肌梗死除可并发心力衰竭及心律失常外，还可有下列并发症。

1.动脉栓塞

动脉栓塞主要为左室壁血栓脱落所引起。根据栓塞的部位，可能产生脑部或其他部位的相应症状，常在起病后 1～2 周发生。

2.心室膨胀瘤

梗死部位在心脏内压的作用下，显著膨出。心电图常示持久的 ST 段抬高。

3.心肌破裂

心肌破裂少见。可在发病 1 周内出现，患者常突然休克甚至造成死亡。

4.乳头肌功能不全

乳头肌功能不全的病变可分为坏死性与纤维性 2 种，在发生心肌梗死后，心尖区突然出现响亮的全收缩期杂音，第一心音降低。

5.心肌梗死后综合征

发生率约为 10%，于心肌梗死后数周至数月内出现，可反复发生，表现为发热、胸痛、心包炎、胸膜炎或肺炎等症状或体征，可能为机体对坏死物质的变态反应。

四、诊断要点

（一）诊断标准

诊断 AMI 必须至少具备以下标准中的两条。

（1）缺血性胸痛的临床病史，疼痛常持续 30 分钟以上。

（2）心电图的特征性改变和动态演变。

（3）心肌坏死的血清心肌标记物浓度升高和动态变化。

（二）诊断步骤

对疑为 AMI 的患者，应争取在 10 分钟内完成诊断。

（1）临床检查（问清缺血性胸痛病史，如疼痛性质、部位、持续时间、缓解方式、伴随症状；查明心、肺、血管等的体征）。

（2）描记 18 导联心电图（常规 12 导联加 $V_7 \sim V_9$，$V_{3R} \sim V_{5R}$），并立即进行分析、判断。

（3）迅速进行简明的临床鉴别诊断后做出初步诊断（老年人突发原因不明的休克、心衰、上腹部疼痛伴胃肠道症状、严重心律失常或较重而持续性胸痛或胸闷，应慎重考虑有无本病的可能）。

（4）对病情做出基本评价并确定即刻处理方案。

（5）继之尽快进行相关的诊断性检查和监测，如血清心肌标记物浓度的检测，结合缺血性胸痛的临床病史、心电图的特征性改变，做出 AMI 的最终诊断。此外，尚应进行血常规、血脂、血糖、凝血时间、电解质等检测，二维超声心动图检查，床旁心电监护等。

（三）危险性评估

（1）伴下列任一项者，如高龄（＞70岁）、既往有心肌梗死史、心房颤动、前壁心肌梗死、心源性休克、急性肺水肿或持续低血压等可确定为高危患者。

（2）病死率随心电图ST段抬高的导联数增加而增加。

（3）血清心肌标记物浓度与心肌损害范围呈正相关，可助估计梗死面积和患者预后。

五、鉴别诊断

（一）不稳定型心绞痛

疼痛的性质、部位与心肌梗死相似，但发作持续时间短、次数频繁、含服硝酸甘油有效。心电图的改变及酶学检查是与心肌梗死鉴别的主要依据。

（二）急性肺动脉栓塞

大块的栓塞可引起胸痛、呼吸困难、咯血、休克，但多出现右心负荷急剧增加的表现如有心室增大，P_2亢进、分裂和有心衰体征。无心肌梗死时的典型心电图改变和血清心肌酶的变化。

（三）主动脉夹层

该病也具有剧烈的胸痛，有时出现休克，其疼痛常为撕裂样，一开始即达高峰，多放射至背部、腹部、腰部及下肢。两上肢的血压和脉搏常不一致是本病的重要体征。可出现主动脉瓣关闭不全的体征，心电图和血清心肌酶学检查无AMI时的变化。X线和超声检查可出现主动脉明显增宽。

（四）急腹症

急性胆囊炎、胆石症、急性坏死性胰腺炎、溃疡病穿孔等常出现上腹痛及休克的表现，但应有相应的腹部体征，心电图及酶学检查有助于鉴别。

（五）急性心包炎

尤其是非特异性急性心包炎，也可出现严重胸痛、心电图ST段抬高，但该病发病前常有上呼吸道感染，呼吸和咳嗽时疼痛加重，早期即有心包摩擦音。无心电图的演变及酶学异常。

六、处理

（一）治疗原则

改善冠状动脉血液供给，减少心肌耗氧，保护心脏功能，挽救因缺血而濒死的心肌，防止梗死面积扩大，缩小心肌缺血范围，及时发现、处理、防治严重心律失常、泵衰竭和各种并发症，防止猝死。

（二）院前急救

流行病学调查发现，50％的患者发病后1小时在院外猝死，死因主要是可救治的心律失常。因此，院前急救的重点是尽可能缩短患者就诊延误的时间和院前检查、处理、转运所用的时间；尽量帮助患者安全、迅速地转送到医院；尽可能及时给予相关急救措施，如嘱患者停止任何主动性活动和运动，舌下含化硝酸甘油，高流量吸氧，镇静止痛（吗啡或哌替啶），必要时静脉注射或滴注利多卡因，或给予除颤治疗和心肺复苏；缓慢性心律失常给予阿托品肌内注射或静脉注射；及时将患者情况通知急救中心或医院，在严密观察、治疗下迅速将患者送至医院。

（三）住院治疗

急诊室医师应力争在10～20分钟内完成病史、临床检查记录18导联心电图，尽快明确诊断。对 ST 段抬高者应在 30 分钟内收住冠心病监护病房(CCU)并开始溶栓,或在 90 分钟内开始行急诊 PTCA 治疗。

1.休息

患者应卧床休息,保持环境安静,减少探视,防止不良刺激。

2.监测

在冠心病监护室进行 5～7 天的心电图、血压和呼吸监测,必要时进行床旁血流动力学监测,以便于观察病情和指导治疗。

3.护理

第 1 周完全卧床,加强护理,此时患者对进食、漱洗、大小便、翻身等,都需要别人帮助。第 2 周可从床上坐起,第 3～4 周可逐步离床和室内缓步走动。但病重或有并发症者,卧床时间宜适当延长。食物以易消化的流质或半流质为主,病情稳定后逐渐改为软食。便秘 3 天者可服轻泻剂或用甘油栓等,必须防止用力大便造成病情突变。焦虑、不安患者可用地西泮等镇静剂。禁止吸烟。

4.吸氧

在急性心肌梗死早期,即便未合并有左侧心力衰竭或肺疾病,也常有不同程度的动脉低氧血症。其原因可能由于细支气管周围水肿,使小气道狭窄,增加小气道阻力,气流量降低,局部换气量减少,特别是两肺底部最为明显。有些患者虽未测出动脉低氧血症,由于增加肺间质液体,肺顺应性一过性降低,而有气短症状。因此,应给予吸氧,通常在发病早期用鼻塞给氧 24～48 小时,3～5 L/min。有利于氧气运送到心肌,可能减轻气短、疼痛或焦虑症状。在严重左侧心力衰竭、肺水肿和并有机械并发症的患者,多伴有严重低氧血症,须面罩加压给氧或气管插管并机械通气。

5.补充血容量

心肌梗死患者,由于发病后出汗、呕吐或进食少,以及应用利尿剂等因素,引起血容量不足和血液浓缩,从而加重缺血和血栓形成,有导致心肌梗死面积扩大的危险。因此,若每天摄入量不足,应适当补液,以保持液体出入量的平衡,一般可用极化液。

6.缓解疼痛

AMI 时,剧烈胸痛使患者交感神经过度兴奋,产生心动过速、血压升高和心肌收缩力增强,从而增加心肌耗氧量。并易诱发快速性室性心律失常,应迅速给予有效镇痛药。本病早期疼痛是难以区分坏死心肌疼痛和可逆性心肌缺血疼痛,二者常混杂在一起。先予含服硝酸甘油,随后静脉滴注硝酸甘油,如疼痛不能迅速缓解,应即用强的镇痛药,吗啡和派替啶最为常用。吗啡是解除急性心肌梗死后疼痛最有效的药物。其作用于中枢阿片受体而发挥镇痛作用,并阻滞中枢交感神经冲动的传出,导致外周动、静脉扩张,从而降低心脏前后负荷及心肌耗氧量。通过镇痛,减轻疼痛引起的应激反应,使心率减慢。1 次给药后 10～20 分钟发挥镇痛作用,1～2 小时作用最强,持续 4～6 小时。通常静脉注射吗啡 3 mg,必要时每 5 分钟重复 1 次,总量不宜超过 15 mg。吗啡治疗剂量时即可发生不良反应,随剂量增加,发生率增加。不良反应有恶心、呕吐、低血压和呼吸抑制。其他不良反应有眩晕、嗜睡、表情淡漠、注意力分散等。一旦出现呼吸抑制,可每隔 3 分钟静脉注射纳洛酮,有拮抗吗啡的作用,剂量为 0.4 mg,总量不超过 1.2 mg。一般用药后呼吸抑制症状可很快消除,必要时采用人工辅助呼吸。派替啶有消除迷走神经作用和镇痛作用,其血流动力学作用与吗啡相似,75 mg 派替啶相当于 10 mg 吗啡,不良反应有致心动过速和呕吐作用,但较吗啡轻。可用阿托品 0.5 mg 对抗。临床上可肌内注射 25~75 mg,必要时2~3 小时重复,过量出现麻醉作用和呼吸抑制,当引起呼吸抑制时,也可应用纳洛酮治疗。对重度烦躁者可应用冬眠疗法,经肌内注射哌替啶25 mg,异丙嗪12.5 mg,必要时 4~6 小时重复 1 次。

中药可用复方丹参滴丸,麝香保心丸口服,或复方丹参注射液 16 mL 加入 5％葡萄糖液 250~500 mL中,静脉滴注。

(四)再灌注心肌

起病 3~6 小时内,使闭塞的冠状动脉再通,心肌得到再灌注,濒临坏死的心肌可能得以存活或使坏死范围缩小,预后改善,是一种积极的治疗措施。

1.急诊溶栓治疗

溶栓治疗是 20 世纪 80 年代初兴起的一项新技术,其治疗原理是针对急性心肌梗死发病的基础,即大部分穿壁性心肌梗死是由于冠状动脉血栓性闭塞引起的。血栓是由于凝血酶原在异常刺激下被激活,形成凝血酶,使纤维蛋白原转化为纤维蛋白,然后与其他有形成分如红细胞、血小板一起形成的。机体内存在一个纤维蛋白溶解系统,它是由纤维蛋白溶解原和内源性或外源性激活物组成的。在激活物的作用下,纤维蛋白溶酶原被激活,形成纤维蛋白溶酶,它可以溶解稳定的纤维蛋白血栓,还可以降解纤维蛋白原,促使纤维蛋白裂解、使血栓溶解。但是纤维蛋白溶酶的半衰期很短,要想获得持续的溶栓效果,只有依靠连续输入外源性补给激活物的办法。现在临床常用的纤溶激活物有两大类,一类为非选择性纤溶剂,如链激酶、尿激酶。它们除了激活与血栓相关的纤维蛋白溶酶原外,还激活循环中的纤溶酶原,导致全身的纤溶状态,因此可以引起出血并发症。另一类为选择性纤溶剂,有重组组织型纤溶酶原激活剂、单链尿激酶型纤溶酶原激活剂(SCUPA)及乙酰纤溶酶原-链激酶激活剂复合物(APSAC)。它们选择性的激活与血栓有关的纤溶酶原,而对循环中的纤溶酶原仅有中等度的作用,这样可以避免或减少出血并发症的发生。

(1)溶栓疗法的适应证:①持续性胸痛超过半小时,含服硝酸甘油片后症状不能缓解。②相邻两个或更多导联 ST 段抬高＞0.2 mV。③发病 6 小时内,或虽超过 6 小时,患者仍有严重胸痛,并且 ST 段抬高的导联有 R 波者,也可考虑溶栓治疗。

(2)溶栓治疗的禁忌证:①近 10 天内施行过外科手术者,包括活检、胸腔或腹腔穿刺和心脏体外按压术等。②10 天内进行过动脉穿刺术者。③颅内病变,包括出血、梗死或肿瘤等。④有明显出血或潜在的出血性病变,如溃疡性结肠炎、胃十二指肠溃疡或有空洞形成的肺部病变。⑤有出血性或脑栓塞倾向的疾病,如各种出血性疾病、肝肾疾病、心房纤颤、感染性心内膜炎、收缩压＞24.0 kPa(180 mmHg)、舒张压＞14.7 kPa(110 mmHg)等。⑥妊娠期和分娩后头 10 天。⑦在半年至 1 年内进行过链激酶治疗者。⑧年龄＞65 岁,因为高龄患者溶栓疗法引起颅内出血者多,而且冠脉再通率低于中年。

链激酶(Streptokinase,SK):SK 是 C 类乙型链球菌产生的酶,在体内将前活化素转变为活化素,后者将纤溶酶原转变为纤溶酶。有抗原性,用前需做皮肤过敏试验。静脉滴注常用量为 50 万~100 万 U 加入 5％葡萄糖液 100 mL 内,30~60 分钟滴完,后每小时给予 10 万 U,滴注 24 小时。治疗前半小时肌内注射异丙嗪 25 mg,加少量(2.5~5.0 mg)地塞米松同时滴注可减少变态反应的发生。用药前后进行凝血方面的化验检查,用量大时尤应注意出血倾向。冠脉内注射时先做冠脉造影,经导管向闭塞的冠状动脉内注入硝酸甘油 0.2~0.5 mg,后注入 SK 2 万 U,继之每分钟 2 000~4 000 U,共 30~90 分钟至再通后继用每分钟 2 000 U 30~60 分钟。患者胸痛突然消失,ST 段恢复正常,心肌酶峰值提前出现为再通征象,可每分钟注入 1 次造影剂观察是否再通。

尿激酶(Urokinase,UK):作用于纤溶酶原使之转变为纤溶酶。本品无抗原性,作用较 SK 弱。50 万~100 万 U 静脉滴注,60 分钟滴完。冠状动脉内应用时每分钟 6 000 U 持续 1 小时以上至溶栓后再维持 0.5~1.0 小时。

组织型重组纤维蛋白溶酶原激活剂(rt-PA):本品对血凝块有选择性,故疗效高于 SK。冠脉内滴注0.375 mg/kg,持续 45 分钟。静脉滴注用量为 0.75 mg/kg,持续 90 分钟。

其他制剂还有单链尿激酶型纤维蛋白溶酶原激活剂(SCUPA)、异化纤维蛋白溶酶原链激酶激活剂复合物(APSAC)等。

(3)以上溶栓剂的选择:文献资料显示,用药 2~3 小时的开通率 rt-PA 为 65%~80%,SK 为65%~75%,UK 为 50%~68%,APSAC 为 68%~70%。究竟选用哪一种溶栓剂,不能根据以上的数据进行选择,而应根据患者的病变范围、部位、年龄、起病时间的长短及经济情况等因素选择。比较而言,如患者年轻(年龄小于 45 岁)、大面积前壁 AMI、到达医院时间较早(2 小时内)、无高血压,应首选rt-PA。如果年龄较大(大于 70 岁)、下壁 AMI、有高血压,应选 SK 或 UK。由于 APSAC 的半衰期最长(70~120 分钟),因此它可在患者家中或救护车上一次性快速静脉注射;rt-PA 的半衰期最短(3~4 分钟),需静脉持续滴注 90~180 分钟;SK 的半衰期为 18 分钟,给药持续时间为 60 分钟;UK 半衰期为 40 分钟,给药时间为 30 分钟。SK 与 APSAC 可引起低血压和变态反应,UK 与 rt-PA 无这些不良反应。rt-PA 需要联合使用肝素,SK、UK、APSAC除具有纤溶作用外,还有明显的抗凝作用,不需要积极使用静脉肝素。另外,rt-PA 价格较贵,SK、UK 较低廉。以上这些因素在临床选用溶栓剂时应予以考虑。

(4)溶栓治疗的并发症。①轻度出血:皮肤、黏膜、肉眼及显微镜下血尿、小量咯血、呕血等(穿刺或注射部位少量瘀斑不作为并发症)。②重度出血:大量咯血或消化道大出血、腹膜后出血等引起失血性休克或低血压,需要输血者。③危及生命部位的出血:颅内、蛛网膜下腔、纵隔内或心包出血。再灌注心律失常,注意其对血流动力学的影响。一过性低血压及其他的变态反应。

溶栓治疗急性心梗的价值是肯定的。加速血管再通,减少和避免冠脉早期血栓性再堵塞,可望进一步增加疗效。已证实有效的抗凝治疗可加速血管再通和有助于保持血管通畅。今后研究应着重于改进治疗方法或使用特异性溶栓剂,以减少纤维蛋白分解、防止促凝血活动和纤溶酶原偷窃;研制合理的联合使用的药物和方法。因此,可望使现已明显降低的急性心梗死亡率进一步下降。

2.经皮腔内冠状动脉成形术(PTCA)

(1)直接 PTCA(direct PTCA):急性心肌梗死发病后直接做 PTCA。指征:静脉溶栓治疗有禁忌证者;合并心源性休克者(急诊 PTCA 挽救生命是作为首选治疗);诊断不明患者,如急性心肌梗死病史不典型或左束支传导阻滞(LBBB)者,可从直接冠状动脉造影和 PTCA 中受益;有条件在发病后数小时内行 PTCA 者。

(2)补救性 PTCA(rescue PTCA):在发病 24 小时内,静脉溶栓治疗失败,患者胸痛症状不缓解时,行急诊 PTCA,以挽救存活的心肌,限制梗死面积进一步扩大。

(3)半择期 PTCA(semi-elective PTCA):溶栓成功患者在梗死后 7~10 天内,有心肌缺血指征或冠脉再闭塞者。

(4)择期 PTCA(elective PTCA):在急性心肌梗死后 4~6 周,用于再发心绞痛或有心肌缺血客观指征,如运动试验、动态心电图、^{201}Tl 运动心肌断层显像等证实有心肌缺血。

(5)冠状动脉旁路移植术(CABG):适用于溶栓疗法及 PTCA 无效,而仍有持续性心肌缺血;急性心肌梗死合并有左房室瓣关闭不全或室间隔穿孔等机械性障碍需要手术矫正和修补,同时进行 CABG;多支冠状动脉狭窄或左冠状动脉主干狭窄。

(五)缩小梗死面积

AMI 是心肌氧供/氧需的严重失衡,纠正这种失衡,就能挽救濒死的心肌,限制梗死的扩大,有效地减少并发症和改善患者的预后。控制心律失常,适当补充血容量和治疗心力衰竭,均有利于减少梗死区。

1.扩血管药物

扩血管药物必须应用于梗死初期的发展阶段,即起病后 4～6 小时之内。一般首选硝酸甘油静脉滴注或异山梨酯舌下含化,也可在皮肤上用硝酸甘油贴片或软膏。使用时应注意:静脉给药时,最好有血流动力学监测,当肺动脉楔嵌压小于 2.0 kPa(15 mmHg),动脉压正常或增高时,其疗效较好,反之,则可使病情恶化;应从小剂量开始,在应用过程中保持肺动脉楔嵌压不低于 2.0 kPa(15 mmHg),且动脉压不低于正常低限,以保证必需的冠状动脉灌注。

2.β受体阻滞剂

大量临床资料表明,在 AMI 发生后的 4～12 小时内,给普萘洛尔或阿普洛尔、阿替洛尔、美托洛尔等药治疗(最好是早期静脉内给药),常能达到明显降低患者的最高血清酶(CPK、CK-MB 等)水平,提示有限制梗死范围扩大的作用。但因这些药的负性肌力、负性频率作用,临床应用时,当心率低于 60 次/分,收缩压≤14.7 kPa(110 mmHg),有心衰及下壁心梗者应慎用。

3.低分子右旋糖苷及复方丹参等活血化瘀药物

一般可选用低分子右旋糖苷每天静脉滴注 250～500 mL,7～14 天为 1 个疗程。在低分子右旋糖苷内加入活血化瘀药物如血栓通 4～6 mL、川芎嗪 80～160 mg 或复方丹参注射液 12～30 mL,疗效更佳。心功能不全者低分子右旋糖苷慎用。

4.极化液(GIK)

可减少心肌坏死,加速缺血心肌的恢复。但近几年因其效果不显著,已趋向不用,仅用于 AMI 伴有低血容量者。其他改善心肌代谢的药物有维生素 C(3～4 g)、辅酶 A(50～100 U)、肌苷(0.2～0.6 g)、维生素 B$_6$(50～100 mg),每天 1 次,静脉滴注。

5.其他

有研究者提出用大量激素(氢化可的松 150 mg/kg)或透明质酸酶(每次 500 U/kg,每 6 小时1 次,每天4 次),或用钙通道阻滞剂(硝苯地平 20 mg,每 4 小时 1 次)治疗 AMI,但对此分歧较大,尚无统一结论。

(六)严密观察,及时处理并发症

1.左心功能不全

AMI 时左心功能不全因病理生理改变的程度不同,可表现轻度肺淤血、急性左心衰竭(肺水肿)、心源性休克。

(1)急性左心衰竭(肺水肿)的治疗:可选用吗啡、利尿剂(呋塞米等)、硝酸甘油(静脉滴注),尽早口服血管紧张素转化酶抑制剂(ACEI)制剂(以短效制剂为宜)。肺水肿合并严重高血压时应静脉滴注硝普钠,由小剂量(10 μg/min)开始,据血压调整剂量。伴严重低氧血症者可行人工机械辅助通气治疗。洋地黄制剂在 AMI 发病 24 小时内不主张使用。

（2）心源性休克：在严重低血压时应静脉滴注多巴胺 5～15 $\mu g/(kg \cdot min)$，一旦血压升至 12.0 kPa（90 mmHg）以上，则可同时静脉滴注多巴酚丁胺 3～10 $\mu g/(kg \cdot min)$，以减少多巴胺用量。如血压不升应使用大剂量多巴胺 [≥15 $\mu g/(kg \cdot min)$]。大剂量多巴胺无效时，可静脉滴注去甲肾上腺素 2～8 $\mu g/min$。轻度低血压时，可用多巴胺或与多巴酚丁胺合用。药物治疗无效者，应使用主动脉内球囊反搏（IABP）。AMI 合并心源性休克提倡 PTCA 再灌注治疗。中药可酌情选用独参汤、参附汤、生脉散等。

2.抗心律失常

急性心肌梗死有 90% 以上出现心律失常，绝大多数发生在梗死后 72 小时内，不论是快速性或缓慢性心律失常，对急性心肌梗死患者均可引起严重后果。因此，及早发现心律失常，特别是严重的心律失常前驱症状，并给予积极的治疗。

（1）对出现室性期前收缩的急性心肌梗死患者，均应严密心电监护及处理。频发的室性期前收缩或室速，应以利多卡因 50～100 mg 静脉注射，无效时 5～10 分钟可重复，控制后以每分钟 1～3 mg 静脉滴注维持，情况稳定后可改为药物口服；美西律 150～200 mg，普鲁卡因胺 250～500 mg，溴苄胺 100～200 mg 等，6 小时 1 次维持。

（2）对已发生室颤应立即行心肺复苏术，在进行心脏按压和人工呼吸的同时争取尽快实行电除颤，一般首次即采取较大能量（200～300 J）争取 1 次成功。

（3）对窦性心动过缓如心率小于 50 次/分，或心率在 50～60 次/分但合并低血压或室性心律失常，可以阿托品每次 0.3～0.5 mg 静脉注射，无效时 5～10 分钟重复，但总量不超过 2 mg。也可以氨茶碱 0.25 g 或异丙基肾上腺素 1 mg 分别加入 300～500 mL 液体中静脉滴注，但这些药物有可能增加心肌氧耗或诱发室性心律失常，故均应慎用。以上治疗无效症状严重时可采用临时起搏措施。

（4）对房室传导阻滞一度和二度量型者，可应用肾上腺皮质激素、阿托品、异丙肾上腺素治疗，但应注意其不良反应。对三度及二度 II 型者宜行临时心脏起搏。

（5）对室上性快速心律失常可选用 β 受体阻滞剂、洋地黄类（24 小时内尽量不用）、维拉帕米、胺碘酮、奎尼丁、普鲁卡因胺等治疗，对阵发性、室上性房颤及房扑药物治疗无效可考虑直流同步电转复或人工心脏起搏器复律。

3.机械性并发症的处理

（1）心室游离壁破裂：可引起急性心脏压塞致突然死亡，临床表现为电-机械分离或心脏停搏，常因未即时救治而死亡。亚急性心脏破裂应积极争取冠状动脉造影后行手术修补及血管重建术。

（2）室间隔穿孔：伴血流动力学失代偿者，提倡在血管扩张剂和利尿剂治疗及 IABP 支持下，早期或急诊手术治疗。如穿孔较小，无充血性心衰，血流动力学稳定，可保守治疗，6 周后择期手术。

（3）急性二尖瓣关闭不全：急性乳头肌断裂时突发左心衰竭和/或低血压，主张用血管扩张剂、利尿剂及 IABP 治疗，在血流动力学稳定的情况下急诊手术。因左心室扩大或乳头肌功能不全者，应积极应用药物治疗心衰，改善心肌缺血并行血管重建术。

（七）恢复期处理

住院 3～4 周后，如病情稳定，体力增进，可考虑出院。近年主张出院前作症状限制性运动负荷心电图、放射性核素和/或超声显像检查，如显示心肌缺血或心功能较差，宜行冠状动脉造影检查考虑进一步处理。心室晚电位检查有助于预测发生严重室性心律失常的可能性。

七、护理

(一)护理评估

1.病史

发病前常有明显诱因,如精神紧张、情绪激动、过度体力活动、饱餐、高脂饮食、糖尿病未控制、感染、手术、大出血、休克等。少数在睡眠中发病。有50%以上的患者过去有高血压及心绞痛史。部分患者则无明确病史及先兆表现,首次发展即是急性心肌梗死。

2.身体状况

(1)先兆:50%以上的患者在梗死前数天至数周,有乏力、胸部不适、活动时心悸、气急、心绞痛等,最突出为心绞痛发作频繁,持续时间较长,疼痛较剧烈,甚至伴恶心、呕吐、大汗、心动过缓,硝酸甘油疗效差等,特称为梗前先兆。应警惕近期内发生心肌梗死的可能,要及时住院治疗。

(2)症状:急性心肌梗死的临床表现与梗死的大小、部位、发展速度及原来心脏的功能情况等有关。①疼痛:是最常见的起始症状。典型的疼痛部位和性质与心绞痛相似,但疼痛更剧烈,诱因多不明显,持续时间较长,多在30分钟以上,也可达数小时或更长,休息和含服硝酸甘油多不能缓解。患者常烦躁不安、出汗、恐惧,或有濒死感。老年人、糖尿病患者及脱水、休克患者常无疼痛。少数患者以休克、急性心力衰竭、突然晕厥为始发症状。部分患者疼痛位于上腹部,或者疼痛放射至下颌、颈部、背部上方,易被误诊,应与相关疾病鉴别。②全身症状:有发热和心动过速等。发热由坏死物质吸收所引起,一般在疼痛后24~48小时出现,体温一般在38℃左右,持续约1周。③胃肠道症状:常伴有恶心、呕吐、肠胀气和消化不良,特别是下后壁梗死者。重症者可发生呃逆。④心律失常:见于75%~95%的患者,以发病24小时内最多见,可伴心悸、乏力、头晕、晕厥等症状。其中以室性心律失常居多,可出现室性期前收缩、室性心动过速、心室颤动或加速性心室自主心律。如出现频发的、成对的、多源的和R落在T的室性期前收缩,或室性心动过速,常为心室颤动的先兆。室颤是急性心肌梗死早期主要的死因。室上性心律失常则较少,多发生在心力衰竭者中。缓慢型心律失常中以房室传导阻滞最为常见,束支传导阻滞和窦性心动过缓也较多见。⑤低血压和休克:见于20%~30%的患者。疼痛期的血压下降表现未必是休克。如疼痛缓解后收缩压仍低于10.7 kPa(80 mmHg),伴有烦躁不安、面色苍白、皮肤湿冷、大汗淋漓、脉细而快、少尿、精神迟钝,甚至昏迷,则为休克表现。休克多在起病后数小时至1周内发生,主要是心源性,为心肌收缩力减弱、心排血量急剧下降所致,尚有血容量不足、严重心律失常、周围血管舒缩功能障碍和酸中毒等因素参与。⑥心力衰竭:主要为急性左心衰竭,可在发病最初的几天内发生,或在疼痛、休克好转阶段出现,由于心肌梗死后心脏收缩力显著减弱或不协调所致。患者可突然出现呼吸困难、咳泡沫痰、发绀等,严重时可发生急性肺水肿,也可继而出现全心衰竭。

(3)体征。①一般情况:患者常呈焦虑不安或恐惧,手抚胸部,面色苍白,皮肤潮湿,呼吸增快;如左心功能不全时呼吸困难,常采取半卧位或咳粉红色泡沫痰;发生休克时四肢厥冷,皮肤有蓝色斑纹。多数患者于发病第2天体温升高,一般在38℃左右,1周内退至正常。②心脏:心脏浊音界可轻至中度增大;心率增快或减慢;可有各种心律失常;心尖部第一心音常减弱,可出现第三或第四音奔马律;一般听不到心脏杂音,二尖瓣乳头肌功能不全或腱索断裂时心尖部可听到明显的收缩期杂音;室间隔穿孔时,胸骨左缘可闻及响亮的全收缩期杂音;发生严重的左心衰竭时,心尖部也可闻及收缩期杂音;1%～20%的患者可在发病1～3天内出现心包摩擦音,持续数天,少数可持续1周以上。③肺部:发病早期肺底可闻及少数湿啰音,常在1～2天内消失,啰音持续存在或增多常提示左心衰竭。

3.实验室及其他检查

(1)心电图:可起到定性、定位、定期的作用。透壁性心肌梗死典型改变:出现异常、持久的Q波或QS波。损伤型ST段的抬高,弓背向上与T波融合形成单向曲线,起病数小时之后出现,数天至数周回到基线。T波改变:起病数小时内异常增高,数天至2周左右变为平坦,继而倒置。但有5%～15%的患者心电图表现不典型,其原因为小灶梗死,多处或对应性梗死,再发梗死,心内膜下梗死及伴室内传导阻滞,心室肥厚或预激综合征等。以上情况可不出现坏死性Q波,只表现为QRS波群高度、ST段、T波的动态改变。另外,右心梗死,真后壁和局限性高侧壁心肌梗死,常规导联中不显示梗死图形,应加做特殊导联以明确诊断。

(2)心向量图:当心电图不能肯定诊断为心肌梗死时,往往可通过心向量图得到证实。

(3)超声心动图:超声心动图并不用来诊断急性心肌梗死,但对探查心肌梗死的各种并发症极有价值,尤其是室间隔穿孔破裂、乳头肌或腱索断裂或功能不全造成的二尖瓣关闭不全、脱垂、室壁瘤和心包积液。

(4)放射性核素检查:放射性核素心肌显影及心室造影^{99m}锝及^{131}碘等形成热点成像或^{201}铊^{42}钾等冷点成像可判断梗死的部位和范围。用门电路控制γ闪烁照相法进行放射性核素血池显像,可观察壁动作及测定心室功能。

(5)心室晚电位(LPs):心肌梗死时LPs阳性率28%～58%,其出现不似陈旧性心梗稳定,但与室速与室颤有关,阳性者应进行心电监护和有效治疗。

(6)磁共振成像(MRI技术):易获得清晰的空间隔像,故对发现间隔段运动障碍、间隔心肌梗死并发症较其他方法优越。

(7)血常规:白细胞计数上升,达$(10～20)\times10^9/L$,中性粒细胞增至75%～90%。

(8)红细胞沉降率:增快,可持续1～3周。

(9)血清酶学检查:心肌细胞内含有大量的酶,受损时这些酶进入血液,测定血中心肌酶谱对诊断及估计心肌损害程度有十分重要的价值。常用的如下。①血清肌酸磷酸激酶(CPK):发病4～6小时在血中出现,24小时达峰值,后很快下降,2～3天消失。②乳酸脱氢酶(LDH):在起病8～10小时后升高,达到高峰时间在2～3天,持续1～2周恢复正常。其中CPK的同工酶CPK-MB和LDH的同工酶CDH,诊断的特异性最高,其增高程度还能更准确地反映梗死的范围。

(10)肌红蛋白测定:血清肌红蛋白升高出现时间比CPK略早,在4小时,多数24小时即恢复正常;尿肌红蛋白在发病后5～40小时开始排泄,持续时间平均达83小时。

(二)护理目标

(1)患者疼痛减轻。

(2)患者能遵医嘱服药,说出治疗的重要性。

(3)患者的活动量增加、心率正常。

(4)生命体征维持在正常范围。

(5)患者较为放松。

（三）护理措施

1.一般护理

（1）安置患者于冠心病监护病房（CCU），连续监测心电图、血压、呼吸5～7天，对行漂浮导管检查者做好相应护理，询问患者有无心悸、胸闷、胸痛、气短、乏力、头晕等不适。

（2）病室保持安静、舒适，限制探视，有计划地护理患者，减少对患者的干扰，保证患者充足的休息和睡眠时间，防止任何不良刺激。据病情安置患者于半卧位或平卧位。第1～3天绝对卧床休息，翻身、进食、洗漱、排便等均由护理人员帮助料理；第4～6天可在床上活动肢体，无并发症者可在床上坐起，逐渐过渡到坐在床边或椅子上，每次20分钟，每天3～5次，鼓励患者深呼吸；第1～2周后开始在室内走动，逐步过渡到室外行走；第3～4周可试着上下楼梯或出院。病情严重或有并发症者应适当延长卧床时间。

（3）介绍本病知识和监护室的环境。关心、尊重、鼓励、安慰患者，以和善的态度回答患者提出的问题，帮助其树立战胜疾病的信心。

（4）给予低钠、低脂、低胆固醇、无刺激、易消化的饮食，少量多餐，避免进食过饱。

（5）心肌梗死患者由于卧床休息、消化功能减退、哌替啶或吗啡等止痛药物的应用，使胃肠功能和膀胱收缩无力抑制，易发生便秘和尿潴留。应予以足够的重视，酌情给予轻泻剂，嘱患者排便时勿屏气，避免增加心脏负担和导致附壁血栓脱落。排便不畅时宜加用开塞露，对5天无大便者可保留灌肠或给低压盐水灌肠。对排尿不畅者，可采用物理或诱导法，协助排尿，必要时行导尿。

（6）吸氧：氧治疗可提高改善低氧血症，有利于心肌梗死的康复。急性期给患者高流量吸氧，持续48小时。氧流量在每分钟3～5 L，病情变化可延长吸氧时间。待疼痛减轻，休克解除，可降低氧流量。注意鼻导管的通畅，24小时更换1次。如果合并急性左心衰竭，出现重度低氧血症时。死亡率较高，可采用加压吸氧或乙醇湿化吸氧。

（7）防止血栓性静脉炎或深部静脉血栓形成：血栓性静脉炎表现为受累静脉局部红、肿、痛，可延伸呈条索状，多因反复静脉穿刺输液和多种药物输注所致。所以行静脉穿刺时应严格执行无菌操作，患者感觉输液局部皮肤疼痛或红肿，应及时更换穿刺部位，并予以热敷或理疗。下肢静脉血栓形成一般在血栓较大引起阻塞时才出现患肢肤色改变，皮肤温度升高和可凹性水肿。应注意每天协助患者做被动下肢活动2～3次，注意下肢皮肤温度和颜色的变化避免选用下肢静脉输液。

2.病情观察与护理

急性心肌梗死系危重疾病、应早期发现危及患者生命的先兆表现，如能得到及时处理，可使病情转危为安。故需严密观察以下情况。

（1）血压：始发病时应0.5～1.0小时测量一次血压，随血压恢复情况逐步减少测量次数为每天4～6次，基本稳定后每天1～2次。若收缩压在12.0 kPa（90 mmHg）以下，脉压减小，且音调低落，要注意患者的神志状态、脉搏、面色、皮肤色泽及尿量等，是否有心源性休克的发生。此时，在通知医师的同时，对休克者采取抗休克措施，如补充血容量，应用升压药、血管扩张剂，纠正酸中毒，避免脑缺氧，保护肾功能等。有条件者应准备好中心静脉压测定装置或漂浮导管测定肺微血管楔嵌压设备，以正确应用输液量及调节液体滴速。

（2）心率、心律：在冠心病监护病房（CCU）进行连续的心电、呼吸监测，在心电监测示波屏上，应注意观察心率及心律变化。及时检出可能作为恶性心动过速先兆的任何室性期前收缩，以及室颤或完全性房室传导阻滞、严重的窦性心动过缓、房性心律失常等,如发现室性期前收缩,每分钟 5 次以上;呈二、三联律;多原性期前收缩;室性期前收缩的 R 波落在前一次主搏的 T 波之上,均为转变阵发性室性心动过速及心室颤动的先兆,易造成心搏骤停。遇有上述情况,在立即通知医师的同时,须应用相应的抗心律失常药物,并准备好除颤器和人工心脏起搏器,协同医师抢救处理。

(3)胸痛:急性心肌梗死患者常伴有持续剧烈的胸痛,因此,应注意观察患者的胸痛程度,因剧烈胸痛可导致低血压,加重心肌缺氧,扩大梗死面积,引起心力衰竭、休克及心律失常。常用的止痛剂有罂粟碱肌内注射或静脉滴注,硝酸甘油 0.6 mg 含服,疼痛较重者可用哌替啶或吗啡。在护理中应注意可能出现的药物不良反应,同时注意观察血压、尿量、呼吸及一般状态,确保用药的安全。

(4)呼吸急促:注意观察患者的呼吸状态,对有呼吸急促的患者应注意观察血压、皮肤黏膜的血循环情况、肺部体征的变化及血流动力学和尿量的变化。发现患者有呼吸急促、不能平卧、烦躁不安、咳嗽、咳泡沫样血痰时,立即取半坐位,给予吸氧,准备好快速强心、利尿剂,配合医师按急性心力衰竭处理。

(5)体温:急性心肌梗死患者可有低热,体温在 37.0～38.5 ℃,多持续 3 天。如体温持续升高,1 周后仍不下降,则疑有继发肺部或其他部位感染,及时向医师报告。

(6)意识变化:如发现患者意识恍惚,烦躁不安,应注意观察血流动力学及尿量的变化。警惕心源性休克的发生。

(7)器官栓塞:在急性心肌梗死第 1～2 周内,注意观察组织或脏器有无发生栓塞现象。因左心室内附壁血栓脱落,而引起的脑、肾、四肢、肠系膜等动脉栓塞,应及时向医师报告。

(8)心室膨胀瘤:在心肌梗死恢复过程中,心电图表现虽有好转,但患者仍有顽固性心力衰竭或心绞痛发作,应疑有心室膨胀瘤的发生。这是由于在心肌梗死区愈合过程中,心肌被结缔组织所替代,成为无收缩力的薄弱纤维瘢痕区。该区内受心腔内的压力而向外呈囊状膨出,造成心室膨胀瘤。应配合医师进行 X 线检查以确诊。

(9)心肌梗死后综合征:需注意在急性心肌梗死后 2 周、数月甚至 2 年内,可并发心肌梗死后综合征。表现为肺炎、胸膜炎和心包炎征象,同时也有发热、胸痛、血沉和白细胞计数升高现象,酷似急性心肌梗死的再发。这是由于坏死心肌引起机体自身免疫变态反应所致。如心肌梗死的特征性心电图变化有好转现象又有上述表现时,应做好 X 线检查的准备,配合医师做出鉴别诊断。因本病应用激素治疗效果良好,若因误诊而用抗凝药物,可导致心腔内出血而发生急性心脏压塞。故应严密观察病情,在确诊为本病后,应向患者及家属做好解释工作,解除顾虑,必要时给患者应用镇痛及镇静剂;做好休息、饮食等生活护理。

(四)健康教育

(1)注意劳逸结合,根据心功能进行适当的康复锻炼。

(2)避免接触紧张、劳累、情绪激动、饱餐、便秘等诱发因素。

(3)节制饮食,禁忌烟、酒、咖啡、酸辣刺激性食物,多吃蔬菜、蛋白质类食物,少食动物脂肪、胆固醇含量较高的食物。

(4)按医嘱服药,随身常备硝酸甘油等扩张冠状动脉药物,定期复查。

(5)指导患者及家属病情突变时,可采取简易应急措施。

(李伟娜)

第四节　心　律　失　常

正常心律起源于窦房结,并沿正常房室传导系统顺序激动心房和心室,频率为60～100 次/分(成人),节律基本规则。心律失常是指心脏冲动的起源、频率、节律、传导速度和传导顺序等异常。

一、分类

心律失常按其发生机制分为冲动形成异常和冲动传导异常两大类。

（一）冲动形成异常

1.窦性心律失常

窦性心律失常包括:①窦性心动过速。②窦性心动过缓。③窦性心律不齐。④窦性停搏等。

2.异位心律

(1)主动性异位心律:①期前收缩(房性、房室交界区性、室性);②阵发性心动过速(房性、房室交界区性、室性);③心房扑动、心房颤动;④心室扑动、心室颤动。

(2)被动性异位心律:①逸搏(房性、房室交界区性、室性);②逸搏心律(房性、房室交界区性、室性)。

（二）冲动传导异常

1.生理性

干扰及房室分离。

2.病理性

病理性心律失常包括:①窦房传导阻滞。②房内传导阻滞。③房室传导阻滞。④室内传导阻滞(左、右束支及左束支分支传导阻滞)。

3.房室间传导途径异常

房室间传导途径异常为预激综合征。

此外,临床上依据心律失常发作时心率的快慢分为快速性心律失常和缓慢性心律失常。

二、病因及发病机制

（一）生理因素

健康人均可发生心律失常,特别是窦性心律失常和期前收缩等。情绪激动、精神紧张、过度疲劳、大量吸烟、饮酒、喝浓茶或咖啡等常为诱发因素。

（二）器质性心脏病

各种器质性心脏病是引发心律失常的最常见原因,以冠心病、心肌病、心肌炎、风湿性心脏病多见,尤其发生心力衰竭或心肌梗死时。

（三）非心源性疾病

除了心脏病外,其他系统的严重疾病,均可引发心律失常,如急性脑血管病、甲状腺功能亢进、慢性阻塞性肺病等。

（四）其他

电解质紊乱（低钾血症、低钙血症、高钾血症等）、药物作用（洋地黄、肾上腺素等）、心脏手术或心导管检查、中暑、电击伤等均可引发心律失常。

心律失常发生的基本原理是由于多种原因引起心肌细胞的自律性、兴奋性、传导性改变，导致心脏冲动形成异常、冲动传导异常，或两者兼而有之。

三、诊断要点

通过病史、体征可以做出初步判定。确定心律失常的类型主要依靠心电图，某些心律失常尚需做心电生理检查。

（一）病史

心律失常的诊断应从详尽采集病史入手，让患者客观描述发生心悸等症状时的感受。症状的严重程度取决于心律失常对血流动力学的影响，轻者可无症状或出现心悸、头晕；严重者可诱发心绞痛、心力衰竭、晕厥甚至猝死，增加心血管病死亡的危险性。

（二）体格检查

体格检查包括心脏视诊、触诊、叩诊、听诊的全面检查，并注意检查患者的神志、血压、脉搏频率及节律。

（三）辅助检查

心电图是诊断心律失常最重要的一项无创性检查技术。应记录多导联心电图，并记录能清楚显示P波导联的心电图长条以备分析，通常选择Ⅱ或V_1导联。其他辅助诊断的检查还有动态心电图、运动试验和食管心电图等。临床心电生理检查，如食管心房调搏检查、心室内心电生理检查对明确心律失常的发病机制、治疗、预后均有很大帮助。

四、各种心律失常的概念、临床意义及心电图特点

（一）窦性心律失常

正常心脏起搏点位于窦房结，由窦房结发出冲动引起的心律称窦性心律，成人频率为60～100次／分。正常窦性心律的心电图特点（图2-1）：①P波在Ⅰ、Ⅱ、aVF导联直立，aVR导联倒置；②PR间期0.12～0.20秒；③PP间期之差＜0.12秒。窦性心律的频率可因年龄、性别、体力活动等不同有显著差异。

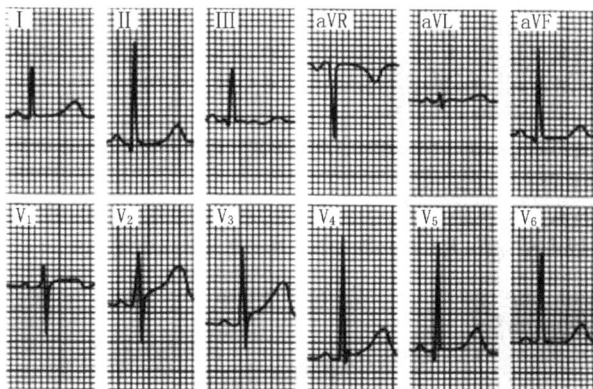

图2-1　正常心电图

1.窦性心动过速

(1)成人窦性心律的频率超过 100 次/分,称为窦性心动过速,其心率的增快和减慢是逐渐改变的。

(2)心电图特点(图 2-2)为窦性心律,PP 间期<0.60 秒,成人频率在 100~180 次/分。

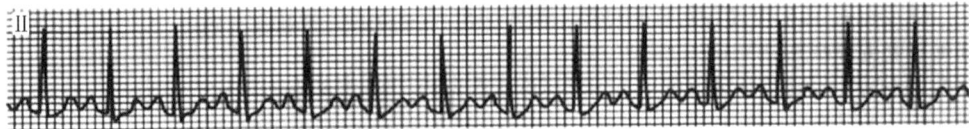

图 2-2　窦性心动过速

(3)窦性心动过速一般不需特殊治疗。治疗主要针对原发病和去除诱因,必要时可应用 β 受体阻滞剂(如普萘洛尔)或镇静剂(如地西泮)。

2.窦性心动过缓

(1)成人窦性心律的频率低于 60 次/分,称为窦性心动过缓。

(2)心电图特点(图 2-3)为窦性心律,PP 间期>1.0 秒,常伴窦性心律不齐,即 PP 间期之差>0.12 秒。

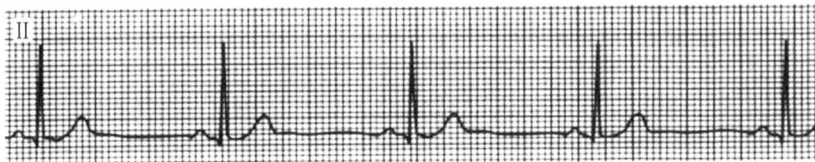

图 2-3　窦性心动过缓

(3)无症状的窦性心动过缓通常无须治疗。因心率过慢出现头晕、乏力等心排血量不足症状时,可用阿托品、异丙肾上腺素等药物,必要时须行心脏起搏治疗。

3.窦性停搏

(1)窦性停搏是指窦房结冲动形成暂停或中断,导致心房及心室活动相应暂停的现象,又称窦性静止。

(2)心电图特点(图 2-4)为一个或多个 PP 间期显著延长,而长 PP 间期与窦性心律的基本 PP 间期之间无倍数关系,其后可出现交界性、室性逸搏或逸搏心律。

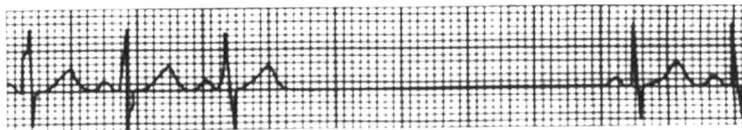

图 2-4　窦性停搏

(3)窦性停搏可由迷走神经张力增高或洋地黄、胺碘酮、钾盐、乙酰胆碱等药物,高钾血症、心肌炎、心肌病、冠心病等引起。临床症状轻重不一,轻者无症状或偶尔出现心搏暂停,重者可发生阿-斯综合征甚至死亡。

4.病态窦房结综合征

(1)病态窦房结综合征(SSS)简称病窦综合征,由窦房结及其邻近组织病变引起的窦房结起搏功能和/或窦房结传导功能障碍,从而产生多种心律失常的综合表现。

(2)病窦综合征常见病因为冠心病、心肌病、心肌炎,亦可见于结缔组织病、代谢性疾病及家族性遗传性疾病等,少数病因不明。主要临床表现为心动过缓所致脑、心、肾等脏器供血不足症状,尤以脑供血不足症状为主。轻者表现为头晕、心悸、乏力、记忆力减退等,重者可发生短暂晕厥或阿-斯综合征。部分患者合并短阵室上性快速性心律失常发作(慢-快综合征),进而可出现心悸、心绞痛或心力衰竭。

(3)心电图特点(图 2-5):①持续而显著的窦性心动过缓(<50 次/分);②窦性停搏或(和)窦房传导阻滞;③窦房传导阻滞与房室传导阻滞并存;④心动过缓-心动过速综合征又称慢-快综合征,是指心动过缓与房性快速性心律失常(如房性心动过速、心房扑动、心房颤动)交替发作,房室交界区性逸搏心律。

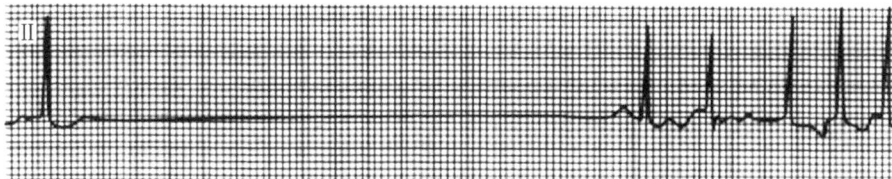

图 2-5　病态窦房结综合征(慢-快综合征)

(4)积极治疗原发疾病。无症状者,不必给予治疗,仅定期随访观察;反复出现严重症状及心电图大于 3 秒长间歇者宜首选安装人工心脏起搏器。慢-快综合征应用起搏治疗后,患者仍有心动过速发作,则可同时用药物控制快速性心律失常发作。

(二)期前收缩

期前收缩是指窦房结以外的异位起搏点发出的过早冲动引起的心脏搏动。根据异位起搏点的部位不同可分为房性、房室交界性和室性。期前收缩可偶发或频发,如每个窦性搏动后出现一个期前收缩,称为二联律;每两个窦性搏动后出现一个期前收缩,称三联律。在同一导联上如室性期前收缩的形态不同,称为多源性室性期前收缩。

期前收缩可见于健康人,其发生与情绪激动、过度疲劳、过量饮酒或吸烟、饮浓茶和咖啡等有关。冠心病急性心肌梗死、风湿性心瓣膜病、心肌病、心肌炎等各种心脏病常可引起。此外,药物毒性作用、电解质紊乱、心脏手术或心导管检查均可引起期前收缩。

1.临床意义

偶发的期前收缩一般无症状,部分患者可有漏跳的感觉。频发的期前收缩由于影响心排血量,可引起头痛、乏力、晕厥等;原有心脏病者可诱发或加重心绞痛或心力衰竭。听诊心律不规则,期前收缩的第一心音增强,第二心音减弱或消失。脉搏触诊可发现脉搏脱落。

2.心电图特点

(1)房性期前收缩(图 2-6):提前出现的房性异位 P′波,其形态与同导联窦性 P 波不同;P′R 间期>0.12 秒;P 波后的 QRS 波群有三种可能:①与窦性心律的 QRS 波群相同。②因室内差异性传导出现宽大畸形的 QRS 波群。③提前出现的 P 波后无 QRS 波群,称为未下传的房性期前收缩;多数为不完全性代偿间歇(即期前收缩前后窦性 P 波之间的时限常短于 2 个窦性 PP 间期)。

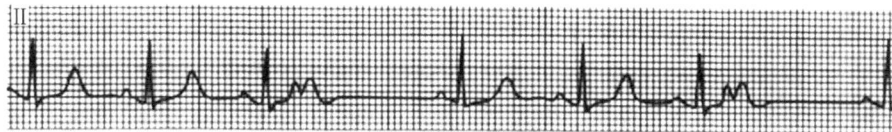

图 2-6　房性期前收缩

(2)房室交界区性期前收缩(图 2-7):提前出现的 QRS 波群,其形态与同导联窦性心律 QRS 波群相同,或因室内差异性传导而变形;逆行 P 波(I、II、aVF 导联倒置,aVR 导联直立)有三种可能:①P波位于 QRS 波群之前,PR 间期<0.12 秒。②P波位于 QRS 波群之后,RP间期<0.20 秒。③P波埋于 QRS 波群中,QRS 波群之前后均看不见 P 波;多数为完全性代偿间期(即期前收缩前后窦性 P 波之间的时限等于 2 个窦性 PP 间期)。

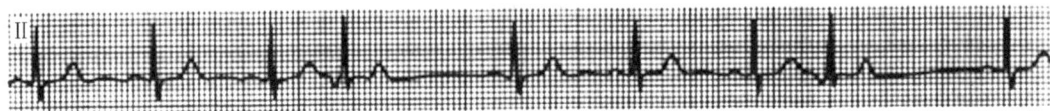

图 2-7　房室交界性期前收缩

(3)室性期前收缩(图 2-8):①提前出现的 QRS 波群宽大畸形,时限>0.12 秒;②QRS 波群前无相关的 P 波;③T 波方向与 QRS 波群主波方向相反;④多数为完全性代偿间歇。

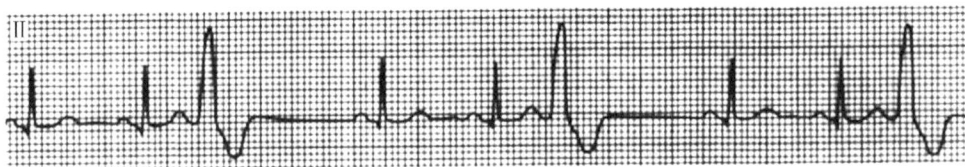

图 2-8　室性期前收缩

3.治疗要点

(1)病因治疗:积极治疗原发病,去除诱因。如改善心肌供血、控制心肌炎症、纠正电解质紊乱、避免情绪激动或过度疲劳等。

(2)药物治疗:无明显自觉症状或偶发的期前收缩者,一般无须抗心律失常药物治疗,可酌情使用镇静剂,如地西泮等。如频繁发作、症状明显或有器质性心脏病者,必须积极治疗。根据期前收缩的类型选用不同的药物。房性期前收缩、交界性期前收缩可选用维拉帕米、普罗帕酮、莫雷帕酮或 β 受体阻滞剂等药物。室性期前收缩选用 β 受体阻滞剂、美西律、普罗帕酮、莫雷帕酮等药物。

(3)其他:急性心肌梗死早期发生的室性期前收缩可选用利多卡因;洋地黄中毒引起的室性期前收缩者首选苯妥英钠。

(三)阵发性心动过速

阵发性心动过速是一种阵发性快速而规律的异位心律,是由三个或三个以上连续发生的期前收缩形成,根据异位起搏点的部位不同可分为房性、房室交界性和室性阵发性心动过速。由于房性、房室交界性阵发性心动过速在临床上难以区别,故统称为阵发性室上性心动过速(PSVT)。阵发性室上性心动过速常见于无器质性心脏病者,其发作与体位改变、情绪激动、过度疲劳、烟酒过量等有关。阵发性室性心动过速多见于心肌病变广泛而严重的患者,如冠心病发生急性心肌梗死时;其次是心肌病、心肌炎、二尖瓣脱垂、心瓣膜病等。

1.临床意义

(1)阵发性室上性心动过速突然发作、突然终止,持续时间长短不一。发作时患者常有心悸、焦虑、紧张、乏力,甚至诱发心绞痛,心功能不全、晕厥或休克。症状轻重取决于发作时的心率、持续时间和有无心脏病变等。听诊表现为心律规则,心率150～250 次/分,心尖部第一心音强度不变。

(2)阵发性室性心动过速症状轻重取决于室速发作的频率、持续时间、有无器质性心脏病及心功能状况。非持续性室速(发作时间<30 秒)患者通常无症状或仅有心悸;持续性室速患者常

伴明显血流动力学障碍与心肌缺血,可出现低血压、晕厥、心绞痛、休克或急性肺水肿。听诊心律略不规则,心率常在100~250次/分。如发生完全性房室分离,则第一心音强度不一致。

2.心电图特点

(1)阵发性室上性心动过速(图2-9):①三个或三个以上连续而迅速的室上性期前收缩,频率范围达150~250次/分,节律规则;②P波不易分辨;③绝大多数患者QRS波群形态与时限正常。

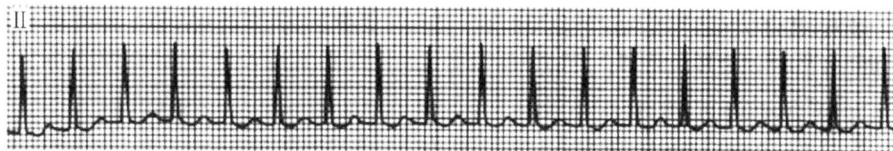

图2-9　阵发性室上性心动过速

(2)阵发性室性心动过速(图2-10):①三个或三个以上连续而迅速的室性期前收缩,频率范围达100~250次/分,节律较规则或稍有不齐;②QRS波群形态畸形,时限>0.12秒,有继发ST-T改变;③如有P波,则P波与QRS波无关,且其频率比QRS频率缓慢;④常可见心室夺获与室性融合波。

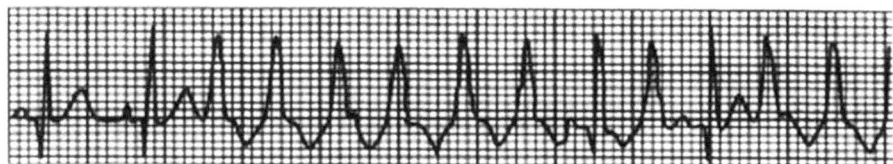

图2-10　阵发性室性心动过速

3.治疗要点

(1)阵发性室上性心动过速急性发作时治疗:①刺激迷走神经,可起到减慢心率、终止发作的作用。方法包括刺激悬雍垂诱发恶心、呕吐;深吸气后屏气,再用力做呼气动作(Valsalva动作);颈动脉窦按摩等。上述方法可重复多次使用。②药物终止发作,当刺激迷走神经无效时,可采用维拉帕米或三磷酸腺苷(ATP)静脉注射。

预防复发:除避免诱因外,发作频繁者可选用地高辛、长效钙通道阻滞剂、长效普萘洛尔等药物。

对于反复发作或药物治疗无效者,可考虑施行射频消融术。该方法具有安全、迅速、有效且能治愈心动过速的优点,可作为预防发作的首选方法。

(2)阵发性室性心动过速:由于室速多发生于器质性心脏病者,往往导致血流动力学障碍,甚至发展为室颤,应严密观察予以紧急处理,终止其发作。

一般遵循的原则:无器质性心脏病者发生的非持续性室速,如无症状,无须进行治疗;持续性室速发作,无论有无器质性心脏病,均应给予治疗;有器质性心脏病的非持续性室速亦应考虑治疗。药物首选利多卡因,静脉注射100 mg,有效后可予静脉滴注维持。其他药物如普罗帕酮、胺碘酮也有疗效。如使用上述药物无法终止发作,且患者已出现低血压、休克、脑血流灌注不足等危险表现,应立即给予同步直流电复律。

(四)扑动与颤动

当自发性异位搏动的频率超过阵发性心动过速的范围时,形成扑动或颤动。根据异位起搏点的部位不同可分为心房扑动(简称房扑)与心房颤动(简称房颤);心室扑动(简称室扑)与心室颤动(简称室颤)。房颤是成人最常见的心律失常之一,远较房扑多见,二者发病率之比为(10:1)~(20:1),绝大多数见于各种器质性心脏病,其中以风湿性心瓣膜病最为常见。室扑与室颤是最严重的致命性心律失常,室扑多为室颤的前奏,而室颤则是导致心源性猝死的常见心律失常,也是心脏病或其他疾病临终前的表现。

1.临床意义

(1)心房扑动与心房颤动:房扑和房颤的症状取决于有无器质性心脏病、基础心功能及心室率的快慢。如心室率不快且无器质性心脏病者可无症状;心室率快者可有心悸、胸闷、头晕、乏力等。房颤时心房有效收缩消失,心排血量减少 25%~30%,加之心室率增快,对血流动力学影响较大,导致心排血量、冠状循环及脑部供血明显减少,引起心力衰竭、心绞痛或晕厥;还易引起心房内附壁血栓的形成,部分血栓脱落可引起体循环动脉栓塞,以脑栓塞最常见。体检时房扑的心室律可规则或不规则。房颤时,听诊第一心音强弱不等,心室律绝对不规则;心室率较快时,脉搏短绌(脉率慢于心率)明显。

(2)心室扑动与心室颤动:室扑和室颤对血流动力学的影响均等于心室停搏,其临床表现无差别,二者具有下列特点。意识突然丧失,常伴有全身抽搐,持续时间长短不一;心音消失,脉搏触不到,血压测不出,呼吸不规则或停止;瞳孔散大,对光反射消失。

2.心电图特点

(1)心房扑动心电图特征(图 2-11):①P 波消失,代之以频率为 250~350 次/分、间隔均匀、形状相似的锯齿状心房扑动波(F 波)。②F 波与 QRS 波群成某种固定的比例,最常见的比例为 2:1 房室传导,有时比例关系不固定,则引起心室律不规则。③QRS 波群形态一般正常,伴有室内差异性传导者 QRS 波群可增宽、变形。

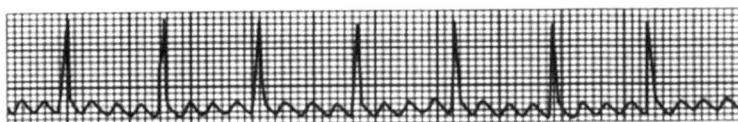

图 2-11　心房扑动(2:1 房室传导)

(2)心房颤动心电图特征(图 2-12):①P 波消失,代之以大小不等、形态不一、间期不等的心房颤动波(f 波),频率为 350~600 次/分。②RR 间期绝对不等。③QRS 波群形态通常正常,当心室率过快,发生室内差异性传导时,QRS 波群增宽、变形。

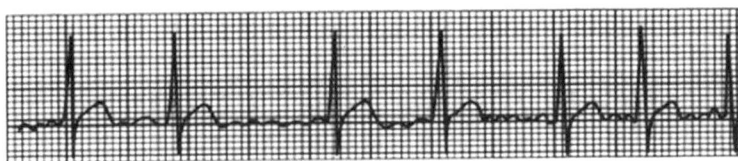

图 2-12　心房颤动

(3)心室扑动的心电图特点(图 2-13):P-QRS-T 波群消失,代之以频率为 150~300 次/分、波幅大而较规则的正弦波(室扑波)图形。

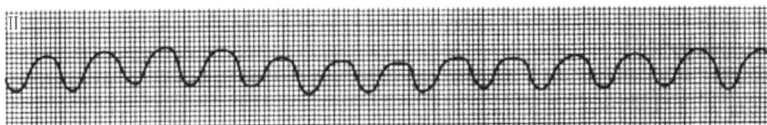

图 2-13　心室扑动

（4）心室颤动的心电图特点（图 2-14）：P-QRS-T 波群消失，代之以形态、振幅与间隔绝对不规则的颤动波（室颤波），频率为 150～500 次/分。

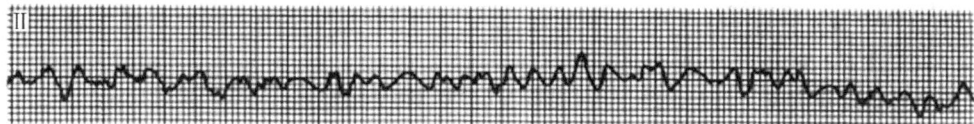

图 2-14　心室颤动

3.治疗要点

（1）心房扑动和颤动：房扑或房颤伴有较快心室率时，可使用洋地黄类药物减慢心室率，以保持血流动力学的稳定，此法可以使有些房扑或房颤转为窦性心律。其他药物如维拉帕米、地尔硫䓬等也能起到终止房扑、房颤的作用。对于持续性房颤的患者，符合条件者可采用药物如奎尼丁、胺碘酮等进行复律。无效时可使用电复律。

（2）心室扑动和颤动：室扑或室颤发生后，如果不迅速采取抢救措施，患者一般在 3～5 分钟内死亡，因此必须争分夺秒、尽快恢复有效心律。一旦心电监测确定为心室扑动或颤动时，立即采用除颤器进行非同步直流电除颤，同时配合胸部按压及人工呼吸等心肺复苏术，并经静脉注射利多卡因及其他复苏药物如肾上腺素等。

（五）房室传导阻滞

房室传导阻滞（AVB）是指冲动从心房传到心室的过程中，冲动传导的延迟或中断。根据病因不同，其阻滞部位可发生在房室结、房室束及束支系统内，按阻滞程度可分为三类。常见器质性心脏病，偶尔一度和二度Ⅰ型房室传导阻滞可见于健康人，与迷走神经张力过高有关。

1.临床意义

（1）一度房室传导阻滞：指传导时间延长（PR 间期延长）；患者多无自觉症状，听诊时第一心音可略为减弱。

（2）二度房室传导阻滞：指心房冲动部分不能传入心室（心搏脱漏）；心搏脱漏仅偶尔出现时，患者多无症状或偶有心悸，如心搏脱漏频繁心室率缓慢时，可有乏力、头晕甚至短暂晕厥，听诊有心音脱漏，触诊脉搏脱落，若为 2：1 传导阻滞，则可听到慢而规则的心室率。

（3）三度房室传导阻滞：指心房冲动全部不能传入心室；患者症状取决于心室率的快慢，如心室率过慢，心排血量减少，导致心脑供血不足，可出现头晕、疲乏、心绞痛、心力衰竭等，如心室搏动停顿超过 15 秒可引起晕厥、抽搐，即阿-斯综合征发生，严重者可猝死；听诊心律慢而规则，心室率多为 35～50 次/分，第一心音强弱不等，间或闻及心房音及响亮清晰的第一心音（大炮音）。

2.心电图特点

（1）一度房室传导阻滞心电图特征（图 2-15）：①PR 间期延长，成人＞0.20 秒（老年人＞0.21 秒）；②每个 P 波后均有 QRS 波群。

（2）二度房室传导阻滞：按心电图表现可分为Ⅰ型和Ⅱ型。

二度Ⅰ型房室传导阻滞心电图特征（图 2-16）：①PR 间期在相继的心搏中逐渐延长，直至发生心室脱漏，脱漏后的第一个 PR 间期缩短，如此周而复始。②相邻的 RR 间期进行性缩短，直至 P 波后 QRS 波群脱漏。③心室脱漏造成的长 RR 间期小于两个 PP 间期之和。

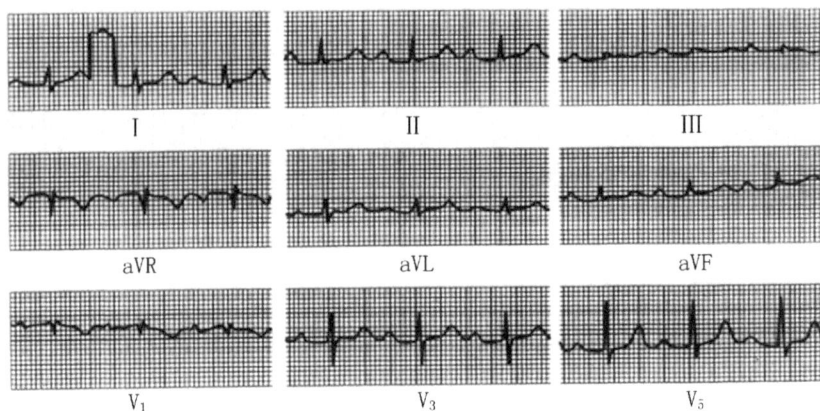

图 2-15　一度房室传导阻滞

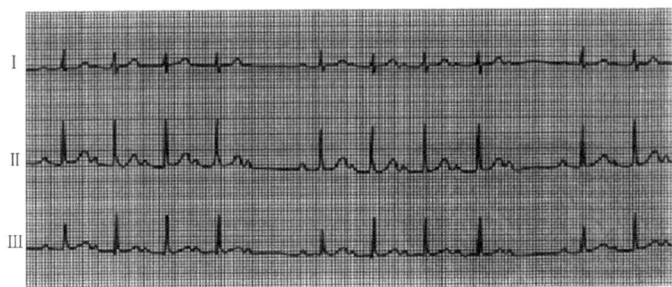

图 2-16　二度Ⅰ型房室传导阻滞

二度Ⅱ型房室传导阻滞心电图特征(图 2-17)：①PR 间期固定不变(可正常或延长)；②数个 P 波之后有一个 QRS 波群脱漏,形成 2∶1、3∶1、3∶2 等不同比例房室传导阻滞；③QRS波群形态一般正常,亦可有异常。

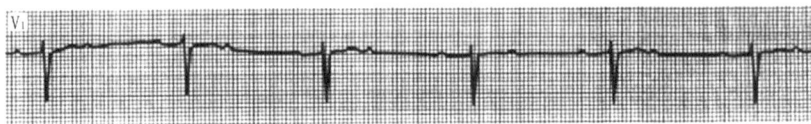

图 2-17　二度Ⅱ型房室传导阻滞

如果二度Ⅱ型房室传导阻滞下传比例≥3∶1 时,称为高度房室传导阻滞。

(3)三度房室传导阻滞心电图特征(图 2-18)：①P 波与 QRS 波群各有自己的规律,互不相关,呈完全性房室分离。②心房率＞心室率。③QRS 波群形态和时限取决于阻滞部位,如阻滞位于希氏束及其附近,心室率为 40～60 次/分,QRS 波群正常。④如阻滞部位在希氏束分叉以下,心室率可在 40 次/分以下,QRS 波群宽大畸形。

3.治疗要点

(1)病因治疗：积极治疗引起房室传导阻滞的各种心脏病,纠正电解质紊乱,停用有关药物,解除迷走神经过高张力等。一度或二度Ⅰ型房室传导阻滞,心室率＞50 次/分且无症状者,仅需病因治疗,心律失常本身无须进行治疗。

(2)药物治疗：二度Ⅱ型或三度房室传导阻滞,心室率慢并影响血流动力学,应及时提高心室率以改善症状,防止发生阿-斯综合征。常用药物：①异丙肾上腺素持续静脉滴注,使心室率维持在60～70次/分,对急性心肌梗死患者要慎用。②阿托品静脉注射,适用于阻滞部位位于房室结的患者。

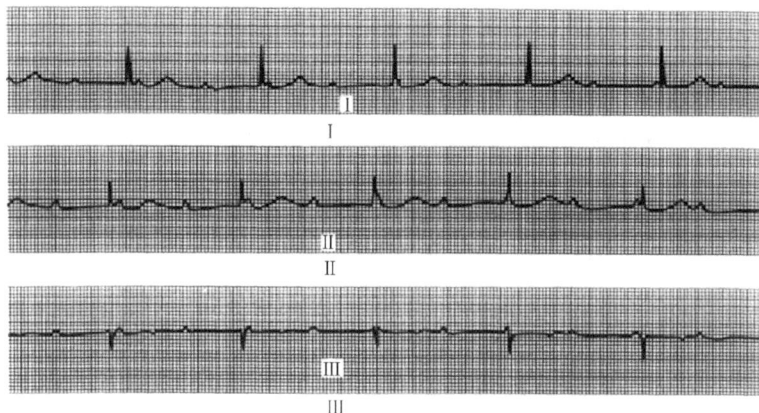

图 2-18 三度房室传导阻滞

(3)人工心脏起搏治疗:对心室率低于 40 次/分,症状严重者,特别是曾发生过阿-斯综合征者,应首选安装人工心脏起搏器。

五、常见护理诊断

(一)活动无耐力
与心律失常导致心排血量减少有关。

(二)焦虑
与心律失常致心跳不规则、停跳及反复发作、治疗效果不佳有关。

(三)潜在并发症
心力衰竭、猝死。

六、护理措施

(一)一般护理
1.体位与休息
当心律失常发作患者出现胸闷、心悸、头晕等不适时,应采取高枕卧位、半卧位或其他舒适体位,尽量避免左侧卧位。有头晕、晕厥发作或曾有跌倒病史者应卧床休息,加强生活护理。

2.饮食护理
给予清淡易消化、低脂和富于营养的饮食,且少量多餐,避免刺激性饮料。有心力衰竭患者应限制钠盐摄入,对服用利尿剂者应鼓励多进食富含钾盐的食物,避免出现低钾血症而诱发心律失常。

(二)病情观察
(1)评估心律失常可能引起的临床症状,如心悸、乏力、胸闷、头晕、晕厥等,注意观察和询问这些症状的程度、持续时间及给患者日常生活带来的影响。

(2)定期测量心率和心律,判断有无心动过速、心动过缓、期前收缩、房颤等心律失常发生。对于房颤患者,两名护士应同时测量患者心率和脉率一分钟,并记录,以观察脉短绌的变化发生情况。

(3)心电图检查是判断心律失常类型及检测心律失常病情变化的最重要的手段,护士应掌握心电图机的使用方法,在患者心律失常突然发作时及时描记心电图并表明日期和时间。行24小时动态心电图检查的患者,应嘱其保持平素的生活和活动,并记录症状出现的时间及当时所从事的活动,以利于发现病情及查找病因。

(4)对持续心电监测的患者,应注意观察是否出现心律失常及心律失常的类型、发作次数、持续时间、治疗效果等情况。当患者出现频发、多源性室性期前收缩、R-on-T现象、阵发性室性心动过速、二度Ⅱ型及三度房室传导阻滞时,应及时通知医师。

(三)用药护理

严格遵医嘱按时按量应用抗心律失常药物,静脉注射抗心律失常药物时速度应缓慢,静脉滴注速度严格按医嘱执行。用药期间严密监测脉率、心律、心率、血压及患者的反应,及时发现因用药而引起的新的心律失常和药物中毒,做好相应的护理。

1.奎尼丁

毒性反映较重,可致心力衰竭、窦性停搏、房室传导阻滞、室性心动过速等心脏毒性反应,故在给药前要测量血压、心率、心律,如有血压低于12.0/8.0 kPa(90/60 mmHg),心率慢于60次/分,或心律不规则时须告知医师。

2.普罗帕酮

可引起恶心、呕吐、眩晕、视物模糊、房室传导阻滞、诱发和加重心力衰竭等。餐时或餐后服用可减少胃肠道刺激。

3.利多卡因

有中枢抑制作用和心血管系统不良反应,剂量过大可引起震颤、抽搐,甚至呼吸抑制和心脏停搏等,应注意给药的剂量和速度。对心力衰竭、肝肾功能不全、酸中毒和老年人应减少剂量。

4.普萘洛尔

可引起低血压、心动过缓、心力衰竭等,并可加重哮喘与慢性阻塞性肺部疾病。在给药前应测量患者的心率,当心率低于50次/分时应及时停药。糖尿病患者可能引起低血糖、乏力。

5.胺碘酮

可致胃肠道反应、肝功能损害、心动过缓、房室传导阻滞,久服可影响甲状腺功能和引起角膜碘沉着,少数患者可出现肺纤维化,是其最严重的不良反应。

6.维拉帕米

可出现低血压、心动过缓、房室传导阻滞等。严重心力衰竭、高度房室传导阻滞及低血压者禁用。

7.腺苷

可出现面部潮红、胸闷、呼吸困难,通常持续时间小于1分钟。

(四)特殊护理

当患者发生较严重心律失常时应采取如下护理措施。

(1)嘱患者卧床休息,保持情绪稳定,以减少心肌耗氧量和对交感神经的刺激。

(2)给予鼻导管吸氧,改善因心律失常造成血流动力学改变而引起的机体缺氧。立即建立静脉通道,为用药、抢救做好准备。

（3）准备好纠正心律失常的药物、其他抢救药品及除颤器、临时起搏器等。对突然发生室扑或室颤的患者,应立即施行非同步直流电除颤。

（4）遵医嘱给予抗心律失常药物,注意药物的给药途径、剂量、给药速度,观察药物的作用效果和不良反应。用药期间严密监测心电图、血压,及时发现因用药而引起的新的心律失常。

（五）健康教育

1.疾病知识指导

向患者及家属讲解心律失常的常见病因、诱因及防治知识,使患者和家属能充分了解该疾病,而与医护人员配合共同控制疾病。

2.生活指导

快速心律失常患者应改变不良的生活习惯,如吸烟、饮酒、喝咖啡、浓茶等;避开造成精神紧张激动的环境,保持乐观稳定的情绪,分散注意力,不要过分注意心悸的感受。使患者和亲属明确无器质性心脏病的良性心律失常对人的影响主要是心理因素。帮助患者协调好活动与休息,根据心功能情况合理安排,注意劳逸结合。运动有诱发心律失常的危险,建议做较轻微的运动或最好在有家人陪同的条件下运动。心动过缓者应避免屏气用力的动作,以免兴奋迷走神经而加重心动过缓。

3.用药指导

让患者认识服药的重要性,按医嘱继续服用抗心律失常药物,不可自行减量或撤换药物。教会患者观察药物疗效和不良反应,必要时提供书面材料,嘱有异常时及时就医。对室上性阵发性心动过速的患者和家属,教会采用刺激迷走神经的方法,如刺激咽后壁诱发恶心;深吸气后屏气再用力呼气,上述方法可终止或缓解室上速。教会患者家属徒手心肺复苏的方法,以备紧急需要时应用。

4.自我监测指导

教会患者及家属测量脉搏的方法,每天至少一次,每次应在一分钟以上并做好记录。告诉患者和家属何时应来医院就诊:①脉搏过缓,少于 60 次/分,并有头晕、目眩或黑蒙;②脉搏过快,超过100 次/分,休息及放松后仍不减慢;③脉搏节律不齐,出现漏搏、期前收缩超过5 次/分;④原本整齐的脉搏出现脉搏忽强忽弱、忽快忽慢的现象;⑤应用抗心律失常药物后出现不良反应。出现上述情形应及时就诊,并能按时随诊复查。

（李伟娜）

第三章

消化内科护理

第一节 溃疡性结肠炎

一、概述

溃疡性结肠炎又称慢性非特异性溃疡性结肠炎或特发性溃疡性结肠炎,简称溃结(ulcerative colitis,UC),是一种病因不明的慢性非特异性炎症性肠病,病变主要限于直肠、结肠黏膜及黏膜下层,呈连续性非节段性分布,且以溃疡为主,直肠和远端结肠受累多见,也可向近端扩展,甚至遍及整个结肠。临床主要表现为腹痛、腹泻、黏液脓血便、里急后重。部分患者有发热、贫血、体重减轻等全身表现。发病可渐缓或突然发生,多数患者反复发作,病程呈慢性经过,发作期与缓解期交替。本病病因与发病机制尚未完全明确,目前的研究认为是由环境、遗传和免疫等因素相互作用所致,精神、感染、过敏等因素可能是发病的诱因。本病可发生于任何年龄,男女发病率无明显差异。国内尚缺乏对本病流行病学方面的系统调查,一般认为发病率较国外低,总体上人群发病率为(2~10)/10万。本病发病有种族差异,白人的发病率高于有色人种(约为4:1),白人中的犹太人发病率较非犹太人高。根据文献报道,发病年龄以15~25岁为多,也有认为55~65岁的发病率也高。

溃疡性结肠炎起病有缓有急,病情轻重不一,常表现为持续性或发作期与缓解期交替。

二、临床表现

(一)症状

1.消化道症状

(1)腹泻:为本病主要症状。炎症刺激使肠蠕动增加,肠道对水钠吸收障碍,患者一般都有腹泻,腹泻次数取决于病变轻重和广泛程度。轻者每天2~4次,重者每天10~30次,可致失水、电解质紊乱。粪质含黏液、脓血,也可只排黏液便和脓血而无粪质。大便带血多见,偶呈全血便。病变限于直肠时,表现为大便表面带血;病变广泛时,血混于粪便中。

(2)腹痛:疼痛多位于左下腹或下腹,可涉及全腹,多为阵发性痉挛性绞痛,一般为轻~中度腹痛,轻型患者或缓解期可无腹痛或仅有腹部不适。重症患者并中毒性巨结肠或并发腹膜炎可有持续剧烈腹痛。腹痛呈疼痛—便意—缓解的规律。

(3)里急后重:由直肠炎症刺激所致,常有骶部不适。

(4)其他:腹胀、食欲缺乏、恶心、呕吐等。

2.全身症状

发热常提示溃疡性结肠炎急性发作或急性期,或伴有感染。多为低～中度发热。重症者可有高热、心率加速。病情进展、恶化者可出现衰弱、消瘦、贫血、水电解质紊乱、低蛋白血症、营养障碍。约3%的患者表现为情绪不稳定,如抑郁、焦虑、失眠等。

3.肠外表现

在本病较少见,约占10%,可能与毒素、肠吸收障碍、衰弱、自身免疫有关。关节痛多见,多为一过性游走性关节痛,偶见强直性脊椎炎。另外可有结节性红斑、多形红斑、阿弗他口炎、皮下结节、坏疽性脓皮病、虹膜炎、眼色素层炎、脂肪肝、慢性活动性肝炎、坏死后性肝硬化、胆管周围炎、硬化性胆管炎、肾盂肾炎、尿石症、贫血等,儿童生长发育也可受影响。

(二)体征

左下腹或全腹压痛,伴肠鸣音亢进,可触及痉挛或增厚的降结肠或乙状结肠。重症或暴发型患者有发热、脉速、失水体征;结肠扩张者有明显腹胀,上腹明显膨隆,腹肌紧张,腹部有压痛、反跳痛,肠鸣音减弱或消失。在轻型或缓解期患者可无阳性体征。直肠指检常有触痛,肛门括约肌常痉挛(但急性中毒症状较重者可松弛),可有指套染血。

三、治疗

溃疡性结肠炎是一种以大肠黏膜和黏膜下层炎症为特点的病因不明的慢性炎症性疾病。由于本病病因及发病机制尚未阐明,目前尚无根治疗法。内科治疗的目的:活动期控制病情进展,缓解病情,防止并发症;缓解期主要是防止复发,监测癌变。本病无论其临床类型、严重程度、病变范围及病态分期如何,内科治疗总是首选的。

(一)基础疗法

1.饮食与营养

目的是使患者肠道得以充分休息,同时避免发生营养不良。

轻、中度患者应给以易消化、少纤维、富含营养的食物,鉴于国人乳糖酶缺乏者较多,应尽量避免进食牛奶及乳制品。

暴发型或重症患者应采取完全性肠道休息疗法或经口摄食完全性要素疗法。减少经口摄入可使腹泻和腹痛得以缓解、肠道内细菌数量下降、受损黏膜的修复功能增强。通常采用要素饮食、半要素饮食和限定化学成分的非要素配方饮食,乃至全胃肠道外营养疗法(TPN)。营养疗法对溃结的治疗作用机制尚不清楚,可能与以下因素有关:①要素饮食对肠道刺激甚微,禁食则消除饮食刺激,使肠道得以休息;②营养的加强有利于溃疡的修复;③免疫作用的调节。

2.心理治疗

与精神障碍相关的自主神经功能失调,可引发消化道运动功能亢进、平滑肌痉挛、血管收缩、组织缺血、毛细血管通透性增高等病理改变,最终导致肠壁炎症及溃疡形成。临床所见有些患者伴有焦虑、紧张、多疑及自主神经功能紊乱表现,而采用精神心理疗法可收到一定效果。精神过度紧张者可适当给予镇静剂。

3.对症治疗

(1)腹痛或腹泻明显者,可给予少量阿托品类药物,要注意大剂量有引起中毒性结肠扩张的危险。蒙脱石散 1.5～3.0 g,每天 2～3 次口服或采用针灸疗法可减轻腹泻。

(2)重症或久病患者常有贫血、失水、营养不良等,应酌情输血、补液及全身性支持治疗。口服铁剂难以吸收可行肌内注射。毒血症严重时尤应注意水电解质平衡,低钾血症并发率高要及时纠正。多种维生素补充有利于病变恢复,改善全身状况。应用蛋白合成激素能改善一般状况,提高食欲,促进溃疡愈合。

(3)长期服用氨基水杨酸类、抗生素及免疫抑制剂,易致菌群失调,甚至发生难辨梭状芽孢杆菌性肠炎(伪膜性肠炎)、真菌性肠炎,可选用生态制剂进行调整。

(4)恢复期和缓解期复发加重的诱因有精神应激、妊娠、过劳、上呼吸道感染及饮食刺激等,应使患者充分了解,并时刻预防。

(二)药物治疗

1.活动期的治疗

(1)轻度溃疡性结肠炎的处理:可选用柳氮磺胺吡啶(SASP)制剂,每天 3～4 g,分次口服;或用相当剂量 5-氨基水杨酸(5-ASA)制剂。SASP 1 g 相当于美沙拉嗪 0.4 g,巴沙拉嗪 1 g 相当于美沙拉嗪0.36 g,奥沙拉嗪 1 g 相当于美沙拉嗪1 g。病变分布于远段结肠者可酌用 SASP 或 5-ASA 栓剂 0.5～1.0 g,每天2 次;5-ASA 灌肠液 1～2 g 或氢化可的松琥珀酸钠盐灌肠液 100～200 mg,每晚1 次保留灌肠;有条件者用布地奈德 2 mg 保留灌肠,每晚 1 次;亦可用中药保留灌肠。

(2)中度溃疡性结肠炎的处理:可用上述剂量水杨酸类制剂治疗,反应不佳者适当加量或改口服类固醇皮质激素,常用泼尼松 30～40 mg/d,分次口服。

(3)重度溃疡性结肠炎的处理:重度溃疡性结肠炎一般病变范围较广,病情发展变化较快,须及时处理,足量给药,治疗方法如下。①如患者未曾用过口服糖皮质激素,可口服泼尼松或泼尼松龙 40～60 mg/d,观察 7～10 天,亦可直接静脉给药;已使用糖皮质激素者,应静脉滴注氢化可的松 300 mg/d 或甲基泼尼松龙 48 mg/d。②肠外应用广谱抗生素控制肠道继发感染,如硝基咪唑、喹诺酮类制剂、氨苄西林及头孢类抗生素等。③患者应卧床休息,适当输液,补充电解质,以防水盐平衡紊乱。④便血量大、Hb<90 g/L 和持续出血不止者应考虑输血。⑤营养不良、病情较重者可用要素饮食,病情严重者应予肠外营养。⑥静脉糖皮质激素使用 7～10 天后无效者可考虑环孢菌素静脉滴注 2～4 mg/(kg·d);由于药物的免疫抑制作用、肾脏毒性作用及其他不良反应,应严格监测血药浓度。因此,基于对医院监测条件的综合考虑,主张该方法在少数医学中心使用;顽固性 UC 亦可考虑其他免疫抑制剂,如硫唑嘌呤(Aza)、6-巯基嘌呤(6-MP)等。⑦上述治疗无效者在条件允许单位可采用白细胞洗脱疗法。⑧如上述药物疗效不佳,应及时内、外科会诊,确定结肠切除手术的时机与方式。⑨慎用解痉剂及止泻剂,以避免诱发中毒性巨结肠。⑩密切监测患者生命体征和腹部体征变化,尽早发现和处理并发症。

2.缓解期的治疗

除初发病例、轻症远段结肠炎患者症状完全缓解后可停药观察外,所有患者完全缓解后均应继续维持治疗。维持治疗的时间尚无定论,诱导缓解后 6 个月内复发者应维持治疗。业已公认糖皮质激素者无维持治疗效果,在症状缓解后逐渐减量,过度至用 5-ASA 维持治疗。SASP 的维持治疗剂量一般为控制发作之半,多用 2～3 g/d,并同时口服叶酸。亦可用与诱导缓解相当剂量的 5-ASA 类药物。6-MP 或 Aza 等用于上述药物不能维持或对糖皮质激素依赖者。

3.其他治疗

5-ASA 与免疫抑制剂均无效者,应考虑新型生物治疗剂,如抗肿瘤坏死因子-α(TNF-α)单克隆抗体。亦可用益生菌维持治疗。治疗中应注重对患者的教育,以提高治疗依从性、早期识别疾病发作与定期随访。

(三)外科手术治疗

1.绝对指征

大出血、穿孔、明确的或高度怀疑癌肿及组织学检查重度异型增生或肿块性损害中出现轻、中度异型增生。

2.相对指征

重度溃疡性结肠炎伴中毒性巨结肠、静脉用药无效者;内科治疗症状顽固、体能下降、对糖皮质激素抵抗或依赖的顽固性患者,替换治疗无效者;溃疡性结肠炎合并坏疽性脓皮病、溶血性贫血等肠外并发症者。

(四)癌变的监测

对病程 10 年以上的广泛性结肠炎、全结肠炎和病程 40 年以上的左半结肠炎、乙状结肠炎患者,UC 合并原发性硬化性胆管炎者,应行监测性结肠镜检查,至少 2 年 1 次,并做多部位活检。对组织学检查发现有异型增生者,更应密切随访,如为重度异型增生,一经确认即行手术治疗。

四、护理

(一)病情观察

严密观察腹痛的特点及生命体征变化,如腹痛性质变化,应注意是否合并大出血、肠梗阻、肠穿孔等并发症,观察每日排便的次数,粪便的量、性状,监测血红蛋白及电解质的变化,并做好记录。

(二)饮食护理

食用易消化、少纤维素又富含营养的食物。注意饮食卫生,戒酒。一般为高热量、高蛋白、少渣饮食,以利于吸收,减轻对肠道黏膜的刺激。急性发作期应进流质或半流质,禁食冷饮、水果。病情严重者应禁食,遵医嘱采用静脉补液治疗。

(三)休息与活动

轻症者可适当活动,注意休息,避免劳累;重症者应卧床休息,保证睡眠以减少肠蠕动,减轻腹痛、腹泻症状。

(四)用药护理

根据医嘱用药,以减轻炎症、缓解腹痛,注意药物的作用及不良反应。

(五)腹泻护理

注意腹部保暖,卧床休息,以减弱肠道运动和减少排便次数,排便后用温水清洗肛周,保持干燥。

(六)心理护理

鼓励患者自觉配合治疗,明确精神因素可成为溃疡性结肠炎的诱发和加重因素,使患者以平和的心态面对疾病,缓解焦虑紧张的心理。

(七)健康指导

1.疾病知识指导

告知患者本病呈慢性过程,容易反复发作,指导患者正确对待疾病,保持稳定的情绪,树立战胜疾病的信心,坚持配合治疗,注意劳逸结合,合理选择饮食。

2.用药指导

不随意更换或停药,出现异常情况及时就诊。缓解期仍要服药。

（八）家庭护理

1.复诊

遵医嘱按时复查。

2.饮食护理

注意饮食卫生和规律,避免辛辣、刺激性食物,适量饮酒,避免酗酒。

3.休息与活动

平时注意锻炼身体,适当运动,避免劳累,保证充足睡眠。

4.用药指导

按医嘱服药,不能随意更换或停药。患病 8～10 年以上的患者须定期复查结肠镜,每 2 年 1 次。

（潘莹莹）

第二节 克罗恩病

克罗恩病(Crohn disease,CD)是一种贯穿肠壁各层的慢性增殖性、炎症性疾病,可累及从口腔至肛门的各段消化道,呈节段性或跳跃式分布,但好发于末端回肠、结肠及肛周。临床以腹痛、腹泻、腹部包块、瘘管形成和肠梗阻为主要特征,常伴有发热、营养障碍及关节、皮肤、眼、口腔黏膜、肝脏等的肠外表现。

本病病程迁延,有终身复发倾向,不易治愈。任何年龄均可发病,20～30 岁和 60～70 岁是 2 个高峰发病年龄段。无性别差异。

本病在欧美国家多见。近 10 多年来,日本、韩国、南美的本病发病率在逐渐升高。我国虽无以人群为基础的流行病学资料,但病例报道却在不断增加。

一、病因及发病机制

本病病因尚未明了,发病机制亦不甚清楚,推测是由肠道细菌和环境因素作用于遗传易感人群,导致肠黏膜免疫反应过高导致。

（一）遗传因素

传统流行病学研究显示:①不同种族 CD 的发病率有很大的差异。②CD 有家族聚集现象,但不符合简单的孟德尔遗传方式。③单卵双生子中 CD 的同患率高于双卵双生子。④CD 患者亲属的发病率高于普通人群,而患者配偶的发病率几乎为零。⑤CD 与特纳综合征、海-普综合征及糖原贮积病Ⅰb 型等罕见的遗传综合征有密切的联系。

上述资料提示该病的发生可能与遗传因素有关。进一步的全基因组扫描结果显示易感区域分布在第 1、3、4、5、6、7、10、12、14、16、19 及 X 号染色体上,其中 16、12、6、14、5、19 及 1 号染色体被分别命名为 IBD1-7,候选基因包括 *CARD15*、*DLG5*、*SLC22A4* 和 *SLC22A5*、*IL-23R* 等。

目前,多数学者认为 CD 符合多基因病遗传规律,是许多对等位基因共同作用的结果。具有遗传易感性的个体在一定环境因素作用下发病。

(二)环境因素

在过去的半个世纪里,CD 在世界范围内迅速增长,不仅发病率和流行情况发生了变化,患者群也逐渐呈现低龄化趋势,提示环境因素对 CD 易患性的影响越来越大。研究显示众多的环境因素与 CD 密切相关,有的是诱发因素,有的则起保护作用,如吸烟、药物、饮食、地理和社会状况、应激、微生物、肠道通透性和阑尾切除术。目前只有吸烟被肯定与 CD 病情的加重和复发有关。

(三)微生物因素

肠道菌群是生命所必需,大量微生物和局部免疫系统间的平衡导致黏膜中存在大量的炎症细胞,形成生理性炎症现象,有助于机体免疫受到达肠腔的有害因素的损伤。这种免疫平衡有赖于生命早期免疫耐受的建立,遗传易感性等因素可致黏膜中树突细胞、Toll 样受体(TLRs)、T 效应细胞等的改变而参与疾病的发生与发展。小肠腺隐窝潘氏细胞和其分泌产物(主要为防御素)对维持肠道的内环境的稳定起着重要作用,有研究指出,CD 是一种防御素缺乏综合征。

多项临床研究亦支持肠道菌群在 CD 的发病机制中的关键环节,如一项研究显示小肠病变的 CD 患者切除病变肠段后行近端粪便转流可预防复发,而将肠腔内容物再次灌入远端肠腔可诱发炎症。

(四)免疫因素

肠道免疫系统是 CD 发病机制中的效应因素,介导对病原微生物反应的形式和结果。CD 患者的黏膜 T 细胞对肠道来源和非肠道来源的细菌抗原反应增强,前炎症细胞因子和趋化因子的产生增多,如 IFN-7、IL-12、IL-18 等,而最重要的是免疫调节性细胞因子的变化。CD 是典型的 Th1 反应,黏膜 T 细胞的增殖和扩张程度远超过溃疡性结肠炎,而且对凋亡的抵抗力更强。

最近有证据表明,CD 不仅与上述继发免疫反应有关,也可能与天然免疫的严重缺陷有关。如携带 NOD2 变异的 CD 患者,其单核细胞对 MDP 和 TNF-α 的刺激所产生的 IL-1β 和 IL-8 显著减少。这些新发现表明 CD 患者由于系统性的缺陷导致了天然免疫反应的减弱,提示他们可能同时存在天然免疫和继发性免疫缺陷,但两者是否相互影响或如何影响仍不清楚。

二、诊断

(一)起病情况

大多数病例起病隐袭,在疾病早期症状多为不典型的消化道症状或发热、体重下降等全身症状,从发病至确诊往往需数月至数年的时间。少数急性起病,可表现为急腹症,酷似急性阑尾炎或急性肠梗阻。

(二)主要临床表现

CD 以透壁性黏膜炎症为特点,常导致肠壁纤维化和肠梗阻,穿透浆膜层的窦道造成微小的穿孔和瘘管。

CD 可累及从口至肛周的消化道的任一部位。近 80% 的患者小肠受累,通常是回肠远端,且 1/3 的患者仅表现为回肠炎;近 50% 的患者为回结肠炎;近 20% 的患者仅累及结肠,尽管这一表型的临床表现与溃疡性结肠炎相似,但大致一半的患者无直肠受累;小部分患者累及口腔或胃十二指肠;个别患者可累及食管和近端小肠。

CD因其透壁性炎症及病变累及范围广泛的特点,临床表现较溃疡性结肠炎更加多样化。CD的临床特征包括疲乏、腹痛、慢性腹泻、体重下降、发热、伴或不伴血便。约10%的患者可无腹泻症状。儿童CD患者常有生长发育障碍,而且可能先于其他各种症状。部分患者可伴有瘘管和腹块,症状取决于病变的部位和严重程度。

许多患者在诊断前多年即表现出各种各样的症状。研究显示,患者在诊断为CD前平均7.7年即已出现类似于肠易激综合征的各种非特异性消化道症状,而病变局限于结肠者从出现症状到获得诊断的时间最长,平均4.9~11.4年。

1.回肠炎和结肠炎

腹泻、腹痛、体重下降、发热是大多数回肠炎、回结肠炎和结肠型CD患者的典型的临床表现。腹泻可由多种原因引致,包括分泌过多、病变黏膜的吸收功能受损、回肠末端炎症或切除所致胆盐吸收障碍、回肠广泛病变或切除所致脂肪泻。小肠狭窄部位的细菌生长过度、小肠结肠瘘、广泛的空肠病变亦可导致脂肪泻。回肠炎患者常伴有小肠梗阻和右下腹包块;局限于左半结肠的CD患者可出现大量血便,症状类似溃疡性结肠炎。

2.腹痛

不论病变的部位何在,痉挛性腹痛是克罗恩病的常见症状。黏膜透壁性炎症所致纤维性缩窄导致小肠或结肠梗阻。病变局限于回肠远端的患者在肠腔狭窄并出现便秘、腹痛等早期梗阻征象前可无任何临床症状。

3.血便

尽管克罗恩病患者常有大便潜血阳性,但大量血便者少见。

4.穿孔和瘘管

透壁的炎症形成穿透浆膜层的窦道,致肠壁穿孔,常表现为急性、局限性腹膜炎,患者急起发热、腹痛、腹部压痛及腹块。肠壁的穿透亦可表现为无痛性的瘘管形成。瘘管的临床表现取决于病变肠管所在位置和所累及的邻近组织或器官。胃肠瘘常无症状或有腹部包块;肠膀胱瘘将导致反复的复杂的泌尿道感染,伴有气尿;通向后腹膜腔的瘘管可导致腰大肌脓肿和(或)输尿管梗阻、肾盂积水;结肠-阴道瘘表现为阴道排气和排便;另外还可出现肠皮肤瘘管。

5.肛周疾病

1/3的克罗恩病患者出现肛周病变,包括肛周疼痛、皮赘、肛裂、肛周脓肿及肛门-直肠瘘。

6.其他部位的肠道炎症

临床表现随病变部位而异。如口腔的阿弗他溃疡或其他损伤致口腔和牙龈疼痛;极少数患者因食管受累而出现吞咽痛和吞咽困难;约5%的患者胃十二指肠受累,表现为溃疡样病损、上腹痛和幽门梗阻的症状;少数近端小肠病变的患者可出现类似口炎样腹泻的症状并伴有脂肪吸收障碍。

7.全身症状

疲乏、体重下降和发热是主要的全身症状。体重下降往往是由于患者害怕进食后的梗阻性疼痛而减少摄入所致,亦与吸收不良有关。克罗恩病患者常出现原因不明的发热,发热可能是由于炎症本身所致,亦可能是由穿孔后并发肠腔周围的感染导致。

8.并发症

克罗恩病的并发症包括局部并发症、肠外并发症及与吸收不良相关的并发症。

(1)局部并发症:与炎症活动性相关的并发症包括肠梗阻、大出血、急性穿孔、瘘管和脓肿的形成、中毒性巨结肠。CT 是检出和定位脓肿的主要手段,并可在 CT 的引导下对脓肿进行穿刺引流及抗生素的治疗。

(2)肠外并发症:包括眼葡萄膜炎和巩膜外层炎;皮肤结节性红斑和脓皮坏疽病;大关节炎和强直性脊柱炎;硬化性胆管炎;继发性淀粉样变,可导致肾衰竭;静脉和动脉血栓形成。

(3)吸收不良综合征:胆酸通过肠肝循环在远端回肠吸收,回肠严重病变或已切除将导致胆酸吸收障碍。胆酸吸收不良影响结肠对脂肪及水、电解质的吸收而产生脂肪泻或水样泻;小肠广泛切除后所致短肠综合征亦可引起腹泻。胆酸吸收不良致胆酸和胆固醇比例失调,胆汁更易形成胆石。脂肪泻可致严重的营养不良、凝血功能障碍、低血钙及抽搐、骨软化症、骨质疏松。

克罗恩病患者易发生骨折,且与疾病的严重度相关。骨质的丢失主要与激素的使用及体能活动减少,雌激素不足等所致维生素、钙的吸收不良有关。脂肪泻和腹泻可促进草酸钙和尿酸盐结石的形成。维生素 B_{12} 在远端回肠吸收,严重的回肠病变或回肠广泛切除可导致维生素 B_{12} 吸收不良产生恶性贫血。因此,应定期监测回肠型克罗恩病及回肠切除术后患者的血清维生素 B_{12} 水平,根据维生素 B_{12} 吸收试验的结果决定患者是否需要终身给予维生素 B_{12} 的替代治疗。

(4)恶性肿瘤:与溃疡性结肠炎相似,病程较长的结肠型克罗恩病患者罹患结肠癌的风险增加。克罗恩病患者患小肠癌的概率亦高于普通人群。有报道称,克罗恩病患者肛门鳞状细胞癌、十二指肠肿瘤和淋巴瘤的概率增加,但是炎性肠病患者予硫唑嘌呤或 6-MP 治疗后罹患淋巴瘤的风险是否增加则尚无定论。

(三)体格检查

体格检查可能正常或呈现一些非特异性的症状,如面色苍白、体重下降,抑或提示克罗恩病的特征性改变,如肛周皮赘、窦道、腹部压痛性包块。

(四)辅助检查

1.常规检查

全血细胞计数常提示贫血;活动期白细胞计数增高,血清蛋白常降低;大便潜血试验常呈阳性;有吸收不良综合征者粪脂含量增加。

2.抗体检测

炎症性肠病患者的血清中可出现多种自身抗体。其中一些可用于克罗恩病的诊断和鉴别诊断。抗 OmpC 抗体阳性提示可能为穿孔型克罗恩病。抗中性粒细胞胞质抗体(P-ANCA)和抗啤酒酵母抗体(ASCA)的联合检测用于炎症性肠病的诊断,克罗恩病和溃疡性结肠炎的鉴别诊断。

3.C 反应蛋白(CRP)

克罗恩病患者的 C 反应蛋白水平通常升高,且高于溃疡性结肠炎的患者。C 反应蛋白的水平与克罗恩病的活动性有关,亦可作为评价炎症程度的指标。

C 反应蛋白的血清学水平有助于评价患者的复发风险,高水平的 C 反应蛋白提示疾病活动或合并细菌感染,C 反应蛋白水平可用于指导治疗和随访。

4.血沉(ESR)

ESR 通过血浆蛋白浓度和血细胞压积来反映克罗恩病肠道炎症,精确度较低。ESR 虽然可随疾病活动而升高,但缺乏特异性,不足以与 UC 和肠道感染鉴别。

5.回结肠镜检查

对于疑诊克罗恩病的患者,应进行回肠结肠镜检查和活检,观察回肠末端和每个结肠段,寻找镜下证据,是建立诊断的第一步。克罗恩病镜下最特异性的表现是节段性改变、肛周病变和卵石征。

6.肠黏膜活检

其目的通常是为进一步证实诊断而不是建立诊断。显微镜下特征为局灶的(不连续的)慢性的(淋巴细胞和浆细胞)炎症和斑片状的慢性炎症,局灶隐窝不规则(不连续的隐窝变形)和肉芽肿(与隐窝损伤无关)。回肠部位病变的病理特点除上述各项外还包括绒毛结构不规则。如果回肠炎和结肠炎是连续性的,诊断应慎重。重度定义为:溃疡深达肌层,或出现黏膜分离,或溃疡局限于黏膜下层,但溃疡面超过1/3结肠肠段(右半结肠,横结肠,左半结肠)。

近30%的克罗恩病患者可见特征性肉芽肿样改变,但肉芽肿样改变还可见于耶尔森菌属感染性肠炎、贝赫切特综合征、结核及淋巴瘤。因此,这一表现既不是诊断所必需也不能用于证实诊断是否成立。

7.胃肠道钡餐

胃肠道钡餐有助于全面了解病变在胃、肠道节段性分布的情况、狭窄的部位和长度。气钡双重造影虽然不能发现早期微小的病变,但可显示阿弗他溃疡,了解病变的分布及范围,肠腔狭窄的程度,发现小的瘘道和穿孔。

典型的小肠克罗恩病的X线改变包括:结节样改变、溃疡、肠腔狭窄(肠腔严重狭窄或痉挛时可呈线样征)、鹅卵石样改变、脓肿、瘘管、肠襻分离(透壁的炎症和肠壁增厚所致)。胃窦腔的狭窄及十二指肠节段性狭窄提示胃十二指肠克罗恩病。

8.胃十二指肠镜

常规的胃十二指肠镜检查仅在有上消化道症状的患者中推荐使用。累及上消化道的克罗恩病几乎总是伴有小肠和大肠的病变。当患者被诊断为未定型大肠炎时,胃黏膜活检可能有助于诊断,局部活动性胃炎可能是克罗恩病特点。

9.胶囊内镜

胶囊内镜为小肠的可视性检查提供了另一手段,可用于有临床症状、疑诊小肠克罗恩病、排除肠道狭窄、回肠末端内镜检查正常或不可行及胃肠道钡餐或CT未发现病变的患者。

禁忌证包括胃肠道梗阻、狭窄或瘘管形成、起搏器或其他植入性电子设备及吞咽困难者。

10.其他

当怀疑有肠壁外并发症时,包括瘘管或脓肿,可选用腹部超声、CT和MRI进行检查。腹部超声是诊断肠壁外并发症的最简单易行的方法,但对于复杂的克罗恩病患者,CT和MRI的精确度更高,特别是对于瘘管、脓肿和蜂窝织炎的诊断。

三、治疗

(一)治疗原则

克罗恩病治疗方案选择取决于疾病严重程度、部位和并发症。尽管有总体治疗方针可循,但必须建立以患者对治疗的反应和耐受情况为基础的个体化治疗。治疗目标是诱导活动性病变缓解和维持缓解。外科手术在克罗恩病治疗中起着重要的作用,经常为药物治疗失败的患者带来持久和显著的效益。

（二）药物选择

1.糖皮质激素

迄今为止仍是控制病情活动最有效的药物,适用于活动期的治疗,使用时主张初始剂量要足、疗程偏长、减量过程个体化。常规初始剂量为泼尼松 40～60 mg/d,病情缓解后一般以每周 5 mg 的速度将剂量减少至停用。临床研究显示长期使用激素不能减少复发,且不良反应大,因此不主张应用皮质激进行长期维持治疗。

回肠控释剂布地奈德口服后主要在肠道起局部作用,吸收后经肝脏首关效应迅速灭活,故全身不良反应较少。布地奈德剂量为每次 3 mg,每天 3 次,视病情严重程度及治疗反应逐渐减量,一般在治疗 8 周后考虑开始减量,全疗程一般不短于 3 个月。

建议布地奈德适用于轻、中度回结肠型克罗恩病,系统糖皮质激素适用于中重度克罗恩病或对相应治疗无效的轻、中度患者。对于病情严重者可予氢化可的松或地塞米松静脉给药;病变局限于左半结肠者可予糖皮质激素保留灌肠。

2.氨基水杨酸制剂

氨基水杨酸制剂对控制轻、中型活动性克罗恩病患者的病情有一定的疗效。柳氮磺胺吡啶适用于病变局限于结肠者;美沙拉嗪对病变位于回肠和结肠者均有效,可作为缓解期的维持治疗。

3.免疫抑制剂

硫唑嘌呤或巯嘌呤适用于对糖皮质激素治疗效果不佳或对糖皮质激素依赖的慢性活动性病例。加用该类药物后有助于逐渐减少激素的用量乃至停用,并可用于缓解期的维持治疗。剂量为硫唑嘌呤 2 mg/(kg·d) 或巯嘌呤 1.5 mg/(kg·d),显效时间需 3～6 个月,维持用药一般 1～4 年。严重的不良反应主要是白细胞减少等骨髓抑制的表现,发生率约为 4%。

硫唑嘌呤或巯嘌呤无效时可选用甲氨蝶呤诱导克罗恩病缓解,有研究显示,甲氨蝶呤每周 25 mg,肌内注射治疗可降低复发率及减少激素用量。甲氨蝶呤的不良反应有恶心、肝酶异常、机会感染、骨髓抑制及间质性肺炎。长期使用甲氨蝶呤可引起肝损害,肥胖、糖尿病、饮酒是肝损害的危险因素。使用甲氨蝶呤期间必须戒酒。

研究显示静脉使用环孢素治疗克罗恩病疗效不肯定,口服环孢素无效。少数研究显示静脉使用环孢素对促进瘘管闭合有一定的作用。他可莫司和麦考酚吗乙酯在克罗恩病治疗中的疗效尚待进一步研究。

4.生物制剂

英夫利昔是一种抗肿瘤坏死因子-α(TNF-α)的单克隆抗体,其用于治疗克罗恩病的适应证包括:①中、重度活动性克罗恩病患者经充分的传统治疗,即糖皮质激素及免疫抑制剂(硫唑嘌呤、6-巯嘌呤或甲氨蝶呤)治疗无效或不能耐受者。②克罗恩病合并肛瘘、皮瘘、直肠阴道瘘,经传统治疗(抗生素、免疫抑制剂及外科引流)无效者。

推荐以 5 mg/kg 剂量(静脉给药,滴注时间不短于 2 小时)在第 0、2、6 周作为诱导缓解,随后每隔 8 周给予相同剂量以维持缓解。原来对治疗有反应随后又失去治疗反应者可将剂量增加至 10 mg/kg。

对初始的 3 个剂量治疗到第 14 周仍无效者不再予英夫利昔治疗。治疗期间原来同时应用糖皮质激素者可在取得临床缓解后将激素减量至停用。已知对英夫利昔过敏、活动性感染、神经脱髓鞘病、中至重度充血性心力衰竭及恶性肿瘤患者禁忌使用。药物的不良反应包括机会感染、输注反应、迟发型超敏反应、药物性红斑狼疮、淋巴瘤等。

其他生物疗法还有骨髓移植、血浆分离置换法等。

5.抗生素

某些抗菌药物,如甲硝唑、环丙沙星等对治疗克罗恩病有一定的疗效,甲硝唑对有肛周瘘管者疗效较好。长期大剂量应用甲硝唑会出现诸如恶心、呕吐、食欲缺乏、金属异味、继发多发性神经系统病变等不良反应,因此仅用于不能应用或不能耐受糖皮质激素者、不愿使用激素治疗的结肠型或回结肠型克罗恩病患者。

6.益生菌

部分研究报道益生菌治疗可诱导活动性克罗恩病缓解并可用于维持缓解的治疗,但尚需更多设计严谨的临床试验予以证实。

(三)治疗计划及治疗方案的选择

由于克罗恩病病情个体差异很大,疾病过程中病情变化也很大,因此治疗方案必须视疾病的活动性、病变的部位、疾病行为及对治疗的反应及耐受性来制定。

1.营养疗法

高营养低渣饮食,适当给予叶酸、维生素 B_{12} 等多种维生素及微量元素。要素饮食在补充营养的同时还可控制病变的活动,特别适用于无局部并发症的小肠克罗恩病。完全胃肠外营养仅用于严重营养不良、肠瘘及短肠综合征的患者,且应用时间不宜过长。

2.活动性克罗恩病的治疗

(1)局限性回结肠型:轻、中度者首选布地奈德口服每次 3 mg,每天 3 次。轻度者可予美沙拉嗪,每天用量3～4 g。症状很轻微者可考虑暂不予治疗。中、重度患者首选系统作用糖皮质激素治疗,重症病例可先予静脉用药。有建议对重症初发病例开始即用糖皮质激素加免疫抑制剂(如硫唑嘌呤)的治疗。

(2)结肠型:轻、中度者可选用氨基水杨酸制剂(包括柳氮磺胺吡啶)。中、重度必须予系统作用糖皮质激素治疗。

(3)存在广泛小肠病变:该类患者疾病活动性较强,对中、重度病例首选系统作用糖皮质激素治疗。常需同时加用免疫抑制剂。营养疗法是重要的辅助治疗手段。

(4)根据治疗反应调整治疗方案。轻、中度回结肠型病例对布地奈德无效,或轻、中度结肠型病例对氨基水杨酸制剂无效,应重新评估为中、重度病例,改用系统作用糖皮质激素治疗。激素治疗无效或依赖的病例,宜加用免疫抑制剂。

上述治疗依然无效或激素依赖,或对激素和(或)免疫抑制剂不耐受者考虑予以英夫利昔或手术治疗。

3.维持治疗

克罗恩病复发率很高,必须予以维持治疗。推荐方案有以下几点。

(1)所有患者必须戒烟。

(2)氨基水杨酸制剂可用于非激素诱导缓解者,剂量为治疗剂量,疗程一般为 2 年。

(3)由系统激素诱导的缓解宜采用免疫抑制剂作为维持治疗,疗程可达 4 年。

(4)由英夫利昔诱导的缓解目前仍建议予英夫利昔规则维持治疗。

4.外科手术

内科治疗无效或有并发症的病例应考虑手术治疗,但克罗恩病手术后复发率高,故手术的适应证主要针对其并发症,包括完全性纤维狭窄所致机械性肠梗阻、合并脓肿形成或内科治疗无效的瘘管、脓肿形成。

急诊手术指征为暴发性或重度性结肠炎、急性穿孔、大量的危及生命的出血。

5.术后复发的预防

克罗恩病术后复发率相当高,但目前缺乏有效的预防方法。预测术后复发的危险因素包括吸烟、结肠型克罗恩病、病变范围广泛(＞100 cm)、因内科治疗无效而接受手术治疗的活动性病例、因穿孔或瘘而接受手术者、再次接受手术治疗者等。

对于术后易复发的高危病例的处理:术前已服用免疫抑制剂者术后继续治疗;术前未用免疫抑制剂者术后应予免疫抑制剂治疗;甲硝唑对预防术后复发可能有效,可以在后与免疫抑制剂合用一段时间。建议术后 3 个月复查内镜,吻合口的病变程度对术后复发可预测术后复发。对中、重度病变的复发病例,如有活动性症状应予糖皮质激素及免疫抑制剂治疗;对无症状者予免疫抑制剂维持治疗;对无病变或轻度病变者可予美沙拉嗪治疗。

四、护理

(一)病情观察

观察腹痛的性质、部位及伴随症状。如出现腹绞痛、压痛及肠鸣音亢进或消失,应考虑肠梗阻等并发症,要及时通知医生。

(二)饮食护理

食用易消化、少纤维素又富含营养的食物。一般为高热量、高蛋白、少渣饮食,以利于吸收,减轻对肠道黏膜的刺激。急性发作期应进流食或半流食,禁食冷饮、水果。病情严重者应禁食,遵医嘱采用静脉补液治疗。

(三)休息与活动

轻症者可适当活动,注意休息,避免劳累;重症者应卧床休息,保证睡眠,以减少肠蠕动,减轻腹痛、腹泻症状。

(四)用药护理

根据医嘱用药,不能随便减量或停药,注意药物的不良反应。应用免疫抑制剂的患者,用药期间应监测白细胞计数。

(五)腹泻护理

注意腹部保暖,卧床休息,以减弱肠道运动和减少排便次数,排便后用温水清洗肛周,保持干燥。

(六)心理护理

鼓励患者自觉配合治疗,使患者以平和的心态面对疾病,避免过度紧张。

(七)健康指导

1.疾病知识指导

本病为慢性疾病,指导患者正确认识本病,保持稳定的情绪,树立战胜疾病的信心,坚持配合治疗,注意劳逸结合,合理选择饮食。

2.用药指导

不随意更换或停药,出现异常情况及时就诊。

（八）家庭护理

1.饮食指导

食用易消化、少纤维素又富含营养的食物。一般为高热量、高蛋白、少渣饮食,忌刺激性食物,饮食规律。

2.休息与活动指导

生活规律,劳逸结合。

3.用药指导

根据医嘱用药,不能随便减量或停药,如有不适及时就诊。

4.随诊

根据医嘱定期复查,若出现腹痛、腹泻、血便、体重减轻、发热等症状应及时就诊。

（潘莹莹）

第三节　肠易激综合征

肠易激综合征(irritable bowel syndrom,IBS)是一种常见的、病因未明的功能性疾病。好发于中青年,女性多见。其突出的病理生理变化为肠运动功能异常和感觉过敏。临床上以腹痛或腹部不适伴排便习惯改变为特征。本征患者的生活质量明显低于健康人,耗费大量的医疗资源。近年来,本征病理生理、诊断与治疗均取得了长足进展。

一、病因与发病机制

（一）病因

本征的病因不明。可能的高危因素有精神因素、应激事件、内分泌功能紊乱、肠道感染性病后、食物过敏、不良生活习惯等。

（二）发病机制

迄今,仍未发现IBS者有明显的形态学、组织学、血清学、病原生物学等方面的异常,但近来功能性磁共振及正电子体层扫描(PET)的研究发现,IBS患者在脑功能代谢方面不同于对照组。

目前认为IBS的主要病理生理改变可归纳为胃肠动力异常和感觉功能障碍两大类。

1.胃肠动力异常

迄今为止,一方面,已发现的IBS胃肠动力异常有多种类型,但没有一种见于所有的IBS患者,也没有一种能解释患者所有的症状。另一方面,部分患者在不同的时期可能出现不同的动力学异常。胃肠动力紊乱与IBS的临床类型有关。在便秘型IBS慢波频率明显增加;高幅收缩波减少;回-盲肠通过时间延长。而在腹泻型IBS则正好相反。

2.感觉异常

IBS感觉异常的研究是最近的热点之一。研究涉及末梢、脊神经直至中枢神经系统。IBS直肠容量感觉检查的结果表明,患者对容量的感知、不适感觉的阈值均明显低于正常对照组。脊髓对末梢传入的刺激可能存在泛化、扩大化、易化的作用。功能性磁共振和正电子体层扫描的研究表明,IBS患者脑前扣带回、前额叶及边缘系统的代谢活性明显高于对照组,而这些区域与感觉功能密切相关。

二、临床表现

本征起病隐匿,部分患者发病前曾有细菌性痢疾病史,少数患者幼年时可能有负性心理事件史。症状反复发作或慢性迁延,病程可长达数十年之久。本征虽可严重影响患者的生活质量,耗费大量的卫生资源,但对患者的全身健康状况却影响不大。精神因素、饮食不当、劳累等是症状发作或加重的常见原因。常见的临床表现为腹痛及排便习惯和粪便性状的异常。

(一)腹痛

腹痛多位于左下腹、下腹或脐周,不固定且定位不精确。其性质多为隐痛,程度较轻。也有呈绞痛、刺痛,程度较重者。腹痛几乎不发生在夜间入眠后。腹痛多发生在餐后或便前,排便或排气后腹痛可缓解或减轻。

(二)排便习惯及粪便性状改变

本征之排便习惯改变分便秘、腹泻、腹泻便秘交替 3 种类型。便秘者,多伴排便困难,其粪便干结成团块状,表面可附有黏液。腹泻者,一般每天排便 3～5 次,呈稀糊至稀水样。便秘腹泻交替者,可交替出现上述便秘腹泻的特征。

还有部分患者,在一次排便中,初起为干结硬便,随后为稀糊,甚至稀水样便。也有患者述伴有排便不尽感和排便窘迫感。

(三)其他症状

部分患者可有失眠、焦虑、抑郁、疑病妄想等精神症状或头昏、头痛等。但不会有贫血、消瘦、营养不良等全身症状。其他腹部症状还有腹胀、腹鸣、嗳气等。

(四)体征

本征无明显体征,多仅有腹痛相应部位的压痛,但绝无肌紧张和反跳痛。肠鸣音多正常或稍增强。

三、治疗

IBS 治疗应强调综合治疗和个体化治疗的原则。治疗药物的选择主要在于能去除或阻止诱因;阻断发病机制的某个环节;纠正病理生理变化;缓解症状。

(一)一般治疗

建立相互信任的医患关系,教育患者了解本病的本质、特点及治疗等相关知识,是 IBS 治疗的基础。建立良好的生活习惯,是 lBS 治疗的第一步。

一般而言,IBS 者的食谱应清淡、易消化、含有足够的营养物质。应避免可能引起过敏的食物。便秘者,应摄入高纤维素食物。腹胀者应少摄取豆类等易产气的食品。

(二)按临床类型治疗

1.IBS-D 的治疗

可选用吸附剂蒙脱石散、药用炭等。5-羟色胺 3(5-HT$_3$)受体抑制剂阿洛司琼对IBS-D 有较好疗效,但伴发缺血性肠病的发生率较高,目前美国 FDA 仅限于在医师的严密观察下使用,此药尚未在我国上市。小檗碱和微生态制剂也可用于此型的治疗,但需更多的研究来评价其有效性。

应该强调,如无明显继发感染的证据,不应使用抗菌药物。洛派丁胺等止泻剂仅用于腹泻频繁、严重影响生活者,切忌大剂量、长期应用。匹维溴铵、曲美布汀对腹泻型或便秘型都有一定疗效。

2.IBS-C 的治疗

并非所有的泻剂都适合于便秘性 IBS 的治疗。大量的研究结果推荐用 5-HT$_4$ 受体部分激动剂替加色罗(商品名泽马可)、渗透性或容积性泻剂来治疗 IBS-C。刺激性泻剂,特别是含蒽醌类化合物的中药,如大黄、番泻叶等,长期应用能破坏肠神经,不能长期使用。

临床研究表明替加色罗片 6 mg,每天 2 次,不仅对女性 IBS-C 有较好的疗效,而且对男性患者也是安全有效的。常用的渗透性泻剂有聚乙二醇 4 000 和乳果糖,但部分患者可引起腹泻。容积性泻剂可用甲基纤维素等。

(三)对症治疗

1.腹痛

腹痛是 IBS 最常见的症状,也是就诊的主要原因。匹维溴铵、曲美布汀这些作用于胃肠道平滑肌细胞膜上离子通道的药物对腹痛有较好疗效。替加色罗对 IBS-C 伴腹痛者效果较好,对以腹痛为主者也有一定疗效。抗胆碱能药阿托品、山莨菪碱也可用于腹痛者,但不良反应较多。对顽固性腹痛,上述药物治疗效果不佳者,可试用抗抑郁药或行为疗法。

2.腹胀

饮食疗法至关重要,应尽可能少摄入豆类、乳类等易产气的食品,摄入易消化的食物。有夜间经口呼吸者,应予以纠正。匹维溴铵、曲美布汀、替加色罗对这一症状也有一定疗效。微生态制剂也可选用,常用者有金双歧、双歧三联活菌(培菲康)、丽珠肠乐等。

3.抗抑郁治疗

对有明显抑郁、焦虑、疑病等精神因素者,或是对其他治疗无明显疗效者,可行抗抑郁治疗。

临床较为常用者为三环类药物[如丙米嗪、阿米替林、多塞平(多虑平)、阿莫沙平等]及 5-羟色胺再摄取抑制剂[如氟西汀(百忧解)、帕罗西汀(赛乐特)等]。此类药物缓解 IBS 症状起效较慢,多在 1～2 周以后起效,故在施行此疗法前,应与患者沟通,说明用药的必要性,取得患者的信赖,增加其依从性,对于长期失眠的患者,可给予催眠、镇静治疗。

四、护理

(一)评估

1.一般情况

患者的年龄、性别、职业、婚姻状况、健康史、心理、既往史,饮食习惯等。

2.身体状况

主要是评估腹部不适的部位、性状、时间等;了解腹泻的次数、性状、量、色、诱因及便秘的情况。

(二)护理要点及措施

1.饮食的护理

IBS 不论哪种类型都或多或少与饮食有关,腹泻为主型 IBS 患者 80％的症状发作与饮食有密切的相关性。因此,应避免食用诱发症状的食物,因个人而异,通常应避免产气的食物,如牛奶、大豆等。早期应尽量低纤维素饮食,但便秘型患者可进高纤维素饮食,以改善便秘症状。

2.排便及肛周皮肤护理

可以通过人为干预,尽量改变排便习惯。对于腹泻型患者,观察粪便的量、性状、排便次数并记录。多卧床休息,少活动。避免受凉,注意腹部及下肢保暖。做好肛门及周围皮肤护理,便后及时用温水清洗,勤换内裤,保持局部清洁、干燥。如肛周皮肤有淹红、糜烂,可使用抗生素软膏涂擦,或行紫外线理疗。对于便秘型患者可遵医嘱给予开塞露等通便药物。

3.心理护理

IBS多发生于中青年,尤以女性居多。多数患者由于工作、家庭、生活等引起长期而过度的精神紧张,因此应该给予患者更多的关怀,自入院始尽可能给予他们方便,使他们对新的环境产生信任感和归属感。在明确诊断后更要耐心细致的给他们讲解病情,使他们对所患疾病有深刻的认识,避免对疾病产生恐惧,消除紧张情绪。耐心细致的讲解,也会使患者产生信任感和依赖感,有利于病情缓解。

(三)健康教育

(1)指导患者应保持良好的精神状态,注意休息,适当运动(如散步、慢跑等),以增强体质,保持心情舒畅。

(2)纠正不良的饮食及生活习惯,戒除烟酒,作息规律,保证足够的睡眠时间,睡前温水泡足,不饮咖啡、茶等兴奋性的饮料。

(3)如再次复发时应首先通过心理、饮食调整。效果不佳者应到医院就诊治疗。

(潘莹莹)

第四节　胰　腺　癌

近年来,胰腺癌的发病率逐年上升。目前,胰腺癌的发病率居常见癌症死因的第四位,居消化道疾病死因的第二位。导致胰腺癌的直接病因尚不清楚,根据流行病学方面的研究,考虑以下因素可能与胰腺癌的发生、发展有一定关系:吸烟、高蛋白及高胆固醇饮食、糖尿病、慢性胰腺炎、遗传因素、消化道手术史、长期酗酒及长期暴露于特殊的职业和环境因素。

胰腺位于腹腔深部,胰腺癌早期因病灶较小且局限于胰腺内,可无任何症状。随病情进展,肿瘤逐渐增大,累及胆囊、胰管及胰周组织时,方可出现上腹部不适及隐痛、黄疸、消瘦、食欲缺乏、消化不良、发热等非特异的症状。往往很容易被忽视和漏诊。胰腺癌可发生在胰腺的头、体、尾或累及整个胰腺,但以胰头最多。分别为60%、15%和5%,弥漫性累及全部腺体者占20%。胰腺癌由于生长较快,加之胰腺血管、淋巴管丰富,而胰腺本身包膜又不完整,往往早期就发生转移。

总而言之,胰腺癌作为一种发病隐匿、进展迅速、治疗效果及预后极差的消化道恶性肿瘤,正在受到国际上众多国家越来越多的关注。

胰腺癌的临床分期对手术选择及治疗方法的优劣具有重要的意义。

一、接诊要点

(一)病史

绝大多数的胰腺癌在早期没有任何自觉症状,只有在肿瘤发展增大到一定程度时才开始出现症状,所以绝大多数的胰腺癌在其就诊时已为晚期。其临床症状最初主要由肿块效应所产生,它的临床表现也主要取决于肿块的大小和部位,同时也与有无胆管和/或胰管梗阻、胰管破坏程度及是否存在远隔部位转移等有关。

1.腹痛

为胰腺癌的早期症状,出现在2/3以上的患者中。疼痛位于上腹部、脐周或右上腹,性质为绞痛,阵发性或持续性、进行性加重的钝痛,大多向腰背部放射,卧位及晚间加重,坐、立、前倾位或走动时疼痛可减轻。

2.黄疸

胰腺癌患者在病程的某一阶段可有黄疸,一般以胰头癌患者黄疸较多见,且出现较早。大多是因为胰头癌压迫胆总管引起,少数是由胰体尾癌转移至肝内或肝(胆)总管淋巴结所致。黄疸多属阻塞性,呈进行性加深,伴有皮肤瘙痒,尿色如浓茶,粪便呈陶土色。胰腺癌黄疸出现的早晚与肿瘤的位置密切相关,无痛性黄疸提示靠近胆总管部位的体积较小的肿瘤,而胰体尾癌则未必出现黄疸表现。

3.消瘦

约90%患者有迅速而显著发展的体重减轻,在胰腺癌晚期常伴有恶病质。消瘦原因包括癌的消耗、食欲缺乏、焦虑、失眠、消化和吸收障碍等。

4.消化道症状

常见的消化道症状是食欲缺乏和消化不良,其他消化道症状包括恶心、呕吐、腹胀、腹泻、便秘等。晚期可出现脂肪泻。上述消化道症状是由胆管和胰管的阻塞导致胆汁和胰液不能进入肠道内,影响食物的消化吸收特别是造成脂类的吸收障碍有关。

5.糖尿病

胰腺癌与糖尿病的关系密切。在老年人中,突然发生的糖尿病可能是中晚期胰腺癌的信号,特别是糖尿病合并食欲下降和体重减轻者更高度提示可能存在有胰腺癌。

6.精神神经症状

部分胰腺癌患者表现有抑郁、焦虑、个性躁狂等精神神经症状,其中以抑郁最为常见。机制暂不明确。

有研究者认为40岁或40岁以上的有下列任何临床表现的患者应该怀疑有胰腺癌:①梗阻性黄疸;②近期出现的无法解释的体重下降超过10%;③近期出现的不能解释的上腹或腰背部疼痛;④近期出现的模糊不清又不能解释的消化不良而钡餐检查消化道正常;⑤突发糖尿病而又没有使之发病的因素,如家庭史或者是肥胖;⑥突发无法解释的脂肪泻;⑦自发性的胰腺炎的发作。如果患者是嗜烟者应加倍怀疑。

(二)查体

体格检查早期一般无明显体征。典型者可见消瘦、黄疸、上腹部压痛。晚期可于上腹部触及结节状、质硬之肿块。如黄疸伴有胆囊肿大,则为胰头癌的重要依据。由于胆汁淤积,常可扪及肝脏肿大,如癌肿压迫脾静脉或脾静脉血栓形成时,可扪及脾大。部分胰腺体、尾部癌肿可见肢体静脉的血栓性静脉炎,而造成局部肢体水肿。晚期胰腺癌病例可出现腹水,并可在左锁骨上或直肠前陷凹扪及坚硬及肿大的转移淋巴结。

（三）辅助检查

1.生化检查

（1）血、尿、便常规：早期无明显异常。部分患者有贫血、尿糖升高、便潜血阳性。

（2）血淀粉酶、脂肪酶：此两项异常升高，对胰腺癌早期诊断有一定价值。但晚期由于胰腺组织萎缩，上述指标可降至正常。

（3）血糖：由于胰岛细胞被肿瘤破坏，约40%的患者可出现血糖升高，糖耐量异常。

2.肿瘤标志物

临床较为常用的胰腺癌肿瘤标志物包括 CA19-9、CA242、CA50、CA72-4、CEA 等。这类标记物在多数胰腺癌患者中明显增高，但受较多其他因素影响。因此，其敏感性及特异性不高，在胰腺癌的诊断过程中仅作为参考。

3.影像学检查

（1）CT：在胰腺癌的诊断和分期中，CT 是使用最为广泛、得到充分验证的影像学检查手段，胰腺专用规程 CT 包括使用多探头进行三期（动脉期、动脉晚期和静脉期）薄层断层扫描及螺旋CT 扫描。除了可用于胰腺癌诊断，CT 还可用来区分术前可接受根治性切除和不可切除的患者。不同于其他许多肿瘤，CT 是胰腺癌分期判定的首要方式。CT 三期扫描可选择性地显示一些重要的血管，因此，能用于评估肿瘤的血管浸润情况。研究显示，经 CT 判定为肿瘤可切除的患者中，有 70%～85% 最终能接受手术切除。

（2）MRI：对于无法接受 CT 或有禁忌证的患者（如造影剂过敏），增强磁共振显像（MRI）也能用于胰腺癌的诊断和分期，尽管在这种情况下并未显示 MRI 优于 CT。在胰腺癌分期方面，MRI 是 CT 的有益补充，尤其在检测高危患者中胰腺外病灶方面。

（3）超声检查：胰腺癌肿块<1 cm 时，超声较难发现；超过 1 cm 时，图像表现为肿块向外突起，或向周围呈蟹足样或锯齿样浸润。同时，胰管和胆道扩张及周围血管和脏器受压、浸润或转移，对胰腺癌的筛查有一定的帮助。

超声检查比 CT 费用低，易于得到，并可见到肝脏、肝内和肝外胆管肿瘤，其敏感性和特异性超过90%。超声波诊断的准确性受到操作者的技术、患者肥大的体型和胃肠道气体的限制。通常，超声检查作为 CT 的补充检查来运用。

（4）内镜逆行胰胆管造影（ERCP）：ERCP 检查能够发现主胰管狭窄、管壁僵硬、扩张、中断、移位及不显影或造影剂排空延迟等胰腺癌的影像学间接征象，其诊断准确性可达 90%。如发现有压缩或堵塞的情况（双管征），可诊断为小的胰头病变。此外，ERCP 还能够直接观察十二指肠乳头及其周围情况，并可以收集胰液做脱落细胞学检查。

（5）选择性血管造影（SAG）：SAG 是一种损伤检查，但在肿瘤 1 cm 时即可做出诊断。能显示胰腺周围动脉的形态，对判断肿瘤有无血管侵犯意义重大。还可根据 SAG 所见判断手术的可行性和选择手术方式。在平常影像学结果不能明确诊断时选用，准确率高于 90%。

（6）正电子发射型计算机断层成像（PET）：胰腺癌 PET 表现为胰腺内局灶性异常放射性浓聚，明显高于周围正常组织。PET 可显示早期的胰腺癌，并可显示肝脏及远处器官的转移，腹部可检测出小至0.5 cm 的转移淋巴结，其鉴别肿瘤复发及手术后改变的能力优于 CT，但在术前评估肿瘤可切除性方面不及 CT。随着 PET 在肿瘤诊断中的重要作用，PET 被认为是目前最具潜力的影像学技术。

（7）超声内镜（EUS）：EUS 可为一些胰腺癌患者提供有用的分期信息，尤其是在评估某些类型的血管浸润方面。EUS 也可以用于评估壶腹周围肿块,区分浸润性或非浸润性病灶。另外,EUS 还可以更好地描述胰腺囊性病灶的特征。尽管 EUS 评估某些静脉受累情况(如门静脉)的准确度较高,但在显示肿瘤浸润 SAM 方面不够准确。

(四)鉴别诊断

1.胃部疾病

胃部疾病也有腹部疼痛,但多与饮食有关,少有黄疸,胃镜检查可以进行鉴别。

2.黄疸型肝炎

黄疸型肝炎有肝炎接触史,早期肝酶明显增高,黄疸多在 2～3 周后逐渐消退,血清碱性磷酸酶多不高。

3.胆石症、胆囊炎

胆石症、胆囊炎有阵发性腹部绞痛,急性期伴发热及血中白细胞增高,无明显体重减轻。超声检查可发现胆囊内及胆囊壁异常改变。

4.原发性肝癌

原发性肝癌有肝炎或肝硬化病史、血清甲胎蛋白升高,病变后期可出现黄疸,腹痛不随体位改变而变化,超声等影像学检查可发现肝占位性病变。

5.急、慢性胰腺炎

急性胰腺炎多在酗酒后出现,急性起病,血中白细胞、尿淀粉酶明显升高。慢性胰腺炎可有胰腺肿块(假囊肿)和黄疸,表现易与胰腺癌相混淆。腹部 X 线片发现胰腺钙化点对诊断慢性胰腺炎有帮助,细针穿刺胰腺穿刺活检亦可帮助鉴别。

6.壶腹周围癌

壶腹周围癌亦有黄疸、消瘦、皮痒、消化道出血等症状。而壶腹癌本身质地软而有弹性,故引起的黄疸常呈波动性;腹痛不显著,常并发胆囊炎,反复寒战、发热较多见。但两者鉴别仍较困难,要结合超声和 CT 来提高确诊率。壶腹癌的切除率在 75% 以上,术后 5 年存活率较胰头癌高。

二、治疗

(一)适应证

根治性手术切除前后辅助治疗;胰腺癌伴转移;局部进展无法切除胰腺癌、手术或其他治疗后复发转移。

(二)治疗措施

1.化学治疗

由于胰腺位置深在,胰腺癌临床表现隐匿,大部分患者在就诊时病变已累及周围组织器官或已转移至肝脏、腹膜,无法手术切除。即使能够手术治疗的患者,其术后局部复发和远处转移的发生率也比较高。因此,要改善胰腺癌的预后,化疗作为重要的辅助治疗手段得到越来越多国内外学者的广泛关注。胰腺癌化疗主要用于术前降低肿瘤分期、术后预防局部复发和远期转移,以及晚期胰腺癌患者的姑息治疗。

在众多胰腺癌化疗药物中,氟尿嘧啶(5-FU)和吉西他滨具有里程碑式的意义。5-FU 是胰腺癌治疗中应用最早的药物之一,也是 20 世纪 90 年代中期之前,胰腺癌术后及姑息性化疗中的标准一线方案。而最新的研究发现,吉西他滨单药治疗晚期胰腺癌效果显著。目前,吉西他滨

1 g/m²,30 分钟静脉滴注,每周 1 次,连续 4 周为一个周期,作为晚期胰腺癌治疗的一线方案,地位已经明确。

2.放射治疗

由于胰腺癌多数对放射治疗不敏感,而且其所在解剖部位的特殊性,周围小肠、胃、肝脏、脾脏等均属于对放疗敏感器官,因此,以往胰腺癌放射治疗多用于姑息止痛治疗。近年来,由于放疗技术的发展,三维适形放疗、调强放疗、放射增敏剂和放化疗综合方法的应用,部分胰腺癌可以通过放疗在内的综合治疗取得较好的疗效。对于可能手术的患者,可先行放疗缩小肿瘤体积,以期达到完全切除(即新辅助治疗)。对于不能手术切除的胰腺癌患者,目前尚无确定的治疗方案,多数研究推荐放化疗联合治疗。其效果优于单纯化疗或单纯放疗。

三、护理

(一)心理护理

多数患者就诊时已处于中、晚期,很难接受胰腺癌诊断,常会出现否认、悲哀、畏惧和愤怒等不良情绪,对治疗及疾病预后缺乏信心。护理人员应多与患者进行沟通和交流,帮助患者和家属进行心理调节,使患者逐渐的正视现实,树立战胜疾病的信心,积极地配合治疗和护理。

(二)疼痛护理

对于疼痛剧烈的胰腺癌患者,及时给予有效的镇痛治疗,评估镇痛药的效果,分散患者注意力,以缓解疼痛。

(三)饮食护理

给予高蛋白、高热量、高维生素和低脂饮食;营养不良或饮食不足者给予肠外营养支持,低蛋白血症时应用白蛋白。

(四)控制血糖水平

动态监测血糖,对合并高血糖者,调节饮食、遵医嘱应用胰岛素、将血糖控制在适当的水平;出现低血糖者,适当补充葡萄糖。

(五)健康教育

1.自我监测

对短期内出现持续性上腹部疼痛、闷胀、食欲减退、消瘦、年龄在 40 岁以上者,建议行胰腺疾病筛查。

2.合理饮食

宜食低脂、高蛋白、丰富维生素、易消化无刺激性的饮食。少量多餐,禁烟、酒,忌暴饮暴食。

3.按计划放疗或化疗

化疗期间定期复查血常规,若白细胞计数<4×109/L,应暂停化学治疗和放射治疗。

4.休息及活动

劳逸结合,切勿过量、过度活动。

(吴慕丹)

第四章

内分泌科护理

第一节 糖 尿 病

糖尿病是一常见的代谢内分泌疾病,可分为原发性和继发性两类。原发者简称糖尿病,其基本病理生理改变为胰岛素分泌绝对或相对不足,从而引起糖、脂肪和蛋白质代谢紊乱。临床以血糖升高、糖耐量降低和尿糖以及多尿、多饮、多食和消瘦为特点。长期血糖控制不良可并发血管、神经、眼和肾脏等慢性并发症,急性并发症中以酮症酸中毒和高渗非酮性昏迷最多见和最严重。糖尿病的患病率在国内为2%~3.6%。继发性糖尿病又称症状性糖尿病,大多继发于拮抗胰岛素的内分泌疾病。

一、病因

本病病因至今未明,目前认为与下列因素有关。

（一）遗传因素

遗传因素在糖尿病发病中的重要作用较为肯定,但遗传方式不清。糖尿病患者,尤其成年发病的糖尿病患者有明显的遗传因素已在家系调查中得到证实。同卵孪生子,一个发现糖尿病,另一个发病的机会就很大。

（二）病毒感染

尤以柯萨奇病毒 B、巨细胞病毒、心肌炎、脑膜炎病毒感染后,导致胰岛 β 细胞破坏致糖尿病。幼年型发病的糖尿病患者与病毒感染致胰岛功能减退关系更为密切。

（三）自身免疫紊乱

糖尿病患者常发现同时并发其他自身免疫性疾病,如甲亢、慢性淋巴细胞性甲状腺炎等。此外,在部分糖尿病患者血清中可发现抗胰岛细胞的抗体。

（四）胰高糖素过多

胰岛细胞分泌胰高糖素,其分泌受胰岛素和生长激素抑制因子的抑制。糖尿病患者常发现胰高糖素水平增高,故认为糖尿病除有胰岛素相对或绝对不足外,还有胰高糖素的分泌增多。

（五）其他因素

现公认的现代生活方式、摄入的热量过高而体力活动减少导致肥胖、紧张的生活工作节奏、社会、精神等应激增加等都与糖尿病的发病有密切的关系。

二、糖尿病的分类

(一)1型糖尿病

1型糖尿病其特征为起病较急,三多一少症状典型,有酮症倾向,体内胰岛素绝对缺乏,故必须用胰岛素治疗,多为幼年发病。多伴特异性免疫或自身免疫反应,血中抗胰岛细胞抗体阳性。

(二)2型糖尿病

2型糖尿病多为成年起病,症状不典型,病情进展缓慢。对口服降糖药反应好,但后期可因胰岛β细胞功能衰竭而需胰岛素治疗。本型中有部分糖尿病患者幼年起病、肥胖、有明显遗传倾向,无须胰岛素治疗,称为幼年起病的成年型糖尿病(MODY)。2型糖尿病中体重超过理想体重的20%为肥胖型,余为非肥胖型。

(三)与营养失调有关的糖尿病(MROM,3型)

近年来在热带、亚热带地区发现一些糖尿病患者表现为营养不良、消瘦;需要但不完全依赖胰岛素,对胰岛素的需要量大,且不敏感,但不易发生酮症。发病年龄在10～35岁,有些病例常伴有胰腺炎,提示糖尿病为胰源性,已发现长期食用一种高碳水化合物、低蛋白的木薯与Ⅲ型糖尿病有关。该型中至少存在两种典型情况。

1.纤维结石性胰性糖尿病(FCPD)

小儿期有反复腹痛发作史,病理可见胰腺弥漫性纤维化及胰管的钙化。我国已有该型病例报道。

2.蛋白缺乏性胰性糖尿病(PDPD)

PDPD该型无反复腹痛既往史,有胰岛素抵抗性但无胰管内钙化或胰管扩张。

(四)其他类型(继发性糖尿病)

(1)因胰腺损伤、胰腺炎、肿瘤、外伤、手术等损伤了胰岛,引起糖尿病。

(2)内分泌疾病引起的糖尿病:如继发于库欣综合征、肢端肥大症、嗜铬细胞瘤、甲状腺功能亢进症等,升糖激素分泌过多。

(3)药物或化学物质损伤了胰岛β细胞引起糖尿病。

(4)胰岛素受体异常。

(5)某些遗传性综合征伴发的糖尿病。

(6)葡萄糖耐量异常:一般无自觉症状,多见于肥胖者。葡萄糖耐量显示血糖水平高于正常人,但低于糖尿病的诊断标准。有报道,对这部分人跟踪观察,其中50%最终转化为糖尿病。部分经控制饮食减轻体重,可使糖耐量恢复正常。

(7)妊娠期糖尿病(GDM):指妊娠期发生的糖尿病或糖耐量异常。多数患者分娩后,糖耐量可恢复正常,约1/3患者以后可转化为真性糖尿病。

三、临床表现

(一)代谢紊乱综合征

1.1型糖尿病

1型糖尿病以青少年多见,起病急,症状有口渴、多饮、多尿、多食、善饥、乏力,组织修复力和抵抗力降低,生长发育障碍等,易发生酮症酸中毒。

2.2 型糖尿病

40 岁以上,体型肥胖的患者多发。症状较轻,有些患者空腹血糖正常,仅进食后出现高血糖,尿糖阳性。部分患者饭后胰岛素分泌持续增加,3～5 小时后甚至引起低血糖。在急性应激情况下,患者亦可能发生酮症酸中毒。

（二）糖尿病慢性病变

1.心血管病变

大、中动脉硬化主要侵犯主动脉、冠状动脉、大脑动脉、肾动脉和肢体外周动脉,引起冠心病（心肌梗死）、脑血栓形成、肾动脉硬化、肢体动脉硬化等。患病年龄较轻,病情进展也较快。冠心病和脑血管意外的患病率较非糖尿病者高 2～3 倍,是近代糖尿病的主要死因。肢体外周动脉硬化常以下肢动脉病变为主,表现为下肢疼痛、感觉异常和间歇性跛行等症状,严重者可导致肢端坏疽,糖尿病者肢端坏疽的发生率约为正常人的 70 倍,我国少见。心脏微血管病变及心肌代谢紊乱,可导致心肌广泛损害,称为糖尿病性心肌病。其主要表现为心律失常、心力衰竭、猝死。

2.糖尿病性肾病变

糖尿病史超过 10 年者合并肾脏病变较常见,主要表现在糖尿病性微血管病变,毛细血管间肾小球硬化症,肾动脉硬化和慢性肾盂肾炎。毛细血管间肾小球硬化症表现为蛋白尿、水肿、高血压,1 型糖尿病患者约 40% 死于肾衰竭。

3.眼部病变

糖尿病患者眼部表现较多,血糖增高可使晶体和眼液（房水和玻璃体）中葡萄糖浓度也相应增高,临床表现为视觉模糊、调节功能减低、近视、玻璃体混浊和白内障。最常见的是糖尿病视网膜病变。糖尿病病史超过 10～15 年,半数以上患者出现这些并发症,并可有小静脉扩张、水肿、渗出、微血管病变,严重者可导致失明。

4.神经病变

神经病变最常见的是周围神经病变,病程在 10 年以上者 90% 以上均出现。临床表现为对称性长袜形感觉异常,轻者为对称性麻木、触觉过敏、蚁行感。典型症状是针刺样或烧灼样疼痛,卧床休息时明显,活动时可稍减轻,以致患者不能安宁,触觉和疼觉在晚期减退是患者肢端易受创伤的原因。亦可有运动神经受累,肌张力低下、肌力减弱、肌萎缩等晚期运动神经损害的表现。自主神经损害表现为直立性低血压、瞳孔小而不规则、光反射消失、泌汗异常、心动过速、胃肠功能失调、胃张力降低、胃内容物滞留、便秘与腹泻交替、排尿异常、尿潴留、尿失禁、性功能减退、阳痿等。

5.皮肤及其他病变

皮肤感染极为常见,如疖、痈、毛囊炎。真菌感染多见于足部感染,阴道炎、肛门周围脓肿。

四、实验室检查

（1）空腹尿糖、餐后 2 小时尿糖阳性。

（2）空腹血糖＞7 mmol/L,餐后 2 小时血糖＞11.1 mmol/L。

（3）血糖、尿糖检查不能确定糖尿病诊断时,可作口服葡萄糖耐量试验,如糖耐量减低,又能排除非糖尿病所致的糖耐量降低的因素,则有助于糖尿病的诊断。

（4）血浆胰岛素水平:胰岛素依赖型者,空腹胰岛素水平低于正常值。

五、观察要点

(一)病情判断

糖尿病患者入院后首先要明确患者是属于哪一型的,是 1 型还是 2 型。病情的轻重、有无并发症,包括急性和慢性并发症。对于合并急性并发症如糖尿病酮症酸中毒,高渗非酮性昏迷等应迅速抢救,做好给氧、输液、定时检测血糖、血气分析、血电解质及尿糖、尿酮体等检查准备。

(二)胰岛素相对或绝对不足所致代谢紊乱症群观察

(1)葡萄糖利用障碍:由于肝糖原合成降低,分解加速,糖异生增加,临床出现明显高血糖和尿糖,口渴、多饮、多尿,善饥多食症状加剧。

(2)蛋白质分解代谢加速,导致负氮平衡,患者表现为体重下降、乏力,组织修复和抵抗力降低,儿童则出现发育障碍、延迟。

(3)脂肪动用增加,血游离脂肪酸浓度增高,酮体的生成超过组织排泄速度,可发展为酮症及酮症酸中毒。脂肪代谢紊乱可导致动脉粥样硬化,影响眼底动脉、脑动脉、冠状动脉、肾动脉及下肢动脉,发生相应的病变如心肌梗死、脑血栓形成、肾动脉硬化、肢端坏死等。

(三)其他糖尿病慢性病变观察

神经系统症状、视力障碍、皮肤变化,有无创伤、感染等。

(四)生化检验

尿糖、血糖、糖化血红蛋白、血脂、肝功能、肾功能、血电解质、血气分析等。

(五)糖尿病酮症酸中毒观察

1.诱因

常见的诱因是感染、胰岛素中断或减量过多、饮食不当、外伤、手术、分娩、情绪压力、过度疲劳等,对胰岛素的需要量增加。

2.症状

症状有烦渴、多尿、消瘦、软弱加重,逐渐出现恶心、呕吐、脱水,甚至少尿、肌肉疼痛、痉挛。亦可有不明原因的腹部疼痛,中枢神经系统有头痛、嗜睡,甚至昏迷。

3.体征

(1)有脱水征:皮肤干燥,缺乏弹性、眼球下陷。

(2)库司毛耳呼吸:呼吸深快和节律不整,呼气有酮味(烂苹果味)。

(3)循环衰竭表现:脉细速、四肢厥冷、血压下降甚至休克。

(4)各种反射迟钝、消失,嗜睡甚至昏迷。

4.实验室改变

血糖显著升高>16.7 mmol/L,血酮增高,二氧化碳结合力降低、尿糖及尿酮体呈强阳性反应,血白细胞增高。酸中毒失代偿期血 pH<7.35,动脉 HCO_3 低于 15 mmol/L,剩余碱负值增大,血 K^+、Na^+、Cl^- 降低。

(六)低血糖观察

1.常见原因

糖尿患者过多使用胰岛素,口服降糖药物,进食减少,或活动量增加而未增加食物的摄入。

2.症状

头晕、眼花、饥饿感、软弱无力、颤抖、出冷汗、心悸、脉快、严重者出现精神、神经症状甚至昏迷。

3.体征

面色苍白、四肢湿冷、心率加快、初期血压上升后期下降,共济失调,定向障碍甚至昏迷。

4.实验室改变

血糖＜2.78 mmol/L。

(七)高渗非酮性糖尿病昏迷的观察

1.诱因

最常见于老年糖尿病患者,常突然发作。感染、急性胃肠炎、胰腺炎、脑血管意外、严重肾脏疾病、血液透析治疗、手术及服用加重糖尿病的某些药物:如可的松、免疫抑制剂,噻嗪类利尿剂,在病程早期因误诊而输入葡萄糖液,口服大量糖水、牛奶,诱发或促使病情发展恶化,出现高渗非酮性糖尿病昏迷。

2.症状

多尿、多饮、发热、食欲缺乏、恶心、失水、嗜睡、幻觉、上肢震颤、最后陷入昏迷。

3.体征

失水及休克体征。

4.实验室改变

高血糖＞33.0 mmol/L、高血浆渗透压＞330 mmol/L,高钠血症＞155 mmol/L和氮质血症,血酮、尿酮阴性或轻度增高。

六、检查

(一)血糖

关于血糖的监测目前国内大多地区一直用静脉抽取血浆(或离心取血清)测血糖,这对于病情轻,血糖控制满意者,只需数周观察一次血糖者仍是目前常用方法。但这种方法不可能自我监测。近年来袖珍式快速毛细血管血糖计的应用日渐趋普遍,用这种方法就可能由患者自己操作,进行监测。这种测定仪器体积较小,可随身携带,取手指血或耳垂血,只需一滴血,滴在血糖试纸条的有试剂部分,袖珍血糖计的种类很多,从操作来说大致可分二类:一类是要抹去血液的,另一类则不必抹去血液。1分钟左右即可得到血糖结果。血糖监测的频度应该根据病情而定。袖珍血糖计只要操作正确,即可反映血糖水平,但操作不符合要求,如对于要抹去血液的血糖计,如血液抹得不干净、血量不足、计时不准确等可造成误差。国外医院内设有专门的 DM 教员,由高级护师担任,指导患者正确的使用方法、如何校正血糖计、更换电池等。

1.空腹血糖

一般指过夜空腹 8 小时以上,于晨 6～8 时采血测得的血糖。反映了无糖负荷时体内的基础血糖水平。测定结果可受到前 1 天晚餐进食量及成分、夜间睡眠情况、情绪变化等因素的影响。故于测试前晚应避免进食过量或含油脂过高的食物,在保证睡眠及情绪稳定时检测。一般从肘静脉取血,止血带压迫时间不宜过长,应在几秒内抽出血液,以免血糖数值不准确。采血后立即送检。正常人空腹血糖为3.8～6.1 mmol/L,如空腹血糖大于 7 mmol/L,提示胰岛分泌能力减少 3/4。

2.餐后 2 小时血糖

指进餐后 2 小时所采取的血糖。有标准餐或随意餐 2 种进餐方式。标准餐是指按统一规定的碳水化合物含量所进的饮食,如 100 g 或 75 g 葡萄糖或 100 g 馒头等;随意餐多指患者平时常规早餐,包括早餐前、后常规服用的药物,为平常治疗效果的1个观察指标。均反映了定量糖负荷后机体的耐受情况。正常人餐后2小时血糖应小于7 mmol/L。

3.即刻血糖

根据病情观察需要所选择的时间采血测定血糖,反映了所要观察时的血糖水平。

4.口服葡萄糖耐量试验(OGTT)

观察空腹及葡萄糖负荷后各时点血糖的动态变化,了解机体对葡萄糖的利用和耐受情况,是诊断糖尿病和糖耐量低减的重要检查。①方法:空腹过夜8小时以上,于晨6~8时抽血测定空腹血糖,抽血后即饮用含75 g葡萄糖的溶液(75 g葡萄糖溶于250~300 mL,20~30 ℃的温开水中,3~5分钟内饮完),于饮葡萄糖水后1小时、2小时分别采血测定血糖。②判断标准:成人服75 g葡萄糖后2小时血糖≥11.1 mmol/L可诊断为糖尿病。血糖在7.0~11.1 mmol/L之间为葡萄糖耐量低减(IGT)。

要熟知本试验方法,并注意以下影响因素。①饮食因素:试验前3天要求饮食中含糖量每天不少于150 g。②剧烈体力活动:在服糖前剧烈体力活动可使血糖升高,服糖后剧烈活动可致低血糖反应。③精神因素:情绪剧烈变化可使血糖升高。④药物因素影响:如避孕药、普萘洛尔等应在试验前3天停药。此外,采血时间要准确,要及时观察患者的反应。

5.馒头餐试验

原理同OGTT。本试验主要是对已明确诊断的糖尿病患者,须了解其对定量糖负荷后的耐受程度时选用。也可适用于不适应口服葡萄糖液的患者。准备100 g的馒头一个,其中含碳化合物的量约等于75 g葡萄糖;抽取空腹血后食用,10分钟内吃完,从吃第1口开始计算时间,分别是于食后1小时、2小时采血测定血糖。结果判断同OGTT。

(二)尿糖

检查尿糖是诊断糖尿病最简单的方法,正常人每天仅有极少量葡萄糖从尿中排出(小于100 mg/d),一般检测方法不能测出。如果每天尿中排糖量大于150 mg,则可测出。但除葡萄糖外,果糖、乳糖或尿中一些还原性物质(如吗啡、水杨酸类、水合氯醛、氨基比林、尿酸等)都可发生尿糖阳性。尿糖含量的多少除反映血糖水平外,还受到肾糖阈的影响,故对尿糖结果的判定要综合分析。下面是临床常用的尿糖测定的方法。

1.定性测定

定性测定为较粗糙的尿糖测定方法,依尿糖含量的高低,分为5个等级(表4-1)。因检测方便,易于为患者接受。常用班氏试剂检测法:试管内滴班氏试剂20滴加尿液2滴煮沸冷却,观察尿液的颜色以判断结果。近年来尿糖试纸亦广泛应用,为患者提供了方便。根据临床需要,常用以下几种测定形式。

表4-1　尿糖定性结果

颜色	定性	定量(g/dL)
蓝色	0	0
绿色	+<	0.5
黄色	++	0.5~1
橘红	+++	1~2
砖红	++++	>2

2.随机尿糖测定

随机尿糖测定常做为粗筛检查。随机留取尿液测定尿糖,其结果反映测定前末次排尿后至测定时这一段时间所排尿中的含糖量。

3.次尿糖测定

次尿糖测定也称即刻尿糖测定。方法是准备测定前先将膀胱内原有尿液排尽,适量(200 mL)饮水,30 分钟后再留尿测定尿糖,此结果反映了测定当时尿中含糖量,常作为了解餐前血糖水平的间接指标。常用于新入院或首次使用胰岛素的患者、糖尿病酮症酸中毒患者抢救时,可根据三餐前及睡前四次尿糖定性结果,推测患者即时血糖水平,以利随时调整胰岛素的用量。

4.分段尿糖测定

将 1 天(24 小时)按 3 餐进食、睡眠分为 4 个阶段,测定每个阶段尿中的排糖情况及尿量,间接了解机体在 3 餐进餐后及夜间空腹状态下的血糖变化情况,作为调整饮食及治疗药物用量的观察指标。方法为按四段时间分别收集各阶段时间内的全部尿液,测量各段尿量并记录,分别留取四段尿标本 10 mL 测定尿糖。①第 1 段:早餐后至午餐前(上午 7~11 时);②第 2 段:午餐后至晚餐前(上午 11 时~下午 5 时);③第 3 段:晚餐后至睡前(下午 5 时~晚上 10 时);④第 4 段:入睡后至次日早餐前(晚上 10 时~次日上午 7 时)。

5.尿糖定量测定

尿糖定量测定指单位时间内排出尿糖的定量测定。通常计算 24 小时尿的排糖量。此项检查是对糖尿病患者病情及治疗效果观察的一个重要指标。方法如下:留取 24 小时全部尿液收集于一个储尿器内,测量总量并记录,留取 10 mL 送检,余尿弃之。或从已留取的四段尿标本中用滴管依各段尿量按比例(50 mL 取 1 滴)吸取尿液,混匀送检即可。经葡萄糖氧化酶法测定每 100 mL 尿液中含糖量,结果乘以全天尿量(毫升数),再除以 100,即为检查日 24 小时排糖总量。

七、饮食治疗护理

饮食治疗是糖尿病治疗中最基本的措施。通过饮食控制,减轻胰岛 β 细胞负担,以求恢复或部分恢复胰岛的分泌功能,对于年老肥胖者饮食治疗常常是主要或单一的治疗方法。

(一)饮食细算法

1.计算出患者的理想体重

身高(cm)−105=体重(kg)。

2.饮食总热量的估计

根据理想体重和工作性质,估计每天所需总热量。

儿童、孕妇、乳母、营养不良及消瘦者、伴有消耗性疾病者应酌情增加;肥胖者酌减,使患者体重逐渐下降到正常体重±5%。

3.食物中糖、蛋白质、脂肪的分配比例

蛋白质按成人每天每千克体重$(1\sim1.5)\times10^{-3}$ kg 计算,脂肪每天每千克体重$(0.6\sim1)\times10^{-3}$ kg,从总热量中减去蛋白质和脂肪所供热量,余则为糖所提供的热量。总括来说:糖类占饮食总热量的50%~60%,蛋白质占 12%~15%,脂肪约占 30%。但近来有实验证明,在总热量不变的情况下,增加糖供热量的比例,即糖类占热量的 60%~65%,对糖尿病的控制有利。此外,在糖类食物中,以高纤维碳水化合物更为有利。

4.热量分布

三餐热量分布约 1/5、2/5、2/5 或 1/3、1/3、1/3,亦可按饮食习惯和病情予以调整,如可以分为四餐等。

(二)饮食粗算法

(1)肥胖患者,每天主食 4～6 两(200～300 g),副食中蛋白质约 30～60 g,脂肪 25 g。

(2)体重在正常范围者:轻体力劳动每天主食 250～400 g,重体力劳动,每天主食 400～500 g。

(三)注意事项

(1)首先向患者阐明饮食治疗的目的和要求,使患者自觉遵守医嘱按规定进食。

(2)应严格定时进食,对于使用胰岛素治疗的患者,尤应注意。如因故不能进食,餐前应暂停注射胰岛素,注射胰岛素后,要定时进食。

(3)除三餐主食外,糖尿病患者不宜食用糖和糕点甜食。水果含糖量多,病情控制不好时应禁止食用;病情控制较好,可少量食用。医护人员应劝说患者亲友不送其他食物,并要检查每次进餐情况,核对数量是否符合要求,患者是否按量进食。

(4)患者需甜食时,一般食用糖精或木糖醇或其他代糖品。

(5)控制饮食的关键在于控制总热量。在治疗开始,患者会因饮食控制而出现易饥的感觉,此时可增加蔬菜,豆制品等副食。在蔬菜中碳水化合物含量少于 5% 的有南瓜、青蒜、小白菜、油菜、菠菜、西红柿、冬瓜、黄瓜、芹菜、大白菜、茄子、卷心菜、茭白、韭菜、丝瓜、倭瓜等。豆制品含碳水化合物为 1%～3% 的有豆浆,豆腐,含 4%～6% 的有豆腐干等均可食用。

(6)在总热量不变的原则下,凡增加一种食物应同时相应减去其他食物,以保证平衡。指导患者熟悉并灵活掌握食品热量交换表。

(7)定期测量体重,一般每周 1 次。定期监测血糖、尿糖变化,观察饮食控制效果。

(8)当患者腹泻或饮食锐减时,要警惕腹泻诱发的糖尿病急性并发症,同时也应注意有无电解质失衡,必要时给予输液以免过度脱水。

八、运动疗法护理

(一)运动的目的

运动能促进血液循环中的葡萄糖与游离脂肪酸的利用,降低血糖、三酰甘油,增加人体对胰岛素的敏感性,使胰岛素与受体的结合率增加。尤其对肥胖的糖尿病患者,运动既可减轻体重,降低血压,又能改善机体的异常代谢状况,改善血液循环与肌肉张力,增强体力,同时还能减轻患者的压力和紧张性。

(二)运动方式

最好做有氧运动,如散步、跑步、骑自行车、做广播操、游泳、爬山、打太极拳、打羽毛球、滑冰、划船等。其中步行安全简便,容易坚持,可作为首选的锻炼方式。如步行 30 分钟约消耗能量 0.4 J,如每天坚持步行 30 分钟,1 年内可减轻体重 4 kg。骑自行车每小时消耗 1.2 J,游泳每小时消耗 1.2 J,跳舞每小时消耗 1.21 J,球类活动每小时消耗 1.6～2.0 J。

(三)运动时间的选择

2 型患者运动时肌肉利用葡萄糖增多、血糖明显下降,但不易出现低血糖。因此,2 型患者什么时候进行运动无严格限制。1 型患者在餐后 0.5～1.5 小时运动较为合适,可使血糖下降。

（四）注意事项

（1）在运动前，首先请医师评估糖尿病的控制情况，有无增殖性视网膜病变、肾病和心血管病变。有微血管病变的糖尿病患者，在运动时最大心率应限制在同年龄正常人最大心率的 $80\%\sim85\%$ ，血压升高不要超过 26.6/13.8 kPa，晚期病变者，应限于快步走路或轻体力活动。

（2）采用适中的运动量，逐渐增加，循序渐进。

（3）不在胰岛素作用高峰时间运动，以免发生低血糖。

（4）运动肢体注射胰岛素，可使胰岛素吸收加快，应予注意。

（5）注意运动诱发的迟发性低血糖，可在运动停止后数小时发生。

（6）制订运动计划，持之以恒，不要随便中断，但要避免过度运动，反而使病情加重。

九、口服降糖药物治疗护理

口服降糖药主要有磺脲类和双胍类，是治疗大多数 2 型的有效药物。

（一）磺脲类

磺脲类包括 D860、优降糖、达美康、美吡哒、格列波脲、糖适平等。

1.作用机制

主要是刺激胰岛 β 细胞释放胰岛素，还可以减少肝糖原输出，增加周围组织对糖的利用。

2.适应证与禁忌证

只适用于胰岛 β 细胞有分泌胰岛素功能者。①2 型的轻、中度患者；②单纯饮食治疗无效的 2 型；③1 型和重度糖尿病、有酮症史或出现严重的并发症以及肝、肾疾病和对磺脲类药物过敏者均不宜使用。

3.服药观察事项

（1）磺脲类药物，尤其是优降糖，用药剂量过大时，可发生低血糖反应，甚至低血糖昏迷，如果患者伴有肝、肾功能不全或同时服用一些可以延长磺脲类药物作用时间的药物，如普萘洛尔、苯妥英钠、水杨酸制剂等都可能促进低血糖反应出现。

（2）胃肠道反应，如恶心、厌食、腹泻等。出现这些不良反应时，服用制酸剂可以使症状减轻。

（3）出现较少的不良反应如变态反应，表现为皮肤红斑、荨麻疹。

（4）发生粒细胞减少、血小板减少、全血细胞减少和溶血性贫血。这些症状常出现在用药 6～8 周后，出现这些症状或不良反应时，应及时停药和予以相应处理。

（二）双胍类

常用药物有二甲双胍。苯乙双胍现已少用。

1.作用机制

双胍类降糖药可增加外周组织对葡萄糖的利用，减少糖原异生，使肝糖原输出下降，也可通过抑制肠道吸收葡萄糖、氨基酸、脂肪、胆固醇来发挥作用。

2.适应证

（1）主要用于治疗 2 型中经饮食控制失败者。

（2）肥胖需减重但又难控制饮食者。

（3）1 型用胰岛素后血糖不稳定者可加服二甲双胍。

（4）已试用磺脲类药物或已加用运动治疗失效时。

3.禁忌证

(1)凡肝肾功能不好、低血容量等用此药物易引发乳酸性酸中毒。

(2)1型糖尿病者不能单用此药。

(3)有严重糖尿病并发症。

4.服药观察事项

服用本药易发生胃肠道反应,因有效剂量与发生不良反应剂量很接近,常见胃肠症状有厌食、恶心、呕吐、腹胀、腹泻等;多发生在用药1~2天内,易致体重下降,故消瘦者慎用。双胍类药物可抑制维生素B_{12}吸收,导致维生素B_{12}缺乏;可引起乳酸性酸中毒;长期服用可致嗜睡、头昏、倦怠、乏力。

十、胰岛素治疗护理

胰岛素能加速糖利用,抑制糖原异生以降低血糖,并改善脂肪和蛋白质代谢,目前使用的胰岛素制剂是从家畜(牛、猪)或鱼的胰腺制取,现已有人工基因重组合成的人胰岛素也常用,如诺和灵、优泌林等。因胰岛素是一种蛋白质,口服后易被消化酶破坏而失效,故需用注射法给药。

(一)适应证

胰岛素治疗的适应证:①1型患者;②重型消瘦型;③糖尿病急性并发症或有严重心、肾、眼并发症的糖尿病;④饮食控制或口服降糖药不能控制病情时;⑤外科大手术前后;⑥妊娠期、分娩期。

(二)制剂类型

可分为速(短)效、中效和长效三种。三种均可经皮下或肌内注射,而仅短效胰岛素可作静脉注射用。

(三)注意事项

(1)胰岛素的保存:长效及中效胰岛素在5℃可放置3年效价不变,而普通胰岛素(RI)在5℃放置3个月后效价稍减。一般而言,中效及长效胰岛素比RI稳定。胰岛素在使用时放在室温中1个月效价不会改变。胰岛素不能冰冻,温度太低可使胰岛素变性。在使用前应注意观察,如发现有异样或结成小粒的情况应弃之不用。

(2)注射胰岛素剂量需准确,用1 mL注射器抽吸。要注意剂量换算,有的胰岛素1 mL内含40 U,也有含80 U、100 U的,必须分清,注意不要把U误认为mL。

(3)使用时注意胰岛素的有效期,一般各种胰岛素出厂后有效期多为1~2年,过期胰岛素影响效价。

(4)用具和消毒:1 mL玻璃注射器及针头用高压蒸气消毒最理想,在家庭中可采用75%乙醇浸泡法,每周用水煮沸15分钟。现多采用一次性注射器、笔式胰岛素注射器等。

(5)混合胰岛素的抽吸:普通胰岛素(RI)和鱼精蛋白锌胰岛素(PZI)同时注射时要先抽RI后抽PZI并充分混匀,因为RI是酸性,其溶液不含酸碱缓冲液,而PZI则含缓冲液,若先抽PZI则可能使RI因pH改变而变性,反之,如果把小量RI混至PZI中,因PZI有缓冲液,对pH的影响不大。另外RI与PZI混合后,在混合液中RI的含量减少,而PZI含量增加,这是因为PZI里面所含鱼精蛋白锌只有一部分和胰岛素结合,一部分没有结合,当RI与其混合后,没有结合的一部分能和加入的RI结合,使其变成PZI。大约1U可结合0.5U,也有人认为可以结合1U。

(6)注射部位的选择与轮替:胰岛素采用皮下注射法,宜选择皮肤疏松部位,如上臂三角肌、臀大肌、股部、腹部等,若患者自己注射以股部和腹部最方便。注射部位要有计划地轮替进行(左肩→右肩→左股→右股→左臀→右臀→腹部→左肩),针眼之间应间隔 1.5~2 cm,1 周内不要在同一部位注射 2 次。以免形成局部硬结,影响药物的吸收及疗效。

(7)经常运动的部位会造成胰岛素吸收太快,应避免注射。吸收速度依注射部位而定,如普通胰岛素(RI)注射于三角肌后吸收速度快于大腿前侧,大腿、腹部注射又快于臀部。

(8)餐前 15~30 分钟注射胰岛素,严格要求患者按时就餐,注射时间与进餐时间要密切配合好,防止低血糖反应的发生。

(9)各种原因引起的食欲缺乏、进食量少或因胃肠道疾病呕吐、腹泻、而未及时减少胰岛素用量,都可引起低血糖,因此注射前要注意患者的病情变化,询问进食情况,如有异常,及时报告医师做相应处理。

(10)如从动物胰岛素改换成人胰岛素,则应减少剂量,大约减少 1/4 剂量。

(四)不良反应观察

1.低血糖反应

低血糖反应是最常见不良反应,其反应有饥饿、头晕、软弱、心悸、出汗、脉速等,重者晕厥、昏迷、癫痫等,轻者进食饼干、糖水,重者静脉注射 50% 的葡萄糖 20~40 mL。

2.变态反应

极少数人有,如荨麻疹、血管神经性水肿、紫癜等。可用抗组织胺类药物,重者需调换胰岛素剂型,或采用脱敏疗法。

3.胰岛素性水肿

胰岛素性水肿多发生在糖尿病控制不良、糖代谢显著失调经胰岛素治疗迅速得到控制时出现。表现为下肢轻度水肿直至全身性水肿,可自然消退。处理方法主要给患者低盐饮食、限制水的摄入,必要时给予利尿剂。

4.局部反应

注射部位红肿、发痒、硬结、皮下脂肪萎缩等,多见于小儿与青年。预防可采用高纯度胰岛素制剂,注射部位轮替、胰岛素深部注射法。

十一、慢性并发症的护理

(一)感染的预防护理

糖尿病患者因三大代谢紊乱,机体抵抗力下降,易发生各种感染,因此,需采取以下护理措施。

(1)加强皮肤护理:因高血糖及维生素 B 代谢紊乱,可致皮肤干燥、发痒;在酮症酸中毒时酮体自汗腺排出可刺激皮肤而致瘙痒。故须勤沐浴,以减轻刺痒,避免因皮肤抓伤而引起感染,皮肤干燥者可涂擦羊毛脂保护。

(2)女患者因尿糖刺激,外阴常瘙痒,必须每晚用温水清洗,尿后可用 4% 硼酸液冲洗。

(3)对皮肤感觉障碍者,应避免任何刺激。避免用热水袋保暖,防止烫伤。

(4)每晚用温水泡脚,水温不宜过热,防止烫伤。穿宽松柔软鞋袜,修剪趾甲勿损伤皮肤,以免发生感染,形成糖尿病足。

(5)保持口腔卫生,坚持早晚刷牙,饭后漱口,酮症酸中毒患者口腔有烂苹果味,必须加强口腔护理。

（6）嘱患者预防呼吸系统感染，及时增减衣服，注意保暖，已有感染时，应及时治疗，预防并发肺炎。

（7）根据细菌感染的病变部位，进行针对性观察护理。如泌尿道感染时，要注意有无排尿困难、尿少、尿频、尿痛等症状，注意尿标本的收集，保持外阴部清洁；皮肤化脓感染时进行清洁换药。

（二）糖尿病肾脏病变护理

除积极控制高血糖外，主要是限制患者活动，给予低盐高蛋白饮食，对应用激素的患者，注意观察用药效果和不良反应。一旦出现肾衰竭，则需限制蛋白。由于肾衰竭，胰岛素灭活减弱，一些应用胰岛素治疗的患者，常因胰岛素未能及时调整而产生低血糖反应，甚至低血糖昏迷。

（三）神经病变的护理

（1）密切观察病情，及早控制高血糖，以减轻或预防神经病变。

（2）对于因周围神经损害而剧烈疼痛者除用止痛剂及大量维生素 B_1 外，要进行局部按摩和理疗，以改善血液循环。对于那些痛觉异常过敏，不能接触皮肤，甚至接触被服亦难忍受者，要注意室内保暖，用支撑架支撑被褥，以避免接触引起的剧痛，并注意安慰患者，解除其烦恼。教会患者每天检查足部，预防糖尿病足的发生。

（3）如出现五更泻或膀胱收缩无力等自主神经症状，要注意勤换内裤、被褥，做好肛周清洁护理，防止损伤肛周皮肤。

（4）对膀胱收缩无力者，鼓励患者定时自行解小便和按压下腹部尽量排出残余尿，并要训练患者白天每 2～3 小时排尿一次，以弥补排尿感缺乏造成的不足。尿潴留明显须导尿时应严格无菌技术操作，采用闭式引流，每天用 1∶5 000 呋喃西林液冲洗膀胱，病情允许时尽早拔尿管。

（5）颅神经损害者，依不同病变部位采取不同的措施，如面神经损害影响眼睛不能闭合时，应注意保护眼睛，定期涂眼膏、戴眼罩。第Ⅸ、Ⅹ对颅神经损害进食困难者，应鼻饲流质饮食、维持营养，并防止吸入性肺炎、口腔炎及化脓性腮腺炎的发生。

（四）糖尿病足的护理

1.原因

因糖尿病引起神经功能缺损及循环障碍，引起下肢及足部缺血、疼痛、麻木、感觉异常。40 岁以上糖尿病患者或糖尿病病史 10 年以上者，糖尿病足的发病率明显增高。

2.糖尿病足的危险信号

（1）吸烟者，因为吸烟可使循环障碍加重。

（2）末梢神经感觉丧失及末梢动脉搏动减弱或消失者。

（3）足的畸形如高足弓爪形趾者。

（4）有足部溃疡或截肢史者。

3.护理措施

（1）每天查足部是否有水泡、裂口、擦伤以及其他异常改变。如发现有皮肤发红、肿胀或脓肿等感染征象时，应立即到医院治疗。

（2）每天晚上用温水（低于 40 ℃）及软皂洗足，用柔软而吸水性强的毛巾，轻柔地将脚擦干。然后用羊毛脂或植物油涂抹并按摩足部皮肤，以保护皮肤的柔软性，防止干燥。

（3）如为汗脚者，可放少许滑石粉于趾间、鞋里及袜中。

（4）勿赤足行走，以免足部受伤。

(5)严禁用强烈的消毒药物如碘酒等,避免使用侵蚀性药物抹擦鸡眼和胼胝。

(6)为防止烫伤足,禁用热水袋、电热毯及其他热源温暖足部。可通过多穿袜子、穿护脚套等保暖。但不要有松紧带,以免妨碍血液循环。

(7)足部变形者应选择质地柔软、透气性好,鞋头宽大的运动鞋或软底布鞋。

(8)每天做小腿和足部运动,以改善血液循环。

(9)若趾甲干脆,可用1%的硼砂温水浸泡半小时,以软化趾甲。

(10)指导患者每天检查并按摩双脚,注意足部皮肤颜色、完整性、表面温度及感染征象等。

十二、急性并发症抢救护理

(一)酮症酸中毒的护理

(1)按糖尿病及昏迷护理常规。

(2)密切观察 T、P、R、BP、神志以及全身症状,尤其要注意呼吸的气味,深度和频度的改变。

(3)留好标本提供诊治依据:尽快留取好血糖、钾、钠、氯、CO_2 结合力、肾功能、动脉血气分析、尿酮体等标本,及时送检。切勿在输液肢体抽取血标本,以免影响化验结果。

(4)患者入院后立即建立两条静脉通道,一条通道用以输入胰岛素,另一条通道主要用于大量补液及输入抗生素和碱性液体、电解质,以维持水电解质及酸碱平衡。

(5)采用小剂量胰岛素疗法,按胰岛素 4~10 U/h,如 24 U 胰岛素加入 1 000 mL 生理盐水中静脉滴注,调整好输液速度 250 mL/h,70 滴/分钟左右,最好使用输液泵调节。

(6)禁食,待神志清醒后改为糖尿病半流或普食。

(7)做好基础护理,预防皮肤、口腔、肺部及泌尿系统感染等并发症。

(二)低血糖的护理

(1)首先了解胰岛素治疗情况,根据低血糖临床表现做出正确判断(与低血糖昏迷鉴别)。

(2)立即测定血糖浓度。

(3)休息与补糖:低血糖发作时卧床休息,轻者食用少量馒头、饼干等食物,重者(血糖低于 2.7 mmol/L)立即口服或静脉注射 50% 葡萄糖 40~60 mL。

(4)心理护理:对神志清楚者,给予精神安慰,嘱其勿紧张,主动配合治疗。

(三)高渗非酮性昏迷的护理

(1)按糖尿病及昏迷护理常规。

(2)严密观察患者神志、精神、体温、脉搏、呼吸、血压、瞳孔等变化。

(3)入院后立即采集血糖、乳酸、CO_2 结合力、血 pH、K^+、Na^+、Cl^- 及血、尿渗透压标本送检,并注意观察其结果,及时提供诊断治疗依据。

(4)立即建立静脉通道,做好补液护理,补液内容应依据所测得的血生化指标参数,正确选择输液种类。无血压下降者遵医嘱静脉滴注低渗盐水(0.45%~0.6%),输入时速度宜慢,慎防发生静脉内溶血及血压下降,注意观察血压、血钠、血糖情况。小剂量应用胰岛素,在血糖稳步下降的同时,严密观察患者有无低血糖的症状,一旦发现及时与医师联系进行处理。补钾时,注意液体勿渗出血管外,以免血管周围组织坏死。

(5)按昏迷护理常规,做好基础护理。

(张　璐)

第二节 甲状腺功能亢进症

护理工作是临床工作的重要组成部分,治疗计划必须依靠周密的护理来落实。甲状腺功能亢进症是一组常见的内分泌疾病,临床主要表现高代谢综合征,神经、心血管系统等功能异常,甲状腺肿大等特征,对患者的全身影响较大。对这些患者,护理人员要根据病情变化给予适当护理,创造各种有利的康复条件;尤其是手术前后的观察与护理是否仔细、合理、周到、及时,直接关系到手术的成败和患者的生命。因此,每一位护理工作者都必须具有高度的责任感,十分重视并切实做好护理工作,促使患者早日康复。

一、内科治疗的护理

(一)心理护理

甲亢患者往往有神经过敏、焦虑、多疑、易怒等表现,因此,医护人员应关心、体贴与谅解患者,态度和蔼,语言温和,给予精神安慰,耐心解释病情,说明病情与精神因素的关系,避免各种不良刺激,使患者解除思想顾虑,保持情绪稳定,树立战胜疾病的信心,并协助医师指导患者密切配合治疗方案的实施和护理工作正常开展。

(二)充分休息

病情重、心功能不全或合并严重感染的患者,要严格卧床休息,保持环境安静、清洁、空气流通,室温以 20 ℃左右为最佳,无强光,避免不良环境刺激;有条件时,安排患者住安静的单间或小房间。病情轻的患者可下床活动,以不感到疲劳为度;对精神过度紧张或失眠严重者可口服安眠药。

(三)饮食护理

由于患者代谢率高,能量消耗较大,易饿且食欲亢进,故应供应足够的热量,丰富的维生素和蛋白质,餐次可以根据患者病情需要适当调整并多给饮料。对血容量不足者,每天补充水分 3 000 mL 以上,以弥补因出汗多而丢失的水分。但应禁饮浓茶或咖啡之类刺激性饮料,以免患者过于兴奋。患者腹泻时应给含纤维素少且容易消化的软食。

(四)加强生活护理

甲亢患者多汗、易受凉感冒,需要给患者温水洗澡或擦身,勤更换内衣及床单、被套,保持衣服、床铺清洁干燥,使患者舒适。保持皮肤卫生,促进皮肤代谢。

(五)病情观察

患者入院时应测体重(甲亢患者的主要特征是食欲亢进而渐消瘦),以后每周应测量体重一次,以观察其变化,每天测脉率、体温四次,以提供治疗是否有效及病情有无好转的参考依据。

(六)抗甲状腺药物治疗的护理

护理人员应按时发药,并协助患者服下,同时告诉患者坚持服药的重要性,使患者主动配合。此类药物的主要不良反应是粒细胞减少(常有咽痛、发热、乏力、关节酸痛等表现)与药疹(表现为瘙痒、荨麻疹和非常少见的血清病),因此在服药期间应注意观察其不良反应。为加强监测,应将上述症状告诉患者,一旦出现,马上与医师联系及时处理,并进行保护性隔离,房间内要定时进行紫外线照射,严格执行隔离制度,避免交叉感染。

此外,还需观察患者服药后有无怕冷、乏力、水肿、嗜睡、体重增加过快等甲状腺功能减退等的表现,如有上述症状及时报告医师,以提供减少药量的依据。

（七）特殊检查的护理

1.摄取^{131}I率测定

嘱患者禁服含碘的药物或食物1个月以上,如含碘中药、海产品、碘剂、溴剂,甲状腺制剂和硫脲类药物也要停服1个月以上;如用含碘造影剂至少要间隔3个月以后才能进行此项检查,否则影响测定结果。妊娠、哺乳期不宜作此检查。检查日清晨空腹。

2.T_3抑制试验

除了摄取碘率的要求外,对老年人或冠心病者,不宜作此试验。在进行此项试验期间,口服甲状腺制剂,要密切观察药物反应,如有心率明显增快或明显高代谢状态等不良反应时,及时报告医师停止试验,以防意外。

3.TRH兴奋试验

进行此项试验时,抽取TRH试剂,剂量要准确,推注过程中要严密观察恶心、呕吐、心悸、心率增快等不良反应。一旦发生,及时与医师联系进行处理。

（八）症状护理

1.甲状腺危象

发现甲状腺危象时,应速告医师积极配合抢救。

（1）安排患者住单人房间,保持安静,温度、湿度凉爽适宜,夏天可用冰块、电扇或空调使室温下降,保证通风良好,注意房间卫生,使患者有一个舒适的环境,避免各种因素刺激及精神紧张。

（2）嘱患者绝对卧床,做好心理和生活护理,鼓励患者多饮水,进高热量、高蛋白、高维生素饮食。

（3）保证静脉输液通道畅通,抢救药品及时,输入适量液体及维生素,如静脉滴注复方碘溶液,应使用黑纸将输液瓶、输液管全部包上,避免光照,同时注意变态反应,根据病情及时调整滴速,注意不要使液体渗出血管外,以免造成组织损伤,因碘溶液对血管刺激性大,温度过高或滴速过快都会引起静脉炎,故需密切观察预防静脉炎的发生。年纪大有心脏病的患者应注意输液速度不要太快,避免加重心脏负担,必要时给予吸氧以减轻组织缺氧。

（4）治疗、护理时间尽量安排集中,控制探视人员,以保证患者安静休息。

（5）患者如有发热,则按高热护理常规用退热药物、冬眠药物、物理降温等综合方法,尽量保持患者体温在37℃左右。腹泻严重患者应注意肛周护理,便后清洁肛门,预防肛周感染。

（6）对有精神症状或昏迷患者,除按昏迷患者常规护理外,要注意患者的安全,必要时加床挡,防止坠床。术后患者引流管保持通畅,要固定可靠,不可因翻身等活动而滑落。

（7）准确记录出入量及护理记录,密切观察神志及生命体征,并及时与医师联系,配合抢救。

2.浸润性突眼

患者由于高度突眼,不能闭合,结膜和角膜经常暴露,夜眠时易受外界刺激,引起充血、水肿,继而感染,故应加强对眼睛的保护。患者白天戴墨镜,以防灰尘刺激,应用抗生素眼膏,防止角膜干燥;睡眠前涂眼药膏,并用清洁纱布覆盖;睡眠时取垫高头部卧位,以减轻眼部肿胀;限制食盐及入水量,必要时可用适量利尿剂。应用糖皮质激素及其他免疫抑制剂的过程中,必须严密观察各种药物的不良反应,加定期检测末梢血常规、血压等变化,经常与医师联系,一旦出现不良反应,以便及时治疗。

3.心悸、心律失常

测脉搏时应注意脉率和节律,发现异常及时告知医师。

（九）出院指导

(1)帮助患者了解发生甲亢或使甲亢加重的有关因素,避免精神刺激和过度疲劳,保持身心愉快和健康。

(2)树立战胜疾病的信心,坚持在医师指导下服药,不能随意停药;出院后定期门诊就医,需要遵照医师的嘱咐调整药物剂量,并定时检查血常规,防止白细胞减少等不良反应。

(3)注意进行高蛋白、高热量饮食,保证足够饮料,以防出汗过多丢失水分。不喝浓茶和咖啡等刺激性饮料,尽可能不吃含碘高的海产品食物。

二、^{131}I治疗的护理

甲亢^{131}I治疗的护理包括治疗前护理、治疗中护理、治疗后护理。

（一）治疗前护理

(1)治疗前4周应告知患者禁用影响甲状腺摄取^{131}I功能的物质,以便较多的^{131}I进入甲状腺组织,发挥其放射作用。这些食物、药物如下。①含碘食物:海带、紫菜、海鱼、海蟹、海米等。②含碘药物:卢戈液、碘化钾、非油剂X线造影剂、外用碘酒、油剂X线造影剂等。③含溴等药物:水合氯醛、健脑合剂、三溴片、溴丙胺太林、过氯酸钾等。④含碘中药:海藻、昆布等。

(2)严重甲亢和甲亢性心脏病患者,应在服^{131}I前先用抗甲状腺药物控制症状,然后停药3～5天,再给^{131}I治疗。

(3)服药前应向患者解释^{131}I治疗甲亢的原理及有关注意事项,以消除患者对放射性治疗的恐惧心理,积极配合治疗。^{131}I治疗后释放的β射线射程仅数毫米(0.5～2 mm),半衰期短(半衰期为8.04天,在甲状腺内有效半衰期平均为3.5～4.5天);同时甲状腺具有高度选择性摄取^{131}I的能力,对周围组织一般无影响(一般年龄大敏感性较差,年龄小敏感性较高),因此治疗是十分安全的。必须要求患者密切配合,按时按量服用。

(4)甲状腺癌患者治疗时应住在有放射防护的病室。

(5)治疗前应作有关的检查,如甲状腺摄^{131}I率、有效半衰期、甲状腺扫描、血常规、尿常规、胸透、心电图及基础代谢率测定等。

(6)口服药物前应事先了解患者有无药物过敏史,如有过敏史,应作好处理变态反应的准备。

（二）治疗中的护理

^{131}I治疗中的药物反应、不良反应的观察与处理是护理工作的重点。

1.全身反应

^{131}I治疗后,患者常见的是消化系统反应,在服药后当天或数天后出现,如厌食、恶心、呕吐等。此外,尚有周身乏力、头晕、皮肤瘙痒、皮疹等,少数患者诉有甲状腺部位疼痛。以上反应常与个体敏感性有关,经对症处理及休息后均能消失。

2.局部反应

主要是由于应用^{131}I后引起甲状腺水肿及放射性甲状腺炎所致。患者有甲状腺部位发痒、有压迫感、喉痛、颈部不适等,常持续数天或数周。症状明显者可给予对症处理,一般均会自愈,不需特殊处理。

3.白细胞减少

多数病例服^{131}I后白细胞变化不大,个别病例使用较大剂量后,可产生暂时性白细胞减少,但大多数均能恢复正常。

4.甲亢症状加剧

多发生于^{131}I治疗后的最初两周内。甲亢症状较治疗前明显,如心悸、出汗、头昏、手抖、腹泻及消瘦等。凡甲亢症状严重的患者,最好先以抗甲状腺药物进行预备治疗,控制症状后,再行^{131}I治疗,这样可减少^{131}I治疗后出现甲亢症状加重的现象。如果病情严重,事先未以抗甲状腺药物进行预备治疗,少数患者用^{131}I治疗后甚至可出现甲状腺危象,但多有诱因,如感染等,严重者可危及生命,故应提高警惕。为了防止甲状腺危象的发生,甲亢症状明显者,宜采用分次给药法。分次给药时,如第一个剂量服用后发生不良反应,则应暂停给第二个剂量,并需立即进行适当处理,观察一个阶段,待不良反应改善后,再给第二个剂量。

患者发生甲状腺危象后表现为:精神烦躁不安、心跳加快、心房纤颤、脉压增大、出汗、高热、水肿等。一旦发生甲状腺危象应立即通知医师并马上抢救,可注射或服用大量碘剂,服用足量的抗甲状腺药物,同时采用降温、人工冬眠、镇静、抗生素、激素、输液等。如伴有心率过快或心房纤颤应给予洋地黄、普萘洛尔等药物以控制心动过速和心律不齐。

(三)治疗后的护理

(1)服^{131}I后两小时方可进食,以免影响^{131}I的吸收。

(2)治疗后需禁用含碘食物及药物,以免影响^{131}I的吸收而影响治疗效果。

(3)患者服^{131}I后,应根据其病情休息一段时间,避免剧烈活动。

(4)治疗甲亢时,应收集服^{131}I后开始1~2天的小便,并用水稀释至允许剂量(^{131}I在露天水源中的限制浓度为22.2MBq/L)后,再排入下水道内或在专门的厕所内处理。

治疗甲状腺癌时,因用量较大,在服治疗量的^{131}I后,患者应予隔离,在规定范围内活动。服药后一周内的小便应按上述方法处理。

(5)注意甲状腺功能减退的发生:^{131}I治疗后少数患者(约12%)可发生甲状腺功能减退的并发症;多在2~6个月内发生,有的可在数年后发生。多数患者甲状腺功能减退症状较轻,一般经6~9个月即可自行缓解(这是由于暂时受射线抑制的甲状腺细胞有所恢复或残留的甲状腺组织代偿增生所致);但少数(2%~5%)可发生永久性甲状腺功能减退。

甲状腺功能减退发生的主要原因,一是由于^{131}I的用药剂量过大,破坏甲状腺组织过多,造成甲状腺功能不足;另一原因是个体敏感性问题,一般认为病程短、未经抗甲状腺药物治疗、甲状腺不大、手术后复发的甲亢患者对^{131}I较敏感,治疗剂量应偏低。

发生甲状腺功能减退后,应根据病情程度,采用甲状腺片做替代治疗,用量可为每次30~60 mg,每天2~3次;亦可采用L-三碘甲状腺原氨酸(L-T$_3$),每次20 mg,每天2~4次;此外,可根据中医辨证论治给予金匮肾气丸、右归丸等。中药治疗能帮助减轻患者症状。

(6)对生育及遗传的影响 国内外的几十年临床实践证明,甲亢患者,经^{131}I治疗后生育力不受影响,生育的子女都是健康的,先天性畸形、早产儿、死胎的发生率未见增加。

(7)如误服过量的^{131}I后,应立即进行处理。尽量减少^{131}I对人体的辐射剂量,避免远期效应的发生。

紧急处理要求:①立即阻断^{131}I进入甲状腺;②加速血液内的^{131}I自肾排出;③使已进入甲状

腺的有机^{131}I化合物分泌至血液后,分解下的^{131}I不再被甲状腺重吸收。

处理方法:①口服过氯酸钾 200~300 mg,每天 3 次;口服碘化钾 40 mg,每天一次,以阻断^{131}I进入甲状腺。②口服双氢克尿噻,开始两天每天 2 次,每次 50 mg;亦可用其他利尿措施以加速^{131}I自尿液排出。③口服氯化钾每天 3~4 次,每次 1 g,以补充钾盐。④口服他巴唑,每天3 次,每次 20 mg,以阻断^{131}I在甲状腺内有机化。如服^{131}I量较大,应收集尿液进行放射性测定,以观察排出量占误服量的百分数。

总之,误服^{131}I后应争分夺秒,及时处理。处理时间越早,尿内放射性排出量就越多。若时间延误,由于^{131}I被甲状腺摄取后,结合成有机^{131}I,其排出率会随之减少。误服后应在数小时内抓紧处理,如发现较迟或因故不能及时处理时(此时体内^{131}I已大部分为甲状腺摄取),应设法促使甲状腺内有机化的^{131}I排出,方能减低辐射剂量。

三、手术前后的护理

(一)术前护理

1.一般准备

术前除做全面体检及必要化验(如血、尿、粪三大常规、出凝血时间、血型)及常规胸部透视外,常需作钡餐检查以显示气管移位和受压情况,喉镜检查以确定声带功能,心电图检查以了解有无心功能异常。必要时,还应对肺、肾、肝等功能进行检查。

2.测定基础代谢率(BMR)

BMR 系指机体在清醒安静状态,无精神紧张、进食、活动及外界温度影响下的能量消耗率。甲亢患者手术前必须作 BMR 的测定,以便了解患者甲状腺的功能状态。可根据脉压和脉率计算,或用基础代谢测定器测定。后者较可靠,前者简便易行。常用公式:

BMR(%)=脉率+脉压-111

BMR(%)=0.75 ×(脉率+脉压×0.74)-72

应用上面常用公式计算 BMR 在半数以上的患者有误差,误差率可达 10%;也不适用于心律失常。

BMR 正常值为±10%。轻度甲亢为+20%~+30%;中度为+30%~+60%;重度则在+60%以上。BMR 增高程度与病情严重程度相平行。测定 BMR,能使外科医师及时了解患者的甲状腺功能情况,以便确定手术时间。一般要求 BMR 在+20%以下方能手术。

测定 BMR 时要求患者每天早晨醒后静卧,由当班护士测定患者的血压、脉搏,力求精确,最好连续测定 3 次,取其平均值。然后按以上公式计算,如此连续测定 3 天。如用仪器测定时,检查的前 1 天晚上嘱患者安静休息,必要时服安眠药。检查日早晨,用推车将患者送至基础代谢测定室。在此过程中应尽量让患者少活动。

3.药物准备

甲亢患者伴高代谢情况下进行手术,危险性很大,有可能在术中会发生难以控制的出血和重要组织的损伤,甚至发生甲状腺危象,造成术后死亡,故周密的术前准备,完全控制甲亢症状是保证手术顺利进行和预防并发症的关键。术前准备的方法有多种,基本药物是碘剂,可根据患者具体情况联合其他药物。

(1)抗甲状腺药物加碘剂法:是目前应用最普遍的方法,特点是效果确切,安全性高;缺点是用药时间长。适用于抗甲状腺药物治疗有效并能耐受较长时间用药的甲亢患者。甲亢患者一般先在门诊或内科服用抗甲状腺药物 4～8 周,症状基本控制后,再入外科治疗,此时应继续服用抗甲状腺药物,同时加用碘剂。碘化物对增生状态中的甲状腺作用是:①在最初 24～48 小时内阻滞碘的有机化环节。②阻滞甲状腺球蛋内分解,抑制甲状腺激素释放。③使滤泡细胞退化,甲状腺的血流量减少,脆性降低,腺体因而变小变硬,易于手术。服碘期间应严密观察患者有无变态反应;为减少碘剂对口腔黏膜和胃黏膜的刺激,可用开水稀释并于饭后服下或滴于吸水固体食物上如饼干等服用。硫氧嘧啶类药物可阻止甲状腺激素的合成,但在服用过程中,能使甲状腺肿大、充血,并有白细胞降低或出现药疹等不良反应,应注意观察。

芦戈液的服用方法:芦戈液的配方为碘酊 5 g,碘化钾 10 g,加蒸馏水 100 mL。每滴溶液含无机碘 6 mg,明显高于人体每天所需碘量(0.1～1.2 mg)。通常剂量是以每天 3 次口服,每次 3 滴开始,逐日每次增加 1 滴,直到每次 16 滴为止,然后维持此剂量至手术。而另一种主张每次 5～10 滴,每天 3 次。一般经过 1～2 周联合用药后,患者情绪安定,睡眠好转,体重增加,BMR 下降至 +20% 以下,脉率稳定在 90 次/分以下;而甲状腺体积缩小,变硬,血管震颤减小。此时为"适当的手术时间",即应施行手术。因为碘剂的抑制作用只是暂时的,如错过这一时机,服用过久或突然停服,可招致大量甲状腺激素进入血循环,使甲亢症状重新出现,甚或加重。因此,在对甲亢患者作术前准备过程中,必须细心观察病情,指导患者正确、准确服用碘剂,严格准确掌握上述"适当的手术时间"。

需要说明,"适当的手术时间"一般是以 BMR 接近正常与否来决定,但亦不宜完全以此为标准,应同时参考全身情况,尤其是循环系统情况的改善。脉率的降低、脉压的恢复正常等,常是"适当的手术时间"的重要标志。

(2)普萘洛尔加碘剂:普萘洛尔是一种 β-肾上腺受体阻滞剂。由于普萘洛尔能较快地控制甲亢患者心率和其他交感神经兴奋症状,一般用药 48 小时内心率即可明显下降,心悸、出汗、手指震颤等症状亦逐渐好转,所以可以用于快速术前准备的患者以及抗甲状腺药物治疗无效或不能耐受的患者。但是,应用普萘洛尔后,患者血清中甲状腺激素的水平无明显变化,据文献报道其发生甲状腺危象的概率高于常规准备者。因此,目前多数学者不主张单独使用普萘洛尔作原发甲亢的术前准备,仅对某些症状较轻的结节性甲状腺肿合并甲亢或高功能腺瘤的患者单独应用普萘洛尔作术前准备。

对于常规应用抗甲状腺药物不能耐受或作用不显著的病例,或需要在短时间内手术的病例,可采取碘剂联合应用普萘洛尔的准备方法。普萘洛尔的剂量随临床症状及心率而定。一般用 10～20 毫克/次,若有必要可增加至 20～40 毫克/次,每 6 小时口服一次。以后根据每天上午服药前脉率变化而改变普萘洛尔剂量。脉率超过 90 次/分,可逐渐增加剂量。多数患者术前应用普萘洛尔剂量达 240～480 毫克/天时,情绪安定,睡眠好转,体重增加,BMR 下降至 +20% 以下,脉率稳定在 90 次/分以下,表明准备就绪,即可手术。

应用本法前必须注意:①有支气管哮喘、心肌病或有较严重的心传导阻滞者忌用。②用于甲亢时,所需要的剂量较用于其它疾病时大。③不能口服者可给予静脉注射。④手术后数天内,应继续服药,直至代谢恢复正常。⑤麻醉前忌用阿托品。

4.术前体位训练

术前 3 天让患者双肩垫高 20～30 cm,仰头平卧 2 小时,每天 1～2 次,利于耐受手术时的特殊体位。

（二）术前一天准备

1.患者身体的卫生准备

术前一天患者需洗澡、理发、更换衣服。然后准备皮肤，其范围：上至下唇，下至乳头平面，两侧至斜方肌前缘。备皮时注意不要把皮肤刮破，并仔细检查该部皮肤有无毛囊炎及小疖肿。皮肤用肥皂和温水擦洗干净。

2.药物过敏试验

术前一天做普鲁卡因、青霉素或其他抗生素过敏试验，并将皮试结果记录入病历，阳性者应立即通知医师。

3.备血

甲状腺手术中可能出血较多，特别是甲亢或较大甲状腺肿，故术前必须鉴定血型，进行交叉配血试验，作好输血准备。

4.饮食准备

术前 6 小时禁食禁饮，避免麻醉时呕吐误吸。

5.充足的睡眠

手术前一夜，要保证患者充足的睡眠，一般睡前给安眠药或镇静剂。

（三）术后护理

1.术后病房的准备

(1)患者进入手术室后要准备好病房床位，将病床铺成麻醉床，更换床单、被套、枕套。

(2)在床旁常规准备气管切开包、清创包、气管套管、吸痰器、氧气、沙袋等物品。

(3)给全麻患者准备"全麻盘"。

(4)甲亢患者最好置于单间或 ICU 病房，使患者安静休息，同时便于观察护理。

(5)准备好各种有关急救药品。

2.一般护理

(1)体位：当甲状腺手术后，全麻患者未清醒前取平卧位，头偏向一侧，防止呕吐物误吸。苏醒后改为半卧位。于头颈部两侧各放一小沙袋固定，限制头颈部活动，避免伤口出血，并有利于伤口的引流，减轻伤口疼痛。一般甲状腺手术后沙袋固定 12～24 小时。甲亢手术后用沙袋固定时间可较一般甲状腺手术适当延长。沙袋大小为长 15 cm，宽 10 cm。经过高压消毒后应用，沙袋外面可包以塑料薄膜，以保持清洁。

(2)定时测体温，每 30 分钟测脉率、呼吸、血压一次，直至平稳。

(3)继续服用卢戈液，每天 3 次，每次 15 滴开始，逐日每次减少一滴，至每次 3 滴时止。

(4)密切注意切口渗血、引流管引流、发音和吞咽情况，以及是否出现手足抽搐等。引流管一般于术后 24～48 小时拔除。

(5)注意饮食：一般术后 1～2 天内遵照医嘱给予流质饮食，以后根据情况调整饮食。患者有喉上神经内支损伤的呛咳时，为避免误吸，不宜给予流质饮食，应改为成形软食或半流质饮食。若发现甲状旁腺有损伤表现时，饮食中要适当限制肉类和蛋。

(6)保持口腔卫生：患者术后常因伤口疼痛不愿吞咽，口腔内分泌物较多，故术后 1～2 天应给含漱液间断含漱，并加强口腔护理。

(7)防止切口污染：为防止术后呕吐物污染切口，可在颈部下方垫一中单、毛巾或布垫。一旦敷料被污染，要及时更换。

(8)甲状腺术后头痛:术后患者常出现枕部头痛,这可能与手术时头部过度后仰有关,一般几天后可自行消失。若出现上述症状,应向患者耐心解释,消除顾虑,必要时对症处理。

3.术后并发症及护理

甲亢术后可能发生许多严重并发症,必须严密观察,以便及早发现并作紧急处理。

(1)术后出血:术后伤口出血多发生在24~48小时内,尤其多发生在12小时之内,故在此时间内更应经常巡视,加强观察。若发现伤口引流量较多或敷料渗血较多时,应及时通知医师并更换敷料。除观察伤口有无出血外,还应注意颈部两侧及背后,因为有的患者伤口出血时,虽然敷料上染血不多,但血液沿颈部两侧流向背后,此点不可忽视。对甲亢术后,伤口引流管的护理特别重要。要经常检查颈部负压引流管,防止扭曲、折叠和脱落,并30~60分钟挤压一次,保持其通畅;对其引流液的性状、数量要有准确记录。引流管一般放置24~48小时,以观察切口内出血情况和及时引流伤口内的渗血渗液。

正常情况下,一般甲状腺大部切除术后引流的血液来自毛细血管渗血,术后2小时的流血量不应超过20~30 mL,以后每经过2小时引流血量依次减半。术后12~24小时渗液颜色逐渐变淡;仅有少量血清渗出时,即可拔除引流管。

在术后24~48小时内,如患者颈部迅速增粗,呼吸不畅,同时可有皮下淤血,引流管的引流液异常,严重时发生窒息者,多为伤口出血并压迫气管所致。遇此情况应马上通知医师,立即拆除缝线,敞开伤口,清除血肿,结扎出血的血管。必要时需行气管切开术。

(2)呼吸困难及窒息:是甲亢术后最危急的并发症。多发生在术后48小时内。其原因:①切口内出血压迫气管,多为手术时止血不彻底或血管结扎线滑脱所致。②喉头水肿,由于手术创伤或气管插管引起。③气管塌陷,因气管软骨环长期受甲状腺压迫而软化,术后失去周围组织支撑所致。④黏痰堵塞,患者术后不敢咳嗽,黏稠痰液堵塞于气管中。⑤双侧喉返神经损伤,使声带麻痹。⑥伤口敷料包扎过紧、软组织异常肿胀等造成气管受压。上述这些原因可造成呼吸困难,甚至发生窒息,其中以前三种原因常见。因此在护理过程中必须注意以下几点。应注意发音情况,有无声嘶、失语等;注意呼吸频率和深浅,呼吸声音有无改变,口唇是否发绀等。

患者自述有胸闷、气憋感时,要检查敷料包扎是否过紧,有无出血及颈部皮下淤血和软组织肿胀和引流管的引流情况。

为防止发生窒息,须注意下述情况的处理:①术后痰多而又不易咳出者,要针对原因,做好保持呼吸道通畅的护理,警惕痰液堵塞呼吸道。首先鼓励患者将痰咳出;对痰黏稠者应给予超声雾化吸入,使痰液稀释易咳出;对痰液咳出困难者,应立即吸痰或协助患者将痰咳出,必要时作气管插管或气管切开。②全麻术后患者发生喉头水肿的机会较多,术后可给予蒸气吸入。一旦发生,应遵医嘱给地塞米松吸入或用肾上腺素、麻黄素行喉头喷雾。③当发现颈部软组织肿胀时,及时报告医师。④有气管软化者为防止气管塌陷窒息,术后要特别注意观察呼吸情况。一般在术后4~5小时,若出现吸气性呼吸困难时,应即刻报告医师。必要时立即行气管切开术,再根据情况作进一步处理。⑥术后出血处理。

(3)喉上、喉返神经损伤:喉上神经外侧支受损伤,可使声带松弛,音调降低,但不引起误咽;喉上神经内侧支损伤,进食时(尤其是饮水时),由于喉部黏膜感觉失灵,食物容易进入气管而呛咳,要注意防止误吸,应遵照医嘱给予成形软食或半流质饮食。

喉返神经被损伤(切断、钳夹或缝扎等)时多出现声嘶、失音,一般手术中多能立即发觉;如在术后2~3天出现者,多因血肿压迫或瘢痕粘连、牵拉等引起。一侧喉返神经损伤时,手术后有不同程度的声音嘶哑；双侧喉返神经损伤时，大都使患者失音，并可造成严重的呼吸困难，甚至窒息，此时，多需行气管切开术。

护理上述神经损伤患者时，要细致、耐心并认真观察。此类患者一般经过针刺、理疗等治疗后，可自行恢复部分功能或完全恢复功能。

（4）对手足抽搐的护理：手足抽搐与甲状旁腺被误切、挫伤或因血液供应障碍所致甲状旁腺分泌不足有关。症状多在手术后 1～4 天出现，多数患者症状轻而短暂，只有面部、唇部或手足部的针刺感、麻木感或强直感，经过 2～3 周后，未受损伤的甲状旁腺代偿性增生肥大，起到代偿作用，症状便可消失。重症患者则有面肌及手足的疼痛性痉挛，肘、腕及掌指关节屈曲，指间关节伸直，大拇指内收，呈鸡爪状。每天多次发作，每次持续 10～20 分钟或更长，严重时可发生喉及膈肌痉挛或窒息致死。

一旦发生此并发症，应适当限制肉类、乳制品和蛋类等食品（含磷较高，能影响钙的吸收）的摄入。抽搐发作时，立即静脉注射 10% 的葡萄糖酸钙或 5% 氯化钙 10～20 mL，可解除痉挛。静脉注射钙剂时，速度要慢，每 5 分钟不超过 1～2 mL，以防止心脏停搏的意外发生；切勿将药液漏于皮下，以免发生组织坏死。症状轻者可口服葡萄糖酸钙或乳酸钙 2～4 g，每天 3 次；并可加服维生素 D_2，每天 5～10 万 U，以促进钙在肠道内的吸收。

（5）甲状腺危象的观察和护理：甲状腺危象发病机制尚不十分清楚，目前认为危象的发生是由多种因素综合作用所引起的：①儿茶酚胺受体增多。②应激：如急性疾病、感染、外科手术等应激状态引起儿茶酚胺释放增多。③血清游离 T_3、T_4 的高水平。④肾上腺皮质激素分泌不足：甲亢时肾上腺皮质激素的合成、分泌和分解代谢率加速，久之使其功能减退，对应激反应减弱等有关。甲状腺危象虽不多见，但危险极大，病死率很高。主要原因是术前准备不充分，在甲亢症状尚未得到控制的情况下，由手术刺激而诱发。症状多出现于术后 12～36 小时内，尤其是术后 24 小时内发生的机会较多，表现为高热、脉速（每分钟达 120 次以上）、烦躁不安，甚至谵妄；有时伴呕吐或腹泻。

具体观察要注意以下几点。①术后体温：突然升高至 39 ℃ 以上，可伴有抽搐、烦躁不安、谵妄等。在排除输液反应而持续高热 4～5 小时不退，多为甲状腺危象体温，也可视为甲状腺危象先兆症状。②术后脉率：应 30～60 分钟测量一次，危象早期可有脉率加快，当脉率超过 100 次/分，除考虑其他原因外，还应注意有无危象先兆。③血压的观察：术后应 1～2 小时测一次血压。若发现收缩压较术前增高 4.0 kPa（30 mmHg）时，可考虑有危象先兆；当收缩压较术前增高 5.3 kPa（40 mmHg）或达到 18.7 kPa（140 mmHg）以上（术前无高血压病史），脉压在 6.7 kPa（50 mmHg）以上时，心率超过 120 次/分，应按甲状腺危象处理，并及时通知医师进行抢救。④除上述观察外，还应注意患者是否有恶心、呕吐、腹泻、呼吸困难等症状。⑤对于甲状腺危象患者的护理，除严密观察体温、脉率、血压、呼吸的变化外，对烦躁不安、谵妄或昏迷的患者要加床挡，防止患者坠床；对高热患者可用冰袋、冰盐水灌肠或乙醇擦浴等物理降温。及时应用肾上腺皮质激素，镇静剂，氧气吸入，口服复方碘溶液，严重者可给碘化钠 1～2 g 加入等渗盐水中作静脉滴注。经上述抢救，病情一般于 36～72 小时开始好转，危象的持续时间可自 1～14 天不等，恢复者多在 1 周左右。⑥作好术前充分准备，待基础代谢率接近正常、循环系统情况改善后始行手术，以及术后继续给予普萘洛尔、碘剂等，都是预防甲状腺危象的重要措施。

（6）甲状腺功能减退：是最主要的远期并发症，其发生率国内文献报道在 15% 左右，多因甲状腺组织切除过多所引起，也可由于残留腺体的血液供应不足所致。临床上出现轻重不等的黏液性水肿症状:皮肤和皮下组织水肿,面部尤甚,按压不留凹痕,且较干燥,毛发疏落。患者常感疲乏,性情淡漠,智力较迟钝,动作缓慢,性欲减退;此外,脉率慢、体温低,基础代谢率降低。对于甲状腺功能减退的患者,要加强心理护理,因 BMR 低,故应注意保暖,并采用甲状腺激素替代治疗,根据临床表现及实验室检查调整用药量。

(7)甲亢复发:复发率 4%～5%,常见于年轻患者,或在妊娠和闭经期妇女;多发生于术后2～5 年之间。其原因为残留甲状腺组织过多、术后血中仍有甲状腺刺激免疫球蛋白(TSI)、饮食中缺碘等。临床表现为手术后重新出现甲亢的症状体征,实验室检查 T_3、T_4 增高,TSH 降低。甲亢复发的再次手术的困难难以估计,易损伤喉返神经和甲状旁腺,因此,除非合并有癌变或有严重的压迫症状者,才考虑手术。对复发甲亢,一般以非手术疗法为主。

(8)术后恶性突眼:原发性甲亢手术后,轻度突眼一般在 1 年内可逐渐好转或无变化,仅少数患者术后突眼会恶化。表现为流泪、畏光、眼内灼痛;部分眼球肌水肿、肥厚,发生运动障碍乃至引起复视。由于眼睑肿胀,不能盖住角膜,致角膜干燥受损,发生溃疡;又由于视神经受到牵拉,逐渐引起视神经萎缩,甚至造成失明。在治疗与护理方面,首先是保护眼睛,如戴墨镜,用 0.5%醋酸可的松溶液点眼,每晚睡前用抗生素眼膏敷眼,并用胶布闭合眼睑,以避免角膜过度暴露;其次是大量应用泼尼松及甲状腺干制剂。

(张　璐)

第三节　甲状腺功能减退症

一、流行病学

甲减是常见的内分泌疾病,可以发生于各个年龄。非缺碘地区甲减患病率为 0.3%～1.0%,60 岁以上的可达 2%。甲减发病以女性多见(男女比例为 1:4～1:5),随着年龄的增长,发病率逐渐增加。临床甲减患病率男性为 0.1%,女性为 1.9%。英国一项大型流行病学调查发现,自发性甲减每年发病率女性为 3.5/1 000 人年,男性 0.8/1 000 人年。

二、病因与发病机制

甲减的病因比较复杂,以原发性多见,其次为垂体性,其他较少见。原发性甲减中又以慢性淋巴细胞性甲状腺炎最常见。

(一)原发性甲减

TT_4 水平降低,在下丘脑-垂体-甲状腺轴的负反馈调节作用下,TSH 水平升高,这是原发性甲减的特点。

自身免疫性甲状腺炎致甲减,可分为甲状腺肿型甲状腺炎和萎缩型甲状腺炎。自身免疫性甲状腺炎血清甲状腺自身抗体阳性,主要包括甲状腺球蛋白抗体(TGAb)、甲状腺过氧化物酶抗体(TPOAb)。细胞因子 IL-2、TNF-α 治疗可导致一过性自身免疫性甲减,病因可能与 TPOAb 相关。

甲状腺手术、放射性[131]I 治疗和抗甲状腺功能亢进症药物是引起医源性甲减的主要原因。

甲状腺大部切除术后甲减发生率,毒性/非毒性结节性甲状腺肿患者(15%)低于 Graves 病患者(术后 10 年后高达 40%);同样,放射性^{131}I 治疗后甲减发生率,毒性结节性甲状腺肿(6%～13%)低于 Graves 病患者(治疗后 10 年后高达 70%)。因鼻咽癌、喉癌等头颈部肿瘤行外照射治疗引起的甲减发生率为 25%～50%,该比例与放射的时间、剂量、范围及随访年限等因素相关。抗甲状腺功能亢进症药物过量导致的甲减一般为可逆性,减量或停药后多可恢复。摄入富碘饮食(如海藻、海带)、含碘药物(如碘化钾、放射性显影剂)过多可引起甲减,原因为碘过多导致 Wolff-Chaikoff 效应“脱逸”不能。另外,锂盐抑制碘转运和甲状腺激素释放,长期锂盐治疗可导致 50%患者出现甲状腺肿,20%患者出现甲减。

亚急性甲状腺炎(简称亚甲炎)、无痛性甲状腺炎、产后甲状腺炎引起的甲减因多数为自限性病程,又称“一过性甲减”。一般认为,亚甲炎的发病与病毒或细菌感染有关,起病前 1～3 周常有病毒性感染的证据,颈前区疼痛或发热为首发症状,典型患者病程可经历甲状腺毒症期、甲减期和恢复期。无痛性甲状腺炎(亚急性淋巴细胞性甲状腺炎)以青中年女性患者较多,分为散发型和产后型两种,其临床表现和实验室检查特点与亚甲炎很相似,但甲状腺区无疼痛。该病的病因可能与自身免疫有关,但具体尚不明确,有研究者认为它可能是介于亚甲炎与慢性淋巴细胞性甲状腺炎的中间形式。产后甲状腺炎是发生在产后的一种自身免疫性甲状腺炎(产后 1 年内发生率为 4%～6%),与妊娠期母体免疫功能紊乱相关,甲状腺可出现轻中度肿大,但无触痛,病程呈自限性,预后良好。

(二)中枢性甲减

中枢性甲减是由于下丘脑-垂体或其邻近部位病变引起的 TRH 或 TSH 产生和分泌减少所致的甲状腺功能减退,也包括 TSH 生物活性下降引起的甲状腺功能减退。其中由垂体疾病引起的 TSH 分泌减少称为继发性甲减,由下丘脑疾病引起的 TRH 分泌减少称为三发性甲减。本病较少见,可发生于任何年龄,发病率为 1:(80 000～120 000),无性别差异。

各种破坏下丘脑-垂体或门脉系统正常结构和/或损害其功能的病变均可致中枢性甲减,故其病因繁多。以垂体受累为主的病变直接损伤 TSH 分泌细胞致 TSH 缺乏,以下丘脑受累为主的病变则因 TRH 缺乏而致 TSH 分泌障碍或生物活性下降引起中枢性甲减。但二者常同时受累,因而临床上常难区分病因在下丘脑抑或垂体。其主要发病机制如下。①TSH 分泌细胞破坏或萎缩:通常由垂体占位性病变引起,也可能由感染或炎症等导致。②TRH 分泌不足或缺陷:可能与下丘脑-垂体门脉系统的血流中断有关。③先天性遗传因素:TSH 分泌细胞发育或其分泌的 TSH 生物活性的先天缺陷。④TSH 分泌功能缺陷:夜间分泌峰明显降低。

(三)“外周型”甲减

“外周型”甲减为下丘脑-垂体-甲状腺以外病因导致的甲减,较为少见。可能的机制为甲状腺激素受体 TRβ1 染色体突变,不能传递正常的信号,甲状腺激素抵抗,导致靶组织出现甲状腺激素缺乏的症状和体征,常仅在成年期出现。实验室检查的特征是血清 TSH、TT_3、TT_4 均不同程度升高。

三、病理

原发性甲减由于甲状腺激素减少,对垂体的反馈抑制减弱导致 TSH 细胞增生肥大。嗜碱性细胞变性,久之腺垂体增生肥大,甚至发生腺瘤,可同时伴有高催乳素血症。垂体性甲减患者在致病因子作用下垂体萎缩,亦可发生肿瘤或肉芽肿等病变。

甲状腺萎缩性病变多见于慢性淋巴细胞性甲状腺炎,早期腺体有大量淋巴细胞、浆细胞等炎症性浸润,腺泡受损为纤维组织取代,滤泡萎缩,上皮细胞扁平,泡腔内充满胶质。地方性甲状腺肿患者由于缺碘,甲状腺肿大可伴大小不等结节;慢性淋巴细胞性甲状腺炎后期也可伴结节;药物性甲减患者甲状腺可呈代偿性弥漫性肿大。

四、临床表现

(一)原发性甲减

最早症状是出汗减少、不耐寒、动作缓慢、精神萎靡、疲乏、嗜睡、智力减退、体重增加、大便秘结等。

1.低代谢症群

疲乏、行动迟缓、嗜睡、记忆力明显减退,注意力不集中。因末梢血液循环差和机体产热减少,患者异常怕冷、无汗,体温低于正常。

2.黏液性水肿面容

表情淡漠,面颊及眼睑虚肿,垂体性黏液性水肿有时颜面胖圆,犹如满月。面色苍白,贫血或带黄色或陈旧性象牙色,有时可有颜面皮肤发绀。由于交感神经张力下降对 Mller 肌的作用减弱,故眼睑常下垂形或眼裂狭窄。部分患者有轻度突眼,可能和眼眶内球后组织有黏液性水肿有关,但对视力无威胁。鼻、唇增厚,舌大而发声不清,言语缓慢,音调低沉,头发干燥、稀疏、脆弱,睫毛和眉毛脱落(尤以眉梢为甚),男性胡须生长缓慢。

3.皮肤

患者常因贫血致皮肤苍白。因甲状腺激素缺乏使皮下胡萝卜素变为维生素 A 及维生素 A 生成视黄醛的功能减弱,血浆胡萝卜素的含量升高,常使皮肤呈现特殊的姜黄色,且粗糙、少光泽、干而厚、冷、多鳞屑和角化,尤以手、臂、大腿为明显,可有角化过度的皮肤表现。有非凹陷性黏液性水肿,有时下肢可出现凹陷性水肿。皮下脂肪因水分的积聚而增厚,2/3 的患者可出现体重增加。指甲生长缓慢,厚脆,表面常有裂纹。腋毛和阴毛脱落。

4.精神神经系统

甲状腺激素是维持神经系统正常功能及神经元正常兴奋性最重要的激素之一,脑细胞的很多代谢过程需要 T_3 调节,如果 T_3 缺乏将导致脑功能下降,出现精神迟钝,嗜睡,理解力和记忆力减退。视力、听觉、触觉、嗅觉均迟钝,伴有耳鸣,头晕。有时可呈神经质,发生妄想、幻觉、抑郁或躁狂。严重者可有精神失常,呈木僵、痴呆、昏睡状,20%~25%重病者可出现惊厥。久病未获治疗及刚接受治疗的患者易患精神病。一般认为精神症状与脑细胞对氧和葡萄糖的代谢减低有关。偶有小脑综合征,有共济失调等表现。还可有手足麻木,痛觉异常。

5.肌肉与骨骼

其主要表现为肌肉软弱无力。咬肌、胸锁乳突肌、股四头肌及手部肌肉可出现进行性肌萎缩,叩诊锤叩之有"肌丘"现象(肌肉局部肿胀)。肌肉收缩后迟缓延迟,深腱反射的收缩期多正常或延长,但迟缓期特征性延长,常超过 350 毫秒(正常 240~320 毫秒),其中跟腱反射的迟缓时间延长更明显,对本病有重要诊断价值。黏液性水肿患者可伴有关节病变,偶有关节腔积液。

6.心血管系统

脉搏缓慢,心动过缓,心音低弱,心排血量减低,常为正常的一半。由于组织耗氧量和心排血量的减低相平行,故心肌耗氧量减少,很少发生心绞痛。心力衰竭一旦发生,洋地黄疗效常不佳且易中毒,原因是药物在体内的半衰期延长,而且心肌纤维延长伴有黏液性水肿。全心扩大较常见,约 30%严重患者常伴有心包积液,心包积液中蛋白含量高,有胆固醇结晶,由于心包积液发生缓慢,一般不发生心脏压塞。中、老年妇女可有血压增高。久病者易并发动脉粥样硬化及冠心病,发生心绞痛和心律不齐。

7.消化系统

由于消化系统平滑肌张力减弱,胃肠蠕动缓慢,排空时间延长,可导致胃纳不振,畏食,腹胀,便秘,鼓肠,甚至发生巨结肠症及麻痹性肠梗阻。50%患者胃酸缺乏或无胃酸,血清抗胃壁细胞抗体阳性。肝功能中 AST、LDH 及 CPK 可增高。甲减患者消化系统吸收不良可导致叶酸、维生素 B_{12} 缺乏。

8.内分泌系统

肾上腺皮质功能一般比正常低,血、尿皮质醇降低,促肾上腺皮质激素(ACTH)分泌正常或降低,ACTH 兴奋反应延迟,但无肾上腺皮质功能减退的临床表现。原发性甲减伴特发性自身免疫性肾上腺皮质功能减退症和 1 型糖尿病称为多发性内分泌功能减退综合征(Schmidt 综合征)。长期患本病且病情严重者,垂体和肾上腺功能降低可能发生,在应激或快速甲状腺激素替代治疗时上述病情可加速产生。

9.呼吸系统

呼吸浅而弱,对缺氧和高碳酸血症引起的换气反应减弱,肺功能改变可能是甲减患者昏迷的主要原因之一。

10.血液系统

甲减患者中 2/3 可有轻、中度正常色素或低色素小红细胞型贫血,少数(约 14%)有恶性贫血(大红细胞型)。贫血原因:①甲状腺激素缺乏导致血红蛋白合成障碍;②肠道吸收铁障碍引起铁缺乏;③肠道吸收叶酸障碍引起叶酸缺乏;④恶性贫血是自身免疫性甲状腺炎伴发的器官特异性自身免疫病。血沉可增快。Ⅷ和Ⅸ因子的缺乏导致机体凝血机制减弱,故易有出血倾向。

11.黏液性水肿昏迷

黏液性水肿昏迷为黏液性水肿最严重的表现,多见于年老长期未获治疗者。大多在冬季寒冷时发病,受寒及感染是最常见的诱因,其他如创伤、手术及使用镇静剂等均可促发。临床表现为嗜睡,四肢松弛,反射消失,低体温(<35 ℃),呼吸徐缓,心动过缓,心音微弱,血压下降,甚至昏迷、休克,并可伴发心、肾衰竭而危及生命。

(二)中枢性甲减

原发性甲减的常见临床表现亦可出现,如易疲乏、怕冷、便秘、皮肤干燥和腱反射迟缓、颜面及眼睑皮肤水肿、毛发稀疏等,但总的说来中枢性甲减的临床表现较轻,且常不伴有甲状腺肿大。另外中枢性甲减尚有如下特点:①常有下丘脑-垂体病变本身所致症状如头痛、视力受损、向心性肥胖、溢乳等。②多合并下丘脑-垂体-肾上腺轴、下丘脑-垂体-性腺轴异常,表现出性欲减退、闭经、皮肤苍白、头晕或低血压等。③可出现下丘脑-神经垂体受损症状如多饮多尿。④原发性甲减中常见的体重增加、血脂增高者较少,而体重减轻、血脂正常者较多。⑤黏液性水肿、心包积液极少见。

五、辅助检查

(一)实验室检查

1.一般检查

(1)血红蛋白和红细胞:由于甲状腺激素不足,影响促红细胞生成素(EPO)的合成而骨髓造血功能减低,可致轻、中度正常细胞型正常色素性贫血;由于月经量多而致失血及铁缺乏可引起小细胞低色素性贫血;少数由于胃酸减少,缺乏内因子和维生素 B_{12} 或叶酸可致大细胞性贫血。

(2)生化指标:甲减患者血总胆固醇、TG 和 LDL-C 升高,β-脂蛋白增高,HDL-C 降低。同型半胱氨酸增高,血清 CK、LDH 增高。

(3)其他:基础代谢率降低,常在 30%～45% 以下;血中胡萝卜素增高;尿 17-酮类固醇、17-羟皮质类固醇降低;糖耐量试验呈低平曲线,胰岛素释放反应延迟。

2.甲状腺激素测定

(1)血清 TT_4 和 TT_3:T_4 正常值为 5～12 μg/dL,甲减患者 TT_4 常小于 4 μg/dL。较重甲减患者的血清 TT_3 和 TT_4 均降低,而轻型甲减、中枢性甲减的 TT_3 不一定下降,故诊断轻型甲减、亚临床甲减和中枢性甲减时 TT_4 较 TT_3 敏感。

(2)血清 fT_4 和 fT_3:fT_4 正常值为 0.9～2.0 ng/dL,fT_3 正常值为 0.1～0.44 ng/dL。原发性甲减患者一般两者均下降,轻型甲减、甲减初期多以 fT_4 下降为主。中枢性甲减 fT_3 一般在正常水平,fT_4 对诊断中枢性甲减准确性最高,其他指标缺乏足够的敏感性或特异性。

(3)血清 TSH:原发性甲减 TSH 和甲状腺激素有着非常好的负相关关系,它比 fT_4 更能敏感地反映甲状腺的储备功能,血清 sTSH(敏感 TSH)和 uTSH(超敏 TSH)测定是诊断甲减的重要指标。中枢性甲减 TSH 约 35% 患者不能测得,41% 属正常,25% 轻度增高。尽管 TSH 水平往往正常,有时甚至高于正常,但其生物活性减低,这一改变可能源于 TRH 缺乏所致的 TSH 结构异常。

(4)TGAb 和 TPOAb:在自身免疫性甲状腺炎中,两种抗体的滴度很高,阳性率几乎达100%。亚临床型甲减患者存在高滴度的 TGAb 和 TPOAb,预示为自身免疫性甲状腺病(AITD),进展为临床型甲减的可能性大;50%～90% 的 Graves 病患者也伴有滴度不等的 TGAb和 TPOAb,同样,持续高滴度的 TGAb 和 TPOAb 常预示日后发生自发性甲减的可能性大。

3.动态试验

(1)TRH 兴奋试验:原发性甲减时血清 T_4 降低,TSH 基础值升高,对 TRH 的刺激反应增强。继发性甲减者的反应不一致,如病变在垂体,多无反应(呈现一条低平曲线,增高小于 2 倍或者增加小于等于4.0 mU/L);如病变来源于下丘脑,则多呈延迟反应(出现在注射后 60～90 分钟,并持续高分泌状态至 120 分钟)。然而,二者的区别可能只是在理论上存在,实际上这两个部位往往同时受到影响,因此作为鉴别诊断价值不大。除了用于甲减病因的鉴别诊断,TRH 兴奋试验也可用于甲减或轻度临界性甲减患者的病情追踪观察。

(2)垂体分泌功能检测:中枢性甲减者极少不伴有性腺轴功能障碍,因此促黄体激素释放激素(LHRH)兴奋试验和血浆性激素水平测定可作为本病的辅助诊断指标,但对青春期前患儿意义不大。必要时宜进行生长激素、抗利尿激素和催乳素的测定。③过氯酸钾排泌试验:此试验适应于诊断酪氨酸碘化受阻的某些甲状腺疾病,阳性见于甲状腺过氧化物酶(TPO)缺陷所致甲减和 Pendred 综合征。

(二)心电图改变

心电图示低电压,窦性心动过缓,T 波低平或倒置,偶有 PR 间期延长(A-V 传导阻滞)及QRS 波时限增加。有时可出现房室分离节律、QT 间期延长等异常。

(三)影像学检查

头颅平片、CT、磁共振或脑室造影有助于鉴别垂体肿瘤、下丘脑或其他引起甲减症的颅内肿瘤。甲状腺核素扫描检查是发现和诊断异位甲状腺(舌骨后、胸骨后、纵隔内甲状腺、卵巢甲状腺等)的最佳方法;先天性一叶甲状腺缺如患者的对侧甲状腺因代偿而显像增强。

（四）脑电图检查

轻度甲减患者即可有中枢神经系统的功能改变。35%的患者有脑电图改变,以弥散性背景性电波活动为最常见。甲减患者的睡眠异常主要表现在慢波的减少,发生黏液性水肿性昏迷时可出现三相波,经替代治疗后可恢复正常。

六、诊断

（一）症状和体征

临床上结合下列典型症状和体征,应考虑甲减可能:①怕冷、低体温、动作迟缓、精神萎靡、顽固性便秘;②皮肤苍白或姜黄色,表情淡漠;③唇厚、发声不清、声音低哑;④头发干燥稀疏,眉毛、睫毛脱落。

（二）实验室检查

血清 TSH 升高,fT_4 升高,诊断甲状腺激素抵抗;TSH 升高,fT_4 正常,诊断亚临床甲减;TSH 升高,fT_4 减低,诊断原发性甲减。TSH 减低或正常或稍增高(小于正常上界的 2 倍),TT_4、fT_4 减低,考虑中枢性甲减可能,必要时行 TRH 兴奋试验进一步明确。按照甲减的一般诊断流程(图 4-1),多数甲减可以做出定位诊断。

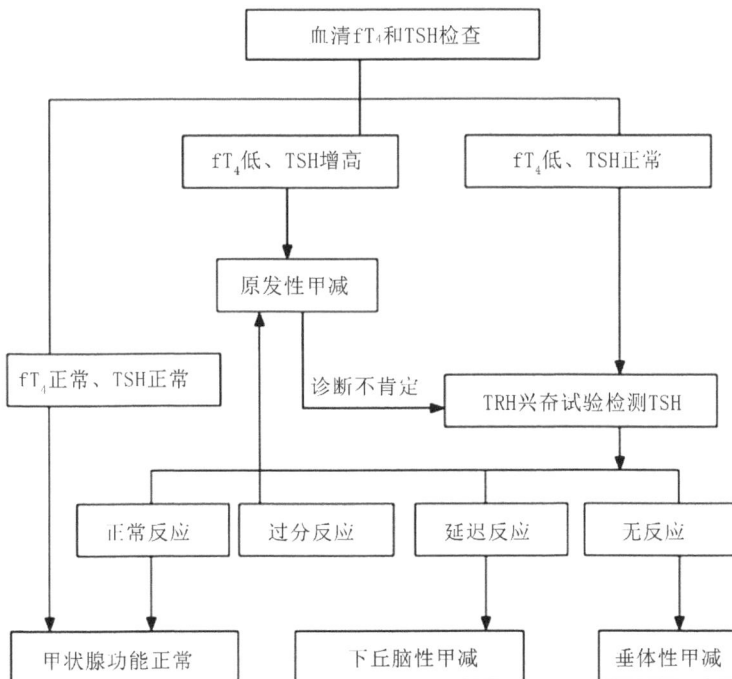

图 4-1 甲减的诊断流程图

（三）病因诊断

在确诊甲减及明确定位的基础上,应尽可能地做出病因诊断。具体措施有:①详细询问病史:如近期生育史,是否暴露于碘过多环境,有无自身免疫性甲状腺病家族史、服用抗甲状腺药物、甲状腺手术史或^{131}I治疗史等,中枢性甲减要有下丘脑-垂体部位的肿瘤或其他病变史,以及出血、手术、放疗史(罕见的特发性者除外);②全面体格检查:如体温、皮肤黏膜色泽、毛发分布、甲状腺触诊、心肺听诊、神经反射等对甲减病因的判断非常重要;③结合辅助检查:如血清TPOAb阳性提示慢性自身免疫性甲状腺炎,有时下丘脑和垂体性甲减的鉴别十分困难,可以借助头颅CT、MRI或SPECT检查以及做Pit-1基因突变分析提供依据。异位甲状腺可以通过甲状腺核素扫描检查发现。

七、鉴别诊断

(一)原发性甲减与中枢性甲减鉴别

原发性甲减与中枢性甲减鉴别见表4-2。

表 4-2　中枢性甲减与原发性甲减的区别

	中 枢 性 甲 减	原发性甲减
临床表现		
垂体激素缺乏症状	联合垂体激素缺乏表现(闭经、不孕、低血糖、低钠血症、厌食、体重减轻、尿崩症等)	少见
甲状腺肿	少见	通常存在
TSH	低、正常、轻度升高(低于2倍)	通常高于4.5 mU/L
抗甲状腺抗体	无	有
TRH兴奋试验	异常	正常

(二)甲减与其他疾病鉴别

1.低 T_3 综合征

低 T_3 综合征又称为甲状腺功能正常的病态综合征(euthyroid sick syndrome,ESS),指非甲状腺疾病原因引起的伴有低 T_3 的综合征。常见的病因有严重全身性疾病、创伤、心理应激等,反映了机体内分泌系统对疾病的适应性改变。主要表现在血清 TT_3、fT_3 水平降低,血清 rT_3 增高,血清 T_4、TSH正常,病情危重时也可出现 T_4 水平降低。ESS发生的机制:①5′脱碘酶活性抑制,在外周组织中 T_4 向 T_3 转换减少;②T_4 的内环脱碘酶被激活,T_4 转换为 rT_3 增加,故血清 T_3 降低,血清 rT_3 增高。

2.贫血

有25%~30%的甲减患者表现贫血,结合甲减特有的症状、体征及实验室检查特点,与其他原因导致的贫血应不难鉴别。

3.浆膜腔积液

甲减发生浆膜腔积液的原因是由于淋巴回流缓慢、毛细血管通透性增加、淋巴细胞分泌高亲水性的黏蛋白和黏多糖,引起腹水、心包积液、胸腔积液和关节腔积液,应注意与其他原因引起的浆膜腔积液相鉴别。

4.特发性水肿

甲减患者的成纤维细胞分泌透明质酸和黏多糖,具有亲水性,阻塞淋巴管,引起黏液性水肿,多数表现为非凹陷性水肿。特发性水肿多数表现为凹陷性水肿,其确切的发病原因尚不十分清楚,可能为水盐代谢紊乱导致细胞外液在皮下间隙有异常增多。常见于育龄期女性,水肿多为轻中度,往往呈周期性、自限性特点。患者常有自主神经功能失调,可有程度不同的神经过敏、情绪不安、多汗、潮热等表现,常于精神创伤、环境变更后起病。

5.垂体瘤

原发性甲减病程较长者,TRH 分泌增加可以导致高催乳素血症、溢乳,垂体 TSH 细胞增生肥大致蝶鞍增大,应注意与垂体催乳素瘤相鉴别,可行垂体 MRI 进一步明确。

八、治疗

各种类型的甲减的治疗目标是恢复和维持正常的甲状腺功能。理论上,中枢性甲减特异性疗法(口服 TRH 或 TSH)是理想的,但由于其成本昂贵以及使用范围小,目前已被弃用。

(一)甲状腺素替代治疗

1.甲状腺激素制剂

甲减的替代治疗所采用的甲状腺激素制剂目前有三种,干燥甲状腺片、左甲状腺素(L-T_4)和三碘甲腺原氨酸(T_3)。干燥甲状腺片为动物甲状腺(主要是猪和牛)提取物,含有 T_3 和 T_4,制作方便,价格便宜,但效价不稳定,常因制剂批次不同导致患者体内 T_4 浓度波动。L-T_4 是人工合成的甲状腺制剂,药物进入人体后,部分在外周转化为 T_3,该制剂效价稳定,静脉用制剂可用于黏液性水肿昏迷的抢救,目前临床应用最为广泛(干燥甲状腺片和 L-T_4 的剂量转化可参考表 4-3)。三碘甲腺原氨酸也是人工合成的甲状腺激素制剂,效价稳定,但因对心血管系统影响较大,目前临床上很少应用。

表 4-3　干甲状腺粉片与 TH 纯制剂对等剂量表

干甲状腺粉片(mg)	L-T_4(μg)	L-T_3(μg)
15	25	12.5
30	50	25
60	100	50
90	150	75
120	200	100
180	300	150

2.L-T_4 替代治疗的方法

治疗的目标是将患者血清 TSH 和甲状腺激素水平恢复至正常范围,同时防止过度替代导致的房颤、骨质疏松症、心绞痛等不良反应。具体原则如下。

(1)剂量个体化:治疗剂量应根据患者病情、年龄、体重、合并用药等情况个体化制定。成年患者L-T_4 替代剂量50～200 μg/d,平均 125 μg/d,按体重计算的剂量为 1.6～1.8 μg/(kg·d);老年患者则需要较小剂量,大约 1.0 μg/(kg·d);妊娠时为保障胎儿正常发育,剂量需要增加30%～50%;甲状腺癌患者为防止复发,剂量较大,为 2.2 μg/(kg·d)。L-T_4 最好饭前服用,与其他药物的服用间隔应当>4 小时,因为一些药物和食物会影响 T_4 吸收和代谢。需要增加剂量的情况有以下几种。①合并用药:苯巴比妥、苯妥英、卡马西平、利福平、舍曲林;②合并用药:考来烯胺、硫糖铝、氢氧化铝凝胶、硫酸亚铁、碳酸钙、膳食纤维补充剂;③妊娠、雌激素治疗;④甲状腺手术或放射性[131]I治疗。需要增加剂量的情况有高龄、合并严重缺血性心脏病。

(2)小剂量起始,逐渐加量:甲减替代治疗从起始剂量到达完全替代的时间取决于年龄、体重、病情、合并疾病等多种因素。小于50岁既往无心脏疾病者可尽快达到完全替代剂量;大于50岁患者服药前需常规评估心脏情况,一般从25～50 μg/d起始,每1～2周增加25 μg,直到达标;缺血性心脏病患者起始剂量宜小,调整剂量宜慢,防止诱发和加重心脏病情。

(3)定期复查,及时调量:补充甲状腺素,重建下丘脑-垂体-甲状腺轴平衡的时间需要4～6周,故治疗初期,每4～6周复查一次激素水平作为调整剂量的依据。完全替代后,可6～12个月复查一次,但出现病情变化应及时复查。

(4)不良反应:有些患者 L-T₄ 用量过大时可出现甲状腺功能亢进的表现,应及时减量。服用 L-T₄ 还可能诱发心脏疾病。一旦发现应立即停药,可用β受体阻滞剂、扩血管药等药治疗。停药一周后再考虑从小剂量开始服用。主要的原因:①甲减患者心室功能受损,不能适应补充 L-T₄ 后组织耗氧量增加的需求。②甲减可引起脂类代谢紊乱,脂肪合成与分解均降低,体脂比例升高,导致动脉粥样硬化的风险增加。③甲状腺激素增加室上性心律失常的发生率。④甲减还与血凝状态改变、血小板黏着度以及纤维蛋白溶解活性相关。L-T₄ 过量可能导致的不良反应还包括骨质疏松症和肌肉功能受损。因为 L-T₄ 过量时,致骨骼肌为主的外周组织蛋白分解加速,尿酸含量增加,尿氮排泄增加,肌肉收缩无力;骨骼蛋白分解,血钙升高,发生骨质疏松。

(二)甲状腺功能减退并发症的治疗

合并高脂血症的患者,可予调脂治疗。合并心包积液的患者,应及时补充甲状腺素,当甲状腺功能恢复正常时,大部分患者的心包积液量会随之减少,若心包积液仍不能消退或出现心脏压塞,可行心包穿刺,必要时考虑心包切开手术。合并心力衰竭(简称心衰),应慎重使用洋地黄,因心脏对洋地黄耐受性差,且甲减时洋地黄分解代谢缓慢,易发生洋地黄中毒。

(三)黏液性水肿昏迷的抢救

黏液性水肿昏迷又称为甲状腺功能减退性昏迷或甲减危象,是长期未正规治疗的甲减患者晚期阶段,是内分泌系统常见的急危重症,预后差,死亡率高达60%,一经诊断应全力抢救。

(1)全身支持治疗低体温的处理。只能保温,不能加温,因为用热水袋、电热毯等办法加温会增加外周血管扩张,加重低血容量性休克;吸氧,维持呼吸道通畅,必要时气管切开、机械通气;严密监测液体出入量及电解质动态变化,警惕容量过多、低钠血症;糖皮质激素静脉滴注增加应激能力,常用剂量为氢化可的松200～300 mg/d持续静脉滴注,待病情稳定后逐渐减量。

(2)补充甲状腺激素。首选 T₃ 静脉注射,每4小时10 μg,直至症状改善,清醒后改口服;或 L-T₄ 首次静脉注射300 μg,以后每天50 μg,至患者清醒后改口服;若无静脉制剂,可用 L-T₄ 口服片剂鼻饲,首次100～200 μg,以后每天50 μg,至患者清醒后改口服。

(3)控制感染,积极寻找诱因,积极治疗原发病。

(张　璐)

第五章

肾内科护理

第一节　急性肾小管间质性肾炎

急性间质性肾炎（AIN）又称急性肾小管间质性肾炎，是一组临床出现急性肾损害、病理以肾间质炎细胞浸润及水肿为主要表现的肾脏病。根据病因可分为药物相关性急性间质性肾炎、感染相关性急性间质性肾炎及自身免疫性急性间质性肾炎。

一、临床表现

（一）药物相关性急性间质性肾炎

药物相关性急性间质性肾炎主要表现为突发的肾小球滤过率下降，血清尿素氮、肌酐进行性增高，可伴有恶心、呕吐、消瘦、疲乏无力、发热、皮疹、关节痛等症状。伴或不伴有少尿，血压多正常。发热、皮疹、嗜酸性粒细胞增多称为三联征。

（二）感染相关性急性间质性肾炎

感染相关性急性间质性肾炎有原发病的临床表现，如发热、寒战、血白细胞增多等感染中毒症状或午后低热、盗汗、食欲差等结核中毒症状以及感染部位的症状。如果是肾脏局部感染，则有腰背痛和肾区叩痛。其他症状同上。

（三）自身免疫性急性间质性肾炎

自身免疫性急性间质性肾炎主要是原发病的表现，原发病的表现随着病种的不同而各异，肾脏病变也不同，因此临床表现差异大，但是多有间质性肾炎的临床表现。

二、辅助检查

（一）尿液检查

一般为少量蛋白尿、无菌性白细胞尿、嗜酸性粒细胞尿（＞5％）、肾性糖尿、低渗尿。

（二）血液检查

肌酐和尿素氮增高，高钾、高氯等电解质紊乱，代谢性酸中毒等，菌血症时血培养阳性。

（三）B超检查

肾脏呈正常大小或体积增大，皮质回声增强，同于或高于肝脏回声。

(四)病理学检查

肾间质水肿伴灶性或弥漫性炎细胞浸润,肾小管可有不同程度的退行性变,肾小球和肾血管正常或病变较轻。

三、治疗

(一)药物相关性急性间质性肾炎

治疗原则为去除病因,支持治疗以防治并发症以及促进肾功能恢复。

1.一般治疗

应力争去除病因,首先停用相关药物或可疑药物,避免再次使用同类药物,支持治疗主要在于对急性肾衰竭及其并发症的非透析治疗措施或透析治疗,主要目标是改善症状并减少并发症。

2.特殊治疗

如果停用致病药物数周后患者的肾功能未能得到改善,肾衰竭程度过重且病理提示肾间质弥散性炎细胞浸润,或肾脏病理显示肉肿性肾间质肾炎者,有必要早期给予糖皮质激素治疗,常可获得利尿、加速肾功能改善的疗效。

(二)感染相关性急性间质性肾炎

针对可疑病原体给予积极抗感染及支持治疗最重要,对重症呈少尿或无尿型急性肾衰竭表现或伴有多系统器官功能衰竭,应按急性肾衰竭治疗原则给予替代治疗。

(三)自身免疫性急性间质性肾炎

特发性急性间质性肾炎的治疗主要是支持治疗和免疫抑制治疗。对病情较重者及伴有肉芽肿的特发急性间质性肾炎应早期应用中等剂量的激素治疗,必要时可以考虑给予甲泼尼龙冲击治疗。若无效或停药后复发,则可考虑应用其他免疫抑制剂(如环磷酰胺或环孢素等)治疗,仍可获得满意疗效,但需要特别注意监测这些药物的不良反应。

四、护理诊断

(1)体液过多:与肾小球滤过率下降,水、钠潴留有关。

(2)有电解质和酸碱失衡的危险:与肾小管功能异常有关。

(3)有感染的危险:与贫血、抵抗力下降有关。

(4)有皮肤完整受损的危险:与高度水肿有关。

(5)知识缺乏:缺乏疾病预防及用药相关知识。

(6)潜在并发症:急性肾衰竭等。

(7)体温过高:与身体受到感染有关。

五、护理措施

(一)一般护理

卧床休息,水肿明显者给予无盐饮食,水肿减轻后给予低盐饮食,饮食应易消化、富含维生素。出现急性肾功能不全者,限制蛋白入量,给予优质蛋白,维持营养状态。

(二)用药护理

停用致敏药物,慎用对肾功能有影响的药物,纠正酸碱和电解质平衡。针对病因治疗,如药物过敏所致的急性间质性肾炎应该找到致敏药物,并立即停用,可以应用糖皮质激素,同时加强支持治疗,必要时给予透析支持治疗。尽量减轻肾功能受损,加速肾功能的恢复。如感染引起的急性间质性肾炎应控制感染,预防出现医院内感染,提供安静舒适的环境。

(三)心理护理

鼓励患者表达自己的想法,适时给予心理支持,对焦虑紧张的患者给予心理疏导。

六、健康教育

应尽快明确病因,即刻停用致病药物,经适当治疗后,肾功能可以部分或完全恢复。但由于起病病因、治疗病程长短、肾功能受损程度、间质浸润和纤维化情况及治疗及时与否均可影响肾功能的恢复时间和程度,而且,肾功能的恢复还取决于多学科的协作和综合治疗的措施。因此,要帮助患者掌握急性肾小管间质性肾炎知识,对健康人群宜讲解用药常识,与社区医护人员相互支持、通力协作是非常重要的。

(张 璐)

第二节 慢性肾小管间质性肾炎

慢性间质性肾炎是由不同病因引起的一组以肾间质纤维化及肾小管萎缩伴慢性炎细胞浸润为主要病理表现的临床病理综合征,又称慢性肾小管间质性肾炎。在慢性间质性肾炎的晚期,肾脏缩小,外形不规则,见多发的瘢痕,经常存在两肾不等大。光镜下,间质呈典型的慢性炎症变化,主要见淋巴细胞、浆细胞和成纤维细胞,有大量的胶原和含黏多糖的基质沉积。肾小管细胞萎缩扁平,肾小管外形扭曲,常见管腔扩张,内含嗜酸性管型,肾小管基底膜特征性增厚。疾病后期肾小球受累,周围绕以纤维组织,最后肾小球发生纤维化和透明样变。

一、临床表现

(一)微生物感染引起的慢性间质性肾炎

慢性非梗阻反流性肾盂肾炎多见于儿童,排尿或膀胱充盈时有腰痛,排尿间歇短而尿量多,合并感染时有肾盂肾炎发作。另外,还有肾小管功能障碍的临床表现,如尿液酸化功能、浓缩功能障碍,早期一般无水肿。引起中毒性慢性间质性肾炎的原因有很多,包括止痛剂、某些化疗药物、重金属、放射线等因素。尿流动力学出现异常的情况下容易出现尿路的感染,慢性非梗阻反流性肾盂肾炎是导致慢性间质性肾炎的常见原因。

(二)中毒性慢性间质性肾炎

止痛剂中毒者以年轻女性多见,长期服用止痛剂后出现肾小管功能受损;化疗药物中毒者表现为化疗后出现蛋白尿和肾功能改变;重金属中毒后出现肾小管功能损害,锂中毒可以出现肾性尿崩症,铅中毒除了全身表现外,在肾脏表现为肾小管功能失常、肾性糖尿、氨基酸尿、蛋白尿、管型尿及尿铅排量增加等。

二、辅助检查

（一）尿液检查
蛋白尿、红细胞和白细胞尿,感染时有脓尿、糖尿、低渗透尿等。

（二）血液检查
代谢性酸中毒、低钠、低钾等。

（三）病理学检查
肾间质纤维化,肾小管和肾血管萎缩。

（四）影像学检查
微生物感染引起的慢性间质性肾炎可见病侧肾盂肾盏腔增大,输尿管扩张,肾皮质区变薄;止痛剂性肾病的 X 线检查表现为戒指征或环形影,铅中毒者骨 X 线检查表现有骨硬化现象。

三、治疗

（一）尿路感染
对于细菌感染引起的慢性间质性肾炎应用抗生素,抗感染用药时注意细菌敏感性的变化、用量和疗程,并根据肾功能状态调整药物用量,尽量选择对肾脏毒性小的药物。

（二）镇痛剂性肾病
早期诊断至关重要,作出诊断后即应停止服用有关药物,减少非那西汀投放量,有助于预防慢性肾小管间质性肾炎的发生。

（三）梗阻性肾病
根据梗阻的病因解除梗阻,同时控制感染并保存肾功能。

（四）中毒性肾病
药物引起的中毒性肾病应停用该药,重金属引起的中毒性肾病应减少接触并用解毒药。

四、护理诊断

(1)有生命体征改变的可能:与疾病严重程度有关。

(2)饮食习惯与摄入量改变:与肌酐的升高引起的消化功能紊乱有关。

(3)恐惧:与慢性疾病引起的全身不适有关。

(4)健康维护能力降低:与滥用药物或重金属慢性中毒引起的机体功能改变有关。

(5)知识缺乏:缺乏疾病治疗和护理知识。

五、护理措施

（一）一般护理
卧床休息,提供安静舒适环境。给予优质蛋白、高营养、低盐饮食。

（二）用药护理
对有尿路感染的患者选用敏感的抗生素。对有尿路梗阻的患者,在控制感染后应手术解除尿路梗阻。寻找引起肾功能恶化的原因,通过治疗减缓肾功能的下降。

（三）心理护理
护士应了解患者及家属对该病的认知程度,及时提供各种治疗信息帮助患者树立对治疗的信心,积极参与检查和治疗,保证治疗和护理的连续性,做好心理关怀,创造舒适的休息环境,减轻和控制症状,增加患者的生活乐趣。

六、健康教育

指导患者应用正确的饮食方法,改进一些不良的生活习惯,避免肾损害因素,定期检查,了解肾功能的情况告知患者避免长期应用止痛药;对进行化疗的患者,在化疗期间密切观察肾脏功能改变;对于接触重金属者,应定期检查肾脏功能,以了解是否存在重金属引起的肾脏病变。如果出现肾脏病变,应该立即停止应用止痛药或化疗药,脱离重金属环境。

（张　璐）

第三节　肾小管性酸中毒

肾小管性酸中毒(RTA)是近端肾小管对碳酸氢盐离子的重吸收障碍或者远端肾小管管腔与管周液间 pH 梯度建立障碍所引起的代谢性酸中毒。临床上将 RTA 分为Ⅰ型（远端型）RTA、Ⅱ型（近端型）RTA、Ⅲ型（混合型）RTA 和Ⅳ型（高血钾型）RTA。由于原发性或继发性原因导致远端肾小管排泄氢离子和小管腔液-管周围氢离子梯度功能障碍,导致尿液 pH>6,净酸排泄减少。正常情况下远曲小管对碳酸氢根离子的重吸收很少,排泄的氢离子主要与管中磷酸氢钠交换钠离子,形成铵根离子不能弥散至细胞内,因此产生较陡峭的氢离子梯度。Ⅰ型 RTA 患者不能形成或维持这个梯度,故使氢离子储积,进而影响到体内碳酸氢根离子的储备,血液中氯离子代偿性增高,发生高氯性酸中毒。

一、临床表现

急性肾小管间质性肾炎的临床表现轻重不一,不同病因的急性间质性肾炎的表现有很大差别。典型表现为突然发生的肾功能下降,常在原有疾病过程中或接受一种新疗法的无症状患者中发生。由于药物引起的急性间质性肾炎占很大比重,故临床上以急性过敏性间质性肾炎最为常见。

（一）Ⅰ型 RTA（远端型）

Ⅰ型 RTA 多发病于 20～40 岁女性,主要表现为高氯性代谢性酸中毒及电解质紊乱而引起的系列表现。

1.慢性高氯性代谢性酸中毒

临床上通常在晚期才有典型的酸中毒表现,如食欲差、呕吐、深大呼吸及神志改变等。

2.电解质紊乱

由于远端肾单位氢泵与皮质集合管氢、钾泵功能减退而导致酸中毒与低血钾。

3.肾性骨病

RTA 可抑制对钙的再吸收和维生素 D 的活化而引起高尿钙和低血钙,后者又可继发甲状旁腺功能亢进。因此,患者又可有低血磷及肾性骨病,患者常有骨痛、肾性骨折,小儿则可有骨畸形、侏儒、牙齿易松动、脱落。

4.高钙尿、肾结石与肾钙化

由于大量排 Ca^{2+},极易发生钙沉着而形成肾结石和肾钙化、继发感染与梗阻性肾病。

5.肾功能

早期即有尿浓缩功能障碍,再加上溶质利尿,因此,有的患者可以多尿、烦渴和多饮为最早症状,晚期肾小球功能亦受损而导致尿毒症。

(二)Ⅱ型 RTA(近端型)

Ⅱ型 RTA 常见于幼儿期,少数患者随年龄增长可自行缓解,较多见于男性。

(1)高氯性代谢性酸中毒。

(2)一般患者低钾表现比较明显,而低血钙与骨病较轻。

(3)可同时有其他近曲小管功能障碍,如糖尿、氨基酸尿。

(三)Ⅲ型 RTA(混合型)

Ⅲ型 RTA 指Ⅰ和Ⅱ两型混合存在,该型 RTA 在临床并无特殊重要性。

(四)Ⅳ型 RTA(高血钾型)

Ⅳ型 RTA 以高氯性酸中毒及持续型高血钾为特点。本型多见于老年人。临床常伴轻度肾功能不全、氮质血症,但阴离子正常,血氯升高,且酸中毒、高血钾程度与肾功能减退程度不相称。尿 NH_4^+ 降低,酸中毒时尿可呈酸性,尿碳酸氢根离子排出不多。

二、辅助检查

(一)血液检查

查看电解质及血气分析的变化,如Ⅰ型 RTA 常引起低钾血症和高氯血症,Ⅱ型 RTA 可引起低磷血症,而Ⅳ型 RTA 常伴有高钾血症。

(二)尿液检查

观察尿量及尿的酸碱度变化。

(三)肾脏 B 超检查

肾脏呈弥漫性损害。

三、治疗

(一)去除病因

立即停用引起变态反应和对肾脏有毒性的药物,避免再次使用同类药物。部分患者停用可疑药物后,肾功能在数天内可以恢复。

(二)纠正代谢性酸中毒

纠正代谢性酸中毒可用枸橼酸钾和枸橼酸钠混合液如复方枸橼酸合剂、Albright 合剂、枸橼酸合剂。用量依血碳酸氢根水平及呼吸代偿能力、血 pH 综合判断,用药量应足以使血 pH 和二氧化碳结合力(CO_2CP)维持在正常范围。

(三)纠正骨质疏松

对儿童患者或骨质软化的成人患者需给予钙剂和维生素 D。每天维生素 D 5 000 单位,促进钙的吸收和加速骨质恢复。需定期监测血钙水平,以防发生高钙血症。还可肌内注射苯丙酸诺龙,以利骨质成长。

（四）消除结石

远端 RTA 往往发生多发肾结石,对于较大结石、估计不能自行排出或引起梗阻的结石,可做体外冲击波碎石治疗。

（五）中医中药

RTA 可按肾阴虚或肾阳虚辨证施治应用六味地黄丸、金匮肾气丸、桂附地黄丸等。

四、护理诊断

(1)体液不足:与疾病所致多尿有关。

(2)活动无耐力:与 RTA 造成的肾性骨病、骨折或手足抽搐有关。

(3)潜在并发症:严重电解质紊乱造成的急性或慢性肾功能不全、骨病、肾结石等。

(4)知识缺乏:缺乏与疾病相关的知识。

五、护理措施

（一）一般护理

(1)RTA 严重者需卧床休息,必要时予以吸氧、镇静等护理。如发生低血钙引起手足抽搐,在遵医嘱用药的同时应严格卧床以免摔伤。

(2)做好低钾、低钙等电解质紊乱及代谢性酸中毒的病情观察。

(3)准确记录出入量:出入量是反映机体内水、电解质、酸碱平衡的重要指标,可直接反映患者病情变化。

(4)做好各项化验检查:各项化验检查为病情诊断提供良好的依据,所以应正确收集血、尿等各种标本,及时送检。

(5)饮食护理:保持电解质、酸碱度的平衡,维持营养物质的摄入,对于恶心、呕吐的患者要及时服用止吐药物,同时可给予清淡易消化饮食。

(6)病情观察:①观察低血钾表现,如有无恶心、呕吐、肌无力和软瘫、腹胀等表现,应给予相应的护理。②观察低钙的表现,如骨痛、抽搐、骨发育不良等表现。③观察尿量及尿酸碱度的变化。④观察患者神志、体温、脉搏、呼吸、血压、大小便及用药后的反应,这些情况既可提示疾病进展,又利于发现病情异常变化。

（二）用药护理

RTA 可出现于任何年龄阶段,老年人服药量增加,尤易发生。男性较女性发病率高,(2～3):1。所以应用以下药物一定要注意监测肾功能,老年人以及有肾脏疾病的患者最好慎用。

(1)抗生素包括青霉素、头孢菌素类、利福平、氯霉素、红霉素、乙胺丁醇、异烟肼、对氨基水杨酸、喹诺酮类、多黏菌素 B、四环素、米诺环素、万古霉素、阿昔洛韦等。

(2)磺胺类和甲氧苄啶。

(3)非皮质激素类抗炎药。

(4)其他包括苯妥英钠、噻嗪类利尿剂、呋塞米、西咪替丁、雷尼替丁、苯巴比妥、呋喃妥因、硫唑嘌呤、别嘌醇、铋制剂、卡托普利、卡马西平、氯贝丁酯、金制剂、甲基多巴、苯茚二酮、去甲基麻黄素、丙磺舒、磺吡酮、氨苯蝶啶、干扰素等。

（三）心理护理

由于 RTA 的并发症较多,应主动与患者进行沟通,详细讲解疾病的发病机制及预后情况,消除患者恐惧等不良情绪,以便能积极配合诊断、治疗和护理。还要及时与患者家属沟通,有利于患者得到更多关心和支持。

六、健康教育

RTA 患者的酸碱失衡,尿素可从唾液腺、汗腺排出,在皮肤上沉着,引起口臭、口腔溃疡,所以在加强口腔及皮肤护理的同时,应做好卫生宣教,注意个人卫生。RTA 易反复发作,要做好卫生宣教及出院指导。让患者合理安排饮食起居,避免上呼吸道感染及其他部位的感染,并加强锻炼,增强机体抵抗力。

（张　璐）

第六章

风湿免疫科护理

第一节　系统性红斑狼疮

一、概述

系统性红斑狼疮(systemic lupus erythematosus,SLE)是自身免疫介导的,以免疫性炎症为突出表现的弥漫性结缔组织病。血清中出现以抗核抗体为代表的多种自身抗体和多系统受累是SLE的两个主要临床特征。多数慢性起病,病程迁延反复。死亡原因主要是感染、肾衰竭和中枢神经系统病变。SLE好发于生育年龄女性,多见于15~45岁年龄段,女:男为(7~9):1,患病率为70/10万人。

二、病因与病理生理

遗传、感染、环境、性激素、药物等综合因素所致的免疫紊乱导致了SLE的发生。其基本病理改变是免疫复合物介导的血管炎。

三、临床表现

SLE临床表现复杂多样。多数呈隐匿起病,开始仅累及1~2个系统,表现轻度的关节炎、皮疹、隐匿性肾炎、血小板减少性紫癜等,部分患者长期稳定在亚临床状态或轻型狼疮,部分患者可由轻型突然变为重症狼疮,更多的则由轻型逐渐出现多系统损害;也有一些患者一起病就累及多个系统,甚至表现为狼疮危象。SLE的自然病程多表现为病情的加重与缓解交替。

(一)全身表现

患者常常出现发热,可能是SLE活动的表现,但应除外感染因素,尤其是在免疫抑制治疗中出现的发热,更需警惕。疲乏是SLE常见但容易被忽视的症状,常是狼疮活动的先兆。

(二)皮肤与黏膜

在鼻梁和双颧颊部呈蝶形分布的红斑是SLE特征性的改变,其他皮肤损害还有光敏感、脱发、手足掌面和甲周红斑、盘状红斑、结节性红斑、脂膜炎、网状青斑、雷诺现象等。

(三)关节和肌肉

常出现对称性多关节疼痛、肿胀,通常不引起骨质破坏。SLE可出现肌痛和肌无力,少数可有肌酶谱的增高。激素治疗中的 SLE 患者出现髋关节区域隐痛不适,需除外无菌性股骨头坏死。

(四)肾脏损害

肾脏损害又称狼疮性肾炎(Lupus nephritis,LN),表现为蛋白尿、血尿、管型尿,乃至肾衰竭。50%~70%的 SLE 病程中会出现临床肾脏受累,肾活检显示几乎所有 SLE 均有肾脏病理学改变。LN 对 SLE 预后影响甚大,肾衰竭是 SLE 的主要死亡原因之一。病理分型对于估计预后和指导治疗有积极的意义,通常Ⅰ型和Ⅱ型的预后较好,Ⅳ型和Ⅵ型预后较差。

(五)神经系统损害

神经系统损害又称神经精神狼疮。轻者仅有偏头痛、性格改变、记忆力减退或轻度认知障碍;重者可表现为脑血管意外、昏迷、癫痫持续状态等。中枢神经系统表现包括无菌性脑膜炎、脑血管病、脱髓鞘综合征、头痛、运动障碍、脊髓病、癫痫发作、急性精神错乱、焦虑、认知障碍、情绪失调、精神障碍,周围神经系统表现包括吉兰-巴雷综合征、自主神经系统功能紊乱、单神经病变、重症肌无力、脑神经病变、神经丛病变、多发性神经病变等。存在一种或一种以上上述表现,并除外感染、药物等继发因素,结合影像学、脑脊液、脑电图等检查可诊断神经精神狼疮。

(六)血液系统表现

贫血和/或白细胞减少和/或血小板减少常见。贫血可能为慢性病贫血或肾性贫血。短期内出现重度贫血常是自身免疫性溶血所致,多有网织红细胞升高,Coomb′s 试验阳性。本病所致的白细胞减少,一般发生在治疗前或疾病复发时,多数对激素治疗敏感;而细胞毒药物所致的白细胞减少,其发生与用药相关,恢复也有一定规律。血小板减少与血清中存在抗血小板抗体、抗磷脂抗体,以及骨髓巨核细胞成熟障碍有关。部分患者在起病初期或疾病活动期伴有淋巴结肿大和/或脾大。

(七)肺部表现

SLE 常出现胸膜炎,如合并胸腔积液其性质为渗出液。SLE 所引起的肺脏间质性病变主要是急性和亚急性期的磨玻璃样改变和慢性期的纤维化,表现为活动后气促、干咳、低氧血症,肺功能检查常显示弥散功能下降。少数病情危重者、伴有肺动脉高压或血管炎累及支气管黏膜者可出现咯血。SLE 合并弥漫性出血性肺泡炎病死率极高。SLE 还可出现肺动脉高压、肺梗死、肺萎缩综合征。后者表现为肺容积的缩小,横膈上抬,盘状肺不张,呼吸肌功能障碍,而无肺实质、肺血管的受累,也无全身性肌无力、肌炎、血管炎的表现。

(八)心脏表现

患者常出现心包炎,表现为心包积液,但心脏压塞少见。可有心肌炎、心律失常,多数情况下 SLE 的心肌损害不太严重,但重症者,可伴有心功能不全,为预后不良指征。

(九)消化系统表现

消化系统症状表现为恶心、呕吐、腹痛、腹泻或便秘,其中以腹泻较常见,可伴有蛋白丢失性肠炎,并引起低蛋白血症。活动期 SLE 可出现肠系膜血管炎,其表现类似急腹症,甚至被误诊为胃穿孔、肠梗阻而手术探查。当 SLE 有明显的全身病情活动,有胃肠道症状和腹部阳性体征(反跳痛、压痛),在除外感染、电解质紊乱、药物、合并其他急腹症等继发性因素后,应考虑本病。

(十)其他

眼部受累包括结膜炎、葡萄膜炎、眼底改变、视神经病变等。眼底改变包括出血、视盘水肿、视网膜渗出等,视神经病变可以导致突然失明。SLE 常伴有继发性干燥综合征,有外分泌腺受累,表现为口干、眼干,常有血清抗 SSB、抗 SSA 抗体阳性。

四、辅助检查

(一)免疫学异常

(1)抗核抗体谱(ANAs)免疫荧光抗核抗体(IFANA)是 SLE 的筛选检查。对 SLE 的诊断敏感性为 95%,特异性相对较低,为 65%。除 SLE 之外,其他结缔组织病的血清中也常存在 ANA,一些慢性感染也可出现低滴度的 ANA。ANAs 包括一系列针对细胞核中抗原成分的自身抗体。其中,抗双链 DNA(ds-DNA)抗体对 SLE 的特异性为 95%,敏感性为 70%,它与疾病活动性及预后有关。抗 Sm 抗体的特异性高达 99%,但敏感性仅 25%,该抗体的存在与疾病活动性无明显关系。抗核糖体 P 蛋白抗体与 SLE 的精神症状有关;抗单链 DNA、抗组蛋白、抗 U1RNP、抗 SSA 抗体和抗 SSB 抗体等也可出现于 SLE 的血清中,但其诊断特异性低,因为这些抗体也见于其他自身免疫性疾病。抗 SSB 与继发干燥综合征有关。

(2)抗磷脂抗体综合征有关的抗磷脂抗体(包括抗心磷脂抗体和狼疮抗凝物);与溶血性贫血有关的抗红细胞抗体;与血小板减少有关的抗血小板抗体;与神经精神性狼疮有关的抗神经元抗体。

(3)血清类风湿因子阳性,高 γ 球蛋白血症和低补体血症。

(二)肾活检

LN 的肾脏免疫荧光多呈现多种免疫球蛋白和补体成分沉积,被称为"满堂亮"。

(三)腰椎穿刺

中枢神经受累时常有脑脊液压力增高、蛋白含量和白细胞计数增多。

(四)X 线表现

(1)胸膜增厚或胸腔积液。

(2)斑点或片状浸润性阴影,阴影呈游走性。

(3)双中下肺网状结节状阴影,晚期出现蜂窝状。

(4)肺水肿。

(5)心影增大。

(五)CT 表现

肺纹理增粗,肺门周围的片状阴影,表现为间质性或肺泡性肺水肿、肺出血等。

(六)超声心动图

超声心动图用于诊断心脏瓣膜病变、心包积液、肺动脉高压等。

(七)SLE 的免疫病理学检查

皮肤狼疮带试验表现为皮肤的表真皮交界处有免疫球蛋白(IgG、IgM、IgA 等)和补体(C_{3c}、C_{1q} 等)沉积,对 SLE 具有一定的特异性。

五、治疗原则

SLE 是一种高度异质性的疾病,临床医师应根据病情的轻重程度,掌握好治疗的风险与效益之比。既要清楚药物的毒副反应,又要明白药物给患者带来的生机。SLE 活动性和病情轻重程度的评估是治疗方案拟订的先决条件。常需要有经验的专科医师参与和多学科的通力协作。

（一）轻型 SLE 的药物治疗

患者虽有疾病活动，但症状轻微，仅表现光过敏、皮疹、关节炎或轻度浆膜炎，而无明显内脏损害。药物治疗包括如下。

1. 非甾体抗炎药（NSAIDs）

NSAIDs 可用于控制关节炎。应注意消化道溃疡、出血，肾、肝功能等方面的不良反应。

2. 抗疟药

抗疟药可控制皮疹和减轻光敏感，常用氯喹 0.25g，每天 1 次，或羟氯喹 200 mg，每天 1～2 次。主要不良反应是眼底病变，用药超过 6 个月者，可停药 1 个月，有视力明显下降者，应检查眼底，明确原因。有心脏病史者，特别是心动过缓或有传导阻滞者禁用抗疟药。

3. 激素治疗

可短期局部应用激素治疗皮疹，但脸部应尽量避免使用强效激素类外用药，一旦使用，不应超过 1 周。小剂量激素（泼尼松≤10 mg，每天 1 次）可减轻症状。

注意事项：权衡利弊，必要时可用硫唑嘌呤、甲氨蝶呤或环磷酰胺等免疫抑制剂。应注意轻型 SLE 可因过敏、感染、妊娠生育、环境变化等因素而加重，甚至进入狼疮危象。

（二）重型 SLE 的治疗

治疗主要分两个阶段，即诱导缓解和巩固治疗。诱导缓解目的在于迅速控制病情，阻止或逆转内脏损害，力求疾病完全缓解（包括血清学指标、症状和受损器官的功能恢复），但应注意过分免疫抑制诱发的并发症，尤其是感染、性腺抑制等。目前，多数患者的诱导缓解期需要超过半年至 1 年才能达到缓解，不可急于求成。

1. 糖皮质激素

糖皮质激素具有强大的抗炎作用和免疫抑制作用，是治疗 SLE 的基础药。糖皮质激素对免疫细胞的许多功能及免疫反应的多个环节均有抑制作用，尤以对细胞免疫的抑制作用突出，在大剂量时还能够明显抑制体液免疫，使抗体生成减少，超大剂量则可有直接的淋巴细胞溶解作用。重型 SLE 的激素标准剂量是泼尼松 1 mg/（kg·d），通常晨起 1 次服用（高热者可分次服用），病情稳定后 2 周或疗程 8 周内，开始以每 1～2 周减 10% 的速度缓慢减量，减至泼尼松 0.5 mg/（kg·d）后，减药速度按病情适当调慢；如果病情允许，维持治疗的激素剂量尽量小于泼尼松 10 mg，每天 1 次。在减药过程中，如果病情不稳定，可暂时维持原剂量不变或酌情增加剂量或加用免疫抑制剂联合治疗。可选用的免疫抑制剂如环磷酰胺、硫唑嘌呤、甲氨蝶呤等，联合应用以便更快地诱导病情缓解和巩固疗效，并避免长期使用较大剂量激素导致的严重不良反应。对有重要脏器受累，乃至出现狼疮危象的患者，可以使用较大剂量［泼尼松≥2 mg/（kg·d）］甚至甲泼尼龙冲击治疗，甲泼尼龙可用至 500～1 000 mg，每天 1 次，加入 5% 葡萄糖 250 mL，缓慢静脉滴注 1～2 小时，连续 3 天为 1 个疗程，疗程间隔 5～30 天，间隔期和冲击后需口服泼尼松 0.5～1.0 mg/（kg·d），疗程和间隔期长短视具体病情而定。甲泼尼龙冲击疗法对狼疮危象常具有立竿见影的效果，疗程多少和间隔期长短应视病情因人而异。MP 冲击疗法只能解决急性期的症状，疗效不能持久，必须与环磷酰胺冲击疗法配合使用，否则病情容易反复。需强调的是，在大剂量冲击治疗前或治疗中应密切观察有无感染发生，如有感染应及时给予相应的抗感染治疗。

激素的不良反应除感染外，还包括高血压、高血糖、高脂血症、低钾血症、骨质疏松、无菌性骨坏死、白内障、体重增加、水钠潴留等。治疗开始应记录血压、血糖、血钾、血脂、骨密度、胸片等作为评估基线，并定期随访。应指出对重症 SLE 患者，尤其是在危及生命的情况下，股骨头无菌性坏死并非是使用大剂量激素的绝对禁忌。大剂量 MP 冲击疗法常见不良反应包括脸红、失眠、头痛、乏力、血压升高、短暂的血糖升高；严重不良反应包括感染、上消化道大出血、水钠潴留、诱发高血压危象、诱发癫痫大发作、精神症状、心律失常，有因注射速度过快导致突然死亡的报道，所以 MP 冲击治疗应强调缓慢静脉滴注 60 分钟以上；用药前需注意水-电解质和酸碱平衡。

2.环磷酰胺（CTX）

CTX 是主要作用于 S 期的细胞周期特异性烷化剂，通过影响 DNA 合成发挥细胞毒作用。其对体液免疫的抑制作用较强，能抑制 B 细胞增殖和抗体生成，且抑制作用较持久，是治疗重症 SLE 的有效的药物之一，尤其是在狼疮性肾炎和血管炎的患者中，环磷酰胺与激素联合治疗能有效地诱导疾病缓解，阻止和逆转病变的发展，改善远期预后。目前普遍采用标准环磷酰胺冲击疗法：$0.5\sim1.0$ g$/$m^2 体表面积，加入生理盐水 250 mL 中静脉滴注，每 $3\sim4$ 周 1 次，个别难治、危重患者可缩短冲击间期。白细胞计数对指导环磷酰胺治疗有重要意义，治疗中应注意避免导致白细胞过低，一般要求白细胞低谷不小于 $3.0\times10^9/$L。环磷酰胺冲击治疗对白细胞影响有一定规律，一次大剂量环磷酰胺进入体内，第 3 天左右白细胞开始下降，$7\sim14$ 天至低谷，之后白细胞逐渐上升，至 21 天左右恢复正常。对于间隔期少于 3 周者，应更密切注意血象监测。大剂量冲击前需查血常规。

除白细胞减少和诱发感染外，环磷酰胺冲击治疗的不良反应包括：性腺抑制（尤其是女性的卵巢功能衰竭）、胃肠道反应、脱发、肝功能损害，少见远期致癌作用（主要是淋巴瘤等血液系统肿瘤）、出血性膀胱炎、膀胱纤维化和长期口服而导致的膀胱癌。

3.硫唑嘌呤

硫唑嘌呤为嘌呤类似物，可通过抑制 DNA 合成发挥淋巴细胞的细胞毒作用。疗效不及环磷酰胺冲击疗法，尤其控制肾脏和神经系统病变效果较差，而对浆膜炎、血液系统、皮疹等较好。用法 $1.0\sim2.5$ mg$/($kg·d$)$，常用剂量 $50\sim100$ mg，每天 1 次。不良反应包括：骨髓抑制、胃肠道反应、肝功能损害等。少数对硫唑嘌呤极敏感者用药短期就可出现严重脱发和造血危象，引起严重粒细胞和血小板缺乏症，轻者停药后血象多在 $2\sim3$ 周内恢复正常，重者则需按粒细胞缺乏或急性再障处理，以后不宜再用。

4.甲氨蝶呤（MTX）

MTX 为二氢叶酸还原酶阻滞剂，通过抑制核酸的合成发挥细胞毒作用。疗效不及环磷酰胺冲击疗法，但长期用药耐受性较佳。剂量 $10\sim15$ mg，每周 1 次，或依据病情适当加大剂量。主要用于关节炎、肌炎、浆膜炎和皮肤损害为主的 SLE。其不良反应有胃肠道反应、口腔黏膜糜烂、肝功能损害、骨髓抑制，偶见甲氨蝶呤导致的肺炎和肺纤维化。

5.环孢素

环孢素可特异性抑制 T 淋巴细胞 IL-2 的产生，发挥选择性的细胞免疫抑制作用，是一种非细胞毒免疫抑制剂。对狼疮性肾炎（特别是 V 型 LN）有效，环孢素剂量 $3\sim5$ mg$/($kg·d$)$，分 2 次口服。用药期间注意肝、肾功能及高血压、高尿酸血症、高血钾等，有条件者应测血药浓度，调整剂量，血肌酐较用药前升高 30%，需要减药或停药。环孢素对 LN 的总体疗效不如环磷酰胺冲击疗法，且价格昂贵，毒副作用较大，停药后病情容易反跳。

6.霉酚酸酯

霉酚酸酯为次黄嘌呤单核苷酸脱氢酶抑制剂，可抑制嘌呤从头合成途径，从而抑制淋巴细胞活化。治疗狼疮性肾炎有效，能够有效地控制Ⅳ型 LN 活动。剂量为 $10\sim30$ mg$/($kg·d$)$，分

2 次口服。

(三)狼疮危象的治疗

治疗目的在于挽救生命、保护受累脏器、防治后遗症。通常需要大剂量甲泼尼龙冲击治疗，针对受累脏器的对症治疗和支持治疗，以帮助患者度过危象。后继的治疗可按照重型 SLE 的原则，继续诱导缓解和维持巩固治疗。

1.急进性肾小球肾炎

急进性肾小球肾炎表现为急性进行性少尿、水肿、蛋白尿或血尿、低蛋白血症、贫血、肾功能进行性下降、血压增高、高钾血症、代谢性酸中毒等。B 超肾脏体积常增大，肾脏病理往往呈新月体肾炎，多符合 WHO 的 LN 的 Ⅳ 型。治疗包括纠正水电解质酸碱平衡紊乱及低蛋白血症，防治感染，纠正高血压、心力衰竭等并发症，为保护重要脏器，必要时需要透析支持治疗。为判断肾损害的急慢性指标，明确肾损病理类型，制订治疗方案和判断预后，应抓住时机肾穿。对明显活动、非纤维化或硬化等不可逆病变为主的患者，应积极使用激素[泼尼松≥2 mg/(kg·d)]，或使用大剂量 MP 冲击疗法，同时用环磷酰胺 0.4～0.8 g，每 2 周静脉冲击治疗 1 次。

2.神经精神狼疮

神经精神狼疮必须除外化脓性脑膜炎、结核性脑膜炎、隐球菌性脑膜炎、病毒性脑膜脑炎等中枢神经系统感染。弥漫性神经精神狼疮在控制 SLE 的基础药物上强调对症治疗，包括抗精神病药物(与精神科医师配合)，癫痫大发作或癫痫持续状态时需积极抗癫痫治疗，注意加强护理。ACL 相关神经精神狼疮，应加用抗凝、抗血小板聚集药物。有全身血管炎表现的明显活动证据，应用大剂量 MP 冲击治疗。中枢狼疮包括横贯性脊髓炎在内，在除外中枢神经系统感染的情况下，可试用地塞米松 10 mg，或地塞米松 10 mg 加 MTX 10 mg，鞘内注射，每周 1 次，共 2～3 次。

3.重症血小板减少性紫癜

血小板计数＜20×10⁹/L，有自发出血倾向，常规激素治疗无效[1 mg/(kg·d)]，应加大激素用量至 2 mg/(kg·d)以上。还可静脉滴注长春新碱(VCR)每周 1 次，每次 1～2 mg，3～6 次。静脉滴注大剂量静脉注射用人免疫球蛋白(IVIG)对重症血小板减少性紫癜有效，可按 0.4 g/(kg·d)，静脉滴注，连续 3～5 天为 1 个疗程。IVIG 一方面对 SLE 本身具有免疫治疗作用，另一方面具有非特异性的抗感染作用，可以对大剂量甲泼尼龙和环磷酰胺的联合冲击治疗所致的免疫力挫伤起到一定的保护作用，能够明显提高各种狼疮危象治疗的成功率。无骨髓增生低下的重症血小板减少性紫癜还可试用其他免疫抑制剂，如环磷酰胺、环孢素等。其他药物包括达那唑、三苯氧胺、维生素 C 等。内科保守治疗无效，可考虑脾切除。

4.弥漫性出血性肺泡炎和急性重症肺间质病变

部分弥漫性出血性肺泡炎的患者起病可无咯血，支气管镜有助于明确诊断。本病极易合并感染，常同时有大量蛋白尿，预后很差。迄今无治疗良策。对 SLE 肺脏累及应提高警惕，结合 SLE 病情系统评估、影像学、血气分析和纤维支气管镜等手段，以求早期发现、及时诊断。治疗包括氧疗、控制感染和支持治疗。可试用大剂量 MP 冲击治疗、IVIG 和血浆置换。

5.严重的肠系膜血管炎

严重的肠系膜血管炎常需 2 mg/(kg·d)以上的激素剂量方能控制病情。应注意水电解质酸碱平衡，加强肠外营养支持，防治合并感染，避免不必要的手术探查。一旦并发肠坏死、穿孔、中毒性肠麻痹，应及时手术治疗。

（四）特殊治疗

血浆置换等治疗不宜列入常规治疗,应视患者具体情况选择应用。

六、护理问题

（一）体温过高

体温过高与原发病有关。

（二）皮肤黏膜受损

皮肤黏膜受损与狼疮导致的皮疹与血管炎有关。

（三）体液过多

体液过多与无菌性炎症引起的多浆膜腔积液有关。

（四）潜在并发症

(1)感染:与长期应用激素及白细胞计数减少有关。

(2)出血:与血小板计数低下有关。

(3)狼疮脑病:与原发病有关。

(4)排便异常:与腹泻或肠梗阻有关。

(5)血栓:与原发病有关。

七、护理措施

（一）一般护理

保持病室温湿度,急性期嘱患者卧床休息,嘱患者进食高热量、高维生素、低盐、低蛋白食物,准确记录 24 小时液体出入量,如肾脏受损要注意低盐饮食,同时注意补钙。活动时注意勿碰撞,以防发生骨折。

（二）专科护理

1.全面护理

监测体温,并及时通知医师,必要时遵医嘱给予物理或药物降温,使体温下降;勤换被服,增加舒适感,多饮水,必要时补液,保证液体出入量平衡,满足生理需求。

2.注意休息

活动期患者应卧床休息,卧床期间要注意保持关节功能位;慢性期或病情稳定的患者可以适当活动或工作,并注意劳逸结合。关节疼痛者遵医嘱给予镇痛药及外涂药,给予心理安慰,协助患者摆放关节功能位,指导患者关节肌肉的功能锻炼,协助患者做好生活护理。

3.皮肤受累的护理

(1)嘱患者避免日光照射,指导患者避免将皮肤暴露于阳光的方法,如避免在上午 10 点至下午 3 点阳光较强的时间外出,禁止日光浴,夏日外出穿长袖长裤,打伞,戴遮阳镜及遮阳帽等,以免引起光过敏,使皮疹加重。不烫发,不使用碱性或其他有刺激性的物品洗脸,禁用碱性强的肥皂清洁皮肤,宜用偏酸或中性的肥皂,最好用温水洗脸。勿用各类化妆品。

(2)剪指甲不要过短,防止损伤指甲周围皮肤。

(3)注意个人卫生,特别是口腔、女性会阴部的清洁。因服用大量激素及免疫抑制剂,造成全身抵抗力下降,应注意预防各种感染。预防感冒,一旦发现感染灶如疖肿,立即积极治疗。顽固腹泻患者肛周皮肤保证干燥清洁。

4.狼疮脑病的护理

评估狼疮脑病的程度,观察病情变化,遵医嘱给予脱水降颅压治疗,观察用药效果。对于躁动、抽搐患者注意安全防护,必要时给予约束,防止自伤、伤人行为。稳定患者及家属情绪,配合治疗及护理。

5.血液系统受累的护理

(1)白细胞下降:监测血常规变化,个人饮食卫生,保证六洁,防止感染,必要时保护性隔离,限制探视,减少感染来源。

(2)血小板计数下降:评估血小板计数降低的程度,遵医嘱给予卧床和/或绝对卧床,指导患者口腔、牙齿护理,观察有无出血倾向,避免外伤,遵医嘱给予成分输血。血小板计数低的患者易出血,避免外伤,刷牙时用软毛牙刷,勿用手挖鼻腔。

(3)贫血:评估贫血的程度,必要时遵医嘱给予吸氧,指导患者活动,防止因头晕出现跌倒等不良情况。遵医嘱给予成分输血,同时指导患者饮食,协助纠正贫血。

6.肺受累的护理

倾听患者主诉,给予氧气吸入,协助患者排痰,必要时给予雾化吸入,加强翻身拍背咳痰,预防肺部感染。遵医嘱给予抗感染治疗,协助医师对有胸腔积液患者进行胸腔穿刺,指导并协助肺栓塞和/或肺动脉高压患者活动,警惕猝死。注重抗凝治疗的护理及观察,观察用药疗效。

7.心脏受累的护理

评估心脏病变程度,倾听患者主诉,注意控制高血压,给予吸氧,指导患者活动与休息,控制液体出入量,预防心力衰竭的发生。

8.消化系统受累的护理

饮食以高蛋白、富含维生素、营养丰富、易消化为原则,避免刺激性食物。肾功能损害者,宜给予低盐饮食,适当限水,尿毒症患者应限制蛋白质的摄入;心脏明显受累者,应给予低盐饮食;吞咽困难者给予鼻饲;消化功能障碍者应给予无渣饮食。必要时给予肠内或肠外营养以满足机体需要量。

9.肾脏受累的护理

评估患者水肿程度、部位、范围,以及皮肤状况。每天测量患者体重、腹围、肢围。严格记录24小时液体出入量,尿量少时应及时通知医师。对于使用利尿剂的患者,护士应监测患者血清电解质浓度。有腹腔积液、肺水肿、胸腔积液、心包积液的患者应半坐位或半卧位,以保证呼吸通畅。对于有下肢水肿的患者,应抬高下肢,以利于静脉回流。因肾脏损害而致水肿时,应限制盐及水的摄入,尿毒症患者应限制蛋白质的摄入。护士应协助卧床水肿患者及时更换体位,防止压疮发生。

(三)心理护理

目前还没有根治的办法,但恰当的治疗可以使大多数患者达到病情的完全缓解。强调早期诊断和早期治疗,以避免或延缓组织脏器的病理损害。多与患者交流,使患者了解本病的治疗原则,告知患者此病为慢性病,可迁延多年,在治疗护理下可控制病情发展,使其趋于缓解。通过交流消除其焦虑心理,配合治疗。

(四)健康教育

(1)向患者宣教正确认识疾病,消除恐惧心理。保持心情舒畅及乐观情绪,对疾病的治疗树立信心,积极配合,避免情绪波动及各种精神刺激。

（2）学会自我认识疾病活动的征象，同时注意药物的不良反应。长期服用大量激素及免疫抑制剂可造成高血压、糖尿病、骨质疏松、骨坏死、血常规下降、结核复发、消化道出血、兴奋、失眠、库兴综合征等，必要时随诊治疗。定期监测血常规、肝肾功能。

（3）避免过度疲劳，劳逸结合，坚持身体锻炼。

（4）遵医嘱服药，不可擅自停药、减量、加量，明白规律用药的意义。

（5）避免过多的紫外光暴露，外出时应使用防紫外线用品（防晒霜等）。

（6）定期复查，随时了解自己的疾病情况。配合治疗、遵从医嘱，定期随诊。懂得长期随访的必要性。

（7）女性患者要在医师指导下妊娠。

（胡金莲）

第二节　成人斯蒂尔病

一、概述

斯蒂尔病本是指系统性起病的幼年型慢性关节炎，但相似的疾病也可发生于成年人，称为成人斯蒂尔病（AOSD）。男女患病率相近，好发年龄为 16～35 岁，高龄发病亦可见到。

二、病因与发病机制

本病病因尚不清楚。

三、临床表现

（一）发热

发热是本病最常见、最早出现的症状。80％以上的患者呈典型的弛张热，通常于傍晚体温骤然升高，达 39 ℃以上，伴或不伴寒战，但未经退热处理次日清晨体温可自行降至正常。通常体温高峰每天 1 次，每天 2 次者少见。

（二）皮疹

皮疹是本病的另一主要表现，见于 85％以上的患者，典型皮疹为橘红色斑疹或斑丘疹，有时皮疹形态多变，可呈荨麻疹样皮疹。皮疹主要分布于躯干、四肢，也可见于面部。本病皮疹的特征是常与发热伴行，常在傍晚开始发热时出现，次日晨热退后皮疹亦消失。另一皮肤异常是由于衣服、被褥皱褶、搓抓等机械刺激或热水浴，使得相应部位皮肤呈弥漫红斑并可伴有轻度瘙痒，这一现象即 Koebner 现象，约见于 1/3 的患者。

（三）关节及肌肉

几乎 100％的患者有关节疼痛，90％以上的患者有关节炎。膝、腕关节最常累及，其次为踝、肩、肘关节，近端指间关节、掌指关节及远端指间关节亦可受累。发病早期受累关节少，以后可增多呈多关节炎。肌肉疼痛常见，占 80％以上。多数患者发热时出现不同程度肌肉酸痛，部分患者出现肌无力及肌酶轻度增高。

（四）咽痛

多数患者在疾病早期有咽痛,有时存在于整个病程中,发热时咽痛出现或加重,退热后缓解。可有咽部充血,咽后壁淋巴滤泡增生及扁桃体肿大,咽拭子培养阴性,抗菌药治疗无效。

（五）其他临床表现

患者可出现周围淋巴结肿大、肝大、脾大、腹痛（少数似急腹症）、胸膜炎、心包积液、心肌炎、肺炎。较少见的有肾损伤、中枢神经异常、周围神经损害。少数患者可出现急性呼吸衰竭、充血性心衰、心脏压塞、缩窄性心包炎、弥散性血管内凝血（DIC）、严重贫血及坏死性淋巴结病。

四、辅助检查

（一）一般检查

(1)血常规:在疾病活动期,90%以上的患者中性粒细胞比例增高,80%左右的患者血白细胞计数$\geq 15 \times 10^9$/L。约50%的患者血小板计数升高,嗜酸粒细胞无改变。可合并正细胞正色素性贫血。

(2)几乎100%的患者血沉增快,部分患者肝酶轻度增高。

(3)血液细菌培养阴性。

（二）类风湿因子与抗体检查

类风湿因子和抗核抗体阴性,仅少数人可呈低滴度阳性。血补体水平正常或偏高。

（三）血清铁蛋白（serum ferritin,SF）检查

本病SF水平增高,且其水平与病情活动呈正相关。因此SF不仅有助于本病诊断,而且对判断病情是否活动及评价治疗效果有一定意义。

（四）积液检查

滑液和浆膜腔积液白细胞计数增高,呈炎性改变,其中以中性粒细胞比例增高为主。

（五）放射检查

在有关节炎的患者,可有关节周围软组织肿胀和关节骨端骨质疏松。随病情发展,可出现关节软骨破坏,关节间隙狭窄,这种改变最易在腕关节出现。软骨下骨也可破坏,最终可致关节僵直、畸形。

五、治疗原则

（一）非甾体抗炎药

控制发热及关节症状,大部分患者可达到长期缓解。

（二）糖皮质激素

糖皮质激素适用于使用非甾体抗炎药效果不佳者。

（三）改善病情抗风湿药物（DMARDs）

激素仍不能控制发热或激素减量即复发者;或关节炎表现明显者应尽早加用DMARDs。

（四）植物制剂

部分植物制剂,如雷公藤苷、青藤碱、白芍总苷已在多种风湿性疾病治疗中应用。本病慢性期,以关节炎为主要表现时亦可使用。

（五）生物制剂

难治性患者可考虑使用生物制剂,如抗TNF-α阻滞剂、IL-1阻滞剂。

六、护理问题

(一)体温过高
体温过高与原发病有关。

(二)疼痛
疼痛与疾病引起的炎性反应有关。

(三)皮肤完整性受损
皮肤完整性受损与疾病导致的皮疹有关。

(四)部分自理能力受限
部分自理能力受限与肌肉关节疼痛有关。

七、护理措施

(一)一般护理
(1)保持病区空气流通,经常通风换气,室温保持在18~20 ℃,湿度在60%,室内床铺进行湿扫,防止尘土飞扬,室内每天用消毒剂擦拭地面、门窗、床旁桌、跨床桌、床架等设施,拖把、抹布固定专用,防止交叉感染。

(2)加强营养支持,给予高热量、高蛋白、高维生素、富有营养易消化吸收的饮食。

(3)安慰患者,使用分散注意力的各种方式来缓解其疼痛。

(4)巡视患者,及时满足其生活需要。

(二)专科护理
(1)发热:①高热患者监测体温,遵医嘱给予退热处理。在给予物理降温、温水擦浴或使用药物降温者,应观察用药后的体温变化,注意有无大汗、虚脱发生。②宜大量饮水,以利散热、利尿,并给予易消化的流质、半流质饮食。出汗多需要输液者,应做好有关护理。③持续高热并伴有全身中毒症状者,应给予口腔护理,预防口腔感染。应给予患者清洁皮肤,保持皮肤清洁干燥。

(2)疼痛:①评估疼痛的部位、性质、强度、诱因、加重及缓解的因素。②减少引起疼痛的原因。③分散患者注意力。④促进患者舒适。⑤物理或药物止痛。⑥对患者进行健康教育,教会患者自我放松法。

(3)做好皮肤护理:嘱患者切勿抓挠皮疹处,穿柔软棉制衣服,勤更换。

(4)用药过程中,应密切观察所用药物的不良反应,如定期观察血象、血沉、肝肾功能。

(三)心理护理
与患者多交流,向其介绍关于疾病的各种知识。此病为慢性病,可迁延多年,急性发作与缓解交替出现,此种疾病目前大部分结局良好,仅有少部分遗留关节畸形,在治疗护理下可控制病情发展,使其趋于稳定。通过交流消除患者焦虑情绪,使其积极配合治疗,树立战胜疾病的信心。

(四)健康教育
(1)保持心情舒畅及乐观情绪,对慢性疾病的治疗树立信心,积极配合,坚持各种治疗,避免情绪波动及各种精神刺激。

(2)保持规律的生活方式,患者要有充分休息和睡眠时间;同时注意劳逸结合,休息时维持正常关节功能位置,以防发生关节的变形;热水浴、热敷可减轻关节疼痛。活动要以患者能承受为限度。坚持日常生活尽可能自理,经常进行关节功能锻炼,以保持关节原有的活动度及恢复体力,防止肌肉萎缩。

(3)应注意非甾体抗炎药物、激素类、免疫抑制剂类的不良反应。

(4)向患者讲解规律服药的重要性,遵医嘱服药,不要擅自减量、停药、加药,提高其依从性。要注意观察药物的不良反应,定期监测血常规、肝肾功能。

(5)预防感冒及各种感染。

(6)饮食上应注意,本病为慢性疾病,故应补充高蛋白、高维生素及营养丰富的食物。

(7)须强调指出的是,成人斯蒂尔病是一种排除性疾病,至今仍无特定的统一诊断标准,即使在确诊后,仍要在治疗、随访过程中随时调整治疗方案,并经常注意排除感染、肿瘤和其他疾病,从而修订诊断,改变治疗方案。向患者讲解出院后定期门诊复查,随时了解病情变化情况。

（胡金莲）

第三节　系统性硬化症

一、概述

系统性硬化症又称硬皮病,是一种原因不明的临床上以局限性或弥漫性皮肤增厚和纤维化为特征的结缔组织病。除皮肤受累外,它也可影响内脏(心、肺和消化道等器官)。本病的严重程度和发展情况变化较大,有多种亚型,它们的临床表现和预后各不相同。一般以皮肤受累范围为主要指标将系统性硬化分为多种亚型。本节主要讨论弥漫性硬皮病。

二、病因与发病机制

本病病因不明,女性多见,发病率大约为男性的 4 倍,儿童相对少见。

三、临床表现

(一)早期症状

系统性硬化症最多见的初期表现是雷诺现象和隐袭性肢端和面部肿胀,并有手指皮肤逐渐增厚。多关节病同样也是突出的早期症状。胃肠道功能紊乱(胃烧灼感和吞咽困难)或呼吸系统症状等,偶尔也是本病的首发表现。患者起病前可有不规则发热、食欲减退、体重下降等。

(二)皮肤

皮肤病变可局限在指/趾和面部或向心性扩展,累及上臂、肩、前胸、背、腹和腿。有的可在几个月内累及全身皮肤,有的在数年内逐渐进展,有些呈间歇性进展,通常皮肤受累范围和严重程度在三年内达高峰。

(三)骨和关节

多关节痛和肌肉疼痛常为早期症状,也可出现明显的关节炎。约 29% 可有侵蚀性关节病。

(1)由于皮肤增厚且与其下关节紧贴,致使关节挛缩和功能受限。

(2)由于腱鞘纤维化,当受累关节主动或被动运动时,特别在腕、踝、膝处,可觉察到皮革样摩擦感。

（3）长期慢性指/趾缺血,可发生指端骨溶解。

（4）X 线表现关节间隙狭窄和关节面骨硬化。

（5）由于肠道吸收不良、废用及血流灌注减少,常有骨质疏松。

（四）消化系统

消化道受累为硬皮病的常见表现,仅次于皮肤受累和雷诺现象。消化道的任何部位均可受累,其中食管受累最为常见,肛门、直肠次之,小肠和结肠较少。

1.口腔

张口受限,舌系带变短,牙周间隙增宽,齿龈退缩,牙齿脱落,牙槽突骨萎缩。

2.食管

食管下部括约肌功能受损可导致胸骨后灼热感,反酸。长期可引起糜烂性食管炎、出血、下食管狭窄等并发症。

3.小肠

常可引起轻度腹痛、腹泻、体重下降和营养不良。

4.大肠

钡灌肠可发现 10%～50% 的患者有大肠受累,但临床症状往往较轻。累及后可发生便秘,下腹胀满,偶有腹泻。

5.CREST 综合征

患者可发生胆汁性肝硬化。

（五）肺部

在硬皮病中肺脏受累普遍存在。病初最常见的症状为运动时气短,活动耐受量减低;后期出现干咳。随病程增长,肺部受累机会增多,且一旦累及,呈进行性发展,对治疗反应不佳。肺间质纤维化和肺动脉血管病变常同时存在。在弥漫性硬皮病伴抗 Scl-70 阳性的患者中,肺间质纤维化常常较重;在 CREST 综合征中,肺动脉高压常较为明显。肺动脉高压常为棘手问题,它是由于肺间质与支气管周围长期纤维化或肺间小动脉内膜增生的结果。

（六）心脏

病理检查 80% 的患者有片状心肌纤维化,临床表现为气短、胸闷、心悸、水肿。

（七）肾脏

硬皮病肾病变临床表现不一,部分患者有多年皮肤及其他内脏受累而无肾损害的临床现象;有些在病程中出现肾危象,即突然发生严重高血压、急进性肾衰竭,如不及时处理,常于数周内死于心力衰竭及尿毒症。虽然肾危象初期可无症状,但大部分患者感疲乏加重,出现气促、严重头痛、视物模糊、抽搐、神志不清等症状。

四、辅助检查

（一）一般化验

一般化验无特殊异常。血沉可正常或轻度增快。

（二）免疫学检测

（1）血清 ANA 阳性率达 90% 以上。

（2）抗着丝点抗体（ACA）:80% 的 CREST 综合征患者阳性。

（3）20%～40% 系统性硬化症患者,血清抗 Scl-70 抗体阳性。

（4）约30％病例RF阳性。

（5）约50％病例有低滴度的冷球蛋白血症。

（三）病理及甲皱检查

硬变皮肤活检见表皮变薄,表皮突消失,皮肤附属器萎缩。甲褶毛细血管显微镜检查显示毛细血管襻扩张与正常血管消失。

（四）食管组织病理

食管组织病理示平滑肌萎缩,黏膜下层和固有层纤维化,黏膜呈不同程度变薄和糜烂。

（五）食管功能检查

食管功能可用食管测压、卧位稀钡钡餐造影、食管镜等方法检查。

（六）高分辨CT检查

高分辨CT可显示肺部呈磨玻璃样改变,肺间质纤维化常以嗜酸性肺泡炎为先导。

（七）支气管肺泡灌洗

支气管肺泡灌洗可发现灌洗液中细胞增多。

（八）胸部X线检查

胸部X线片示肺间质纹理增粗,严重时呈网状结节样改变,在基底部最为显著。

（九）肺功能检查

肺功能检查示限制性通气障碍,肺活量减低,肺顺应性降低,气体弥散量减低。

（十）心导管检查

心导管检查可发现肺动脉高压。

（十一）超声心动图

超声心动图可发现肺动脉高压或心包肥厚或积液。

（十二）肾活检

硬皮病的肾病变以叶间动脉、弓形动脉及小动脉为最著,其中最主要的是小叶间动脉。血管平滑肌细胞发生透明变性。血管外膜及周围间质均有纤维化。

五、治疗原则

本病尚无特效药物。皮肤受累范围和病变程度为诊断和评估预后的重要依据,而重要脏器累及的广泛性和严重程度决定它的预后。早期治疗的目的在于阻止新的皮肤和脏器受累,而晚期的目的在于改善已有的症状。

（1）糖皮质激素对本症效果不显著,通常对炎性肌病、间质性肺部疾病的炎症期有一定疗效;在早期水肿期,对关节痛、肌痛亦有疗效。免疫抑制剂疗效不肯定。常用的有环孢素、环磷酰胺、硫唑嘌呤、甲氨蝶呤等,有报道对皮肤关节和肾脏病变有一定疗效,与糖皮质激素合并应用,常可提高疗效和减少糖皮质激素用量。

（2）青霉胺能抑制新胶原成熟,并激活胶原酶,使已形成的胶原纤维降解。

（3）钙通道阻滞剂、丹参注射液、双嘧达莫和小剂量阿司匹林、血管紧张素受体阻滞剂可缓解雷诺现象,治疗指端溃疡,阻止红细胞及血小板的聚集,降低血液黏滞性,改善微循环。

（4）组胺受体阻滞剂(西咪替丁或雷尼替丁等)或质子泵抑制剂(奥美拉唑)等减少胃酸,缓解反流性食管炎的症状。

（5）血管紧张素转换酶抑制剂,如卡托普利、依那普利、贝那普利等药物,控制血压增高,预防肾危象出现。

(6)近年来,国外采用口服内皮素受体阻滞剂和抗转移生长因子β_1(TGFβ_1)治疗硬皮病所致的肺动脉高压已取得一定疗效。

六、护理问题

(一)皮肤黏膜完整性受损
皮肤黏膜完整性受损与皮肤黏膜失去弹性有关。

(二)感染
感染与长期服用激素有关。

(三)焦虑
焦虑与患慢性疾病有关。

(四)知识缺乏
不了解疾病相关知识。

七、护理措施

(一)一般护理
(1)密切监测患者生命体征,听取患者主诉,嘱其保持情绪稳定;尽量减少活动;进食纤维易消化食物,保持大便通畅,必要时给予通便处理。

(2)巡视患者,及时满足其生活需要。

(3)与患者多交流,多安慰患者,使其接受现实,勇敢面对,积极配合治疗。

(4)监测体温,监测血常规。对已发生的感染,遵医嘱给予口服或静脉抗菌药治疗。

(二)专科护理
1.皮肤自我护理

(1)皮肤硬化失去弹性,应在患处涂油预防干裂。避免接触刺激性较强的洗涤剂。口唇、鼻腔干裂可涂油。注意保暖,冷天外出多加衣服,戴棉手套,穿厚袜,衣着宽松。

(2)患者皮肤调节体温的功能减退,夏季应多饮水,多吃一些利尿解暑的蔬菜水果,如西瓜、冬瓜、黄瓜、丝瓜、苦瓜等,通过尿液带走体内热量而起到降温的作用。此外应避免高温时外出,避免阳光曝晒,外出应戴遮阳帽或打伞,避免中暑。室内温度过高可装空调或电扇。

(3)经常摩擦肢端、关节或骨骼隆起处,避免磕碰、外伤而导致营养性溃疡。

2.饮食自我护理

饮食上注意多吃蛋白质含量丰富的食物,如蛋类、肉等。多吃新鲜的蔬菜水果以保证维生素和食物纤维的供给。并可减少便秘的发生。注意少吃多餐、细嚼慢咽。避免辛辣、过冷的食物,以细软易消化为好,并食用含钙多的食物如牛奶等。若进食后有胸骨后不适等症状应注意不能一次大量进食,少吃多餐,进食后稍走动后再躺下,再取头高足低位以减少食物反流。戒烟戒酒。

3.环境及健康

避免感冒而引起继发肺部感染,加重肺脏负担。保持居室内一定的温度和湿度,定时通风换气,保持空气新鲜。不去人多拥挤的公共场所,在感冒流行季节减少外出。

4.做好防御

经常监测血压,发现血压升高应及时处理。当患者出现气短、胸闷、心悸、水肿等时,积极协助医师处理,密切观察病情变化,准备好抢救物品。

（三）心理护理

多与患者交流,告知患者此病为慢性病,主要是采取措施改善症状,控制病情使其稳定,减缓病情进展,因此要遵医嘱规律治疗。通过交流消除其焦虑心理,配合治疗。

（四）健康教育

（1）正确认识疾病,消除恐惧心理。保持乐观的精神、稳定的情绪,避免过度激动、紧张、焦虑等不良情绪。

（2）适当锻炼身体,增加机体抗病能力。劳逸结合,但要避免过度劳累加重病情。

（3）了解皮肤保护的方法,特别是手足避冷保暖。

（4）有心脏受累应长期服药,并备硝酸甘油等药物随身携带。

（5）了解药物的作用和不良反应。明白规律用药的意义,配合治疗、遵从医嘱。定期监测血常规、肝肾功能。

（6）严格遵医嘱服药,不可随意加量、减量、停药和改药。禁用血管收缩剂:新麻液、麻黄素、肾上腺素等。

（7）学会自我认识疾病活动的征象,定期复查。懂得长期随访的必要性。

（8）告知患者要少食多餐,餐后取立位或半卧位。戒烟、酒和咖啡等刺激性食物。

（胡金莲）

第四节　干燥综合征

一、概述

干燥综合征(Sjogren's syndrome,SS)是一个主要累及外分泌腺体的慢性炎症性自身免疫病。临床除有唾液腺和泪腺受损功能下降而出现口干、眼干外,尚有其他外分泌腺及腺体外其他器官的受累而出现多系统损害的症状。本病分为原发性和继发性两类,前者指不具另一诊断明确的结缔组织病(CTD)的干燥综合征。后者是指发生于另一诊断明确的CTD如系统性红斑狼疮(SLE)、类风湿关节炎等的干燥综合征。本节主要叙述原发性干燥综合征。

二、病因与发病机制

本病的确切病因和发病机制尚不明确,一般认为与遗传、免疫、病毒感染有关。原发性干燥综合征属全球性疾病,在我国人群的患病率为0.3%～0.7%,在老年人群中患病率为3%～4%。本病女性多见,男女比为1:(9～20)。发病年龄多在40～50岁,也见于儿童。

三、临床表现

（一）局部表现

1.口干燥症

因唾液腺病变,使唾液黏蛋白缺少而引起下述常见症状。

（1）有 70％～80％的患者诉有口干，但不一定都是首症或主诉，严重者因口腔黏膜、牙齿和舌发黏以致在讲话时需频频饮水，进固体食物时必须伴水或流食送下，有时夜间需起床饮水等。

（2）猖獗性龋齿是本病的特征之一，表现为牙齿逐渐变黑，继而小片脱落，最终只留残根。

（3）成人腮腺炎，50％的患者表现有间歇性交替性腮腺肿痛，累及单侧或双侧。大部分在 10 天左右可以自行消退。

（4）舌部表现为舌痛、舌面干裂、舌乳头萎缩而光滑。

（5）口腔黏膜出现溃疡或继发感染。

2.干燥性角结膜炎

因泪腺分泌的黏蛋白减少而出现眼干涩、异物感、泪少等症状，严重者痛哭无泪。部分患者有眼睑缘反复化脓性感染、结膜炎、角膜炎等。

3.其他表现

其他浅表部位如鼻、硬腭、气管及其分支、消化道黏膜、阴道黏膜的外分泌腺体均可受累，使其分泌较少而出现相应症状。

（二）系统表现

除口眼干燥表现外，患者还可出现全身症状如乏力、低热等。约有 2/3 的患者出现系统损害。

1.皮肤

皮肤病变的病理基础为局部血管炎，有下列表现。

（1）过敏性紫癜样皮疹：多见于下肢，为米粒大小边界清楚的红丘疹，压之不褪色，分批出现。每批持续时间约为 10 天，可自行消退而遗有褐色素沉着。

（2）结节红斑：较为少见。

（3）雷诺现象：多不严重，不引起指端溃疡或相应组织萎缩。

2.骨骼肌肉

关节痛较为常见，仅小部分表现有关节肿胀，但多不严重且呈一过性；关节结构的破坏非本病的特点。肌炎见于约 5％的患者。

3.肾

主要累及远端肾小管，表现为因Ⅰ型肾小管酸中毒而引起的低血钾性肌肉麻痹，严重者出现肾钙化、肾结石及软骨病。

4.肺

大部分患者无呼吸道症状。轻度受累者出现干咳，重者出现气短。肺部的主要病理为间质性病变，部分出现弥漫性肺间质纤维化，少数人可因此发生呼吸功能衰竭而死亡。

5.消化系统

胃肠道可以因其黏膜层的外分泌腺体病变而出现萎缩性胃炎、胃酸减少、消化不良等非特异性症状。约 20％的患者有肝脏损害，临床谱从黄疸至无临床症状而有肝功能损害不等。

6.神经

以周围神经受累为多见，不论是中枢或周围神经损害均与血管炎有关。

7.血液系统

本病可出现白细胞计数减少和/或血小板计数减少，血小板计数低下严重者可出现出血现象。

四、辅助检查

（一）眼部检查

Schirmer(滤纸)试验(＋)；角膜染色(＋)；泪膜破碎时间(＋)。

（二）口腔检查

唾液流率(＋)；腮腺造影(＋)；唾液腺核素检查(＋)；唇腺活检组织学检查(＋)。

（三）尿液检查

多次尿 pH＞6 则有必要进一步检查肾小管酸中毒相关指标。

（四）周围血检测

周围血检测可以发现血小板低下，或偶有的溶血性贫血。

（五）血清免疫学检查

(1)抗 SSA 抗体是本病中最常见的自身抗体，见于 70％的患者。

(2)抗 SSB 抗体有称是本病的标记抗体，见于 45％的患者。

(3)高免疫球蛋白血症，均为多克隆性，见于 90％的患者。

（六）肺影像学检查

肺影像学检查可以发现有相应系统损害的患者。

五、治疗原则

本病目前尚无根治方法，主要是采取措施改善症状，控制和延缓因免疫反应而引起的组织器官损害的进展及继发性感染。

(1)口干可适当饮水，或用人工唾液，减少对口腔的物理刺激。嘱患者保持口腔清洁，勤漱口，减少龋齿和口腔继发感染的可能。防止口腔细菌增殖，应早晚刷牙，选用软毛牙刷，继发口腔感染者可用复方硼砂溶液漱口，真菌感染者可用制霉菌素涂口腔，口干严重者可用麦冬、枸杞子、甘草等泡水喝。

(2)保护眼睛，干燥性角结膜炎可给予人工泪液滴眼，以减轻眼干症状并预防角膜损伤。

(3)肌肉、关节痛者可用非甾体抗炎药及羟氯喹。

(4)系统损害者应以受损器官及严重度而进行相应治疗。给予肾上腺糖皮质激素，剂量与其他结缔组织病治疗用法相同。对于病情进展迅速者，可合用免疫抑制剂如环磷酰胺、硫唑嘌呤等。出现有恶性淋巴瘤者宜积极、及时地进行联合化疗。

(5)合并肾小球肾炎，纠正低钾血症的麻痹发作可采用静脉补钾(氯化钾)，待病情平稳后改口服钾盐液或片，有的患者需终身服用，以防低钾血症再次发生。

(6)合并肺间质性病变、呼吸道黏膜干燥明显者，可给予雾化吸入。鼻黏膜干燥者可给予复薄油滴鼻。

六、护理问题

（一）皮肤黏膜改变

皮肤黏膜改变与唾液减少有关。

（二）潜在的感染

感染与服用激素及免疫抑制剂有关。

（三）电解质紊乱

电解质紊乱与肾小管酸中毒有关。

（四）舒适的改变

不适与口干、眼干有关。

（五）部分自理能力受限

自理能力受限与电解质紊乱有关。

（六）有出血的危险

出血与血小板计数降低有关。

七、护理措施

（一）一般护理

（1）减轻口干较为困难，嘱患者应停止吸烟、饮酒，以及避免服用引起口干的药物，如阿托品等。保持口腔清洁，勤漱口，减少龋齿和口腔继发感染的可能，对生活不能自理的患者给予口腔护理。干燥性角结膜炎可给予人工泪液滴眼，以减轻眼干症状并预防角膜损伤。有些眼膏也可用于保护角膜。

（2）巡视患者，及时满足其生活需要。

（3）嘱患者床旁活动，必要时需绝对卧床，避免磕碰，用软毛牙刷刷牙，定期监测血常规。

（二）专科护理

（1）减少对口腔的物理刺激，防止口腔细菌增殖，应早晚刷牙，选用软毛牙刷，饭后漱口，戒烟、酒。

（2）保护眼睛，睡前涂眼膏保护角膜，避光避风，外出时戴眼防护镜。

（3）对于皮肤油性水分减少的患者应预防皮肤干裂，给予润肤剂外涂。冬季嘱患者减少洗澡次数。

（4）注意观察激素及免疫抑制剂的不良反应，定期监测血常规、肝肾功能，并告知患者用药注意事项。

（5）合并有神经系统受累者大部分为周围神经病变，肢体麻木，感觉减退，护士应注意安全防护。

（6）低钾血症的患者在补钾过程中，注意观察患者尿量的变化、尿 pH，准确记录液体出入量及分记日夜尿量。

（7）合并肺间质性病变、呼吸道黏膜干燥明显者，注意补充水分，预防感冒及肺部感染，加强拍背咳痰。

（8）合并肝脏损害、胰腺外分泌功能受影响引起消化液减少，导致营养不良，故应为患者提供清淡、易消化的食物。

（9）合并血细胞低下的患者注意安全防护，避免磕碰，观察患者出血倾向。

（三）心理护理

多与患者交流，使患者了解本病的治疗原则，告知患者此病为慢性病，主要是采取措施改善症状，控制和延缓因免疫反应而引起的组织器官损害的进展及继发性感染。本病预后良好，经恰当治疗后大多数可以控制病情达到缓解，因此要遵医嘱规律治疗。通过交流消除其焦虑心理，配合治疗。

(四)健康教育

(1)正确认识疾病,消除恐惧心理,保持心情舒畅及乐观情绪,对疾病治疗树立信心。

(2)注意口腔卫生,每天早晚至少刷牙两次,选用软毛牙刷,饭后漱口,并用牙签将食物的碎屑从牙缝中清除。忌烟、酒,忌刺激性食物,可预防继发口腔感染和减少龋齿,可用朵贝尔漱口液、2% $NaHCO_3$ 漱口液。有龋齿要及时修补。

(3)保护眼睛,眼泪的减少可引起角膜干涩、损伤,易细菌感染。日间可用人工泪液 4～5 次/天,睡前可抹眼膏。多风天气外出时可戴防风眼镜。

(4)保护皮肤,减少沐浴次数,使用中性沐浴品。沐浴后可适当用中性护肤液涂抹全身皮肤,以防止瘙痒。

(5)干燥综合征可引起肾小管损害,出现低钾血症(腹胀、乏力、肠蠕动减慢、诱发肠麻痹、心动过速等症状)。故需定期监测血钾,并食用含钾高的食物,如橘子、香蕉、肉、蛋、谷类。有时药物补钾需终身服用,以防低钾血症发生。注意多食含水量高、易消化、高蛋白、高维生素的食物。

(6)观察日夜尿量并记录,观察排尿时有无尿频、尿急、尿痛。每天应清洗会阴部,以防止尿路感染。

(7)病变累及鼻、气管、肺等可引起咽干、慢性咳嗽、肺纤维化,可用雾化吸入,加强扩胸运动,学会正确咳痰方法,预防肺部感染。

(8)预防感冒,流行期应尽量少去公共场所,避免感冒。室内应定时开窗通风,时间 15～30 分钟,保证房间的湿度适宜。

(9)了解激素及免疫抑制剂的不良反应。遵医嘱服药,不可擅自停药、减量、加量。明白规律用药的意义。

(10)应定期复查,随时了解自己疾病的情况。学会自我认识疾病活动的征象,配合治疗,遵从医嘱。定期随诊,懂得长期随访的必要性。

(胡金莲)

第五节　原发性痛风

一、概述

痛风是由于嘌呤代谢紊乱和/或尿酸排泄减少致血尿酸增高引起的一组疾病。临床特点为高尿酸血症、尿酸盐结晶沉积所致特征性急性关节炎、反复发作发展至慢性痛风性关节炎及痛风石,常累及肾脏;严重者可出现关节致残、肾功能不全。痛风患者常与肥胖、高脂血症、糖尿病、高血压及心脑血管病伴发。本节主要介绍原发性痛风患者的护理。

二、病因与发病机制

原发性痛风多有遗传性,其原因主要是嘌呤代谢酶缺陷。原发性肾脏尿酸排泄减少约占原发性高尿酸血症的 90%,具体发病机制不清,可能为多基因遗传性疾病。继发性痛风指继发于其他疾病过程中的一种临床表现,也可由某些药物所致。骨髓增生性疾病、肾脏疾病、药物作用等均可引起高尿酸血症。另外,肾移植患者长期服用免疫抑制剂也可发生高尿酸血症,可能与免疫抑制剂抑制肾小管排泄尿酸有关。

三、临床表现

(一)急性痛风性关节炎

典型发作常于深夜因关节痛而惊醒,疼痛进行性加剧,受累关节及周围组织红、肿、热、痛和功能受限,在 12 小时左右达高峰。多于数天或 2 周内自行缓解。常侵犯第一跖趾关节,部分患者可有发热、寒战、头痛、心悸和恶心等全身症状。

(二)间歇发作期

痛风发作持续数天至数周后可自行缓解,一般无明显后遗症状,或遗留局部皮肤色素沉着、脱屑及刺痒等,以后进入无症状的间歇期,多数患者 1 年内复发,受累关节逐渐增多,症状持续时间逐渐延长。受累关节一般从下肢向上肢、从远端小关节向大关节发展,出现指、腕和肘等关节受累,少数患者可影响到肩、髋、骶髂、胸锁或脊柱关节,也可累及关节周围滑囊、肌腱和腱鞘等部位。

(三)慢性痛风石病变期

皮下痛风石发生的典型部位是耳郭。外观为皮下隆起的大小不一的黄白色赘生物,皮肤表面薄,破溃后排出白色粉状或糊状物。关节内大量沉积的痛风石可造成关节骨质破坏、关节周围组织纤维化和继发退行性改变等。临床表现为持续关节肿痛、压痛、畸形及功能障碍。

(四)肾脏病变

临床表现为蛋白尿、血尿、泌尿系结石、肾衰竭等。

四、辅助检查

(一)血尿酸测定

血尿酸≥416 μmol/L 为高尿酸血症。

(二)尿尿酸测定

低嘌呤饮食 5 天后,24 小时尿尿酸排泄量>3.6 mmol 为尿酸生成过多型(约占 10%);<3.6 mmol 提示尿酸排泄减少型(约占 90%)。

(三)关节腔穿刺尿酸盐检查

显微镜下表现为负性双折光的针状或杆状的单钠尿酸盐晶体。

(四)影像学检查

急性发作期仅见受累关节周围非对称性软组织肿胀;慢性痛风石病变期可见单钠尿酸盐晶体沉积造成关节软骨下骨质破坏,出现虫噬样、穿凿样缺损。

(五)超声检查

受累关节的超声检查可发现关节积液、滑膜增生、关节软骨及骨质破坏、关节内或周围软组织的痛风石及钙质沉积等。超声下出现肾髓质特别是锥体乳头部散在强回声光点,则提示尿酸盐肾病,也可发现 X 线下不显影的尿酸性尿路结石。

五、治疗原则

治疗痛风原则:迅速控制急性发作;预防复发;纠正高尿酸血症,预防尿酸盐沉积造成的关节破坏及肾脏损害;手术剔除痛风石,对毁损关节进行矫形手术,提高生活质量。

（一）饮食

低嘌呤、低热量饮食,保持合理体重,戒酒,多饮水,每天饮水 2 000 mL 以上。避免暴食、酗酒、受凉受潮、过度疲劳和精神紧张,穿舒适鞋,防止关节损伤。

（二）药物治疗

(1)非甾体抗炎药(NSAIDs)可有效缓解急性痛风症状,为一线用药。

(2)秋水仙碱为治疗急性发作的传统药物。

(3)糖皮质激素治疗急性痛风有明显疗效,通常用于不能耐受非甾体抗炎药和秋水仙碱或肾功能不全者。

(4)抑制尿酸生成药,如别嘌醇,广泛用于原发性及继发性高尿酸血症,尤其是尿酸产生过多型或不宜使用促尿酸排泄药者。

(5)促尿酸排泄药,如苯溴马隆,主要通过抑制肾小管对尿酸的重吸收降低血尿酸。

(6)新型降尿酸药,如非布司他。

（三）泌尿系结石的治疗

对于尿酸性尿路结石,体积大且固定者可行体外冲击碎石、内镜取石或开放手术取石。

（四）手术治疗

手术剔除痛风石,对毁损关节进行矫形手术,以提高生活质量。

六、护理问题

（一）疼痛

疼痛与痛风性关节炎有关。

（二）自理能力受限

自理能力受限与疾病导致关节疼痛有关。

（三）知识缺乏

不了解疾病相关知识。

（四）焦虑

焦虑与疾病影响生活和工作有关。

七、护理措施

（一）一般护理

低嘌呤、低热量饮食,保持合理体重,戒酒,多饮水,每天饮水 2 000 mL 以上。避免暴食、酗酒、受凉受潮、过度疲劳和精神紧张,穿舒适鞋,防止关节损伤。保证患者休息与睡眠,关节炎急性期减少活动。监测各项生命体征,倾听患者主诉,及时给予对症处理。

（二）专科护理

1.疼痛的护理

发作时卧床休息,避免关节负重,抬高患肢,可局部冷敷。遵医嘱服用药物,减轻关节炎症状。疼痛缓解后开始恢复活动。护士应认真听取患者的主诉,评估疼痛的性质、程度,配合医师完善各项相关检查。

2.饮食护理

（1）在急性发作时应选用无嘌呤或低嘌呤食物，食物应精细，如脱脂奶、鸡蛋、植物油、面包、饼干、米饭、蔬菜、水果等；限制脂肪及动物蛋白的摄入，以食用植物蛋白为主。

（2）慢性期或缓解期应选用低嘌呤饮食，每周应有2天无嘌呤饮食，注意补充维生素及铁质，多食水果、绿叶蔬菜及偏碱性食物；禁食高嘌呤食物，如动物内脏、酒类、海鲜类。忌暴饮暴食及酗酒；每天饮水量＞2 000 mL，并服用碱性药物，以利于尿酸溶解排泄。

（3）根据病情为患者进行饮食宣教，共同制订饮食计划，与患者达成共识，并且严格遵守，因饮食控制对于疾病的缓解是非常必要的。

（4）控制体重，避免过胖。

3.药物注意

患者需了解药物的作用和不良反应。密切观察有无胃肠道反应，定期复查肝肾功能，避免不良反应。

4.关节腔穿刺护理

穿刺前向患者做好宣教，备齐用物，协助医师做好穿刺术中配合，严格执行无菌操作，以防感染。术后定时观察穿刺处情况，警惕局部出血。

（三）心理护理

痛风的预防和治疗有效，因此预后相对良好。如果及早诊断并进行规范治疗，大多数痛风患者可正常工作生活。慢性期病变经过治疗有一定的可逆性，皮下痛风石可缩小或消失，关节症状和功能可改善，相关的肾脏病变也可减轻、好转。多给予关心及支持，增加患者配合治疗的信心。指导患者养成良好的生活习惯，劳逸结合，控制饮食。指导患者正确服药，宣教药物的注意事项，并观察药物的不良反应。

（四）健康教育

（1）急性发作期应卧床休息，抬高患肢，避免关节负重，可局部冷敷。疼痛缓解后方可恢复活动，可行理疗，注意保暖。

（2）慢性期患者经过治疗，痛风石可能缩小或溶解，关节功能可以改善，肾功能障碍也可以改善。

（3）低嘌呤饮食，多食偏碱性的食物；禁食高嘌呤食物，如动物内脏、酒类及海鲜类；忌暴饮暴食；控制体重，避免过胖。

（4）发生尿酸性或混合性尿路结石者易并发尿路梗阻和感染，会出现下腹部绞痛、排尿不畅、尿频、尿急、尿痛等症状，应及时就诊。

（5）保持情绪的稳定，避免寒冷、饥饿、感染、创伤、情绪紧张等因素诱导疾病复发。

（6）向患者介绍讲解药物的作用和不良反应。密切观察有无胃肠道反应，定期复查血尿酸、肝肾功能，避免不良反应。

（胡金莲）

第六节　混合性结缔组织病

一、概述

混合性结缔组织病（Mixed connective tissue disease，MCTD）是一种血清中有极高滴度的斑点型抗核抗体（ANA）和抗 U1RNP(nRNP)抗体，临床上有系统性红斑狼疮（SLE）、系统性硬化（SSc）、多发性肌炎/皮肌炎（PM/DM）及类风湿关节炎（RA）等疾病特征的临床综合征。

二、病因与发病机制

该病病因及发病机理尚不明确。MCTD 是一种免疫功能紊乱的疾病。

三、临床表现

患者可表现出组成本疾病中的各个结缔组织病（SLE、SSc、PM/DM 或 RA）的任何临床症状。然而 MCTD 具有的多种临床表现并非同时出现，重叠的特征可以相继出现，不同的患者表现亦不尽相同。

（一）多关节炎

几乎所有患者都有关节疼痛和发僵。60％的患者有症状明显的关节炎，其临床特点与 RA 相似，但通常无屈指肌腱关节炎、天鹅颈样畸形和尺侧偏斜。常易受累的关节为掌指关节。

（二）皮肤黏膜

雷诺现象伴手指肿胀、变粗，全手水肿有时是 MCTD 患者最常见和最早的表现。手指皮肤胀紧变厚，但不发生挛缩。有些患者的皮肤病变表现为狼疮样皮疹。面部皮肤可有硬皮样改变。少数 MCTD 患者可有典型的皮肌炎皮肤改变。黏膜损害包括颊黏膜溃疡、干燥性复合性口生殖器溃疡和鼻中隔穿孔。

（三）肌肉病变

肌痛是 MCTD 常见的症状，但大多数患者没有明确的肌无力。

（四）心脏

患者会出现胸闷、憋气、呼吸困难。10％～30％的患者出现心包炎。心脏受累最常见的临床表现为心包炎，心脏压塞少见。

（五）肺脏

85％的 MCTD 患者有肺部受累的证据，症状有呼吸困难、胸痛及咳嗽。

（六）肾脏

25％患者有肾脏损害。通常为膜性肾小球肾炎，有时也可引起肾病综合征，有些患者出现肾血管性高血压危象，与硬皮病肾危象类似。长期肾脏病变可引起淀粉样变和肾功能不全。

（七）胃肠道

胃肠道受累是有 SSc 表现的 MCTD 患者的主要特征。多数患者有食管功能障碍和食管道压力改变，出现进食后发噎和吞咽困难。

（八）神经系统

头痛是常见症状，多数可能是血管性头痛。有些患者头痛伴发热，有时伴肌痛，有些表现像病毒感染后遗症。这些患者中有些出现脑膜刺激征，脑脊液检查显示无菌性脑膜炎。其他神经系统受累包括癫痫样发作、器质性精神综合征、多发性周围神经病变、脑栓塞和脑出血等。

（九）血管

大多数患者有甲皱毛细血管襻的改变如毛细血管扩张，与 SSc 所见相同。甲皱毛细血管襻的 SSc 样改变是 MCTD 与 SLE 的特征性区别。

（十）血液系统

75％的患者有贫血，60％的患者 Coombs 试验阳性，但溶血性贫血并不常见。如在 SLE 所见，75％的患者有白细胞计数减少，以淋巴细胞系为主，这与疾病活动有关。还可见血小板计数减少及血栓性血小板减少性紫癜。

（十一）其他

患者可有干燥综合征、慢性淋巴细胞性甲状腺炎（桥本甲状腺炎）和持久的声音嘶哑。1/3 的患者有发热、全身淋巴结肿大、肝大、脾大。

四、辅助检查

（一）实验室检查

（1）高滴度斑点型 ANA 和高滴度抗 U1RNP 抗体阳性，而抗 Sm 抗体阴性者，要考虑 MCTD 的可能，高滴度抗 U1RNP 抗体是诊断 MCTD 必不可少的条件。

（2）50％～70％的患者类风湿因子（RF）阳性。

（3）肌酶升高。

（4）75％的患者有贫血。60％的患者 Coombs 试验阳性，但溶血性贫血并不常见。如在 SLE 所见，75％的患者有白细胞减少，以淋巴细胞系为主。血小板减少，并出现血栓性血小板减少性紫癜。

（5）抗内皮细胞抗体和血清Ⅷ因子相关抗原水平的升高支持 MCTD 存在血管内皮细胞损伤。

（二）其他检查

（1）20％的患者心电图不正常，最常见的改变是心律失常、右心室肥厚、右心房增大和室间传导损害。传导紊乱包括束支传导阻滞和全心阻滞。

（2）超声多普勒估测右室收缩压能检测到亚临床的肺动脉高压。

（3）胸部 X 线片示肺动脉增宽，胸部放射线检查异常有间质性改变、胸膜渗出、肺浸润和胸膜增厚等。最具有鉴别意义的肺功能试验是一次呼吸 CO 的弥散功能。间质性肺部疾病通常呈进行性加重，有效容积和肺泡气体交换减少。

（4）肌活检有肌纤维退化性变。肌电图为典型炎性肌病改变。

（5）组织活检病理：中小血管内膜轻度增生和中层肥厚是本病特征性的血管病变。

（6）血管造影：发现 MCTD 患者中等大小血管闭塞发病率较高。

五、治疗原则

（1）在治疗过程中，无菌性脑膜炎、肌炎、浆膜炎、心包炎和心肌炎对糖皮质激素反应好，注意激素的不良反应。

（2）肾病综合征、毁损型关节病变、指端硬化和外周神经病变对激素反应差。可加用免疫抑制剂，如抗疟药、甲氨蝶呤和环磷酰胺等。

（3）预防血栓应用抗血小板聚集药物如阿司匹林、肝素。长期的华法林治疗还可抑制平滑肌细胞和内皮细胞增殖。

（4）血管扩张剂：①钙通道阻滞剂，如硝苯地平等。②血管紧张素转换酶抑制剂（ACEI）卡托普利治疗。

（5）前列环素和一氧化氮（NO）对血管平滑肌具有强烈的舒张作用，并可抑制血小板聚集，通过抑制平滑肌增生，可逆转血管重塑。

（6）依洛前列素前列环素类似物，雾化吸入依洛前列素用于治疗肺动脉高压患者，依洛前列素每天需要吸入 6～9 次。

（7）磷酸二酯酶抑制剂对其他治疗无效或不适合使用者，推荐使用磷酸二酯酶抑制剂。

总之，本病的治疗以 SLE、PM/DM、RA 和 SSc 的治疗原则为基础。

六、护理问题

（一）疼痛
出现头痛、关节和肌肉痛则与原发病有关。

（二）皮肤黏膜受损
皮肤黏膜受损与雷诺现象、溃疡有关。

（三）体温过高
体温过高与疾病导致发热有关。

（四）气体交换受损
气体交换受损与肺部受累有关。

（五）猝死的危险
猝死与心脏、神经系统受累有关。

（六）营养不良
营养不良与食道功能障碍有关。

（七）感染的危险
感染与皮肤黏膜破损有关。

（八）焦虑
焦虑与疾病反复迁延不愈有关。

七、护理措施

（一）一般护理
（1）避免过多的紫外线暴露，使用防紫外线用品，如遮阳帽、遮阳镜、防晒霜等，避免过度疲劳。

（2）急性期卧床休息，并适当进行肢体被动运动，以防肌肉萎缩，症状控制后适当锻炼，给以高热量、高蛋白饮食，避免感染。

（3）对于关节活动受限，生活不能完全自理者，护士应经常巡视，做好生活护理，增加舒适感，满足患者生理需要。急性期关节肿痛明显且全身症状较重的患者应卧床休息。不宜睡软床垫，枕头不宜过高。避免突然的移动和负重，勿肢体突然用力和过度用力，防止骨折发生。

（4）应注意关节的保暖，避免潮湿寒冷加重关节症状。多吃蔬菜、水果等富含纤维素的食物防止便秘，避免食用辛、辣、酸、硬、刺激性强的食物，以避免诱发或加重消化道症状。急性期注意卧床休息，缓解期坚持功能锻炼。

（5）轻度吞咽困难者应注意少食多餐，避免胃肠道不适，胃、食管病变注意坐位进食，进食后勿立即平卧，以免胃、食管反流，必要时留置胃管，以免造成吸入性肺炎。

（二）专科护理

（1）雷诺现象：首先注意保暖，避免手指外伤，避免使用振动性工具工作和戒烟等。局部可试用前列环素软膏外用。如出现指端溃疡或坏死，可使用静脉扩血管药物（如前列环素）。

（2）以关节炎为主要表现者，轻者可应用非甾体抗炎药，重者加用甲氨蝶呤或抗疟药。评估患者关节肿胀程度及关节活动度。

（3）以肌炎为主要表现者，评估患者肌痛及肌力情况。

（4）预防感染：与 SLE 相比，继发感染和院内感染在 MCTD 患者中相对少见。

（5）氧疗：合并 PAH 氧疗有较好疗效，评估患者胸闷、憋气、呼吸困难。

（6）食道功能障碍：轻度吞咽困难，胃、食道病变治疗方案参考 SSc。

（7）心衰：右心衰患者的常规治疗，但快速过分利尿会导致低血压、肾灌注不良和晕厥。

（三）心理护理

MCTD 的病程难以预测，大多数患者预后相对良好，也可发展为其他结缔组织病。如果已有主要脏器受累则预后差。合并进展性肺动脉高压和心脏并发症是 MCTD 患者死亡的主要原因。此病是一种慢性病，需长期治疗。给患者、家庭造成严重的心理及经济负担，患者对本病的治疗效果和预后表现为无助和恐惧。因此，早诊断、早治疗对疗效及转归有重要影响。在积极合理的药物治疗患者的同时，还应注重患者的心理护理，使患者树立信心，积极配合治疗。

（四）健康教育

肺动脉高压（PAH）是结缔组织病（MCTD）常见并发症及致死的主要原因，所以应早期积极治疗。主要见于 SSc、SLE、MCTD，预后较差，前列环素及其类似物、内皮素受体阻滞剂及其他新治疗的出现，可使肺动脉高压（PAH）的预后得到明显改善，故定期复查尤为重要。早期诊断，在其尚处于可逆阶段时及时予以药物干预。及早发现肺动脉高压，了解自我监测病情的方法，如出现心慌、憋气、呼吸困难、意识变化等情况时及时就诊。

（胡金莲）

第七节　多发性肌炎和皮肌炎

一、概述

多发性肌炎（Polymyositis，PM）和皮肌炎（Dermatomyositis，DM）是横纹肌非化脓性炎性肌病。其临床特点是以肢带肌、颈肌及咽肌等肌组织出现炎症、变性改变，导致对称性肌无力和一定程度的肌萎缩,并可累及多个系统和器官,亦可伴发肿瘤。PM 指无皮肤损害的肌炎,伴皮疹的肌炎称 DM。

二、病因与发病机制

该病属自身免疫性疾病,发病与病毒感染、免疫异常、遗传及肿瘤等因素有关。女性多见,男女比为1:2。

三、临床表现

本病在成人发病隐匿,儿童发病较急。急性感染可为其前驱表现或发病的病因。早期症状为近端肌无力或皮疹,全身不适、发热、乏力、体重下降等。

（一）肌肉

本病累及横纹肌,以肢体近端肌群无力为其临床特点,常呈对称性损害,早期可有肌肉肿胀、压痛,晚期出现肌萎缩。多数患者无远端肌受累。

1.肌无力

几乎所有患者均出现不同程度的肌无力。肌无力可突然发生,并持续进展数周到数月以上,受累肌肉的部位不同出现的临床表现不同。

2.肌痛

在疾病早期可有肌肉肿胀,约 25% 的患者出现近端肌肉疼痛或压痛。

（二）皮肤

DM 除有肌肉症状外还有皮肤损害,多为微暗的红斑,皮损稍高出皮面,表面光滑或有鳞屑。皮损常可完全消退,但亦可残留带褐色的色素沉着、萎缩、瘢痕或白斑。皮肤病变往往是皮肌炎患者首先注意到的症状。

1.向阳性紫红斑

眶周水肿伴暗紫红皮疹,见于 60%～80% 的 DM 患者,它是 DM 的特异性体征。

2.Gottron 征

此征由 Gottron 首先描述,被认为是 DM 的特异性皮疹。皮疹位于关节伸面,多见于肘、掌指、近端指间关节处,也可出现在膝与内踝皮肤,表现为伴有鳞屑的红斑、皮肤萎缩、色素减退。

3.暴露部位皮疹

在颈前、上胸部（V 形区）、颈后背上部（披肩状）、前额、颊部、耳前、上臂伸面和背部等可出现弥漫性红疹,久后局部皮肤萎缩,毛细血管扩张,色素沉着或减退。

4.技工手

部分患者双手外侧掌面皮肤出现角化、裂纹,皮肤粗糙脱屑,同技术工人的手相似,故称"技工"手。尤其在抗 Jo-1 抗体阳性的 PM/DM 患者中多见。

5.其他病变

其他一些皮肤病变虽非特有,但有时也可出现,包括指甲两侧呈暗紫色充血皮疹、指端溃疡和坏死、甲缘梗塞灶、雷诺现象、网状青斑、多形性红斑等。慢性患者有时出现多发角化性小丘疹,斑点状色素沉着、毛细血管扩张、轻度皮肤萎缩和色素脱失,称为血管萎缩性异色病性 DM。

皮损程度与肌肉病变程度可不平行,少数患者皮疹出现在肌无力之前。约 7% 的患者有典型皮疹,但始终没有肌无力,肌酶谱正常,称为无肌病的皮肌炎。

（三）关节

关节痛和关节炎见于约 15％的患者，为非对称性，常波及手指关节，由于手的肌肉萎缩可引起手指屈曲畸形，但 X 线相无骨关节破坏。

（四）消化道

10％～30％的患者出现吞咽困难、食物反流，为食管上部及咽部肌肉受累所致，造成胃反流性食管炎。X 线检查吞钡造影可见食管梨状窝钡剂潴留，甚至胃的蠕动减慢，胃排空时间延长。

（五）肺

约 30％的患者有肺间质改变。急性间质性肺炎、急性肺间质纤维化临床表现有发热、干咳、呼吸困难、发绀、可闻及肺部细湿啰音，X 线检查在急性期可见磨玻璃状、颗粒状、结节状及网状阴影。在晚期 X 线检查可见蜂窝状或轮状阴影，表现为弥漫性肺纤维化。肺纤维化发展迅速是本病死亡的重要原因之一。

（六）心脏

仅 1/3 的患者病程中有心肌受累，心肌内有炎性细胞浸润，间质水肿和变性，局灶性坏死，心室肥厚，出现心律失常、充血性心力衰竭，亦可出现心包炎。

（七）肾脏

肾脏病变很少见，极少数暴发性起病者，因横纹肌溶解，可出现肌红蛋白尿、急性肾衰竭。少数PM/DM患者可有局灶性增殖性肾小球肾炎，但大多数患者肾功能正常。

（八）钙质沉着

钙质沉着多见于慢性皮肌炎患者，尤其是儿童。沿深筋膜钙化多见，钙化使局部软组织出现发木或发硬的浸润感，严重者影响该肢体的活动。钙质在软组织内沉积，X 线示钙化点或钙化块。若钙质沉积在皮下，则在沉着处溃烂可有石灰样物流出，并可继发感染。

四、辅助检查

（一）血清肌酶

绝大多数患者在病程某一阶段可出现肌酶活性增高，是诊断本病的重要血清指标之一。其中以 CK 最敏感。肌酶的升高常早于临床表现数周，晚期肌萎缩肌酶不再释放，肌酶可正常。在一些慢性肌炎和广泛肌肉萎缩的患者，即使处于活动期，其肌酶水平也可正常。

（二）肌红蛋白测定

肌红蛋白仅存于心肌与横纹肌，当肌肉出现损伤、炎症、剧烈运动时肌红蛋白含量均可升高。多数肌炎患者的血清中肌红蛋白水平增高，且与病情呈平行关系，有时先于 CK 升高。

（三）自身抗体

1.抗核抗体（ANA）

PM/DM 中 ANA 阳性率为 20％～30％，对肌炎诊断不具特异性。

2.抗 Jo-1 抗体

抗 Jo-1 抗体是诊断 PM/DM 的标记性抗体。抗 Jo-1 阳性的 PM/DM 患者，临床上常表现为抗合成酶抗体综合征：肌无力、发热、间质性肺炎、关节炎、雷诺征和"技工手"。

（四）肌电图

几乎所有患者出现肌电图异常，表现为肌源性损害，即在肌肉松弛时出现纤颤波、正锐波、插入激惹及高频放电；在肌肉轻微收缩时出现短时限低电压多相运动电位；最大收缩时出现干扰相。

（五）肌活检

取受损肢体近端肌肉如三角肌、股四头肌及有压痛和中等无力的肌肉送检为好,应避免在肌电图插入处取材。因肌炎常呈灶性分布,必要时须多部位取材,提高阳性率。

肌肉病理改变:①肌纤维间质、血管周围有炎性细胞(以淋巴细胞为主,其他有组织细胞、浆细胞、嗜酸性细胞、多形核白细胞)浸润。②肌纤维破坏变性、坏死、萎缩,肌横纹不清。③肌束间有纤维化,肌细胞可有再生,再生肌纤维嗜碱性,核大呈空泡,核仁明显。④血管内膜增生。皮肤病理改变无特异性。

五、治疗原则

（1）糖皮质激素是本病的首选药物。待肌力明显恢复,肌酶趋于正常则开始减量,减量应缓慢(一般1年左右),在减量过程中如病情反复应及时加用免疫抑制剂,对病情发展迅速或有呼吸肌无力、呼吸困难、吞咽困难者,可用甲泼尼龙 0.5～1.0 g,每天一次静脉冲击治疗,连用 3 天,之后再根据症状及肌酶水平逐渐减量。

（2）免疫抑制剂对病情反复及重症患者应及时加用免疫抑制剂。激素与免疫抑制剂联合应用可提高疗效、减少激素用量,及时避免不良反应。常用免疫抑制剂:甲氨蝶呤(MTX)、硫唑嘌呤(AZA)、环磷酰胺(CYC)。

（3）合并恶性肿瘤的患者,在切除肿瘤后,肌炎症状可自然缓解。

六、护理问题

（一）肌痛肌无力

肌痛肌无力与原发病有关。

（二）自理能力缺陷

自理能力缺陷与肌无力有关。

（三）皮肤完整性受损

皮肤完整性受损与皮疹有关。

（四）营养失调

营养失调与消化道受累有关。

（五）有感染的危险

感染与吸入性肺炎及激素等用药有关。

（六）废用综合征

废用综合征与肌无力有关。

（七）限制性通气功能障碍

限制性通气功能障碍与呼吸肌受累有关。

（八）低氧血症

低氧血症与呼吸肌受累有关。

七、护理措施

（一）一般护理

急性期卧床休息,并适当进行肢体被动运动,以防肌肉萎缩,症状控制后适当锻炼。给以高热量、高蛋白饮食,保持大便通畅,避免感染。

(二)专科护理

(1)患者肌痛明显时安慰患者,认真听取患者主诉,使用分散注意力的各种方法,必要时遵医嘱给予止痛药物,缓解疼痛。

(2)加强巡视,及时满足患者生活需要。

(3)肌炎患者会出现皮疹,伴有发红、瘙痒、疼痛等症状。对于合并皮损的患者,后期会有脱屑,应保持皮肤清洁,局部用粉剂处理好,保持干燥,表面不要包裹尽量暴露,可以涂中性护肤品,如果出现皮损切勿抓挠以免造成感染。用清水清洁皮肤,不涂化妆品,必要时外涂凡士林油防止破损加重。勤换内衣,注意保暖,避免日光晒。

(4)肌活检术后护理:观察伤口渗血感染情况,保持敷料清洁,协助医师定时予消毒换药,两周后拆线,可根据伤口情况延长拆线时间,拆线后观察伤口愈合状况。

(5)对于进食咳呛的患者,嘱其进餐时尽量采取坐位或半卧位,进餐后30～60分钟内尽量避免卧位,细嚼慢咽,进食咳呛严重或吞咽困难的患者必要时遵医嘱给予肠内或肠外营养以满足机体需要量,防止吸入性肺炎。

(6)保持病室清洁,温湿度适宜,并嘱患者做好个人卫生。对生活不能自理的患者,加强基础护理,给予口腔护理和会阴冲洗,监测体温变化,监测血常规变化,预防交叉感染。

(7)对于肺部受累患者,保持病室温湿度适宜,遵医嘱给予吸氧和雾化稀释痰液,同时加强雾化后的拍背咳痰,预防及治疗肺部感染。

(8)严密观察生命体征变化,特别是监测血氧及心律变化,及时发现病情变化,准备好抢救物品。

(三)心理护理

多与患者交流,使患者了解本病的治疗原则,告知患者此病为慢性病,可迁延多年,若早期诊断,合理治疗,在治疗护理下可控制病情发展,使其趋于稳定。本病可获得满意的长时间缓解,可同正常人一样从事正常的工作学习。因此要向患者宣教正确认识疾病,消除恐惧心理,了解规律用药的意义,嘱患者遵医嘱规律治疗。同时学会自我认识疾病活动的征象,配合治疗,遵从医嘱,定期随诊,懂得长期随访的必要性。通过与患者交流消除其焦虑心理。

(四)健康教育

1.树立信心

以一种乐观的情绪、良好的精神状态去面对此疾病,配合长期治疗。

2.劳逸结合

在疾病的缓解期注意休息并且做适当的活动,避免过度劳累,活动2小时后体力恢复为最佳。在生活上尽量自理,消除依赖感。锻炼肌力防止肌肉萎缩。功能锻炼应在服药30分钟开始,运动之前应做充分的准备活动,如肌肉的按摩、热敷等。

3.合理膳食

此病可累及消化道肌肉,会出现吞咽困难、食管蠕动减慢,易引起反流性食管炎。肠蠕动减弱,肛门膀胱括约肌松弛导致大小便失禁,所以应选用高蛋白(优质蛋白)、高维生素、易消化的饮食(软食),少食干硬油炸食品。餐前可用一些增加胃动力的药物,进餐时尽量采取坐位或半卧位,进餐后30～60分钟内尽量避免卧位。

4.按时服药

不可随意增减药物,不可擅自停药或改药。用药期间应定期复查血常规和肝肾功能。

5.了解药物不良反应

了解激素、免疫抑制剂等药物不良反应。

6.自我监测

要自我监测心、肺的病变,如出现呼吸困难、发绀、心慌或心前区疼痛等要立即就诊。注意定期复查。

7.保持皮肤清洁

肌炎患者会出现皮疹,伴有发红瘙痒疼痛等症状;后期会有脱屑,应保持皮肤清洁,局部用粉剂处理好,保持干燥,表面不要包裹尽量暴露,可以涂中性护肤品,如果出现皮损切勿抓挠以免造成感染。勤换内衣,注意保暖,避免日光晒。

(胡金莲)

第八节　强直性脊柱炎

一、概述

强直性脊柱炎(AS)是一种慢性进行性疾病,主要侵犯骶髂关节、脊柱骨突、脊柱旁软组织及外周关节,并可伴发关节外表现。严重者可发生脊柱畸形和关节强直。发病年龄通常在13～31岁,30岁以后及8岁以前发病者少见。

二、病因与发病机制

AS的病因未明。从流行病学调查发现,基因和环境因素在本病的发病中发挥作用。已证实,AS的发病和HLA-B27密切相关,并有明显家族发病倾向。

三、临床表现

本病的全身表现较轻微,少数重症者有发热、疲倦、消瘦、贫血或其他器官受累。

(一)疼痛

本病发病隐袭,患者逐渐出现腰背部或骶髂部疼痛和(或)发僵,半夜痛醒,翻身困难,晨起或久坐后起立时腰部发僵明显,但活动后减轻。有的患者感臀部钝痛或骶髂部剧痛,偶尔向周边放射。咳嗽、打喷嚏、突然扭动腰部时,疼痛可加重。疾病早期疼痛多在一侧呈间断性,数月后疼痛多在双侧呈持续性。随病情由腰椎向胸颈部脊椎发展,则出现相应部位疼痛、活动受限或脊柱畸形。

(二)关节病变

24%～75%的AS患者在病初或病程中出现外周关节病变,以膝、髋、踝和肩关节居多,肘及手和足小关节偶有受累。非对称性、少数关节或单关节,及下肢大关节的关节炎为本病外周关节炎的特征。

(三)关节受累

髋关节受累占38%～66%,表现为局部疼痛,活动受限,屈曲挛缩及关节强直,其中大多数为双侧,而且94%的髋部症状起于发病后头5年内。发病年龄小,以外周关节起病者易发生髋关节病变。

(四)肌腱末端病

跖底筋膜炎、跟腱炎和其他部位的肌腱末端病在本病常见。肌腱末端病为本病的特征之一。

(五)视力障碍

1/4的患者在病程中发生眼色素膜炎,单侧或双侧交替,一般可自行缓解,反复发作可致视力障碍。

(六)神经系统

神经系统症状来自压迫性脊神经炎、坐骨神经痛、椎骨骨折或不全脱位以及马尾综合征,后者可引起阳痿、夜间尿失禁、膀胱和直肠感觉迟钝、踝反射消失。

(七)呼吸系统

极少数患者出现肺上叶纤维化。有时伴有空洞形成,而被认为是结核,也可因并发真菌感染而使病情加剧。

(八)心血管系统

主动脉根部局灶性中层坏死可引起主动脉环状扩张和主动脉瓣膜尖缩短变厚,从而导致主动脉瓣关闭不全。主动脉瓣闭锁不全及传导障碍见于3.5%～10.0%的患者。

(九)其他

AS可并发IgA肾病和淀粉样变性。

四、辅助检查

(一)体格检查

骶髂关节和椎旁肌肉压痛为本病早期的阳性体征。随病情进展可见腰椎前凸变平,脊柱各个方向活动受限,胸廓扩展范围缩小及颈椎后突。以下几种方法可用于检查骶髂关节压痛或脊柱病变进展情况。

1.枕壁试验

正常人在立正姿势双足跟紧贴墙根时,后枕部应贴近墙壁而无间隙。而颈僵直和(或)胸椎段畸形后凸者,该间隙增大至几厘米以上,致使枕部不能贴壁。

2.胸廓扩展

在第4肋间隙水平测量深吸气和深呼气时胸廓扩展范围,两者之差的正常值不小于2.5 cm,而有肋骨和脊椎广泛受累者,则胸廓扩张减少。

3.肖伯(Schober)试验

于双髂后上棘连线中点上方垂直距离10 cm及下方5 cm处分别作出标记,然后嘱患者弯腰(保持双膝直立位)测量脊柱最大前屈度,正常移动增加距离在5 cm以上,脊柱受累者则增加距离少于4 cm。

4.骨盆按压

患者侧卧,从另一侧按压骨盆可引起骶髂关节疼痛。

5.帕特里克(Patrick)试验(下肢 4 字试验)

患者仰卧,一侧膝屈曲并将足跟放置到对侧伸直的膝上。检查者用一只手下压屈曲的膝(此时髋关节在屈曲、外展和外旋位),并用另一只手压对侧骨盆,可引出对侧骶髂关节疼痛则视为阳性。有膝或髋关节病变者也不能完成 4 字试验。

(二)影像学检查

(1)X 线表现具有诊断意义。AS 最早的变化发生在骶髂关节。该处的 X 线片显示软骨下骨缘模糊,骨质糜烂,关节间隙模糊,骨密度增高及关节融合。脊柱的 X 线片表现有椎体骨质疏松和方形变,椎小关节模糊,椎旁韧带钙化以及骨桥形成。晚期广泛而严重的骨化性骨桥表现称为竹节样脊柱。

(2)对于临床可疑而 X 线片尚未显示明确或Ⅱ级以上的双侧骶髂关节炎改变者,应该采用计算机断层(CT)检查。该技术的优点还在于假阳性少。但是,由于骶髂关节解剖学的上部为韧带,因其附着引起影像学上的关节间隙不规则和增宽,给判断带来困难。另外,类似于关节间隙狭窄和糜烂的骶髂关节髂骨部分的软骨下老化是一自然现象,不应该视为异常。

(3)磁共振成像技术(MRI)对了解软骨病变优于 CT,但在判断骶髂关节炎时易出现假阳性结果,又因价格昂贵,目前不宜作为常规检查项目。

(三)实验室检查

(1)活动期患者可见血沉增快,C-反应蛋白增高及轻度贫血,类风湿因子阴性,免疫球蛋白轻度升高。

(2)虽然 AS 患者 HLA-B27 阳性率达 90% 左右,但无诊断特异性,因为正常人也有HLA-B27阳性。HLA-B27 阴性患者只要临床表现和影像学检查符合诊断标准,也不能排除 AS 可能。

五、治疗原则

(一)非甾体抗炎药(简称抗炎药)

这一类药物可迅速改善患者腰背部疼痛和发僵,减轻关节肿胀和疼痛及增加活动范围,无论早期还是晚期,AS 患者治疗的首选药物都是非甾体抗炎药。

(二)柳氮磺吡啶

本品可改善 AS 的关节疼痛、肿胀和发僵,并可降低血清 IgA 水平及其他实验室活动性指标,特别适用于改善 AS 患者的外周关节炎,并对本病并发的前葡萄膜炎有预防复发和减轻病变的作用。磺胺过敏者禁用。

(三)氨甲蝶呤

活动性 AS 患者经柳氮磺吡啶和非甾体抗炎药治疗无效时,可采用氨甲蝶呤。

(四)糖皮质激素

少数病例即使应用大剂量抗炎药也不能控制症状,此时可应用甲泼尼龙 15 mg/(kg·d)冲击治疗,连续 3 天,可暂时缓解疼痛。对其他治疗不能控制的下背痛,在 CT 指导下行皮质类固醇骶髂关节注射,部分患者可改善症状,疗效可持续 3 个月左右。

(五)其他药物及治疗

(1)一些男性难治性 AS 患者应用沙利度胺后,临床症状、血沉及 C 反应蛋白含量均明显改善。

(2)外科治疗。髋关节受累引起的关节间隙狭窄、强直和畸形,是本病致残的主要原因。为了改善患者的关节功能和生活质量,人工全髋关节置换术是最佳选择。置换术后绝大多数患者的关节痛得到控制,部分患者的功能恢复正常或接近正常,90%置入关节的寿命达 10 年以上。

六、护理问题

(一)疼痛
疼痛与疾病引起关节活动受限及畸形有关。

(二)有受伤的危险
受伤与疾病导致关节疼痛及活动受限有关。

(三)活动受限
活动受限与疾病导致关节强直,影响关节正常活动有关。

(四)知识缺乏
不了解疾病相关知识。

(五)焦虑
焦虑与疾病影响生活和工作有关。

七、护理措施

(一)一般护理
(1)遵医嘱给予非药物、药物或手术等综合治疗,缓解疼痛和发僵,控制或减轻炎症。

(2)巡视患者,及时满足其生活需要。

(3)与患者多交流,多安慰患者,使其接受现实,勇敢面对,积极配合治疗。通过非药物、药物和手术等综合治疗,缓解疼痛和发僵,控制或减轻炎症,保持良好的姿势,防止脊柱或关节变形,以及必要时矫正畸形关节,以达到改善和提高患者生活质量的目的。

(二)专科护理
(1)对患者及其家属进行疾病知识的教育是整个治疗计划中不可缺少的一部分,有助于患者主动参与治疗并与医师合作。长期计划还应包括患者的社会心理和康复的需要。

(2)劝导患者要谨慎而不间断地进行体育锻炼,以取得和维持脊柱关节的最好位置,增强椎旁肌肉和增加肺活量,其重要性不亚于药物治疗。

(3)站立时应尽量保持挺胸、收腹和双眼平视前方的姿势。坐位也应保持胸部直立。应睡硬板床,多取仰卧位,避免促进屈曲畸形的体位。枕头要矮,一旦出现上胸或颈椎受累应停用枕头。

(4)减少或避免引起持续性疼痛的体力活动。定期测量身高,保持身高记录是及时发现早期脊柱弯曲的一个好措施。

(5)对炎性关节疼痛或其他软组织疼痛选择必要的物理治疗。

(6)注意患者眼部卫生,及时清除异常分泌物,遵医嘱行滴眼液滴眼并给予局部和全身性的积极抗感染治疗。观察患者视力及视野有无损害。安全护理措施到位,防止患者跌倒。

(7)对行关节置换的患者做好术前术后护理。

(三)心理护理
多与患者交流,告知患者 AS 尚无根治方法,但是如能及时诊断及合理治疗,可以控制症状并改善预后,提高生活质量,因此要遵医嘱规律治疗。通过交流消除其焦虑心理,使其配合治疗。

（四）健康教育

（1）正确认识疾病，消除恐惧心理，保持乐观态度，配合治疗。

（2）若卧床不起，只能使病情进展加快，导致关节肢体废用和肌肉萎缩。因此要采取积极主动的锻炼态度，减轻脊柱及关节的畸形程度。

（3）活动原则：按计划逐渐增加活动量。服药后行屈膝、屈髋、转头和转体运动。以运动后疲劳疼痛在 2 小时后恢复为标准。疼痛时要卧床休息，行热敷，热水浴后可以减轻。在锻炼前先行按摩缓解椎旁肌肉，避免肌肉拉伤。锻炼同时可配合理疗和水疗。

（4）卧硬板床，低枕。避免长期弯腰活动，减少对脊柱的负重和创伤。体重过重者要减肥。

（5）加强营养，增加抵抗力。

（6）明白规律用药的意义，遵医嘱按时服药，不可擅自停药、减药、加药、改药。在医师和护士的指导下了解药物不良反应。定期监测血常规、肝肾功能。

（7）学会自我认识疾病活动的征象，配合治疗。遵从医嘱，懂得长期随访的必要性。定期门诊复查。

（8）合并有色素膜炎患者，可局部使用肾上腺糖皮质激素。要经常冲洗眼中滞留的分泌物，保持结膜囊的清洁，避免遮盖，以免结膜囊内发生感染。

（9）预防肺部感染，由于胸廓扩展有限，故应每天行深呼吸及扩胸运动。卧床患者需加强翻身拍背，教会患者正确的咳嗽、咯痰方法。禁烟，保证室内通风，尽量少到公共场所。如发生感染，应积极治疗。

（胡金莲）

第七章

神经外科护理

第一节 慢性硬膜下血肿

一、疾病概述

慢性硬膜下血肿是指脑外伤后3周以上出现临床症状者,血肿位于硬脑膜和蛛网膜之间,具有包膜,是小儿和老年颅内血肿中最常见的一种,约占颅内血肿的10%,硬膜下血肿的25%。目前认为,慢性硬膜下血肿是因轻微颅脑外伤造成桥静脉撕裂,血液缓慢渗入硬脑膜下腔而成。血肿以单侧多见,双侧者占20%~25%。男性患者明显多于女性,男女之比为5:1,当病程长、头颅外伤史不明确时,常被误诊为脑瘤、脑血管病、帕金森综合征等。如诊断不及时,治疗不当,可造成严重后果。临床表现以颅内高压为主的一组症状。

(一)病因及发病机制

头部外伤是慢性硬膜下血肿最常见的致病原因,50%~84%的患者有明确的头部外伤史。但如果头部外伤轻微,外伤距发病时间较长时,一般容易被患者和家属忽略,部分患者在被追问病史时才被发现。老年人由于脑组织萎缩,硬脑膜与皮质之间的空隙增大,当头部受到突然加速或减速运动时,可引起桥静脉的撕裂或造成皮质与硬脑膜间小交通静脉的损伤渗血。也可因静脉窦、蛛网膜颗粒或硬膜下积液受损出血引起。非损伤性硬膜下血肿非常少见,在慢性硬膜下血肿的患者中约有12.8%的患者伴有高血压。所以,高血压、动脉硬化可能是容易导致出血的原因之一。

此外,一些患有硬膜下血肿的老年患者,常有慢性乙醇中毒病史,因长期饮酒可造成肝功能损伤,导致凝血机制障碍,酗酒后又易造成颅脑损伤。还有12%~38%与应用抗凝治疗有关,如长期服用阿司匹林、双嘧达莫等。

慢性硬膜下血肿的出血来源多为桥静脉或皮质小静脉,血液流至硬脑膜下腔后逐渐凝固,两周左右血肿开始液化,蛋白分解。以后血肿腔逐渐增大,引起颅内压增高,进一步对脑组织造成压迫,使脑循环受阻、脑萎缩及变性。促使血肿不断扩大的原因有以下几种。①血肿被膜反复出血:手术时可见血肿有被膜形成,外壁较厚有时可达数毫米,并富于血管,与硬脑膜粘连紧密,内膜甚薄与蛛网膜易分离。血肿外壁上的小血管不断破裂出血,是造成血肿体积不断增大的原因。

②血管活性物质的释放:近期研究表明,在血肿的外被膜(血肿被膜的硬脑膜层)不断释放出组织纤溶酶原激活物质到血肿腔内,作用于纤溶酶原使其转化为纤溶酶,促使纤溶活性增加,造成溶血和小血管的再出血,从而使血肿体积不断增大。

（二）病理

慢性硬膜下血肿,多位于顶部,一般较大,血肿可覆盖在大脑半球表面的大部分,即额、顶、颞叶的外侧面。血肿的包膜多在发病后5～7天初步形成,到2～3周基本完成,为一层黄褐色或灰色的结缔组织包膜,靠蛛网膜侧包膜较薄,血管少,与蛛网膜粘连,可轻易剥离;靠近硬脑膜一侧的包膜较厚与硬脑膜粘连较紧,该包膜在显微镜下有浆细胞、淋巴细胞和吞噬细胞,有丰富的新生毛细血管,亦有血浆渗出,有时见到毛细血管破裂的新鲜出血。血肿内容:早期为黑褐色半固体黏稠物,晚期为黄色或酱油色液体。已往多数学者认为,脑轻微损伤后出血缓慢,量少,血肿内血液分解渗透压较高,脑脊液和周围脑组织水分不断渗入到血肿壁,使血肿逐渐增大,但这种说法已被否定。目前大多认为,包膜外的外层有新生而粗大的毛细血管,血浆由管壁渗出,或毛细血管破裂出血到囊腔内,而使血肿体积不断增大。晚期逐渐出现颅内高压及局灶症状。

（三）临床表现

多数患者在外伤后较长时间内有轻微头痛、头昏等一般症状,亦有部分患者伤后长时间无症状,部分患者外伤史不详。多于2～3个月后逐渐出现恶心、呕吐、视物模糊、肢体无力、精神失常等全脑症状和局灶症状。症状大体可归纳为以下几类。

1.颅内高压症状

起初为轻微的头痛,当血肿逐渐增大时方出现明显的颅内压增高的症状如头痛、恶心、呕吐、复视、视盘水肿等。临床上以颅内压增高为主要症状。老年人因为脑萎缩,颅内压增高症状出现较晚或不明显。婴幼儿患者颅内压增高,表现为前囟饱满,头颅增大,可被误诊为先天性脑积水。

2.精神症状

老年人以精神障碍较为突出,常表现为表情淡漠、反应迟钝、记忆力减退、寡言少语、理解力差、进行性痴呆、淡漠、嗜睡、精神失常。痴呆多见于年龄较大者。

3.局灶性症状

患者亦可出现脑神经受损症状,如动眼神经、展神经及面神经损伤的症状;可出现帕金森综合征,表现为震颤、动作缓慢、肌力减退而肌张力增高,也可出现步态不稳及神经功能障碍,如偏瘫、失语、同向偏盲、偏身感觉障碍等,但均较轻。部分患者可出现局灶性癫痫。

（四）辅助检查

1.腰椎穿刺

除腰椎穿刺脑脊液压力增高外,常规检查可完全正常,病程越长,血肿包膜越厚,脑脊液化验变化越不明显。

2.颅骨平片

颅骨平片可显示脑回压迹,蝶鞍扩大,骨质吸收,患病多年患者局部骨板变薄、外突,血肿壁可有圆弧形钙化。婴幼儿可有前囟扩大、颅缝分离和头颅增大等。

3.头部CT扫描

头部CT扫描是目前诊断慢性硬膜下血肿的最有效方法,早期(伤后3周至1个月)血肿呈高、低混合密度,新月形或半月形肿块,高密度系点片状新鲜出血,部分可见液平面;中期(1～

2个月)血肿双凸形低密度;后期(2个月以上)呈低密度区,主要表现颅骨内板与脑表之间出现新月形、双凸形、单凸形的低密度、高密度或混杂密度区,患侧脑室受压,中线移位,额角向下移位,枕角向内上移位。慢性硬膜下血肿有17%～25%表现为等密度,诊断较难。增强扫描更能清楚显示血肿内缘与脑组织交界面呈条状密度增高带,可见血肿包膜强化影,血肿区内无脑沟、脑回。

4.MRI检查

慢性硬膜下血肿有时在CT上因呈等密度而显影不清,但在MR上却相当清晰,既可定性,又可定位,对CT难以诊断的等密度慢性硬膜下血肿,其诊断准确率高达100%。早期在T_1、T_2加权像上均为高信号,后期血肿在T_1加权像上为高于脑脊液的低信号,T_2加权像上为高信号。例如,发病3周左右的硬膜下血肿,在CT上可能呈等密度,在T_1加权像上积血因T_1值短于脑脊液而呈高信号,在T_2加权像上因长T_2而呈高信号。冠状面在显示占位效应方面更明显优于CT。

5.其他检查

ECT扫描显示脑表现的新月形低密度区;脑电图显示局限性病灶;脑超声波检查可显示中线波移位。婴幼儿,可行前囟穿刺。

(五)诊断及鉴别诊断

1.诊断依据

(1)轻度头部外伤3周以后,逐渐出现头痛、头昏、视盘水肿、偏瘫、癫痫等症状。

(2)腰椎穿刺脑脊液压力高,常规变化不明显。

(3)脑血管造影可见颅内板下方新月形无血管区。

(4)CT扫描可确定诊断。

(5)婴幼儿可在前囟外角进行穿刺,可明确诊断。

2.鉴别诊断

(1)外伤性硬膜下积液:外伤性硬膜下积液或称外伤性硬膜下水瘤,系外伤后大量脑脊液积聚硬脑膜下,临床表现与硬膜下血肿相似,半数病例位于双额区,常深入到纵裂前部,占位表现较硬膜下血肿轻。在CT上显示为新月形低密度影,CT值为7 Hu左右,近脑脊液密度。无论急性或慢性硬膜下积液在MR上均成新月形长T_1与长T_2。信号强度接近脑脊液。慢性硬膜下血肿在CT上,早期为高、低混合密度区,部分可见液面;中、晚期呈低密度区。其在MR上可有明显信号变化。

(2)脑蛛网膜囊肿:本病变多位于颅中窝,外侧裂表面,临床表现与慢性硬膜下血肿相似,脑血管造影为脑底或脑表面无血管区,CT扫描亦为密度减低区,但其形状呈方形或不规则,这点与慢性硬膜下血肿相区别。

(3)其他:脑肿瘤、先天性脑积水,往往与慢性硬膜下血肿在临床上有时难以区别,但行CT扫描及MRI,多可明确诊断。

(六)治疗

1.非手术疗法

对个别轻度病例,或缓慢性进行性颅内高压,可试用中药或大量脱水药物治疗,但疗效尚需长期观察。未经治疗的慢性硬膜下血肿由于高颅压脑疝而死亡,自然吸收的慢性硬膜下血肿少见。

2.手术治疗

手术治疗是公认的最有效的治疗方法。大多数患者需要手术治疗,部分非手术治疗效果不满意,病情继续发展的可行手术治疗,手术治疗包括以下几种。

(1)血肿引流:为近年来盛行的方法,在血肿较厚部位钻孔引流并冲洗血肿后,置入一引流管与脑表面平行,行闭式引流 48~72 小时,此种方法多能顺利治愈,而且简单,损伤小,治愈率高,故多列为首选。近年来因 YL-1 型硬通道微刺针微创穿刺引流术简便易行在临床广泛应用,根据头部 CT 检查定位,选择最后层面中心作为穿刺点。对于 CT 显示血肿腔内有明显分隔者,可采用颅骨钻孔神经内镜辅助血肿清除术。

(2)血肿切除:适应证:①血肿引流不能治愈者;②血肿内容为大量凝血块;③血肿壁厚引流后脑不膨起者。此种方法损伤较大,采用骨瓣开颅、连同血肿囊壁一并切除。

(3)前囟穿刺:适用于婴幼儿血肿,可在两侧前囟外角反复多次穿刺,多数患者可治愈。

二、护理

(一)入院护理

1.急诊入院常规护理

(1)立即通知医师接诊,为患者测量体温、脉搏、呼吸、血压;观察患者的意识、瞳孔变化及肢体活动等情况,如有异常及时通知医师。

(2)了解患者既往史、有无家族史、过敏史、吸烟史等。

(3)根据医嘱正确采集标本,进行相关检查。了解相关化验、检查报告的情况,如有异常及时与医师沟通。

(4)了解患者的心理状态,向患者讲解疾病的相关知识,增强患者治疗信心,减轻焦虑、恐惧心理。

(5)待患者病情稳定后向患者介绍病房环境(医师办公室、护士站、卫生间、换药室、配餐室的位置)、护理用具的使用方法(床单位、呼叫器等)、物品的放置、作息时间及餐卡的办理等;介绍科主任、护士长、负责医师及责任护士。病房应保持安静、舒适,减少人员流动,避免外界刺激和情绪激动。

2.安全防护教育

常规安全防护教育。对于有癫痫发作史的患者,应保持病室内环境安静,减少人员探视,室内光线柔和,避免强光刺激。病室内的热水壶、锐器等危险物品应远离患者,避免癫痫发作时,伤及他人或患者自伤。若出现癫痫发作前兆时,立即卧床休息。癫痫发作时,在患者紧闭口唇之前,立即把缠有纱布的压舌板、勺子或牙刷把等垫在上下牙齿之间,防止患者咬伤自己的舌头。松开衣领,头偏向一侧,保持呼吸道通畅,通知医师。发作期间口中不可塞任何东西,不可强行灌药,防止窒息。不可暴力制动,防止肌肉拉伤、关节脱臼或骨折,并加床挡保护,避免坠床摔伤。有癫痫病史的患者,必须长期坚持服药,不可增减、漏服和停服药物。癫痫发作后,要及时清除患者口腔分泌物,保持呼吸道通畅,并检查患者有无肢体损伤,保证患者良好的休息。

(二)术日护理

1.送手术前

(1)为患者测量体温、脉搏、呼吸、血压及体重;如有发热、血压过高、女性月经来潮等情况均应及时报告医师。

（2）告知患者手术的时间,术前禁食水等准备事项。

（3）修剪指（趾）甲,剃胡须,勿化妆及涂染指（趾）甲等。协助患者取下义齿、项链、耳钉、手链、发夹等物品,并交给家属妥善保管。

（4）根据医嘱正确行药物过敏试验、备血（复查血型）、术区皮肤准备（剃除全部头发及颈部毛发,保留眉毛）后,更换清洁病员服,术区皮肤异常及时通知医师。

（5）遵医嘱术前用药。

（6）携带病历、相关影像资料等物品,平车护送患者入手术室。

2.术后回病房

（1）每15～30分钟巡视患者,注意观察患者的生命体征、意识、瞳孔、肢体活动等,如异常及时通知医师。

（2）注意观察切口敷料有无渗血。

（3）密切观察引流液的颜色、性状、量等情况并记录,妥善固定引流管,引流袋置于头旁枕上或枕边,高度与头部创腔保持一致,保持引流管引流通畅;活动时注意引流管不要扭曲、受压,防止脱管。

（4）术后6小时内给予去枕平卧位,头偏向一侧,防止呕吐物误吸引起窒息;头部放置引流管的患者6小时后需平卧位,利于引流;麻醉清醒的患者可以协助床上活动,保证患者的舒适度。

（5）若患者出现不能耐受的头痛,及时通知医师,遵医嘱给予止痛药物,并密切观察患者的生命体征、意识、瞳孔等变化。

（6）术后6小时如无恶心、呕吐等麻醉反应,可遵医嘱进食;对于意识障碍的患者,可遵医嘱鼻饲管注食。

（7）对于未留置导尿的患者,指导床上大小便,24小时内每4～6小时嘱患者排尿1次。避免因手术、麻醉刺激、疼痛等原因造成术后的尿潴留。若术后8小时仍未排尿且有下腹胀痛感、隆起时,可行诱导排尿、针刺或导尿等方法。

（8）麻醉清醒可以语言沟通的患者,向其讲解疾病术后的相关知识,增强患者恢复健康的信心,利于早日康复。带有气管插管或语言障碍的患者,可进行肢体语言和书面卡片的沟通,疏导患者紧张、恐惧的情绪。

（9）结合患者的个体情况,每1～2小时协助患者翻身,保护受压部位皮肤;如局部皮肤有压红,可缩短翻身的间隔时间,受压部位应予软枕垫高减压。

（三）术后护理

1.术后第1～3天

（1）每1～2小时巡视患者,注意观察患者的生命体征、意识、瞳孔、肢体活动等,如发现有头痛、恶心、呕吐等颅内压增高症状及时通知医师。

（2）注意观察切口敷料有无渗血。

（3）密切观察引流液的颜色、性状、量等情况并记录,妥善固定引流管,并保持引流管引流通畅,勿打折、扭曲、受压,防止脱管,不可随意调整引流袋的高度。

（4）加强呼吸道的管理,鼓励深呼吸及有效咳嗽、咳痰,如痰液黏稠不易咳出可遵医嘱予雾化吸入,必要时吸痰。

（5）结合患者的个体情况,每1～2小时协助患者翻身,保护受压部位皮肤;如局部皮肤有压红,可缩短翻身的间隔时间,受压部位应予软枕垫高减压。

(6)指导患者进行肢体和语言功能锻炼。

2.术后第 4 天至出院日

(1)每 1～2 小时巡视患者,注意观察患者的生命体征、意识、瞳孔、肢体活动等,如发现异常及时通知医师。

(2)拔除引流管后注意观察切口敷料有无渗血、渗液及皮下积液等,如有异常及时通知医师。

(3)加强呼吸道的管理,鼓励深呼吸及有效咳嗽。

(4)指导患者注意休息,引流管拔除后指导患者床头摇高,逐渐坐起,再过渡到床边、病室、病区活动时以不疲劳为宜。

(5)指导患者进行肢体和语言功能锻炼。

(四)出院指导

(1)家属应陪伴在患者身边,减轻患者的恐惧心理。

(2)给予患者高热量、高蛋白、高维生素、易消化吸收的饮食。

(3)患者出院后定期复查血压,遵医嘱用药,保持情绪稳定,保持大便通畅,坚持功能锻炼。

(4)1 个月后门诊影像学复查。

(杨青春)

第二节　颅内压增高

颅内压增高是由于颅内任何一种主要内容物(血液、脑脊液、脑组织)容积增加或者有占位性病变时,其所增加的容积超过代偿限度所致。正常人侧卧位时,测定颅内压(ICP)为 0.8～1.8 kPa(6～14 mmHg),＞2.0 kPa(15 mmHg)为颅内压增高,2.0～2.6 kPa(15～20 mmHg)为轻度增高,2.6～5.3 kPa(20～40 mmHg)为中度增高,＞5.3 kPa(40 mmHg)为重度增高。

一、病因与发病机制

引起颅内压增高的疾病很多,但发生颅内压增高的主要因素如下。

(一)脑脊液增多

(1)分泌过多:如脉络丛乳头状瘤。

(2)吸收减少:如交通性脑积水,蛛网膜下腔出血后引起蛛网膜粘连。

(3)循环交通受阻:如脑室及脑中线部位的肿瘤引起的梗阻性脑积水或先天性脑畸形。

(二)脑血液增多

(1)脑外伤后＜24 小时的脑血管扩张、充血,以及呼吸道梗阻,呼吸中枢衰竭引起的二氧化碳蓄积,高碳酸血症和丘脑下部、鞍区或脑干部位手术,使自主神经中枢或血管运动中枢受刺激引起的脑血管扩张充血。

(2)颅内静脉回流受阻。

(3)出血。

(三)脑容积增加

正常情况下颅内容积除颅内容物体积外有 8%～10%的缓冲体积即代偿容积。因此,颅内容积很大,但代偿调节作用很小。常见脑水肿如下。①血管源性脑水肿:多见于颅脑损伤、脑肿瘤、脑手术后。②细胞毒性脑水肿:多见于低氧血症,高碳酸血症,脑缺血和缺氧。③渗透性脑水肿:常见于严重电解质紊乱(Na^+丢失)渗透压降低,水中毒。

（四）颅内占位病变

常见于颅内血肿、颅内肿瘤、脑脓肿和脑寄生虫等。

二、临床表现

（一）头痛

头痛是颅内压增高最常见的症状,有时是唯一的症状。可呈持续性或间歇性,当用力、咳嗽、负重,早晨清醒时和较剧烈活动时加重,其原因是颅内压增高使脑膜、血管或神经受挤压、牵扯或炎症变化的刺激所致。急性和重度的颅内压增高可引起剧烈的头痛并常伴喷射性呕吐。

（二）恶心呕吐

多数颅内压增高患者都伴有恶心、不思饮食,重度颅内压增高可引起喷射性呕吐,呕吐之后头痛随之缓解,小儿较成人多见,其原因是迷走神经中枢和神经受刺激所引起。

（三）视力障碍和眼底变化

长期颅内压增高,使视神经受压,眼底静脉回流受阻。引起视神经萎缩造成视力下降、模糊和复视,眼底视盘水肿,严重者出现失明和眼底出血。

头痛、恶心呕吐、视盘水肿为颅内压增高的三大主要症状。

（四）意识障碍

意识障碍是反映脑受压的可靠及敏感指标,当大脑皮质、脑干网状结构广泛受压和损害即可出现意识障碍。颅内压增高早期患者可出现烦躁、嗜睡和定向障碍等意识不清的表现,晚期则出现朦胧和昏迷。末期出现深昏迷。梗阻性脑积水所引起的颅内压增高一般无意识障碍。

（五）瞳孔变化

由于颅内压不断增高而引起脑移位,中脑和脑干移位压迫和牵拉动眼神经可引起瞳孔对光反射迟钝。瞳孔不圆,瞳孔忽大忽小,一侧瞳孔逐渐散大,光反射消失;末期出现双侧瞳孔散大、固定。

（六）生命体征变化

颅内压增高,早期一般不会出现生命体征变化,急性或重度的颅内压增高可引起血压增高,脉压增大,呼吸、脉搏减慢综合征,随时有呼吸骤停及生命危险。常见于急性脑损伤患者,而脑肿瘤患者则很少出现血压升高。

（七）癫痫发作

约有20％的颅内压增高患者发生癫痫,为局限性癫痫小发作,如口角、单侧上、下肢抽搐,或癫痫大发作。大发作时可引起呼吸道梗阻,加重脑缺氧、脑水肿而加剧颅内压增高。

（八）颅内高压危象（脑疝形成）

1.颞叶钩回疝

即幕上肿瘤、水肿、血肿引起急剧的颅内压力增高,挤压颞叶向小脑幕裂孔或下方移位,同时压迫动眼神经、大脑后动脉和中脑,使脑干移位,产生剧烈的头痛、呕吐,血压升高,呼吸、脉搏减慢、不规则。很快进入昏迷,一侧瞳孔散大,光反射消失,对侧肢体偏瘫,去脑强直。此时如未进行及时的降颅压处理则会出现呼吸停止,双侧瞳孔散大、固定,血压下降,心跳停止。

2.枕骨大孔疝

枕骨大孔疝又称小脑扁桃体疝,主要是幕下肿瘤、血肿、水肿致颅内压力增高,挤压小脑扁桃体进入压力偏低的枕骨大孔,压迫延髓和 $C_{1\sim2}$。患者出现剧烈头痛、呕吐、呼吸不规则、血压升高、心跳缓慢,随之很快出现昏迷,瞳孔缩小或散大、固定,呼吸停止。

三、护理

(一)护理目标

(1)了解引起颅内压增高的原因,及时对症处理。

(2)通过监测及早发现病情变化,避免意识障碍发生。

(3)颅内压得到控制,脑疝危象得以解除。

(4)患者主诉头痛减轻,自觉舒适,头脑清醒,睡眠改善。

(5)体液恢复平衡,尿比重在正常范围,无脱水症状和体征。

(二)护理措施

(1)每小时观察神志、瞳孔变化1次。如出现神志不清及瞳孔改变,预示颅内压力增高,需及时报告医师进行降颅内压处理。

(2)观察头痛的程度,有无伴随呕吐对剧烈头痛应及时对症降颅压处理。

(3)每1~2小时监测血压、脉搏、呼吸1次,观察有无呼吸、脉搏慢,血压高即"两慢一高"征。

(4)保持呼吸道通畅:呼吸道梗阻时,因患者呼吸困难,可致胸腔内压力增高、 $PaCO_2$ 增高致脑血管扩张、脑血流量增多进而使颅内压增高。护理时应及时清除呼吸道分泌物和呕吐物。抬高床头 $15°\sim30°$,持续或间断吸氧,改善脑缺氧,减轻脑水肿。

(5)如脱水治疗的护理:应用高渗性脱水剂,使脑组织间的水分通过渗透作用进入血循环再由肾脏排出,可达到降低颅内压的目的。常用 20% 甘露醇 $250\ mL$, $15\sim30$ 分钟内滴完, $2\sim4$ 次/天;呋塞米 $20\sim40\ mg$,静脉或肌内注射, $2\sim4$ 次/天。脱水治疗期间,应准确记录24小时液体出入量,观察尿量、色,监测尿素氮和肌酐含量,注意有无水电解质紊乱和肝肾功能损害。脱水药物应严格按医嘱执行,并根据病情及时调整脱水药物的用量。

(6)激素治疗的护理:肾上腺皮质激素通过稳定血-脑屏障,预防和缓解脑水肿,改善患者症状。常用地塞米松 $5\sim10\ mg$,静脉注射;或氢化可的松 $100\ mg$,静脉注射, $1\sim2$ 次/天;由于激素有引起消化道应激性溃疡出血、增加感染机会等不良反应,故用药的同时应加强观察,预防感染,避免发生并发症。

(7)颅内压监护。①颅内压监护有植入法和导管法两种:植入法为将微型传感器植入颅内,传感器直接与颅内组织(硬脑膜外、硬脑膜下、蛛网膜下腔、脑实质等)接触而测压。导管法为以引流出的脑脊液或生理盐水充填导管,将传感器(体外传感器)与导管相连接,藉导管内的液体与传感器接触而测压。两种方法的测压原理均是利用压力传感器将压力转换为与颅内压力大小成正比的电信号,再经信号处理装置将信号放大后记录下来。植入法中的硬脑膜外法及导管法中的脑室法优点较多,使用较广泛。②颅内压监护的注意事项:监护的零点参照点一般位于外耳道的位置,患者需平卧或头抬高 $10°\sim15°$;监护前注意记录仪与传感器的零点核正,并注意大气压改变而引起的"零点飘移";脑室法时在脑脊液引流期间每 $4\sim6$ 小时关闭引流管测压,了解颅内压真实情况;避免非颅内情况而引起的颅内压增高,如出现呼吸不畅、躁动、高热或体位不舒适、尿潴留时应及时对症处理;监护过程严格执行无菌操作,监护时间以 $72\sim96$ 小时为宜,防止颅内感染。③颅内压监护的优点：颅内压增高早期，由于颅内容积代偿作用，患者无明显颅内压增高的临床表现，而颅内压监护时可发现颅内压提高和基线不平稳；较重的颅内压升高[ICP＞5.3 kPa(40 mmHg)]时，颅内压监护基线水平与临床症状出现及其严重程度一致；有些患者临床症状好转，但颅内压逐渐上升，预示迟发性(继发性)颅内血肿的形成；根据颅内压监护使用脱水剂，可以避免盲目使用脱水剂及减少脱水剂的用量，减少急性肾衰竭及电解质紊乱等并发症的发生。

(8)降低耗氧量：对严重脑挫裂伤、轴索损伤、脑干损伤的患者进行头部降温，降低脑耗氧量。有条件者行冬眠低温治疗。①冬眠低温的目的：降低脑耗氧量，维持脑血流和脑细胞能量代谢，减轻乳酸堆积，降低颅内压；保护血-脑屏障功能，抑制白三烯 B_4 生成及内源性有害因子的生成，减轻脑水肿反应；调节脑损伤后钙调蛋白酶Ⅱ活性和蛋白激酶活力，保护脑功能；当体温降至 30 ℃，脑的耗氧量约为正常的 55％，颅内压力较降温前低 56％。②降温方法：根据医嘱首先给予足量冬眠药物，如冬眠Ⅰ号合剂(包括氯丙嗪、异丙嗪及哌替啶)或冬眠Ⅱ号合剂(哌替啶、异丙嗪、双氢麦角碱)，待自主神经充分阻滞，御寒反应消失，进入昏睡状态后，方可加用物理降温措施。物理降温方法可采用头部戴冰帽，在颈动脉、腋动脉、肱动脉、股动脉等主干动脉表浅部放置冰袋，此外还可采用降低室温、减少被盖、体表覆盖冰毯等方法。降温速度以每小时下降 1 ℃为宜，体温降至肛温 33～34 ℃，腋温 31～33 ℃较为理想。体温过低易诱发心律失常、低血压、凝血障碍等并发症；体温＞35 ℃，则疗效不佳。③缓慢复温：冬眠低温治疗一般为 3～5 天，复温应先停止物理降温，再逐步减少药物剂量或延长相同剂量的药物维持时间直至停用；加盖被毯，必要时用热水袋复温，严防烫伤；复温不可过快，以免出现颅内压"反跳"、体温过高或中毒等。④预防并发症：定时翻身拍背、吸痰，雾化吸入，防止肺部感染；低温使心排血量减少，冬眠药物使外周血管阻力降低，在搬动患者或为其翻身时，动作应轻稳，以防发生直立性低血压；观察皮肤及肢体末端，冰袋外加用布套，并定时更换部位，定时局部按摩，以防冻伤。

(9)防止颅内压骤然升高：对烦躁不安的患者查明原因，对症处理，必要时给予镇静剂，避免剧烈咳嗽和用力排便；控制液体摄入量，成人每天补液量＜2 000 mL，输液速度应控制在 30～40 滴／分；保持病室安静，避免情绪紧张，以免血压骤升而增加颅内压。

(杨青春)

第三节　脑　出　血

脑出血是指原发于脑实质内的出血，主要发生于高血压和动脉硬化的患者。脑出血多发生于 55 岁以上的老年人，多数患者有高血压史。常在情绪激动或活动用力时突然发病，出现头痛、呕吐、偏瘫及不同程度昏迷等。

一、主要护理问题

(1)疼痛：与颅内血肿压迫有关。
(2)生活自理能力缺陷：与长期卧床有关。
(3)脑组织灌注异常：与术后脑水肿有关。
(4)有皮肤完整性受损的危险：与昏迷、术后长期卧床有关。

(5)躯体移动障碍：与出血所致脑损伤有关。

(6)清理呼吸道无效：与长期卧床所致的机体抵抗力下降有关。

(7)有受伤的危险：与术后癫痫发作有关。

二、护理措施

(一)术前护理

(1)密切监测病情变化，包括意识、瞳孔、生命体征变化及肢体活动情况，定时监测呼吸、体温、脉搏、血压等，发现异常(瞳孔不等大、呼吸不规则、血压高、脉搏缓慢)，及时报告医师立即抢救。

(2)绝对卧床休息，取头高位，床头抬高15°～30°，头置冰袋可控制脑水肿，降低颅内压，利于静脉回流。吸氧可改善脑缺氧，减轻脑水肿。翻身时动作要轻，尽量减少搬动，加床挡以防坠床。

(3)神志清楚的患者谢绝探视，以免情绪激动。

(4)脑出血昏迷的患者24～48小时内禁食，以防止呕吐物反流至气管造成窒息或吸入性肺炎，以后按医嘱进行鼻饲。

(5)加强排泄护理：若患者有尿潴留或不能自行排尿，应进行导尿，并留置尿管，定时更换尿袋，注意无菌操作，每天会阴冲洗1～2次，便秘时定期给予通便药或食用一些粗纤维的食物，嘱患者排便时勿用力过猛，以防再出血。

(6)遵医嘱静脉快速输注脱水药物，降低颅内压，适当使用降压药，使血压保持在正常水平，防止高血压引起再出血。

(7)预防并发症：①加强皮肤护理，每天小擦澡1～2次，定时翻身，每2小时翻身1次，床铺干净平整，对骨隆突处的皮肤要经常检查和按摩，防止发生压力性损伤。②加强呼吸道管理，保持口腔清洁，口腔护理每天1～2次；患者有咳痰困难，要勤吸痰，保持呼吸道通畅；若患者呕吐，应使其头偏向一侧，以防发生误吸。③急性期应保持偏瘫肢体的生理功能位。恢复期应鼓励患者早期进行被动活动和按摩，每天2～3次，防止瘫痪肢体的挛缩畸形和关节的强直疼痛，以促进神经功能的恢复，对失语的患者应进行语言方面的锻炼。

(二)术后护理

1.卧位

患者清醒后抬高床头15°～30°，以利于静脉回流，减轻脑水肿，降低颅内压。

2.病情观察

严密监测生命体征，特别是意识及瞳孔的变化。术后24小时内易再次脑出血，如患者意识障碍继续加重、同时脉搏缓慢、血压升高，要考虑再次脑出血可能，应及时通知医师。

3.应用脱水剂的注意事项

临床常用的脱水剂一般是20%甘露醇，滴注时注意速度，一般20%甘露醇250 mL应在20～30分钟内输完，防止药液渗漏于血管外，以免造成皮下组织坏死；不可与其他药液混用；血压过低时禁止使用。

4.血肿腔引流的护理

注意引流液量的变化，若引流量突然增多，应考虑再次脑出血。

5.保持液体出入量平衡

术后注意补液速度不宜过快,根据出量补充入量,以免入量过多,加重脑水肿。

6.功能锻炼

术后患者常出现偏瘫和失语,加强患者的肢体功能锻炼和语言训练。协助患者进行肢体的被动活动,进行肌肉按摩,防止肌肉萎缩。

（三）健康指导

1.清醒患者

(1)应避免情绪激动,消除不安、恐惧、愤怒、忧虑等不良情绪,保持心情舒畅。

(2)饮食清淡,多吃含水分、含纤维素多的食物;多食蔬菜、水果。忌烟、酒及辛辣、刺激性强的食物。

(3)定期测量血压,复查病情,及时治疗可能并存的动脉粥样硬化、高脂血症、冠心病等。

(4)应规律生活,避免劳累、熬夜、暴饮暴食等不利因素,保持心情舒畅,注意劳逸结合。

(5)坚持适当锻炼。康复训练过程艰苦而漫长(一般为 1～3 年,长者需终生训练),需要信心、耐心、恒心,在康复医师指导下,循序渐进,持之以恒。

2.昏迷患者

(1)昏迷患者注意保持皮肤清洁、干燥,每天床上擦浴,定时翻身,防止压力性损伤形成。

(2)每天坚持被动活动,保持肢体功能位置。

(3)防止气管切开患者出现呼吸道感染。

(4)不能经口进食者,应注意营养液的温度、保质期以及每天的出入量是否平衡。

(5)保持大小便通畅。

(6)定期高压氧治疗。

（杨青春）

第四节　脑　　疝

当颅腔内某分腔有占位性病变时,该分腔的压力大于邻近分腔,脑组织由高压力区向低压力区移位,导致脑组织、血管及脑神经等重要结构受压或移位,产生相应的临床症状和体征,称为脑疝。

根据移位的脑组织及其通过的硬脑膜间隙和孔道,可将脑疝分为以下常见的三类。①小脑幕切迹疝:又称颞叶疝,为颞叶的海马回、钩回通过小脑幕切迹被推移至幕下。②枕骨大孔疝:又称小脑扁桃体疝,为小脑扁桃体及延髓经枕骨大孔被推挤向椎管内。③大脑镰下疝:又称扣带回疝,一侧半球的扣带回经镰下孔被挤入对侧分腔(图 7-1)。

脑疝是颅内压增高的危象和引起死亡的主要原因,常见的有小脑幕切迹疝和枕骨大孔疝。

一、病因与发病机制

(1)外伤所致各种颅内血肿,如硬膜外血肿、硬膜下血肿及脑内血肿。

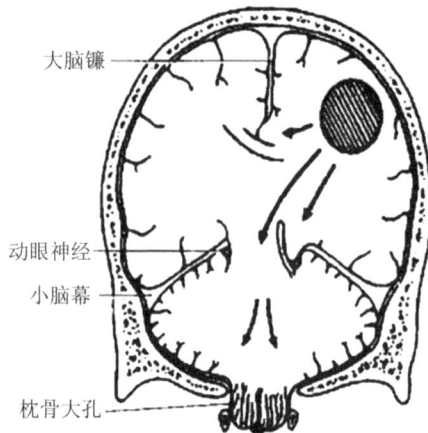

图 7-1　大脑镰下疝(上)、小脑幕切迹疝(中)、枕骨大孔疝(下)

（2）颅内脓肿。

（3）颅内肿瘤尤其是颅后窝、中线部位及大脑半球的肿瘤。

（4）颅内寄生虫病及各种肉芽肿性病变。

（5）医源性因素,对于颅内压增高患者,进行不适当的操作如腰椎穿刺,放出脑脊液过多过快,使各分腔间的压力差增大,则可促使脑疝形成。

发生脑疝时,移位的脑组织在小脑幕切迹或枕骨大孔处挤压脑干,使脑干受压移位导致其实质内血管受到牵拉,严重时基底动脉进入脑干的中央支可被拉断而致脑干内部出血,出血常为斑片状,有时出血可沿神经纤维走行方向达内囊水平。同侧的大脑脚受到挤压会造成病变对侧偏瘫,同侧动眼神经受到挤压可产生动眼神经麻痹症状。钩回、海马回移位可将大脑后动脉挤压于小脑幕切迹缘上到枕叶皮层缺血坏死。移位的脑组织可致小脑幕切迹裂孔及枕骨大孔堵塞,使脑脊液循环通路受阻,颅内压增高进一步加重,形成恶性循环,使病情迅速恶化。

二、临床表现

(一)小脑幕切迹疝

（1）颅内压增高:剧烈头痛,进行性加重,伴躁动不安,频繁呕吐。

（2）进行性意识障碍:由于阻断了脑干内网状结构上行激活系统的通路,随脑疝的进展,患者出现嗜睡、浅昏迷、深昏迷。

（3）瞳孔改变:脑疝初期由于患侧动眼神经受刺激导致患侧瞳孔变小,对光反射迟钝;随病情进展,患侧动眼神经麻痹,患侧瞳孔逐渐散大,直接和间接对光反射均消失,并伴上睑下垂及眼球外斜;晚期,对侧动眼神经因脑干移位也受到推挤时,则出现双侧瞳孔散大,对光反射消失,患者多处于濒死状态(图 7-2)。

（4）运动障碍:钩回直接压迫大脑脚,锥体束受累后,病变对侧肢体肌力减弱或麻痹,病理征阳性(图 7-3)。脑疝进展时可致双侧肢体自主活动消失,严重时可出现去皮质强直状,这是脑干严重受损的信号。

（5）生命体征变化:若脑疝不能及时解除,病情进一步发展,则患者出现深昏迷,双侧瞳孔散大固定,血压骤降,脉搏快弱,呼吸浅而不规则,呼吸、心跳相继停止而死亡。

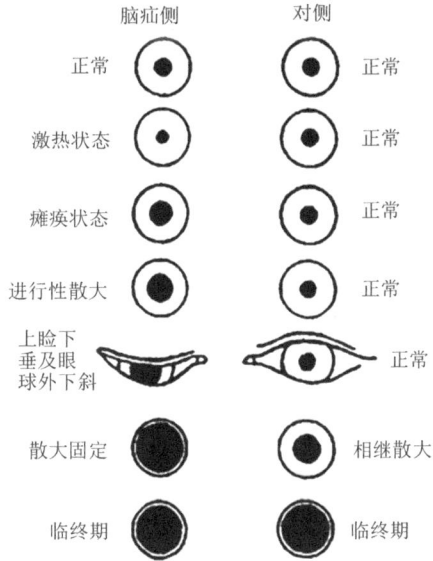

图 7-2　一侧颞叶钩回疝引起的典型瞳孔变化

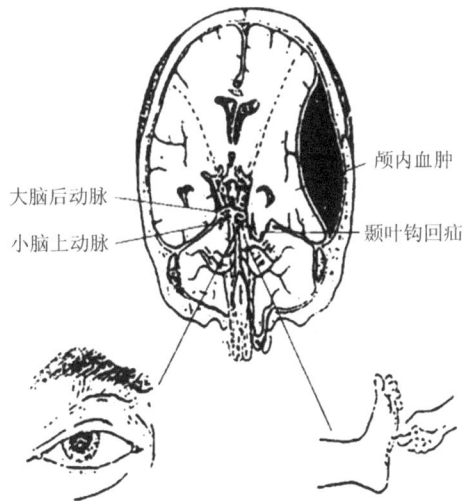

图 7-3　脑疝与临床病症的关系

动眼神经受压导致：同侧瞳孔散大，上睑下垂及眼外肌瘫痪；锥体束
受压导致：对侧肢体瘫痪，肌张力增加，腱反射活跃，病理反射阳性

（二）枕骨大孔疝

枕骨大孔疝是小脑扁桃体及延髓经枕骨大孔被挤向椎管中，又称小脑扁桃体疝。由于颅后窝容积较小，对颅内高压的代偿能力也小，病情变化更快。患者常有进行性颅内压增高的临床表现：头痛剧烈，呕吐频繁，颈项强直或强迫头位，生命体征紊乱出现较早，意识障碍、瞳孔改变出现较晚。因脑干缺氧，瞳孔可忽大忽小。由于位于延髓的呼吸中枢受损严重，患者早期即可突发呼吸骤停而死亡。

三、治疗要点

关键在于及时发现和处理。

（一）非手术治疗

患者一旦出现典型的脑疝症状，应立即给予脱水治疗，以缓解病情，争取时间。

（二）手术治疗

确诊后，尽快手术，去除病因，如清除颅内血肿或切除脑肿瘤等；若难以确诊或虽确诊但病变无法切除者，可通过脑脊液分流术、侧脑室外引流术或病变侧颞肌下、枕肌下减压术等降低颅内压。

四、急救护理

(1)快速静脉输入甘露醇，山梨醇，呋塞米等强效脱水剂，并观察脱水效果。

(2)保持呼吸道通畅，吸氧。

(3)准备气管插管盘及呼吸机，对呼吸功能障碍者，行人工辅助呼吸。

(4)密切观察呼吸、心跳、瞳孔的变化。

(5)紧急做好术前特殊检查及术前准备。

（杨青春）

第五节 脑动脉瘤

脑动脉瘤是局部动静脉异常改变产生的脑动静脉瘤样突起，好发于组成脑底动脉环（Willis动脉环）的大动脉分支或分叉部。因为这些动脉位于脑底的脑池中，所以动脉瘤破裂出血引起动脉痉挛、栓塞及蛛网膜下腔出血（SAH）等症状。主要见于中年人。脑动脉瘤的病因尚未完全明了，但目前多认为与先天性缺陷、动脉粥样硬化、高血压、感染、外伤有关。临床表现为突然头痛、呕吐、意识障碍、癫痫样发作、脑膜刺激征等。以手术治疗为主，常采用动脉瘤栓塞术、开颅动脉瘤夹闭术及穿刺栓塞动脉瘤。

一、主要护理问题

(1)脑出血：与手术创伤有关。

(2)脑组织灌注异常：与脑水肿有关。

(3)有感染的危险：与手术创伤有关。

(4)睡眠形态紊乱：与疾病创伤有关。

(5)便秘：与手术后卧床有关。

(6)疼痛：与手术损伤有关。

(7)有受伤的危险：与手术可能诱发癫痫有关。

(8)活动无耐力：与术后卧床时间长有关。

二、护理措施

(一)术前护理

(1)一旦确诊,患者需绝对卧床,暗化病室,减少探视,避免一切外来刺激。情绪激动、躁动不安可使血压上升,增加再出血的可能,适当给予镇静剂。

(2)密切观察生命体征及意识变化,每天监测血压2次,及早发现出血情况,尽早采取相应的治疗措施。

(3)胃肠道的管理:合理饮食,勿食用易导致便秘的食物;常规给予口服缓泻剂如酚酞、麻仁润肠丸,保持排便通畅,必要时给予低压缓慢灌肠。

(4)尿失禁的患者,应留置导尿管。

(5)患者避免用力打喷嚏或咳嗽,以免增加腹压,反射性的增加颅内压,引起脑动脉瘤破裂。

(6)伴发癫痫者,要注意安全,防止发作时受外伤;保持呼吸道通畅,同时给予吸氧,记录抽搐时间,遵医嘱给予抗癫痫药。

(二)术后护理

(1)监测患者生命体征,特别是意识、瞳孔的变化,尽量使血压维持在一个个体化的稳定水平,避免血压过高引起脑出血或血压过低致脑供血不足。

(2)持续低流量给氧,保持脑细胞的供氧。观察肢体活动及感觉情况,与术前对比有无改变。

(3)遵医嘱给予甘露醇及甲强龙泵入,减轻脑水肿;或泵入尼莫地平,减轻脑血管痉挛。

(4)保持引流通畅,观察引流液的色、量及性质,如短时间内出血过多,应通知医师及时处理。

(5)保持呼吸道通畅,防止肺部感染及压力性损伤的发生。

(6)避免情绪激动及剧烈活动。

(7)手术恢复期应多进高蛋白食物,加强营养,增强机体的抵抗力。

(8)减少刺激,防止癫痫发作,尽量将癫痫发作时的损伤减到最小,装好床挡,备好抢救用品,防止意外发生。

(9)清醒患者床头抬高30°,利于减轻脑水肿。

(10)准确记录液体出入量,保证液体出入量平衡。

(11)减轻患者心理负担,加强沟通。

(三)健康指导

(1)定期测量血压,复查病情,及时治疗可能并存的血管病变。

(2)保持大小便通畅。

(3)应规律生活,避免劳累、熬夜、暴饮暴食等不利因素,保持心情舒畅,注意劳逸结合。

(4)坚持适当锻炼:康复训练过程艰苦而漫长(一般为1~3年,长者需终生训练),需要信心、耐心、恒心,在康复医师指导下,循序渐进、持之以恒。

(杨青春)

第六节　脑动静脉畸形

脑动静脉畸形是指脑血管发育障碍引起的脑局部血管数量和结构异常,并对正常脑血流产生影响。动静脉畸形是一团异常的畸形血管,其间无毛细血管,常有一支或数支增粗的供血动脉,引流动脉明显增粗曲张,管壁增厚,内为鲜红动脉血,似动脉,故称之为静脉的动脉化。动静脉畸形引起的继发性病变有出血、盗血。手术为治疗脑动静脉畸形的根本方法,目的在于减少或消除脑动静脉畸形再出血的机会,减轻盗血现象。手术方法包括血肿清除术、畸形血管切除术、供应动脉结扎术、介入栓塞术。

一、主要护理问题

(1)脑出血:与手术伤口有关。

(2)脑组织灌注异常:与脑水肿有关。

(3)有受伤的危险:与癫痫发作有关。

(4)疼痛:与手术创伤有关。

(5)睡眠形态紊乱:与疾病产生的不适有关。

(6)便秘:与术后长期卧床有关。

(7)活动无耐力:与术后长期卧床有关。

二、护理措施

(一)术前护理

(1)患者要绝对卧床,并避免情绪激动,防止畸形血管破裂出血。

(2)监测生命体征,注意瞳孔变化,若双侧瞳孔不等大,表明有血管破裂出血的可能。

(3)排泄的管理:向患者宣教合理饮食,嘱其多食富含纤维素的食物,如水果、蔬菜等,以防止便秘。观察患者每天粪便情况,必要时给予开塞露或缓泻剂。

(4)注意冷暖变化,以防感冒后用力打喷嚏或咳嗽诱发畸形血管破裂出血。

(5)注意安全,防止患者癫痫发作时受伤。

(6)危重患者应做好术前准备,如剃头。若有出血,应进行急诊手术。

(二)术后护理

(1)严密监测患者生命体征,尤其注意血压变化,如有异常立即通知医师。

(2)给予患者持续低流量氧气吸入,并观察肢体活动及感觉情况。

(3)按时予以脱水及抗癫痫药物,防止患者颅内压增高或癫痫发作。

(4)如有引流,应保持引流通畅,并观察引流量、颜色及性质变化。短时间内若引流出大量血性物质,应及时通知医师。

(5)如果患者癫痫发作,应保持呼吸道通畅,并予以吸痰、氧气吸入,防止坠床等意外伤害,用床挡保护并约束四肢,口腔内置口咽通气导管,配合医师给予镇静及抗癫痫药物。

(6)长期卧床、活动量较少的患者,应注意其肺部情况,及时给予拍背,促进有效咳痰,防止发生肺部感染,还须定期拍胸部 X 线片,根据胸部 X 线片有重点有选择性地进行拍背。

(7)术后应鼓励患者进食高蛋白食物,以增加组织的修复能力,保证机体的营养供给。

(8)清醒患者保持头高位(床头抬高 30°),以利血液回流,减轻脑水肿。

(9)准确记录液体出入量,保证液体出入量平衡。

(10)对有精神症状的患者,适当给予镇静剂,并注意患者有无自伤或伤害他人的行为。

(11)给予患者心理上的支持,使其对疾病的痊愈有信心,从而减轻患者的心理负担。

(三)健康指导

(1)定期测量血压,复查病情,及时治疗可能并存的血管病变。

(2)保持大小便通畅。

(杨青春)

第八章

肝胆外科护理

第一节 门静脉高压症

门静脉的正常压力是 $1.3 \sim 2.4$ kPa($10 \sim 18$ mmHg),当门静脉血流受阻、血液淤滞时,压力 2.4 kPa(18 mmHg)时,称为门静脉高压症,临床上常有脾大及脾功能亢进、食管胃底静脉曲张破裂出血、腹水等一系列表现。

门静脉主干由肠系膜上、下静脉和脾静脉汇合而成。门静脉系统位于两个毛细血管网之间,一端是胃、肠、脾、胰的毛细血管网,另一端连接肝小叶内的肝窦。门静脉流经肝脏的血液约占肝血流量的 75%,肝动脉供血约占 25%,由此可见肝脏的双重供血以门静脉供血为主。门静脉内的血含氧量较体循环的静脉血高,故门静脉对肝的供氧几乎和肝动脉相等。此外门静脉系统内无控制血流方向的静脉瓣,与腔静脉之间存在 4 个交通支:①胃底、食管下段交通支;②直肠下段、肛管交通支;③前腹壁交通支;④腹膜后交通支。这些交通支中,最主要的是胃底、食管下段交通支,上述交通支在正常情况下都很细小,血流量很少。

门静脉血液淤滞或血流阻力增加均可导致门脉高压,但以门静脉血流阻力增加更为常见。按阻力增加的部位,可将门静脉高压症分为肝前、肝内和肝后三型。在我国肝内型多见,其中肝炎后肝硬化是引起门静脉高压症的常见病因;但在西方国家,酒精性肝硬化是门脉高压最常见的原因。由于增生的纤维束和再生的肝细胞结节挤压肝小叶内的肝窦,使其变窄或闭塞,导致门静脉血流受阻,其次由于位于肝小叶间汇管区的肝动脉小分支和门静脉小分支之间的许多动静脉交通支大量开放,引起门静脉压力增高。肝前型门静脉高压症的常见病因是肝外门静脉血栓形成(脐炎、腹腔内感染、胰腺炎、创伤等)、先天畸形(闭锁、狭窄或海绵样变等)和外在压迫。肝前型门静脉高压症患者肝功能多正常或轻度损害,预后较好。肝后型门静脉高压症常见病因包括布加综合征、缩窄性心包炎、严重右心衰竭等。

一、护理评估

(一)健康史

应注意询问患者有无肝炎病史、酗酒、血吸虫病病史。既往有无出现肝性脑病、上消化道出血的病史,以及诱发的原因,对于原发病是否进行治疗。

（二）身体状况

1.脾大、脾功能亢进

脾大程度不一,早期质软、活动,左肋缘下可扪及;晚期,脾内纤维组织增生而变硬,活动度减少,左上腹甚至左下腹可扪及肿大的脾脏并能出现左上腹不适及隐痛、胀满,常伴有血白细胞、血小板数量减少,称脾功能亢进。

2.侧支循环建立与开放

门静脉与体静脉之间有广泛的交通支,在门静脉高压时,为了使淤滞在门静脉系统的血液回流,这些交通支大量开放,经扩张或曲张的静脉与体循环的静脉发生吻合而建立侧支循环。主要表现有:①食管下段与胃底静脉曲张最常见,出现早,一旦曲张的静脉破裂可引起上消化道大出血,表现为呕血和黑便,是门静脉高压症最危险的并发症。由于肝功能损害引起凝血功能障碍,加之脾功亢进引起的血小板数量减少,因此出血不易自止。②脐周围的上腹部皮下静脉曲张。③直肠下、肛管静脉曲张形成痔。

3.腹水

腹水是由于门静脉压力增高,使门静脉系统毛细血管床滤过压增高;同时肝硬化引起的低蛋白血症,造成血浆胶体渗透压下降;以及淋巴液生成增加,使液体从肝表面、肠浆膜面漏入腹腔形成腹水。此外,由于中心血流量减少,刺激醛固酮分泌过多,导致水、钠潴留而加剧腹水形成。

4.肝性脑病

门静脉高压症时由于门静脉血流绕过肝细胞或肝实质细胞功能严重受损,导致有毒物质(如氨、硫醇、γ-氨基丁酸)不能代谢与解毒而直接进入体循环,从而对脑产生毒性作用并出现精神综合征,称为肝性脑病,是门静脉高压的并发症之一。肝性脑病常因胃肠道出血、感染、大量摄入蛋白质、镇静药物、利尿剂而诱发。

5.其他

可伴有肝大、黄疸、蜘蛛病、肝掌、男性乳房发育、睾丸萎缩等。

（三）心理-社会状况

患者因反复发作、病情逐渐加重、面临手术、担心出现严重并发症和手术后的效果而有恐惧心理。另外由于治疗费用过高,长期反复住院治疗,以及生活工作严重受限产生长期的焦虑情绪。

（四）辅助检查

1.血常规

脾功亢进时,血细胞计数减少,以白细胞计数降至 3×10^9/L 以下和血小板计数降至 70×10^9/L 以下最为明显。出血、营养不良、溶血、骨髓抑制都可引起贫血。

2.肝功能检查

常有血浆清蛋白降低,球蛋白增高,白/球比例倒置;凝血酶原时间延长;还应作乙型肝炎病原学和甲胎蛋白检查。

3.食管吞钡 X 线检查

在食管为钡剂充盈时,曲张的静脉使食管及胃底呈虫蚀样改变,曲张的静脉表现为蚯蚓样或串珠状负影。

4.腹部超声检查

可显示腹水、肝密度及质地异常、门静脉扩张。

5.腹腔动脉造影的静脉相或直接肝静脉造影

可以使门静脉系统和肝静脉显影,确定静脉受阻部位及侧支回流情况,还可以为手术提供参考资料。

（五）治疗要点

外科治疗门静脉高压症主要是预防和控制食管胃底曲张静脉破裂出血。

（1）食管胃底曲张静脉破裂出血的治疗主要包括非手术治疗和手术治疗。

非手术治疗:①常规处理。绝对卧床休息,立即建立静脉通道,输液、输血扩充血容量;维持呼吸道通畅,防止呕吐物引起窒息或吸入性肺炎。②药物止血。应用内脏血管收缩药,常用药物有垂体后叶素、三甘氨酰酸升压素和生长抑素。③内镜治疗。经纤维内镜将硬化剂直接注入曲张静脉,使之闭塞及黏膜下组织硬化,达到止血和预防再出血目的。④三腔管压迫止血。利用充气的气囊分别压迫胃底和食管下段的曲张静脉,达到止血目的。⑤经颈静脉肝内门体分流术。采用介入放射方法,经颈静脉途径在肝内静脉与门静脉主要分支间建立通道,置入支架以实现门体分流。主要适用于药物和内镜治疗无效、肝功能差不宜急诊手术的患者,或等待肝移植的患者。

手术治疗:上述治疗无效时,应采用手术治疗,多主张行门-奇静脉断流术,目前多采用脾切除加贲门周围血管离断术;若患者一般情况好,肝功能较好的可行急诊分流术。血吸虫性肝硬化并食管胃底静脉曲张且门脉压力较高的,主张行分流术。常用术式有门静脉-下腔静脉分流术,脾-肾静脉分流术。

（2）严重脾大,合并明显的脾功能亢进:多见于晚期血吸虫病,也见于脾静脉栓塞引起的左侧门静脉高压症。这类患者单纯脾切除术效果良好。

（3）肝硬化引起的顽固性腹水:有效的治疗方法是肝移植。其他方法包括 TIPS 和腹腔-上腔静脉转流术。

（4）肝移植:已成为外科治疗终末期肝病的有效方法,但供肝短缺,终身服用免疫抑制药的危险,手术风险,以及费用昂贵,限制了肝移植的推广。

二、护理诊断及合作性问题

（1）焦虑或恐惧:与担心自身疾病的愈后不良,环境改变,对手术效果有疑虑,害怕检查、治疗有关。

（2）有窒息的危险:与呕吐、咯血和置管有关。

（3）体液不足:与呕吐、咯血、胃肠减压、不能进食有关。

（4）营养失调:低于机体需要量与摄入低于人体需要量有关。

（5）潜在并发症:上消化道大出血、肝性脑病。

三、护理目标

患者无焦虑和恐惧心情,无窒息发生,能得到及时的营养补充,肝功能及全身营养状况得到改善,体液平衡得到维持,无上消化道大出血、肝性脑病等并发症发生。

四、护理措施

（一）非手术治疗及术前护理

1.心理护理

通过谈话、观察等方法,及时了解患者心理状态,医护人员要针对性地做好解释及思想工作,多给予安慰和鼓励,使之增强信心、积极配合,以保证治疗和护理计划顺利实施。对急性上消化道大出血患者,要专人看护,关心体贴。工作中要冷静沉着,抢救操作应娴熟,使患者消除精神紧张和顾虑。

2.注意休息

术前保证充分休息,必要时卧床休息。可减轻代谢方面的负担,能增进肝血流量,有利于保护肝功能。

3.加强营养,采取保肝措施

(1)宜给低脂、高糖、高维生素饮食,一般应限制蛋白质饮食量,但肝功尚好者可给予富含蛋白质饮食。

(2)营养不良、低蛋白血症者静脉输给支链氨基酸、人血清蛋白或血浆等。

(3)贫血及凝血机制障碍者可输给鲜血,肌内注射或静脉滴注维生素 K。

(4)适当使用肌苷、辅酶 A、葡萄糖醛酸内脂等保肝药物,补充 B 族维生素、维生素 C、维生素 E,避免使用巴比妥类、氯丙嗪、红霉素等有害肝功能的药物。

(5)手术前 3～5 天静脉滴注 GIK 溶液(即每天补给葡萄糖 200～250 g,并加入胰岛素及氯化钾),以促进肝细胞营养储备。

(6)在出血性休克及合并较重感染的情况下应及时吸氧。

4.防止食管胃底曲张静脉破裂出血

避免劳累及恶心、呕吐、便秘、咳嗽等使腹内压增高的因素;避免干硬食物或刺激性食物(辛辣食物或酒类);饮食不宜过热;口服药片应研成粉末冲服。手术前一般不放置胃管,必要时选细软胃管充分涂以液状石蜡,以轻巧手法协助患者徐徐吞入。

5.预防感染

手术前 2 天使用广谱抗生素。护理操作要遵守无菌原则。

6.分流手术前准备

除以上护理措施外,手术前 2～3 天口服新霉素或链霉素等肠道杀菌剂及甲硝唑,减少肠道氨的产生,防止手术后肝性脑病;手术前 1 天晚清洁灌肠,避免手术后肠胀气压迫血管吻合口;脾-肾静脉分流术前要检查明确肾功能正常。

7.食管胃底静脉曲张大出血三腔管压迫止血的护理

(1)准备:置管前先检查三腔管有无老化、漏气,向患者解释放置三腔管止血的目的、意义、方法和注意事项,以取得患者的配合;将食管气囊和胃气囊分别注气约 150 mL 和 200 mL 后,观察气囊是否膨胀均匀、弹性良好,有无漏气,然后抽空气囊,并分别做好标记备用。

(2)插管方法:管壁涂液体石蜡,经患者一侧鼻孔或口腔轻轻插入,边插边嘱患者做吞咽动作,直至插入50～60 cm;用注射器从胃管内抽得胃液后,向胃气囊注入 150～200 mL 空气,用止血钳夹闭管口,将三腔管向外提拉,感到不再被拉出并有轻度弹力时,利用滑车在置管端悬以0.5 kg重物作牵引压迫。然后抽取胃液观察止血效果,若仍有出血,再向食管气囊注入 100～150 mL空气以压迫食管下端。置管后,胃管接胃肠减压器或用生理盐水反复灌洗,观察胃内有无新鲜血液吸出。若无出血,同时脉搏、血压渐趋稳定,说明出血已得到控制;反之,表明三腔管压迫止血失败。

(3)置管后护理:①患者半卧位或头偏向一侧,及时清除口腔、鼻咽腔分泌物,防止吸入性肺炎。②保持鼻腔黏膜湿润,观察调整牵引绳松紧度,防止鼻黏膜或口腔黏膜长期受压发生糜烂、坏死;三腔管压迫期间应每12小时放气10~20分钟,使胃黏膜局部血液循环暂时恢复,避免黏膜因长期受压而糜烂、坏死。③观察、记录胃肠减压引流液的量、颜色,判断出血是否停止,以决定是否需要紧急手术;若气囊压迫48小时后,胃管内仍有新鲜血液抽出,表明压迫止血无效,应紧急手术止血。④床旁备剪刀,若气囊上移阻塞呼吸道,可引起呼吸困难甚至窒息,应立即剪断三腔管。⑤拔管:三腔管放置时间不宜超过3~5天,以免食管、胃底黏膜长时间受压而缺血、坏死。气囊压迫24小时如出血停止,可考虑拔管。放松牵引,先抽空食管气囊、再抽空胃气囊,继续观察12~24小时,若无出血,让患者口服液体石蜡30~50 mL,缓慢拔出三腔管;若再次出血,可继续行三腔管压迫止血或手术。

（二）术后护理

（1）观察病情变化:密切注视有无手术后各种并发症的发生。

（2）防止分流术后血管吻合口破裂出血,48小时内平卧位或15°低半卧位;翻身动作宜轻柔;一般手术后卧床1周,做好相应生活护理;保持排尿排便通畅;分流术后短期内发生下肢肿胀,可予适当抬高。

（3）防止脾切除术后静脉血栓形成,手术后2周内定期或必要时隔天复查1次血小板计数,如超过$600×10^9/L$时,考虑给抗凝处理,并注意用药前后凝血时间的变化。脾切除术后不再使用维生素K及其他止血药物。

（4）饮食护理,分流术后应限制蛋白质饮食,以免诱发肝性脑病。

（5）加强护肝,警惕肝性脑病:遵医嘱使用高糖、高维生素、能量合剂,禁用有损肝功能的药物。对分流术后患者,特别注意神志的变化,如发现有嗜睡、烦躁、谵妄等表现,警惕是肝性脑病发生,及时报告医师。

（三）健康指导

指导患者保持心情乐观愉快,保证足够的休息,避免劳累和较重体力劳动;忌烟、酒、过热、刺激性强的食物;按医嘱使用护肝药物,定期来医院复查。

五、护理评价

患者有无焦虑和恐惧心情,有无窒息发生,能否得到及时的营养补充,肝功能及全身营养状况是否得到改善,体液平衡是否得到维持,有无上消化道大出血、肝性脑病等并发症发生。

（王琴琴）

第二节 肝 脓 肿

一、细菌性肝脓肿患者的护理

当全身性细菌感染,特别是腹腔内感染时,细菌侵入肝脏,如果患者抵抗力弱,可发生细菌性肝脓肿。细菌可以从下列途径进入肝脏。①胆道:细菌沿着胆管上行,是引起细菌性肝脓肿的主要原因,包括胆石、胆囊炎、胆道蛔虫、其他原因所致胆管狭窄与阻塞等。②肝动脉:体内任何部位的化脓性病变,细菌可经肝动脉进入肝脏,如败血症、化脓性骨髓炎、痈、疖等。③门静脉:已较少见,如坏疽性阑尾炎、细菌性痢疾等,细菌可经门静脉入肝。④肝开放性损伤:细菌可直接经伤口进入肝,引起感染而形成脓肿。细菌性肝脓肿的致病菌多为大肠埃希菌、金黄色葡萄球菌、厌氧链球菌等。肝脓肿可以是单个脓肿,也可以是多个小脓肿,数个小脓肿可以融合成为一个大脓肿。

（一）护理评估

1.健康史

注意询问有无胆道感染和胆道疾病、全身其他部位的化脓性感染特别是肠道的化脓性感染、肝脏外伤病史,是否有肝脓肿病史,是否进行过系统治疗。

2.身体状况

本病通常继发于某种感染性先驱疾病,起病急,主要症状为骤起寒战、高热、肝区疼痛和肝大。体温可高达$39\sim40$ ℃,多表现为弛张热,伴有大汗、恶心、呕吐、食欲缺乏。肝区疼痛多为持续性钝痛或胀痛,有时可伴有右肩牵涉痛,右下胸及肝区叩击痛,增大的肝有压痛。肝前下缘比较表浅的脓肿,可有右上腹肌紧张和局部明显触痛。巨大的肝脓肿可使右季肋区呈饱满状态,甚至可见局限性隆起,局部皮肤可出现凹陷性水肿。严重时或并发胆道梗阻者,可出现黄疸。

3.心理-社会状况

细菌性肝脓肿起病急剧、症状重,如果治疗不彻底容易反复发作转为慢性,并且细菌性肝脓肿极易引起严重的全身性感染,导致感染性休克,患者产生焦虑。

4.辅助检查

(1)血液检查:化验检查白细胞计数及中性粒细胞比例增多,有时出现贫血。肝功能检查可出现不同程度的损害和低蛋白血症。

(2)胸腹部 X 线检查:右叶脓肿可见右膈肌升高,运动受限;肝影增大或局限性隆起;有时伴有反应性胸膜炎或胸腔积液。

(3)B超检查:在肝内可显示液平段,可明确其部位和大小,阳性诊断率在 96% 以上,为首选的检查方法。必要时可作 CT 检查。

(4)诊断性穿刺:抽出脓液即可证实本病。

(5)细菌培养:脓液细菌培养有助于明确致病菌,选择敏感的抗生素,并与阿米巴性肝脓肿相鉴别。

5.治疗要点

(1)全身支持疗法:给予充分营养,纠正水和电解质及酸碱平衡失调,必要时少量多次输血和血浆以纠正低蛋白血症,增强机体抵抗力。

(2)抗生素治疗:应使用大剂量抗生素。由于肝脓肿的致病菌以大肠埃希菌、金黄色葡萄球菌和厌氧性细菌最为常见,在未确定病原菌之前,可首选对此类细菌有效的抗生素,然后根据细菌培养和抗生素敏感试验结果选用有效的抗生素。

(3)经皮肝穿刺脓肿置管引流术:适用于单个较大的脓肿,在 B 超引导下进行穿刺。

(4)手术治疗:对于较大的单个脓肿,估计有穿破可能,或已经穿破胸腹腔;胆源性肝脓肿;位于肝左外叶脓肿,穿刺易污染腹腔;慢性肝脓肿,应施行经腹切开引流。病程长的慢性局限性厚壁脓肿,也可行肝叶切除或部分肝切除术。多发性小脓肿不宜行手术治疗,但对其中较大的脓肿,也可行切开引流。

（二）护理诊断及合作性问题

1.营养失调

低于机体需要量,与高代谢消耗或慢性消耗病程有关。

2.体温过高

其与感染有关。

3.急性疼痛

其与感染及脓肿内压力过高有关。

4.潜在并发症

急性腹膜炎、上消化道出血、感染性休克。

（三）护理目标

患者能维持适当营养,维持体温正常,疼痛减轻,无急性腹膜炎休克等并发症发生。

（四）护理措施

1.术前护理

（1）病情观察,配合抢救中毒性休克。

（2）高热护理:保持病室空气新鲜、通风、温湿度合适,物理降温。衣着适量,及时更换汗湿衣。

（3）维持适当营养:对于非手术治疗和术前的患者,给予高蛋白、高热量饮食,纠正水、电解质平衡失调和低蛋白血症。

（4）遵医嘱正确应用抗生素。

2.术后护理

（1）经皮肝穿刺脓肿置管引流术术后护理:术前做术区皮肤准备,协助医师进行穿刺部位的准确定位。术后向医师询问术中情况及术后有无特殊观察和护理要求。患者返回病房后,观察引流管固定是否牢固,引流液性状,引流管道是否密闭。术后第二天或数天开始进行脓腔冲洗,冲洗液选用等渗盐水(或遵医嘱加用抗生素)。冲洗时速度缓慢,压力不宜过高,估算注入液与引出液的量。每次冲洗结束后,可遵医嘱向脓腔内注入抗生素。待到引流出或冲洗出的液体变清澈,B超检查脓腔直径小于 2 cm 即可拔管。

（2）切开引流术术后护理:切开引流术术后护理遵循腹部手术术后护理的一般要求。除此之外,每天用生理盐水冲洗脓腔,记录引流液量,少于 10 mL 或脓腔容积小于 15 mL,即考虑拔除引流管,改凡士林纱布引流,致脓腔闭合。

3.健康指导

为了预防肝脓肿疾病的发生,应教育人们积极预防和治疗胆道疾病,及时处理身体其他部位的化脓性感染。告知患者应用抗生素和放置引流管的目的和注意事项,取得患者的信任和配合。术后患者应加强营养和提高抵抗力,定期复查。

（五）护理评价

患者是否能维持适当营养,体温是否正常,疼痛是否减轻,有无急性腹膜炎、上消化道出血、感染性休克等并发症发生。

二、阿米巴性肝脓肿患者的护理

阿米巴性肝脓肿(amebic liver abscess)是阿米巴肠病的并发症,阿米巴原虫从结肠溃疡处经门静脉血液或淋巴管侵入肝内并发脓肿，常见于肝右叶顶部，多数为单发性。原虫产生溶组织酶，导致肝细胞坏死、液化组织和血液、渗液组成脓肿。

（一）护理评估

1.健康史

注意询问有无阿米巴痢疾病史。

2.身体状况

阿米巴性肝脓肿有着跟细菌性肝脓肿相似的表现，两者的区别详见表8-1。

表 8-1　细菌性肝脓肿与阿米巴性肝脓肿的鉴别

鉴别要点	细菌性肝脓肿	阿米巴性肝脓肿
病史	继发于胆道感染或其他化脓性疾病	继发于阿米巴痢疾后
症状	病情急骤严重，全身中毒症状明显，有寒战、高热	起病较缓慢，病程较长，可有高热，或不规则发热、盗汗
血液化验	白细胞计数及中性粒细胞可明显增加。血液细菌培养可阳性	白细胞计数可增加，如无继发细菌感染液细菌培养阴性。血清学阿米巴抗体检查阳性
粪便检查	无特殊表现	部分患者可找到阿米巴滋养体或结肠溃面（乙状结肠镜检）黏液或刮取涂片可找阿米巴滋养体或包囊
脓液	多为黄白色脓液，涂片和培养可发现细菌	大多为棕褐色脓液，无臭味，镜检有时可到阿米巴滋养体。若无混合感染，涂片和培养无细菌
诊断性治疗	抗阿米巴药物治疗无效	抗阿米巴药物治疗有好转
脓肿	较小，常为多发性	较大，多为单发，多见于肝右叶

3.心理-社会状况

由于病程长，忍受较重的痛苦，担忧预后或经济拮据等原因，患者常有焦虑、悲伤或恐惧反应。

4.辅助检查

基本同细菌性肝脓肿。

5.治疗要点

阿米巴性肝脓肿以非手术治疗为主。应用抗阿米巴药物，加强支持疗法纠正低蛋白、贫血等，无效者穿刺置管闭式引流或手术切开引流，多可获得良好的疗效。

（二）护理诊断及合作性问题

（1）营养失调：低于机体需要量，与高代谢消耗或慢性消耗病程有关。

（2）急性疼痛：与脓肿内压力过高有关。

（3）潜在并发症：合并细菌感染。

（三）护理措施

1.非手术疗法和术前护理

（1）加强支持疗法：给予高蛋白、高热量和高维生素饮食，必要时少量多次输新鲜血、补充丙种球蛋白，增强抵抗力。

（2）正确使用抗阿米巴药物，注意观察药物的不良反应。

2.术后护理

除继续做好非手术疗法护理外,重点做好引流的护理。宜用无菌水封瓶闭式引流,每天更换消毒瓶,接口处保持无菌,防止继发细菌感染。如继发细菌感染须使用抗生素。

（王琴琴）

第三节　原发性肝癌

原发性肝癌(primary carcinoma of the liver)是指由肝细胞或肝内胆管上皮细胞发生的恶性肿瘤,是我国常见的恶性肿瘤之一,死亡率较高,在恶性肿瘤死亡排位中占第二位。近年来发病率有上升趋势,肝癌的五年生存率很低,预后凶险。原发性肝癌的发病率有较高的地区分布性,本病多见于中年男性,男女性别之比在肝癌高发区中为(3∶1)～(4∶1),低发区则为(1∶1)～(2∶1)。高发区的发病年龄高峰为40～49岁。

一、病因及发病机制

病因及发病机制尚不清楚,根据高发区的流行病学调查结果表明,下列因素与肝癌的发病关系密切。

（一）病毒性肝炎

在我国,乙型肝炎是原发性肝癌发生的最重要病因,原发性肝癌患者中1/3曾有慢性肝炎病史。肝癌患者血清中乙型肝炎标志物高达90%以上,近年来丙型肝炎与肝癌关系也逐渐引起关注。

（二）肝硬化

原发性肝癌合并肝硬化者占50%～90%,乙肝病毒持续感染与肝细胞癌有密切关系。其过程可能是乙型肝炎病毒引起肝细胞损害继而发生增生或不典型增生,从而对致癌物质敏感。在多病因参与的发病过程中可能有多种基因发生改变,最后导致癌变。

（三）黄曲霉毒素

在肝癌高发区,尤其南方以玉米为主粮的地方调查提示,肝癌流行可能与黄曲霉毒素对粮食的污染有关,其代谢产物黄曲霉毒素 B_1 有强烈致癌作用。

（四）饮水污染

江苏启东的流行病学调查结果发现,饮用池塘水者与饮用井水者的肝癌发病率和死亡率有明显差异,可能与池塘水的蓝绿藻产生的微囊藻毒素污染饮用水源有关。

（五）遗传因素

在高发区肝癌有时出现家族聚集现象,尤以共同生活并有血缘关系者的肝癌罹患率高。可能与肝炎病毒垂直传播有关。

（六）其他

饮酒、亚硝胺、农药、某些微量元素含量异常如铜、锌、钼等、肝吸虫等因素也被认为与肝癌有关。吸烟和肝癌的关系还待进一步明确。

二、临床表现

(一)症状

肝癌起病隐匿,早期缺乏典型症状,多在肝病随访中或体检普查中,应用血清甲胎蛋白(AFP)及 B 超检查偶然发现肝癌,此时患者既无症状,体格检查亦缺乏肿瘤本身的体征,此期称之为亚临床肝癌。一旦出现症状而来就诊者其病程大多已进入中晚期。不同阶段的肝癌,其临床表现有明显差异。

1.肝区疼痛

肝区疼痛最常见,半数以上患者呈间歇性或持续性的钝痛或胀痛,是由于肿块生长迅速、使肝包膜绷紧牵拉所致。当肿瘤侵犯膈肌时,疼痛可向右肩或右背部放射。向右后生长的肿瘤可致右腰疼痛。突然出现剧烈腹痛和腹膜刺激征提示癌结节包膜下出血或向腹腔破溃。

2.消化道症状

食欲缺乏、恶心、呕吐、腹泻、消化不良等,缺乏特异性。

3.全身症状

低热、发热与癌肿坏死物质吸收有关。此外还有乏力、消瘦、贫血、全身衰弱等,少数患者晚期呈恶病质,这是由于癌症所致的能量消耗和代谢障碍所致。

4.转移灶症状

转移灶症状如肺转移可出现咳嗽、咯血;胸膜转移可引起胸痛和血性胸腔积液;癌栓栓塞肺动脉,引起肺梗死,可突然出现严重呼吸困难和胸痛;癌栓栓塞下肢静脉,可出现下肢严重水肿;骨转移和脊柱转移,可引起局部压痛或神经受压症状;颅内转移可出现相应的神经定位症状和体征。

5.伴癌综合征

癌肿本身代谢异常,癌组织对机体发生影响而引起的内分泌或代谢异常的一组症候群称之为伴癌综合征。如自发性低血糖症、红细胞增多症,其他罕见的有高脂血症、高钙血症、类癌综合征等。

(二)体征

1.肝大

进行性肝大是常见的特征性体征之一。肝质地坚硬,表面及边缘不光滑,有大小不等结节,伴不同程度的压痛。如癌肿突出于右肋弓下或剑突下,上腹可出现局部隆起或饱满。

2.脾大

脾大多见于合并肝硬化门静脉高压患者,因门静脉或脾静脉有癌栓或癌肿压迫门静脉引起。

3.腹水

因合并肝硬化门静脉高压、门静脉或肝静脉癌栓所致。当癌肿表面破溃时可引起血性腹水。

4.黄疸

当癌肿浸润、破坏肝细胞时,可引起肝细胞性黄疸;当癌肿侵犯肝内胆管或压迫胆管时,可出现阻塞性黄疸。

5.转移灶相应体征

锁骨上淋巴结肿大、胸腔积液、截瘫、偏瘫等。

（三）并发症

肝性脑病；上消化道出血；肝癌结节破裂出血；血性胸腹水；继发感染。上述并发症可由肝癌本身或并存的肝硬化引起，常为致死的原因。

三、辅助检查

（一）血清甲胎蛋白（AFP）测定

AFP 是目前诊断肝细胞肝癌最特异性的标志物，是体检普查的项目之一。肝癌患者 AFP 阳性率 70%～90%，诊断标准：①AFP 大于 500 $\mu g/L$ 持续 4 周。②AFP 在大于 200 $\mu g/L$ 的中等水平持续 8 周。③AFP 由低浓度升高后不下降。

（二）影像学检查

（1）超声显像是目前肝癌筛查的首选检查之一，有助于了解占位性病变的血供。

（2）CT 在反映肝癌的大小、形态、部位、数目等方面有突出的优点，被认为是补充超声显像检查的非侵入性诊断的首选方法。

（3）肝动脉造影是肝癌诊断的重要补充方法，对直径 2 cm 以下的小肝癌的诊断较有价值。

（4）MRI 优点是除显示如 CT 那样的横断面外，还能显示矢状位、冠状位以及任意切面。

（三）肝组织活检或细胞学检查

在超声或 CT 引导下活检或细针穿刺行组织学或细胞学检查，是目前确诊直径 2 cm 以下小肝癌的有效方法。缺点是易引起近边缘的肝癌破裂，有促进转移的危险。在非侵入性操作未能确诊时考虑使用。

四、诊断要点

有慢性肝炎病史，原因不明的肝区不适或疼痛，或原有肝病症状加重伴有全身不适、明显的食欲缺乏和消瘦、乏力、发热；肝进行性肿大、压痛、质地坚硬、表面和边缘不光滑。对高危人群血清 AFP 的检测及影像学检查。对既无症状也无体征的亚临床肝癌的诊断主要靠血清 AFP 的检测联合影像学检查。

五、治疗要点

早期治疗是改善肝癌预后的最主要的因素，而治疗方案的选择取决于肝癌的临床分期及患者的体质。

（一）手术治疗

首选的治疗方法，是影响肝癌预后的最主要因素，是提高生存率的关键。

（二）局部治疗

1.肝动脉化疗栓塞治疗（TACE）

肝动脉化疗栓塞治疗（TACE）为原发性肝癌非手术的首选方案，效果较好，应反复多次治疗。机制为：先栓塞肿瘤远端血供，再栓塞肿瘤近端肝动脉，使肿瘤难以建立侧支循环，最终引起病灶缺血性坏死，并在动脉内灌注化疗药物。常用栓塞剂有明胶海绵和碘化油。

2.无水乙醇注射疗法（PEI）

PEI 是肿瘤直径小于 3 cm，结节数在 3 个以内，伴肝硬化不能手术患者的首选治疗方法。在 B 超引导下经皮肝穿刺入肿瘤内注入无水乙醇，促使肿瘤细胞脱水变性、凝固坏死。

3.物理疗法

局部高温疗法,如微波组织凝固技术、射频消融、高功率聚焦超声治疗、激光等。

(三)其他治疗方法

1.放射治疗

在肝癌治疗中仍有一定地位。适用于肿瘤较局限,但不能手术者,常与其他治疗方法组成综合治疗。

2.化学治疗

化学治疗常用阿霉素(ADM)及其衍生物、顺铂(CDDP)、氟尿嘧啶、丝裂霉素(MMC)和甲氨蝶呤(MTX)等。主张联合用药,单一用药疗效较差。

3.生物治疗

生物治疗常用干扰素、白介素、LAK 细胞、TIL 细胞等,作为辅助治疗之一。

4.中医中药治疗

中医中药治疗用于晚期肝癌患者和肝功能严重失代偿无法耐受其他治疗者,可作为辅助治疗之一。

5.综合治疗

根据患者的具体情况,选择一种或多种治疗方法联合使用,为中晚期患者的主要治疗方法。

六、常用护理诊断

(一)疼痛:肝区痛

其与肿瘤迅速增大、牵拉肝包膜有关。

(二)预感性悲哀

其与获知疾病预后有关。

(三)营养失调:低于机体需要量

其与肝功能严重损害、摄入量不足有关。

七、护理措施

(一)一般护理

1.休息与体位

给患者创造安静舒适的休息环境,减少各种不良刺激。协助并指导患者取舒适卧位。为患者创造安静、舒适环境,提高患者对疼痛的耐受性。

2.饮食护理

鼓励进食,给予高蛋白、适量热量、高维生素、易消化饮食,如出现肝性脑病,禁食蛋白质。伴腹水患者,限制水、钠摄入。如出现恶心、呕吐现象,做好口腔护理。在化疗过程中患者往往胃肠道反应明显,可根据其口味适当调整饮食。

3.皮肤护理

晚期肝癌患者极度消瘦,严重营养不良,因为疼痛影响,常拒绝体位变动。因此要加强翻身、皮肤按摩,如出现压疮,做好相应处理。

(二)病情观察

监测生命体征,观察有无肝区疼痛、发热、腹水、黄疸、呕血、便血、24 小时尿量等,以及实验室各项血液生化和免疫学指标。观察有无转移征象。

(三)疼痛护理

晚期癌症患者大部分有中度至重度的疼痛,多为顽固性的剧痛,严重影响生存质量。通过询问病史、观察或运用评估工具来判断疼痛的部位、性质、程度。

1.三阶梯疗法

目前临床普遍推行 WHO 推荐的三阶梯疗法,其原则:①按阶梯给药,依药效的强弱顺序递增使用。②无创性给药,可选择口服给药,直肠栓剂或透皮贴剂给药等方式。③按时给药,而不是按需给药。④剂量个体化。按此疗法多数患者能满意止痛。

(1)第一阶梯:轻度癌痛,可用非阿片类镇痛药,如阿司匹林等。

(2)第二阶梯:中度癌痛及第一阶梯治疗效果不理想时,可选用弱阿片类药,如可卡因。

(3)第三阶梯:重度癌痛及第二阶梯治疗效果不理想者,选用强阿片类药,如吗啡。多采用口服缓释或控释剂型。

癌痛的治疗中提倡联合用药的方法,加用一些辅助药以协同主药的疗效,减少其用量与不良反应,常用辅助药物:①弱安定药如地西泮和艾司唑仑等;②强安定药如氯丙嗪和氟哌利多等;③抗抑郁药如阿米替林。

向患者说明接受治疗的效果及帮助患者正确用药,对于已掌握的规律性疼痛,在疼痛发生前使用镇痛剂。疼痛减轻或停止时应及时停药。观察止痛疗效及不良反应。

2.其他方法

(1)放松止痛法:通过全身松弛可以阻断或减轻疼痛反应。

(2)心理暗示疗法:可结合各种癌症的治疗方法,暗示患者进行自身调节,告诉患者配合治疗就一定能战胜疾病。

(3)物理止痛法:可通过刺激疼痛周围皮肤或相对应的健侧达到止痛目的。

(4)转移止痛法:让患者取舒适体位,通过回忆、冥想、听音乐、看书报等方法转移注意力,减轻疼痛反应。

(四)肝动脉栓塞化疗护理

肝动脉栓塞化疗护理是肝癌非手术治疗的首选方法,已在临床上广泛应用,是一种创伤性的非手术治疗。

1.术前护理

(1)向患者和家属解释治疗的必要性、方法、效果。

(2)评估患者的身体状况,必要时先给予支持治疗。

(3)做好各种检查,如血常规、出凝血时间、肝肾功能、心电图、影像学检查等;检查股动脉和足背动脉搏动的强度。

(4)做好碘过敏试验和普鲁卡因过敏试验,如碘过敏试验阳性可用非离子型造影剂。

(5)术前 6 小时禁食禁饮。

(6)术前 0.5 小时可给予镇静剂,并测量血压。

2.术中护理

(1)准备好各种抢救用品和药物。

(2)护士应尽量陪伴在患者的身边,安慰及观察患者。

(3)注射造影剂时,应严格控制注射速度,注射完毕后应密切观察患者有无恶心、心悸、胸闷、皮疹等过敏症状,观察血压的变化。

(4)注射化疗药物后应观察患者有无恶心、呕吐,一旦出现应帮助患者头偏向一侧,备污物盘,指导患者做深呼吸,如使用的化疗药物胃肠道反应很明显,可在注入化疗药物前给予止吐药。

(5)观察患者有无腹痛,如出现轻微腹痛,可向患者解释腹痛的原因,安慰患者,转移注意力;如疼痛较剧,患者不能耐受,可给予止痛药。

3.术后护理

(1)预防穿刺部位出血:拔管后应压迫股动脉穿刺点15分钟,绷带包扎后,用沙袋(1~2 kg)压迫6~8小时;保持穿刺侧肢体平伸24小时;术后8小时内,应每隔1小时观察穿刺部位有无出血和渗血,保持敷料的清洁干燥;一旦发现出血,应立即压迫止血,重新包扎,沙袋压迫;如为穿刺点大血肿,可用无菌注射器抽吸,24小时后可热敷,促进其吸收。

(2)观察有无血栓形成:应检查两侧足背动脉的搏动是否对称,患者有无肢体麻木、胀痛、皮肤温度降低等,出现上述症状与体征,应立即报告医师及时采取溶栓措施。

(3)观察有无栓塞后综合征:发热、恶心、呕吐、腹痛。如体温超过39 ℃,可物理降温,必要时用退热药。术中或术后用止吐药,可有效地预防和减轻恶心、呕吐的症状,鼓励患者进食,尽可能满足患者对食物的要求。腹痛是因肿瘤组织坏死、局部组织水肿而引起的,可逐渐缓解,如疼痛剧烈,可使用药物止痛。

(4)密切观察化疗后反应,及时检查肝肾功能和血常规,及时治疗和抢救。补充足够的液体,鼓励患者多饮水、多排尿,必要时应用利尿剂。

(五)心理护理

肝癌患者的五个阶段的心理反应往往比其他癌症患者更为明显。要充分认识患者的心理反应,对部分出现过激行为,如绝望甚至自杀的患者,要给予正确的心理疏导;同时建立良好的护患关系,减轻患者恐惧。对于晚期患者,特别要维护其尊严,并做好临终护理。

(六)健康教育

1.疾病知识指导

原发性肝癌应以预防为主。临床证明,肝炎-肝硬化-肝癌的关系密切。因此,患病毒性肝炎的患者应及时正确治疗,防止转变为肝硬化,非乙型肝炎病毒携带者应注射乙型肝炎疫苗。加强锻炼,增强体质,注意保暖。

2.生活指导

禁食含有黄曲霉素的霉变食物,特别是发霉的花生和玉米,禁饮酒。肝癌伴有肝硬化者,特别是伴食管-胃底静脉曲张的患者,应避免粗糙饮食。

3.用药指导

在化疗过程中,应向患者做好解释工作,消除紧张心理,并介绍药物性质、毒副反应,使患者心中有数:①药物反应较重者,宜安排在睡前或饭后用药,以免影响进食。呕吐严重者应少食多餐,辅以针刺足三里、合谷、曲池等穴,对减轻胃肠道反应有一定作用。②注意防止皮肤破损,观察皮肤有无瘀斑、出血点,有无牙龈出血、鼻出血、血尿及便血等症状。③鼓励患者多饮水或强迫排尿,使尿液稀释。遵医嘱适量地服用碳酸氢钠以碱化尿液。④常选用1∶5 000高锰酸钾溶液坐浴,预防会阴部感染。

4.自我监测指导

出现右上腹不适、疼痛或包块者应尽早到医院检查。肝癌的疗效取决于早发现、早治疗,一且确诊应尽早治疗,以手术为主的综合治疗可明显延长患者生命。观察肿瘤有无并发症和有无远处转移的表现,应警惕肝癌结节破裂、肝性脑病、消化道出血和感染等。手术后的癌肿患者应观察有无复发,定期复诊。化疗患者应定期检查肝肾功能、心电图、血常规、血浆药物浓度等,及时了解脏器功能和有无药物蓄积。

(王琴琴)

第四节 胆囊结石

一、概述

胆囊结石(cholecystolithiasis)是指原发于胆囊的结石,是胆石症中最多的一种疾病。近年来随着卫生条件的改善以及饮食结构的变化,胆囊结石的发病率呈升高趋势,已高于胆管结石。胆囊结石以女性多见,男女之比为(1∶3)～(1∶4);其以胆固醇结石或以胆固醇为主要成分的混合性结石为主。少数结石可经胆囊管排入胆总管,大多数存留于胆囊内,且结石越聚越大,可呈多颗小米粒状,在胆囊内可存在数百粒小结石,也可呈单个巨大结石;有些终身无症状而在尸检中发现(静止性胆囊结石),大多数反复发作腹痛症状,一般小结石容易嵌入胆囊管发生阻塞引起胆绞痛症状,发生急性胆囊炎。

二、诊断

(一)症状

1.胆绞痛

胆绞痛是胆囊结石并发急性胆囊炎时的典型表现,多在进油腻食物后胆囊收缩,结合移位并嵌顿于胆囊颈部,胆囊压力升高后强力收缩而发生绞痛。小结石通过胆囊管或胆总管时可发生典型的胆绞痛,疼痛位于右上腹,呈阵发性,可向右肩背部放射,伴恶心、呕吐,呕吐物为胃内容物,吐后症状并不减轻。存留在胆囊内的大结石堵塞胆囊腔时并不引起典型的胆绞痛,故胆绞痛常反映结石在胆管内的移动。急性发作、特别是坏疽性胆囊炎时还可出现高热、畏寒等显著的感染症状,严重病例由于炎性渗出或胆囊穿孔可引起局限性腹膜炎,从而出现腹膜刺激症状。胆囊结石一般无黄疸,但30%的患者因伴有胆管炎或肿大的胆囊压迫胆管,肝细胞损害时也可有一过性黄疸。

2.胃肠道症状

大多数慢性胆囊炎患者有不同程度的胃肠道功能紊乱,表现为右上腹隐痛不适、厌油、进食后上腹饱胀感,常被误认为胃病。有近50%的患者早期无症状,称为静止性胆囊结石,此类患者在长期随访中仍有部分出现腹痛等症状。

(二)体征

1.一般情况

无症状期间患者大多一般情况良好,少数急性胆囊炎患者在发作期可有黄疸,症状重时可有感染中毒症状。

2.腹部情况

如无急性发作,患者腹部常无明显异常体征,部分患者右上腹可有深压痛;急性胆囊炎患者可有右上腹饱满、呼吸运动受限、右上腹触痛及肌紧张等局限性腹膜炎体征,Murphy 征阳性。有1/3～1/2 的急性胆囊炎患者,在右上腹可扪及肿大的胆囊或由胆囊与大网膜粘连形成的炎性肿块。

（三）检查

1.化验检查

胆囊结石合并急性胆囊炎有血液白细胞升高,少数患者谷丙转氨酶也升高。

2.B 超

B 超检查简单易行,价格低廉,且不受胆囊大小、功能、胆管梗阻或结石含钙多少的影响,诊断正确率可达 96％以上,是首选的检查手段。典型声像特征是胆囊腔内有强回声光团并伴声影,改变体位时光团可移动。

3.胆囊造影

能显示胆囊的大小及形态并了解胆囊收缩功能,但易受胃肠道功能、肝功能及胆囊管梗阻的影响,应用很少。

4.X 线

腹部 X 线片对胆囊结石的显示率为 10％～15％。

5.十二指肠引流

有无胆汁可确定是否有胆囊管梗阻,胆汁中出现胆固醇结晶提示结石存在,但此项检查目前已很少用。

6.CT、MRI、ERCP、PTC

在 B 超不能确诊或者怀疑有肝内胆管、肝外胆管结石或胆囊结石术后多年复发又疑有胆管结石者,可酌情选用其中某一项或几项诊断方法。

（四）诊断要点

1.症状

20％～40％的胆囊结石可终生无症状,称静止性胆囊结石。有症状的胆囊结石的主要临床表现:进食后,特别是进油腻食物后,出现上腹部或右上腹部隐痛不适、饱胀,伴嗳气、呃逆等。

2.胆绞痛

胆囊结石的典型表现,疼痛位于上腹部或右上腹部,呈阵发性,可向肩胛部和背部放射,多伴恶心、呕吐。

3.Mirizzi 综合征

持续嵌顿和压迫胆囊壶腹部和颈部的较大结石,可引起肝总管狭窄或胆囊管瘘,以及反复发作的胆囊炎、胆管炎及梗阻性黄疸,称 Mirizzi 综合征。

4.Murphy 征

右上腹部局限性压痛、肌紧张,为阳性。

5.B 超

胆囊暗区有一个或多个强回声光团,并伴声影。

（五）鉴别诊断

1.肾绞痛

胆绞痛需与肾绞痛相鉴别,后者疼痛部位在腰部,疼痛向外生殖器放射,伴有血尿,可有尿路刺激症状。

2.胆囊非结石性疾病

胆囊良、恶性肿瘤、胆囊息肉样病变等,B超、CT等影像学检查可提供鉴别线索。

3.胆总管结石

可表现为高热、黄疸、腹痛,超声等影像学检查可以鉴别,但有时胆囊结石可与胆总管结石并存。

4.消化性溃疡性穿孔

多有溃疡病史,腹痛发作突然并很快波及全腹,腹壁呈板状强直,腹部X线片可见膈下游离气体。较小的十二指肠穿孔,或穿孔后很快被网膜包裹,形成一个局限性炎性病灶时,易与急性胆囊炎混淆。

5.内科疾病

一些内科疾病如肾盂肾炎、右侧胸膜炎、肺炎等,亦可发生右上腹疼痛症状,若注意分析不难获得正确的诊断。

三、治疗

(一)一般治疗

饮食宜清淡,防止急性发作,对无症状的胆囊结石应定期B超随诊;伴急性炎症者宜进食,注意维持水、电解质平衡,并静脉应用抗生素。

(二)药物治疗

溶石疗法服用鹅去氧胆酸或熊去氧胆酸对胆固醇结石有一定溶解效果,主要用于胆固醇结石。但此种药物有肝毒性,服药时间长,反应大,价格贵,停药后结石易复发。其适应证为:胆囊结石直径在2 cm以下;结石为含钙少的X线能够透过的结石;胆囊管通畅;患者的肝脏功能正常,无明显的慢性腹泻史。目前多主张采取熊去氧胆酸单用或与鹅去氧胆酸合用,不主张单用鹅去氧胆酸。鹅去氧胆酸总量为15 mg/(kg·d),分次口服。熊去氧胆酸为8～10 mg/(kg·d),分餐后或晚餐后2次口服。疗程1～2年。

(三)手术治疗

对于无症状的静止胆囊结石,一般认为无须施行手术切除胆囊。但有下列情况时,应进行手术治疗:①胆囊造影胆囊不显影;②结石直径超过2～3 cm;③并发糖尿病且在糖尿病已控制时;④老年人或有心肺功能障碍者。

腹腔镜胆囊切除术适于无上腹创伤及手术史者,无急性胆管炎、胰腺炎和腹膜炎及腹腔脓肿的患者。对并发胆总管结石的患者应同时行胆总管探查术。

1.术前准备

择期胆囊切除术后引起死亡的最常见原因是心血管疾病。这强调了详细询问病史发现心绞痛和仔细进行心电图检查注意有无心肌缺血或以往心肌梗死证据的重要性。此外还应寻找脑血管疾病特别是一过性缺血发作的症状。若病史阳性或有问题时应做非侵入性颈动脉血流检查。此时对择期胆囊切除术应当延期,按照指征在冠状动脉架桥或颈动脉重新恢复血流流通后施行。除心血管病外,引起择期胆囊切除术后第二位的死亡原因是肝胆疾病,主要是肝硬化。除术中出血外,还可发生肝衰竭和败血症。自从在特别挑选的患者中应用预防性措施以来,择期胆囊切除术后感染中毒性并发症的发生率已有显著下降。慢性胆囊炎患者胆汁内的细菌滋生率占10%～

15％;而在急性胆囊炎消退期患者中则高达50％。细菌菌种为肠道菌如大肠埃希菌、产气克雷伯杆菌和粪链球菌,其次也可见到产气荚膜杆菌、类杆菌和变形杆菌等。胆管内细菌的发生率随年龄而增长,故主张年龄在60岁以上、曾有过急性胆囊炎发作刚恢复的患者,术前应预防性使用抗生素。

2.手术治疗

对有症状胆石症已成定论的治疗是腹腔镜胆囊切除术。虽然此技术的常规应用时间尚短,但是其结果十分突出,以致仅在不能施行腹腔镜手术或手术不安全时,才选用开腹胆囊切除术,包括无法安全地进入腹腔完成气腹,或者由于腹内粘连,或者解剖异常不能安全地暴露胆囊等。外科医师在遇到胆囊和胆管解剖不清及遇到止血或胆汁渗漏而不能满意地控制时,应当及时中转开腹。目前,中转开腹率在5％以下。

（四）其他治疗

体外震波碎石适用于胆囊内胆固醇结石,直径不超过3 cm,且胆囊具收缩功能。治疗后部分患者可发生急性胆囊炎或结石碎片进入胆总管而引起胆绞痛和急性胆管炎,此外碎石后仍不能防止结石的复发。因并发症多,疗效差,现已基本不用。

四、护理措施

（一）术前护理

1.饮食

指导患者选用低脂肪、高蛋白质、高糖饮食。因为脂肪饮食可促进胆囊收缩排出胆汁,加剧疼痛。

2.术前用药

严重的胆石症发作性疼痛可使用镇痛剂和解痉剂,但应避免使用吗啡,因吗啡有收缩胆总管的作用,可加重病情。

3.病情观察

应注意观察胆石症急性发作患者的体温、脉搏、呼吸、血压、尿量及腹痛情况,及时发现有无感染性休克征兆。注意患者皮肤有无黄染及粪便颜色变化,以确定有无胆管梗阻。

（二）术后护理

1.症状观察及护理

定时监测患者生命体征的变化,注意有无血压下降、体温升高及尿量减少等全身中毒症状,及时补充液体,保持液体出入量平衡。

2.T形管护理

胆总管切开放置T形管的目的是为了引流胆汁,使胆管减压:①T形管应妥善固定,防止扭曲、脱落;②保持T形管无菌,每天更换引流袋,下地活动时引流袋应低于胆囊水平,避免胆汁回流;③观察并记录每天胆汁引流量、颜色及性质,防止胆汁淤积引起感染;④如果T形管引流通畅,胆汁色淡黄、清澄、无沉渣且无腹痛无发热等症状,术后10~14天可夹闭管道。开始每天夹闭2~3小时,无不适可逐渐延长时间,直至全日夹管。在此过程中要观察患者有无体温增高、腹痛、恶心、呕吐及黄疸等。经T形管造影显示胆管通畅后,再引流2~3天,以及时排出造影剂。经观察无特殊反应,可拔除T形管。

3.健康指导

进少油腻、高维生素、低脂饮食。烹调方式以蒸煮为宜,少吃油炸类的食物。适当体育锻炼,提高机体抵抗力。

（王琴琴）

第五节 胆 道 感 染

胆道感染是指胆囊和/或胆囊壁受到细菌的侵袭而发生炎症反应,胆汁中有细菌生长。胆道感染与胆石症互为因果关系。胆石症可引起胆道梗阻,梗阻可造成胆汁淤滞、细菌繁殖而致胆道感染;胆道反复感染又是胆石形成的致病因素和促发因素。胆道感染为常见疾病,按发病部位可分为胆囊炎和胆管炎。

一、胆囊炎

（一）疾病概述

1.概念

胆囊炎是指发生在胆囊的细菌性和/或化学性炎症。根据发病的缓急和病程的长短分为急性胆囊炎、慢性胆囊炎和慢性胆囊炎急性发作三类。约95％的急性胆囊炎患者合并胆囊结石,称为急性胆石性胆囊炎;未合并胆囊结石者,称为急性非结石性胆囊炎。胆囊炎的发病率很高,仅次于阑尾炎。年龄多见于 35 岁以后,以 40～60 岁为高峰。女性发病率约为男性的 4 倍,肥胖者多于其他体型者。

2.病因

（1）急性胆囊炎:是外科常见急腹症,其发病率居于炎性急腹症的第二位,仅次于急性阑尾炎,女性居多。急性胆囊炎的病因复杂,胆囊结石和细菌感染是引发急性胆囊炎的两大重要因素,主要包括以下几点。①胆道阻塞:由于结石阻塞或嵌顿于胆囊管或胆囊颈,导致胆汁排出受阻,胆汁潴留,其中水分吸收而胆汁浓缩,胆汁中的胆汁酸刺激胆囊黏膜而引起水肿、炎症,甚至坏死。90％～95％的急性胆囊炎与胆石有关,在少数情况下,胰液从胰管和胆总管共同的腔道中反流,也可进入胆囊产生化学性刺激。结石亦可直接损伤受压部位的胆囊黏膜引起炎症。此外,胆囊颈或胆囊管腔的狭窄,或受到管外肿块的压迫也可以导致阻塞。胆管和胆囊颈结石嵌塞是引起急性胆囊炎重要的诱因。②细菌入侵:急性胆囊炎时胆囊胆汁的细菌培养阳性率可高达80％～90％,包括需氧菌与厌氧菌感染,其中大肠埃希菌最为常见。细菌多来源于胃肠道,致病菌通过胆道逆行、直接蔓延或经血液循环和淋巴途径入侵胆囊。结石压迫局部囊壁的静脉,使静脉回流受阻而淤血、出血,以至坏死而引起炎症。③化学性刺激:胆汁酸、逆流的胰液和溶血卵磷脂,对细胞膜有毒性作用和损伤作用。④病毒感染:乙肝病毒可以侵犯许多组织和器官,可以在胆管上皮中复制,对胆道系统有直接的侵害作用。⑤胆囊的血流灌注量不足:如休克和动脉硬化等,可引起胆囊黏膜的局灶性坏死。⑥其他:严重创伤、烧伤后、严重过敏、长期禁食或与胆囊无关的大手术等导致的内脏神经功能紊乱时发生急性胆囊炎。

（2）慢性胆囊炎:大多继发于急性胆囊炎,是急性胆囊炎反复发作的结果。有较多的病例直接由化学刺激引起。胆囊结石或有阻塞常伴有慢性胆囊炎,这些原因不去除,浓缩胆汁长期刺激可造成慢性炎症。结石和慢性胆囊炎的关系尤为密切,约95%的慢性胆囊炎有胆石存在和反复急性发作的病史。

3.病理生理

(1)急性胆囊炎。①急性结石性胆囊炎:当结石致胆囊管梗阻时,胆汁淤积,胆囊内压力升高,胆囊肿大、黏膜充血、水肿,渗出增多;镜下可见血管扩张和炎性细胞浸润,称为急性单纯性胆囊炎。若梗阻未解除或炎症未控制,病情继续发展,病变可累及胆囊壁的全层,胆囊壁充血、水肿加重,出现瘀斑或脓苔,部分黏膜坏死脱落,甚至浆膜液有纤维素和脓性渗出物;镜下可见组织中有广泛的中性粒细胞浸润,黏膜上皮脱落,即为急性化脓性胆囊炎;还可引起胆囊积脓。若梗阻仍未解除,胆囊内压力继续升高,胆囊壁张力增高,导致血液循环障碍时,胆囊组织除上述炎性改变外,整个胆囊呈片状缺血坏死;镜下见胆囊黏膜结构消失,血管内外充满红细胞,即为急性坏疽性胆囊炎。若胆囊炎症继续加重,积脓增多,胆囊内压力增高,在胆囊壁的缺血、坏死或溃疡处极易造成穿孔,会引起胆汁性腹膜炎,穿孔部位常在颈部和底部,如胆囊坏疽穿孔发生过程较慢,周围粘连包裹,则形成胆囊周围脓肿。②急性非结石性胆囊炎:病理过程与急性结石性胆囊炎基本相同,但急性非结石性胆囊炎更容易发生胆囊坏疽和穿孔,约75%的患者发生胆囊坏疽,15%的患者出现胆囊穿孔。

(2)慢性胆囊炎:是胆囊炎症和结石的反复刺激,胆囊壁炎性细胞浸润和纤维组织增生,胆囊壁增厚,可与周围组织粘连,甚至出现胆囊萎缩,失去收缩和浓缩胆汁的功能。可分为慢性结石性胆囊炎和慢性非结石性胆囊炎两大类,前者占本病的70%~80%,后者占20%~30%。

4.临床表现

(1)急性胆囊炎的临床表现有以下几点。①症状:多数患者有上腹部疼痛史,表现为右上腹阵发性绞痛,常在饱餐、进食油腻食物后或夜间发作,疼痛可放射至右肩及右肩胛下。患者腹痛发作时常伴恶心、呕吐、厌食等消化道症状。根据胆囊炎症反应程度的不同,患者可出现不同程度的体温升高和脉搏加速。②体征:早期可有右上腹压痛或叩痛。胆囊化脓坏疽时可扪及肿大的胆囊,可有不同程度和不同范围的右上腹压痛,或右季肋部叩痛,墨菲(Murphy)征常为阳性,伴有不同程度的肌紧张,如胆囊张力大时更加明显。腹式呼吸可因疼痛而减弱,常显吸气性抑制。10%~25%的患者可出现轻度黄疸,多见于胆囊炎症反复发作合并 Mirizzi 综合征的患者。

(2)慢性胆囊炎:临床症状常不典型,主要表现为上腹部饱胀不适、厌食油腻和嗳气等消化不良的症状及右上腹和肩背部隐痛。多数患者曾有典型的胆绞痛病史。体检可发现右上腹胆囊区压痛或不适感,Murphy 征可呈弱阳性,如胆囊肿大,右上腹肋下可及光滑圆性肿块。在并发胆道急性感染时可有寒战、发热等。

5.辅助检查

(1)急性胆囊炎。①实验室检查:血常规检查可见血白细胞计数和中性粒细胞比例升高;部分患者可有血清胆红素、转氨酶、AKP(碱性磷酸酶)和淀粉酶升高。②影像学检查:B 超检查可显示胆囊肿大,胆囊壁增厚,大部分患者可见胆囊内有结石光团。^{99m}Tc-EHIDA 检查,急性胆囊炎时胆囊常不显影,但不作为常规检查。

(2)慢性胆囊炎:B 超检查是慢性胆囊炎首选的辅助检查方法,可显示胆囊增大,胆囊壁增厚,胆囊腔缩小或萎缩,排空功能减退或消失,并可探知有无结石。此外,CT、MRI、口服胆囊造影、腹部 X 线片等也是重要的检查手段。

6.主要处理原则

主要为手术治疗,手术时机和手术方式取决于患者的病情。

(1)非手术治疗,如下所述。①适应证:诊断明确、病情较轻的急性胆囊炎患者;老年人或伴有严重心血管疾病不能耐受手术的患者。在非手术治疗的基础上积极治疗各种并发症,待患者一般情况好转后再考虑择期手术治疗,以此作为手术前准备的一部分。②常用的非手术治疗措施:主要包括禁饮食和/或胃肠减压、纠正水、电解质和酸碱平衡紊乱、控制感染、使用消炎利胆及解痉止痛药物、全身支持、对症处理,还可以使用中药、针刺疗法等。在非手术治疗期间,若病情加重或出现胆囊坏疽、穿孔等并发症应及时进行手术治疗。

(2)手术治疗,如下所述。①急诊手术适应证:发病在 48～72 小时以内者;经非手术治疗无效且病情加重者;合并胆囊穿孔、弥漫性腹膜炎、急性梗阻性化脓性胆管炎、急性坏死性胰腺炎等严重并发症者;其余患者可根据具体情况择期手术。②手术方式:根据病情选择开腹或腹腔镜行胆囊切除术。手术过程中遇到下列情况应同时作胆总管切开探查加 T 管引流术,患者有黄疸史;胆总管内扪及结石或术前 B 超提示肝总管、胆总管结石;胆总管扩张,直径大于 1 cm 者;胆总管内抽出脓性胆汁或有胆色素沉淀者;患者合并有慢性复发性胰腺炎者。胆囊造口术目的是减压和引流胆汁,主要用于年老体弱,合并严重心、肺、肾等内脏器官功能障碍不能耐受手术的患者,或局部炎症水肿、粘连严重导致局部解剖不清者。待病情稳定、局部炎症消退后再根据患者情况决定是否行择期手术治疗。

(二)护理评估

1.术前评估

(1)健康史及相关因素。①一般情况:患者的年龄、性别、职业、居住地及饮食习惯等。②发病的病因和诱因:腹痛的病因和诱因,腹痛发生的时间,是否与饱餐、进食油腻食物及夜间睡眠改变体位有关。③腹痛的性质:是否为突发性腹痛,疼痛的性质是绞痛、隐痛、阵发性或持续性疼痛,有无放射至右肩背部或右肩胛下等。④既往史:有无胆石症、胆囊炎、胆道蛔虫病史;有无胆道手术史;有无消化性溃疡及类似疼痛发作史;有无用药史、过敏史及腹部手术史。

(2)身体评估。①全身:患者有无寒战、发热、恶心、呕吐;有无面色苍白等贫血现象;有无黏膜和皮肤黄染等;有无体重减轻;有无意识及神经系统的其他改变等。②局部:腹痛的部位是位于右上腹还是剑突下,有无全腹疼痛;有无压痛、肌紧张及反跳痛;能否触及胆囊及胆囊肿大的程度,Murphy 征是否阳性等。③辅助检查:血常规检查中白细胞计数及中性粒细胞比例是否升高;血清胆红素、转氨酶、AKP 及淀粉酶有无升高;B 超是否观察到胆囊增大或结石影;^{99m}Tc-EHIDA 检查胆囊是否显影;心、肺、肾等器官功能有无异常。

(3)心理-社会因素:了解患者及其家属在疾病治疗过程中的心理反应与需求,家庭及社会支持情况,心理承受程度及对治疗的期望等,引导患者正确配合疾病的治疗与护理。

2.术后评估

(1)手术中情况:了解手术的方式和手术范围,如是胆囊切除还是胆囊造口术,是开腹还是腹腔镜;术中有无行胆总管探查,术中出血量及输血、补液情况;有无留置引流管及其位置和目的。

(2)术后病情:术后生命体征及手术切口愈合情况;T 管及其他引流管引流情况,包括引流液的量、颜色、性质等;对老年患者尤其要评估其呼吸及循环功能等状况。

(3)心理-社会因素:患者及其家属对术后和术后康复的认知和期望。

（三）主要护理诊断（问题）

（1）疼痛：与胆囊结石突然嵌顿、胆汁排空受阻致胆囊强烈收缩或继发胆囊感染、术后伤口疼痛有关。

（2）有体液不足的危险：与恶心、呕吐、不能进食和手术前后需要禁食有关。

（3）潜在并发症：胆囊穿孔、感染等。

（四）护理措施

1.减轻或控制疼痛

根据疼痛的程度，采取非药物或药物方法止痛。

（1）卧床休息：协助患者采取舒适体位，指导其有节律的深呼吸，达到放松和减轻疼痛的效果。

（2）合理饮食：病情较轻且决定采取非手术治疗的急性胆囊炎患者，指导其清淡饮食，忌食油腻食物；病情严重需急诊手术的患者予以禁食和胃肠减压，以减轻腹胀和腹痛。

（3）药物止痛：对诊断明确的剧烈疼痛者，可遵医嘱通过口服、注射等方式给予消炎利胆、解痉或止痛药，以缓解疼痛。

（4）控制感染：遵医嘱及时合理应用抗生素。通过控制胆囊炎症，减轻胆囊肿胀和胆囊压力达到减轻疼痛的效果。

2.维持体液平衡

对于禁食患者，根据医嘱经静脉补充足够的热量、氨基酸、维生素、水、电解质等，以维持水、电解质及酸碱平衡。对能进食、进食量不足者，指导和鼓励其进食高蛋白、高碳水化合物、高维生素和低脂饮食，以保持良好的营养状态。

3.并发症的预防和护理

（1）加强观察：严密观察患者的生命体征变化，了解腹痛的程度、性质、发作的时间、诱因及缓解的相关因素和腹部体征的变化。若腹痛进行性加重，且范围扩大，出现压痛、反跳痛、肌紧张等，同时伴有寒战、高热的症状，提示胆囊穿孔或病情加重。

（2）减轻胆囊内压力：遵医嘱应用敏感抗菌药，以有效控制感染，减轻炎性渗出，达到减少胆囊内压力、预防胆囊穿孔的目的。

（3）及时处理胆囊穿孔：一旦发生胆囊穿孔，应及时报告医师，并配合做好紧急手术的准备。

（五）护理评价

（1）患者腹痛得到缓解，能叙述自我缓解疼痛的方法。

（2）患者在禁食期间得到相应的体液补充。

（3）患者没有发生胆囊穿孔或能及时发现和处理已发生的胆囊穿孔。

（4）疾病愈合良好，无并发症发生。

（5）患者对疾病的心理压力得到及时的调适与干预。依从性较好，并对疾病的治疗和预防有一定的了解。

二、急性梗阻性化脓性胆管炎

（一）疾病概述

1.概念

急性梗阻性化脓性胆管炎又称急性重症胆管炎，是在胆道梗阻基础上并发的急性化脓性细菌感染,急性胆管炎和急性梗阻性化脓性胆管炎是同一疾病的不同发展阶段。

2.病因

(1)胆道梗阻:最常见的原因为胆道结石性梗阻。此外,胆道蛔虫、胆管狭窄、吻合口狭窄、胆管及壶腹部肿瘤等亦可引起胆道梗阻而导致急性化脓性炎症。胆道发生梗阻时,胆盐不能进入肠道,易造成细菌移位。

(2)细菌感染:胆道内细菌多来源于胃肠道,其感染途径可经十二指肠逆行进入胆道,或小肠炎症时,细菌经门静脉系统入肝到达胆道引起感染。可以是单一菌种感染,也可是两种以上的菌种感染。以大肠埃希菌、变形杆菌、克雷伯菌、铜绿假单胞菌等革兰氏阴性杆菌多见。近年来,厌氧菌及革兰氏阳性球菌在胆道感染中的比例有增高的趋势。

3.病理生理

急性梗阻性化脓性胆管炎的基本病理改变是胆管梗阻、肝实质及胆道系统胆汁淤滞和胆管内化脓性感染。胆管梗阻及随之而来的胆道感染造成梗阻以上胆管扩张、胆管壁黏膜肿胀,使梗阻进一步加重并趋向完全性;胆管内压力升高,胆管壁充血、水肿、炎性细胞浸润及溃疡形成,管腔内逐渐充满脓性胆汁或脓液,使胆管内压力继续升高,当胆管内压力超过 4.0 kPa(30 mmHg)时,肝细胞停止分泌胆汁,胆管内脓性胆汁及细菌逆流,引起肝内胆管及肝细胞化脓性感染;若感染进一步加重,可使肝细胞发生大片坏死;胆小管破溃后形成胆小管与肝动脉或门静脉瘘,可在肝内形成多发性脓肿及胆道出血;大量细菌和毒素还可经肝静脉进入人体循环引起全身化脓性感染和多器官功能损害,甚至引起全身脓毒血症或感染性休克,严重者可导致多器官功能障碍综合征(multiple organ dysfunction syndrome,MODS)或多器官功能衰竭。

4.临床表现

多数患者有胆道疾病史,部分患者有胆道手术史。本病发病急骤,病情进展迅速,除了具有急性胆管炎的 Charcot 三联征(腹痛、寒战高热、黄疸)外,还有休克及中枢神经系统受抑制的表现,即 Reynolds 五联征。

(1)症状。①腹痛:患者常表现为突发的剑突下或右上腹持续性疼痛,可阵发性加重,并向右肩胛下及腰背部放射。腹痛及其程度可因梗阻的部位不同而有差异。肝内梗阻者疼痛较轻,肝外梗阻时症状明显。②寒战、高热:体温持续升高达 39~40 ℃或更高,呈弛张热型。③胃肠道症状:多数患者伴恶心、呕吐和黄疸。

(2)体征。①腹部压痛或腹膜刺激征:剑突下或右上腹部可有不同程度和不同范围的压痛或腹膜刺激征,可有肝大及肝区叩痛,可扪及肿大的胆囊。②黄疸:多数患者可出现不同程度的黄疸,若仅为一侧胆管梗阻可不出现黄疸。③神志改变:主要表现为神志淡漠、烦躁、谵妄或嗜睡、神志不清,甚至昏迷,病情严重者可在短期内出现感染性休克表现。④休克表现:呼吸急促、出冷汗、脉搏细速,可达 120 次/分以上,血压在短时间内迅速下降,可出现全身发绀或皮下瘀斑。

5.辅助检查

(1)实验室检查:血常规检查可见白细胞计数升高,可超过 $20 \times 10^9/L$;中性粒细胞比例明显升高;细胞质内可出现中毒颗粒;凝血酶原时间延长;血生化检查可见肝功能损害、电解质紊乱和尿素氮增高等;血气分析检查可提示血氧分压降低和代谢性酸中毒的表现。尿常规检查可发现蛋白及颗粒管型。寒战时做血培养,多有细菌生长。

(2)影像学检查:B超是主要的辅助检查方法。B超检查可显示肝和胆囊肿大,胆囊壁增厚。肝、内外胆管扩张及胆管内结石光团伴声影。必要时可行 CT、ERCP、MRCP、PTC 等检查,以了解梗阻部位、程度、结石大小和数量等。

6.主要处理原则

紧急手术解除胆道梗阻并引流,尽早而有效降低胆管内压力,积极控制感染和抢救患者生命。

(1)非手术治疗:既是治疗手段又是手术前准备。在严密观察下进行,若非手术治疗期间症状不能缓解或病情进一步加重,则应紧急手术治疗。主要措施包括:①禁食、持续胃肠减压及解痉止痛。②抗休克治疗:建立通畅的静脉输液通道,加快补液扩容,恢复有效循环血量;及时应用肾上腺皮质激素,必要时使用血管活性药物;纠正水、电解质酸碱平衡紊乱。③抗感染治疗:联合应用足量、有效、广谱、并对肝、肾毒性小的抗菌药物。④其他:包括吸氧、降温、支持治疗等,以保护重要内脏器官功能。⑤引流:非手术方法进行胆管减压引流,如 PTCD、经内镜鼻胆管引流术(endoscopic nasobiliary drainage,ENAD)等。

(2)手术治疗:主要目的是解除梗阻、胆道减压,挽救患者生命。手术力求简单而有效。多采用胆总管切开减压加 T 管引流术。术中注意肝内胆管是否引流通畅,以防形成多发性肝脓肿。若病情无改善,应及时手术治疗。

(二)护理评估

1.术前评估

(1)健康史及相关因素。①发病情况:是否为突然发病,有无表现为起病急、症状重、进展快的特点。②发病的病因和诱因:此次发病与饮食、活动的关系,有无肝内、外胆管结石或胆囊炎反复发作史,有无类似疼痛史等。③病情及其程度:是否表现为急性病容,有无神经精神症状,是否为短期内即出现感染性休克的表现。④既往史:有无胆道手术史;有无用药史、过敏史及腹部手术史。

(2)身体状况。①全身:生命体征(T、P、R、BP),患者是否在发病初期即出现畏寒发热,体温持续升高至39～40 ℃或更高;有无伴呼吸急促、出冷汗、脉搏细速及血压在短时间内迅速下降等;患者有无巩膜及皮肤黄染及黄染的程度;有无神志改变的表现,如神志淡漠、谵妄或嗜睡、神志不清甚至昏迷等;有无感染、中毒的表现,如全身皮肤湿冷、发绀和皮下瘀斑等。②局部:腹痛的部位、性质、程度及有无放射痛等;肝区有无压痛、叩击痛;腹膜刺激征是否为阳性;腹部有无不对称性肿大等。③辅助检查:血常规检查白细胞计数升高及中性粒细胞比例是否明显升高;细胞质内是否出现中毒颗粒;尿常规检查有无异常;凝血酶原时间有无延长;血生化检查是否提示肝功能损害、电解质紊乱、代谢性酸中毒及尿素氮增高等;血气分析检查是否提示血氧分压降低。B 超及其他影像学检查是否提示肝和胆囊肿大,肝、内外胆管扩张和结石。心、肺、肾等器官功能有无异常。

(3)心理和社会支持状况:了解患者和家属对疾病的认知、家庭经济状况、心理承受程度及对治疗的期望。

2.术后评估

(1)手术中情况:了解术中胆总管探查及解除梗阻、胆道减压、胆汁引流情况;术中患者生命体征是否平稳;肝内、外胆管结石清除及引流情况;有无多发性肝脓肿及处理情况;各种引流管放置位置和目的等。

(2)术后病情:术后生命体征及手术切口愈合情况;T 管及其他引流管引流情况等。

(3)心理-社会因素:患者及其家属对术后康复的认知和期望程度。

（三）主要护理诊断（问题）

（1）疼痛：与胆道梗阻、胆管扩张及手术后伤口疼痛有关。

（2）体液不足：与呕吐、禁食、胃肠减压及感染性休克有关。

（3）体温过高：与胆道梗阻并继发感染有关。

（4）低效性呼吸困难：与感染中毒有关。

（5）潜在并发症：胆道出血、胆瘘、多器官功能障碍或衰竭。

（四）护理措施

1.减轻或控制疼痛

根据疼痛的程度，采取非药物或药物方法止痛。

（1）卧床休息：协助患者采取舒适体位，指导其有节律的深呼吸，达到放松和减轻疼痛的效果。

（2）合理饮食：病情较轻且决定采取非手术治疗的急性胆囊炎患者，指导其清淡饮食，忌食油腻食物；病情严重需急诊手术的患者予以禁食和胃肠减压，以减轻腹胀和腹痛。

（3）解痉镇痛：对诊断明确的剧烈疼痛者，可遵医嘱通过口服、注射等方式给予消炎利胆、解痉或止痛药，以缓解疼痛。

（4）控制感染：遵医嘱及时合理应用抗生素。通过控制胆囊炎症，减轻胆囊肿胀和胆囊压力达到减轻疼痛的效果。

2.维持体液平衡

（1）加强观察：严密观察患者的生命体征和循环功能，如脉搏、血压、CVP和每小时尿量等，及时准确记录出入水量，为补液提供可靠依据。

（2）补液扩容：对于休克患者应迅速建立静脉输液通路，补液扩容，尽快恢复血容量。遵医嘱及时给予肾上腺皮质激素，必要时应用血管活性药物，以改善和保证组织器官的血流灌注及供氧。

（3）纠正水、电解质、酸碱平衡紊乱：根据病情、CVP、胃肠减压及每小时尿量等情况，确定补液的种类和输液量，合理安排输液的顺序和速度，维持水、电解质及酸碱平衡。

3.降低体温

（1）物理降温：温水擦浴、冰敷等物理方法。

（2）药物降温：在物理降温的基础上，根据病情遵医嘱通过口服、注射或其他途径给予药物降温。

（3）控制感染：遵医嘱联合应用足量有效的广谱抗生素，以有效控制感染，使体温恢复正常。

4.维持有效呼吸

（1）加强观察：密切观察患者的呼吸频率、节律和深浅度；动态监测血氧饱和度的变化，定期进行动脉血气分析检查，以了解患者的呼吸功能状况。若患者呼吸急促、血氧饱和度下降、氧分压降低，提示患者呼吸功能受损。

（2）采取合适体位：协助患者卧床休息，减少耗氧量。非休克患者取半卧位，使腹肌放松、膈肌下降，有助于改善呼吸和减轻疼痛。半卧位还可促使腹腔内炎性渗出物局限于盆腔，减轻中毒症状。休克患者应取头低足高位。

（3）禁食和胃肠减压：禁食可减少消化液的分泌，减轻腹部胀痛。通过胃肠减压，可吸出胃内容物，减少胃内积气和积液，从而达到减轻腹胀、避免膈肌抬高和改善呼吸功能的效果。

（4）解痉镇痛：对诊断明确的剧烈疼痛患者，可遵医嘱给予消炎利胆、解痉或止痛药，以缓解疼痛，利于平稳呼吸，尤其是腹式呼吸。

（5）吸入氧气：根据患者呼吸的频率、节律、深浅度及血气分析情况选择给氧的方式和确定氧气流量和浓度，如可通过鼻导管、面罩、呼吸机辅助等方法给氧，以维持患者正常的血氧饱和度及动脉血氧分压，改善缺氧症状，保证组织器官的氧气供给。

5.营养支持

（1）术前：不能进食或禁食及胃肠减压的患者，可从静脉补充能量、氨基酸、维生素、水、电解质等，以维持和改善营养状况。对凝血机制障碍的患者，遵医嘱给予维生素 K_1 肌内注射。

（2）术后：在患者恢复进食前或进食量不足时，仍需从胃肠外途径补充营养素；当患者恢复进食后，应鼓励患者从清淡饮食逐步转为进食高蛋白、高碳水化合物、高维生素和低脂饮食。

6.并发症的预防和护理

（1）加强观察：包括神志、生命体征、每小时尿量、腹部体征及引流液的量、颜色、性质，同时注意血常规、电解质、血气分析和心电图等检查结果的变化。若 T 管引流液呈血性，伴腹痛、发热等症状，应考虑胆道出血；若腹腔引流液呈黄绿色胆汁样，应警惕胆瘘的可能；若患者出现神志淡漠、黄疸加深、每小时尿量减少或无尿、肝肾功能异常、血氧分压降低或代谢性酸中毒及凝血酶原时间延长等，提示多器官功能障碍或衰竭，应及时报告医师，并协助处理。

（2）加强腹壁切口、引流管和 T 管护理。

（3）加强支持治疗：患者发生胆瘘时，在观察并准确记录引流液的量、颜色的基础上，遵医嘱补充水、电解质及维生素，以维持水、电解质平衡；鼓励患者进食高蛋白、高碳水化合物、高维生素和低脂易消化饮食，防止因胆汁丢失影响消化吸收而造成营养障碍。

（4）维护器官功能：一旦出现多器官功能障碍或衰竭的征象，应立即与医师联系，并配合医师采取相应的急救措施。

（五）护理评价

（1）患者及时得到补液，体液代谢维持平衡。

（2）患者感染得到有效控制，体温恢复正常。

（3）患者能维持有效呼吸，没有发生低氧血症或发生后得到及时发现和纠正。

（4）患者的营养状况得到改善或维持。

（5）患者没有发生胆道出血、胆瘘及多器官功能障碍或衰竭等并发症，或发生后得到及时发现和处理。

（王琴琴）

第九章

骨科护理

第一节　肩关节脱位

一、基础知识

（一）解剖生理

肩关节由肩胛骨的关节盂与肱骨头构成，为上肢最大最灵活的关节。关节盂周缘有盂唇，略增加关节盂的深度。关节囊在肩胛骨附着于关节盂的周缘，肱骨则附着于解剖颈。肩关节囊薄而松弛，囊的上部有韧带，囊的后部和前方有肌肉，以增强联结。此外，关节腔内有肱二头肌腱通过，经结节间沟出关节囊。在肩关节的上方还有喙肩韧带和肌肉，最为薄弱，因此，临床上常见的肩关节脱位以前下方脱位最常见，好发于青壮年，在全身关节脱位中居第 2 位。肩关节在冠状轴上可做屈、伸运动；矢状轴上可做内收、外展运动；垂直轴上可做内旋、外旋运动，此外还可做旋转运动。

（二）病因

肩关节脱位多由间接暴力所致，当跌倒时手掌或肘部撑地，肩关节外展、外旋，使肩关节前方关节囊破裂，肱骨头滑出肩胛盂而脱位。肩关节脱位的主要病理改变是关节囊撕裂和肱骨头移位。

（三）分类

肩关节脱位分为前脱位、后脱位、下脱位和盂上脱位，以前脱位多见。前脱位根据肱骨头的位置可分为喙突下脱位、盂下脱位和锁骨下脱位。脱位时可合并肱骨大结节撕脱骨折。

1.喙突下脱位

患者侧向跌倒，上肢呈高度外展、外旋位，手掌或肘部着地，地面的反作用力由下向上，经手掌沿肱骨纵轴传递到肱骨头，肱骨头向肩胛下肌与大圆肌的薄弱部分冲击，将关节囊的前下部顶破而脱出，加之喙肱肌等的痉挛，将肱骨头拉至喙突下凹陷处，形成喙突下脱位。

2.锁骨下脱位

在形成喙突下脱位的同时，若外力继续作用，肱骨头可被推至锁骨下部，形成锁骨下脱位。

3.胸腔内脱位

若暴力强大,则肱骨头可冲破肋骨进入胸腔,形成胸腔内脱位。

(四)临床表现

1.症状

患肩疼痛、肿胀、功能障碍,患者不敢活动肩关节。

2.体征

三角肌塌陷,肩部失去正常轮廓,成方肩畸形,关节盂空虚,在关节盂外可触及肱骨头。搭肩试验阳性,即患侧手掌搭于健侧肩部时,肘部不能紧贴胸壁。如果肘部紧贴胸壁,患侧手掌无法搭于健侧肩部,而正常情况下则可以做到。

3.X线检查

能明确脱位的类型及有无合并骨折。

二、治疗原则

新鲜肩关节脱位,一般采用手法复位,肩部"∞"字绷带贴胸固定即可;大结节骨折,腋神经及血管受压,往往可随脱位整复使骨折复位,血管神经受压解除;陈旧性脱位先试行手法复位,若不能整复,则根据年龄、职业及其他情况,考虑做切开复位;合并肱骨外科颈骨折,新鲜者,可先试行手法复位;若手法复位不成功或陈旧者,应考虑切开复位内固定;习惯性脱位,可做关节囊缩紧术。

(一)手法复位

一般在局麻下行手法复位,复位手法有牵引推拿法、手牵足蹬法、拔伸托入法、椅背整复法、膝顶推拉法、牵引回旋法等。临床最常用的为手牵足蹬法和牵引回旋法。

(二)固定

复位后,一般采用胸壁绷带固定,将肩关节固定于内收、内旋位,肘关节屈曲90°～120°,前臂依附胸前,用绷带将上臂固定在胸壁,前臂用颈腕带或三角巾悬吊于胸前、腋下。患侧腋下及肘部内侧放置纱布棉垫,固定时间为2～3周,如合并撕脱骨折,可适当延长固定时间。肩关节后脱位不能用腕颈带悬吊。悬吊即又脱位,需用外展石膏管型或外展支架将患肢固定于肩关节外展80°、背伸30°～40°的位置,肘关节屈曲位3～4周。

(三)功能锻炼

固定期间须活动腕部与手指,解除固定后,鼓励患者主动进行肩关节各方向活动的功能锻炼。

三、护理

(一)护理问题

(1)焦虑:与自理能力下降有关。

(2)疼痛:肩关节脱位的过程中,导致肩关节周围韧带关节囊的损伤所致。

(3)知识缺乏:缺乏有关功能锻炼的方法。

(二)护理措施

1.对自理能力下降的防护措施

(1)护理人员应热情接待患者,关心体贴患者,消除其紧张恐惧心理,使患者尽快进入角色转位,以利配合治疗。

(2)患者固定后,生活很不方便,护理人员应帮助患者生活所需,真正做到"急患者所急,想患者所想"。

(3)加强饮食调护,宜食易消化、清淡且富有营养之品,忌食辛辣之物。

2.疼痛护理

(1)给予活血化瘀、消肿止痛药物,如内服舒筋活血汤、活血止痛汤或筋骨痛消丸等,外敷活血散、消定膏等。

(2)分散患者注意力,如听一些轻松愉快的音乐或针刺止痛等,必要时口服止痛药物。

3.指导患者功能锻炼

(1)向患者介绍功能锻炼的目的和方法,尤其是老年人,以提高其对该病的认识,取得合作。

(2)固定后即鼓励患者做手腕及手指活动;新鲜脱位1周后去绷带,保留三角巾悬吊前臂,开始练习肩关节前屈,后伸运动;2周后去除三角巾,开始逐渐做有关关节向各方向的主动功能锻炼,如手拉滑车、手指爬墙等运动,并配合按摩理疗等,以防肩关节周围组织粘连和挛缩,加快肩关节功能恢复。

(3)在固定期间,禁止做上臂外旋活动,以免影响软组织修复;固定去除后,禁止做强力的被动牵拉活动,以免造成软组织损伤及并发骨化性肌炎。

(4)陈旧性脱位,固定期间应加强肩部按摩理疗。

(马　楠)

第二节　锁骨骨折

一、基础知识

(一)解剖生理

锁骨又名"锁子骨""缺盆骨",位于胸廓前上部两侧,全骨浅居皮下,桥架于胸骨与肩峰之间,是联系肩胛带与躯干的唯一支架。其骨干较细,内侧2/3呈三棱棒形,凸向前,有胸锁乳突肌和胸大肌附着,中外1/3交界处是骨折的好发部位。锁骨的功能是支持肩胛骨,使上肢骨与胸廓之间保持一定的距离,从而保证上肢的灵活运动。骨折后,近折端受胸锁乳突肌的牵拉而向上向后移位,远折端因上肢本身重量牵拉而向下移位,又因胸大肌、斜方肌、背阔肌的牵拉而向前向内移位,造成断端重叠(图9-1)。锁骨骨折可发生于各种年龄,但多见于儿童及青壮年,约有2/3为儿童患者,又以幼儿多见。

(二)病因

直接暴力和间接暴力均可造成锁骨骨折,但多为间接暴力所致。

(三)分类

1.横断骨折

跌倒时肩部外侧或手掌先着地,向上传导的外力经肩锁关节传至锁骨而发生骨折,以斜形或横断骨折为多。除有重叠移位,内侧段因胸锁乳突肌的牵拉向后上方移位,外侧段则由于上肢的重力和胸大肌、斜方肌、三角肌的牵拉而向前下方移位。

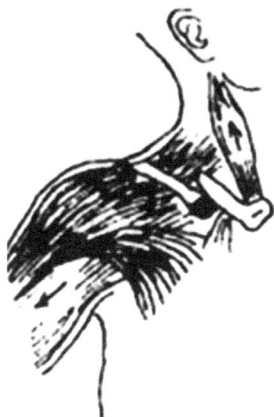

图 9-1 锁骨骨折

2.青枝骨折

幼儿骨质柔嫩而富有韧性,多发生青枝骨折。

3.粉碎骨折

直接暴力所致者,多因棒打、撞击等外力直接作用于锁骨而造成横断或粉碎骨折。粉碎骨折若严重移位,骨折片向下、向内移位时刺破胸膜或肺尖,可造成气胸、血胸。

(四)临床表现

骨折后局部疼痛、肿胀明显,锁骨上、下窝变浅或消失,骨折处异常隆起,出现功能障碍,患肩下垂并向前、内倾斜。患者常以健手托着患侧肘部,以减轻上肢重力牵拉而引起的疼痛。幼儿如不愿活动上肢,穿衣伸袖时哭闹,提示有锁骨骨折。X线检查,可了解骨折和移位情况。

二、治疗原则

(1)幼儿青枝骨折用三角巾悬吊即可,有移位骨折用"8"字绷带固定 1～2 周。

(2)少年或成年人有移位骨折,手法复位"8"字石膏固定。手法复位可在局麻下进行。患者坐在木凳上,双手叉腰,肩部外旋后伸挺胸,医师站于背后,一脚踏在凳上,顶在患者肩胛间区,双手握住两肩向后、向外、向上牵拉纠正移位。复位后用纱布棉垫保护腋窝,用绷带缠绕两肩在背后交叉呈"8"字形,然后用石膏绷带同样固定,使两肩固定在高度后伸、外旋和轻度外展位置。固定后即可练习握拳、伸屈肘关节及双手叉腰后伸,卧木板床休息,肩胛区可稍垫高,保持肩部后伸。3～4 周后拆除。锁骨骨折复位并不难,但不易保持位置,愈合后上肢功能无影响,所以临床不强求解剖复位。

(3)锁骨骨折合并神经、血管压迫症状,畸形愈合影响功能,不愈合或少数要求解剖复位者,可切开复位内固定。

三、护理

(一)护理要点

(1)手法复位固定患者,要经常检查固定情况,既保持有效固定,又不能压迫腋窝。若发现患肢有麻木、发凉、运动障碍时,说明固定过紧,压迫血管神经,应及时调整固定。

（2）对粉碎性骨折,不必强行按压碎片使之复位,以防其刺伤肺尖及臂丛神经。对此种类型患者要严密观察呼吸及患肢运动情况,以便及时发现有无气、血胸及神经症状。

（3）术后患者要严密观察伤口渗血及外周循环、感觉、运动情况,发现问题及时记录并处理。

（4）保持正常固定姿势。复位后,站立时保持挺胸提肩,卧位时应去枕仰卧于硬板床上。两肩胛间垫一窄枕,以使两肩后伸、外展,维持良好的复位位置。局部未加固定的患者,不可随便更换卧位。

（二）护理问题

有肩关节强直的可能。

（三）护理措施

（1）向患者解释功能锻炼的目的是促进气血运行,防止患肢肿胀,避免肩关节僵直,以取得患者配合。

（2）正确适时指导患者功能锻炼。

（四）出院指导

（1）锁骨骨折复位固定后,极少发生骨折不愈合,即使复位稍差,骨折畸形愈合,也不影响上肢功能,应先向患者及家属说明情况。

（2）复位固定后即出院的患者,应告诉其保持正确姿势,早期禁止做肩前屈动作,防止骨折移位;解除外固定出院的患者,应告诉其全面练习肩关节活动的要求:首先分别练习肩关节每个方向的动作,重点练习薄弱方面如肩前屈,活动范围由小到大,次数由少到多,然后进行各方面动作的综合练习,如肩关节环转活动,两臂做“箭步云手”等。不可过于急躁,活动幅度不可过大,力量不可过猛,以免造成软组织损伤。

（3）按时用药,患者出院时将药的名称、剂量、时间、用法、注意事项,向患者介绍清楚。

（4）饮食调养,骨折早期宜进清淡可口、易消化的半流质或软食;骨折中后期,饮食宜富有营养,增加钙质、胶质和滋补肝肾食品。

（5）注意休息,保持心情愉快,勿急躁。

（马　楠）

第三节　肱骨干骨折

一、基础知识

（一）解剖生理

肱骨干是指肱骨外科颈下 1 cm 至肱骨髁上 2 cm 之间的部分,肱骨干中下 1/3 交界处后外侧有桡神经沟,此处骨折易损伤桡神经;肱骨中段有营养动脉穿入下行,中段以下骨折易损伤营养血管而影响骨折愈合。此外,肱骨干骨折有时也伤及由上臂经过的肱动脉、肱静脉、正中神经和尺神经。

（二）病因

直接暴力和间接暴力均可造成肱骨干骨折,肱骨干的上 1/3、中 1/3 骨质较为坚硬。该段骨折多由直接暴力引起,如棍棒打击、重物挤压和机器缠绞等,折线多为横断或粉碎。肱骨干周围有许多肌肉附着,由于肩部和上臂周围肌肉牵拉,在不同平面的骨折可造成不同方向的移位。

（三）分类

1.肱骨干上 1/3 骨折

骨折线若在胸大肌附着点以下,三角肌止点以上,则近折端受三角肌、喙肱肌、肱二头肌和肱三头肌的牵拉而向上向外移位(图 9-2A)。

2.肱骨干中 1/3 骨折

骨折线若在三角肌止点以下,近折端受三角肌牵拉向前、向外移位,远折端受肱二头肌、肱三头肌牵拉而向上移位。如患者将患肢屈肘悬于胸前,远折端将向内旋转移位(图 9-2B)。

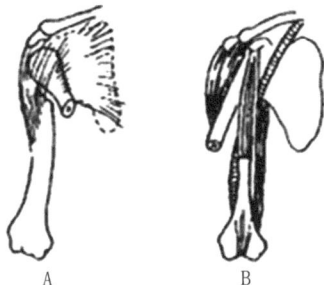

图 9-2　肱骨干骨折

3.肱骨干下 1/3 骨折

多为间接暴力引起,折线多为斜形或螺旋形,暴力方向、前臂和肘关节的位置不同可引起不同移位,大多都有成角移位。

（四）临床表现

伤后患臂疼痛、肿胀明显、活动障碍,患肢不能抬举,局部有明显环形压痛和纵向叩击痛。检查时必须注意腕及手指的功能,以便确定是否合并有神经损伤。肱骨中下 1/3 骨折常易合并桡神经损伤,桡神经损伤后,可出现腕下垂、掌指关节不能伸直,拇指不能伸展,手背第 1、2 掌骨间(虎口区)皮肤感觉障碍。

二、治疗原则

（一）手法复位小夹板固定

肱骨干各型骨折均可在局麻下或臂丛麻醉下行手法整复,根据 X 片移位情况,分析受伤机制,采取复位手法。麻醉后,纵向牵引纠正重叠,推按骨折两断端复位,小夹板固定。长管型石膏也可固定,但限制肩、肘关节活动。若石膏过重造成骨端分离,影响骨折愈合。

（二）骨折合并桡神经损伤

骨折无移位,神经多为挫伤,用小夹板或石膏固定,观察 1～3 个月,神经无恢复可手术探查。骨折移位明显,桡神经有嵌入骨折断端可能。手法复位可造成神经断裂,应特别小心。手术探查神经时,同时做骨折复位内固定。晚期神经损伤多为压迫或粘连,应考虑手术治疗。

（三）开放骨折

伤势轻、无神经受损,可彻底清创,关闭伤口,闭合复位外固定,变开放伤为闭合伤。伤情重、错位多可彻底清创,探查神经、血管,同时复位固定骨折。

（四）陈旧性肱骨干骨折不愈合

肱骨干骨折无论用石膏或小夹板固定,都因肢体重量悬吊作用很少发生重叠、旋转及成角畸形,而因牵拉过度造成延迟愈合或不愈合者则多见,用石膏固定尤为常见。治疗肱骨干骨折时,要注意骨折断端分离,早期发现及时处理。已经不愈合者,应手术内固定并植骨促进愈合。

三、护理要点

（一）非手术治疗及术前护理

（1）减轻或预防不良情绪。

（2）给予高蛋白、高热量、高维生素、含钙丰富的饮食。

（3）U形石膏托固定时可平卧。患肢以枕垫起,悬垂固定,2周内只能取坐位或半坐位。

（4）合并桡神经损伤者应注意预防皮肤溃疡。

（5）外固定期间注意观察伤肢血液循环;合并桡神经损伤者观察感觉和运动功能恢复情况;注意肱动脉、肱静脉损伤情况。如发生可出现肢端皮肤苍白、皮温低、肿胀、发绀、湿冷等。

（6）功能锻炼。①早、中期:骨折固定后立即进行伤臂肌肉的舒缩活动。握拳、腕伸屈及主动耸肩等动作,每天3次。②晚期:去除固定后逐渐行摆肩,肩做屈伸、内收、外展、内外旋等练习。

（二）术后护理

（1）内固定术后或使用外展架固定者,宜半卧位,平卧位时患肢下垫软枕。

（2）疼痛的护理:①找出引起疼痛的原因。②手术切口疼痛可用镇痛药;缺血性疼痛及时解除压迫;感染时及时处理伤口,应用抗生素。③移动时保护患处。

（3）预防血管痉挛:进行神经修复和血管重建术后,可能出现血管痉挛,应做到以下几点:①避免一切不良刺激;②一周内应用扩血管、抗凝药物;③密切观察患肢血液循环变化;④功能锻炼。

四、健康指导

（1）注意保持功能体位。

（2）合并桡神经损伤者遵医嘱服用神经营养药物。

（3）继续进行功能锻炼:复位固定后即可进行手指主动伸屈运动。外固定或手术内固定者,2～3周后进行腕、肘关节的主动运动和肩关节的内收、外展运动;4～6周后进行肩关节的旋转活动。

（4）复诊:U形石膏固定者,肿胀消退后复诊;悬吊石膏固定2周后更换长臂石膏托,维持6周左右;伴桡神经损伤者,定期复查肌电图。

（马　楠）

第四节　肱骨髁上骨折

肱骨髁上骨折指在肱骨干与肱骨髁交界处发生的骨折。多发生于10岁以下儿童。易损伤神经和血管,导致前臂缺血性肌挛缩,引起爪形手畸形。

一、病因与发病机制

(一)伸直型骨折

肘关节处于过伸位跌倒时,手掌着地,暴力经前臂向上,加上身体前倾,向下产生剪式应力,尺骨鹰嘴向前的杠杆力,使肱骨干与肱骨髁交界处发生骨折。骨折远端向后上移位,近折端向前下移位,尺神经、桡神经可因肱骨髁上骨折的侧方移位受伤。

(二)屈曲型骨折

此型较少见,由间接暴力引起。跌倒时,肘关节屈曲,肘后方着地,暴力向上传导至肱骨下端,导致髁上屈曲型骨折。较少合并血管和神经损伤。

二、临床表现

肘部明显疼痛、肿胀、皮下瘀斑和功能障碍,伸直型骨折肘部向后突出,近折端向前移,并处于半屈位。局部明显压痛,有骨摩擦音及假关节活动,与肘关节脱位相比较肘后三角关系正常。如果合并有正中神经、尺神经、桡神经、肱动脉损伤,则出现前臂和手相应的神经支配区的感觉减弱或消失,及相应的功能障碍。如复位不当可致肘内翻畸形。

三、实验室及其他检查

肘部正、侧位 X 线摄片可以明确骨折部位、类型、移位方向,为选择治疗方法提供依据。

四、诊断要点

根据 X 线片和受伤病史可以明确诊断。

五、治疗要点

(一)手法复位外固定

若受伤时间短,血循环良好,局部肿胀不明显者,可行手法复位后外固定。给予局部麻醉或臂丛神经阻滞麻醉。在持续牵引下,行手法复位,使患肢肘关节屈曲 60°~90°给予后侧石膏托固定 4~5 周,X 线摄片证实骨折愈合良好,即可拆除石膏。

(二)持续牵引

对于手法复位不成功,受伤时间较长,肢体肿胀明显者,可行尺骨鹰嘴牵引,牵引重量 1~2 kg,牵引时间控制在 4~6 周。

(三)手术复位

对于骨折移位严重,手法复位失败,有神经、血管损伤者,采取手术复位。复位方法有经皮穿针内固定、切开复位内固定。

六、护理要点

(一)保持有效的固定

观察固定的屈曲角度,离床活动时要用三角巾悬吊患肢于胸前。发现固定体位改变时,要及时给予纠正。

（二）严密观察

重点观察患肢的血液循环、感觉、活动情况，以利于及时发现外伤后肱动脉、正中神经、尺神经、桡神经的损伤。

（三）康复锻炼

复位固定后当天可做握拳、屈伸手指练习，1周后可做肩部主动活动，并逐渐加大运动幅度。3周后去除外固定，可做腕、肘、肩部的屈伸练习。伸直型骨折注意恢复屈曲活动，屈曲型骨折注意恢复增加伸展活动。

（缪阳娟）

第五节 肘关节脱位

全身大关节中，肘关节脱位的发生率相对低，约占总发病数的1/5。脱位后如不及时复位，容易导致前臂缺血性痉挛。

一、病因与脱位机制

肘关节脱位可有后脱位、外侧方脱位、内侧方脱位和前脱位，其中后脱位最常见（图9-3），多为间接暴力所致。摔倒时前臂旋后位手掌撑地，由于肱骨滑车横轴线向外倾斜，使所传达的暴力达到肘部时转成肘外翻及前臂旋后过伸的应力，尺骨鹰嘴突在鹰嘴窝内呈杠杆作用，导致尺桡骨近端同时被推向后外侧，产生后脱位。肘前关节囊及肱前肌撕裂，后关节囊及内侧副韧带损伤，可合并肱骨内上髁骨折、正中神经和尺神经损伤。晚期可发生骨化性肌炎。

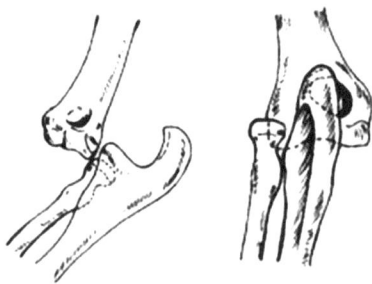

图 9-3　肘关节后脱位

二、临床表现

（一）一般表现

伤后局部疼痛、肿胀、功能障碍和活动受限。

（二）特异体征

1.畸形

肘后突，前臂短缩，肘后三角相互关系改变，鹰嘴突出内外髁，肘前皮下可触及肱骨下端。

2.弹性固定

肘处于半屈近于伸直位,屈伸活动有阻力。

3.关节窝空虚

肘后侧可触及鹰嘴的半月切迹。

（三）并发症

脱位后,由于肿胀而压迫周围神经血管。后脱位时可伤及正中神经、尺神经、肱动脉。

1.正中神经损伤

正中神经损伤呈猿手畸形,拇指、示指、中指感觉迟钝或消失,不能屈曲,拇指不能外展和对掌。

2.尺神经损伤

尺神经损伤呈爪状手畸形,表现为手部尺侧皮肤感觉消失,小鱼际及骨间肌萎缩,掌指关节过伸,拇指不能内收其他四指不能外展及内收。

3.动脉受压

患肢血液循环障碍,表现为患肢苍白、发冷、大动脉搏动减弱或消失。

三、实验室及其他检查

X 线检查用以证实脱位及发现合并的骨折。

四、诊断要点

有外伤史,以跌倒手掌撑地最常见,根据临床表现和 X 线检查可明确诊断。

五、治疗要点

（一）复位

一般均能通过闭合方法完成复位。助手沿畸形关节方向对前臂和上臂作牵引和反牵引,术者从肘后用双手握住肘关节,以指推压尺骨鹰嘴向前下,同时矫正侧方移位,助手在复位过程中配合维持牵引并逐渐屈肘,出现弹跳感则表示复位成功。

（二）固定

用长臂石膏或超关节夹板固定肘关节于功能位,3 周后去除固定。

（三）功能锻炼

要求主动渐进活动关节,避免超限和被动牵拉关节。固定期间,可主动伸掌、握拳、屈伸手指等,去除固定后练习肘关节屈伸旋转以利功能恢复。

六、护理要点

（一）固定

注意观察固定的正确有效,固定期间保持肘关节的功能位,不可随意放松。

（二）保持清洁、平整

保持肘关节周围皮肤清洁,石膏夹板内衬物保持平整。

（三）指导活动

指导患者活动患侧掌指,按摩患肢,防止肌肉萎缩。

（马　楠）

第六节　尺、桡骨干骨折

尺、桡骨干骨折可由直接暴力、间接暴力、扭转暴力引起,青少年多见,占各类骨折的 6%。

一、病因与发病机制

(一)直接暴力

由重物打击、机器或车轮的直接碾压,导致同一平面的横形或粉碎性骨折。

(二)间接暴力

跌倒时手掌着地,暴力通过腕关节向上传导,暴力作用首先使桡骨骨折。若暴力较强,则通过骨间膜向内下方传导,可引起低位尺骨斜形骨折。

(三)扭转暴力

跌倒时前臂旋转、手掌着地,或手遭受机器扭转暴力,导致不同平面的尺桡骨螺旋形骨折或斜形骨折。可并发软组织撕裂、神经血管损伤,或合并他处骨折。

二、临床表现

伤侧前臂出现疼痛、肿胀、成角畸形及功能障碍,主要不能进行旋转活动。局部明显压痛,严重者出现剧痛、患肢肿胀、手指屈曲。可扪及骨折端、骨摩擦感及假关节活动。听诊骨传导音减弱或消失。严重者可发生骨筋膜室综合征。

三、实验室及其他检查

正位及侧位 X 线片可见骨折的部位、类型及移位方向,及是否合并有桡骨头脱位或尺骨小头脱位。

四、诊断要点

可依据临床检查、X 线正侧位片确诊。

五、治疗要点

(一)手法复位外固定

可在局部麻醉或臂丛神经阻滞麻醉下进行,重点是矫正旋转移位,恢复骨膜紧张度,紧张的骨间膜牵动骨折端复位。复位成功后,用小夹板或石膏托固定。

(二)切开复位内固定

不稳定骨折或手法复位失败者倾向于切开复位,螺钉钢板或髓内针内固定术治疗。

六、护理要点

(一)保持有效的固定

注意观察石膏或夹板是否有松动和移位。

（二）维持患肢良好血液循环

术后抬高患肢，观察患肢皮肤的颜色、温度、有无肿胀及桡动脉搏动情况。如出现剧痛，手部皮肤苍白、发凉、麻木，被动伸指疼痛，桡动脉搏动减弱或消失等表现时，提示骨筋膜室综合征的发生。如有缺血表现，立即通知医师处理。

（三）康复锻炼

术后 2 周开始练习手指屈伸活动和腕关节活动。4 周后开始练习肘、肩关节活动。8～10 周后 X 线片证实骨折愈合后，可进行前臂旋转活动。

（缪阳娟）

第七节　桡骨远端骨折

桡骨远端骨折（Colles 骨折）指距桡骨远端关节面 3 cm 内的骨折，占全身骨折的 6.7％～11.0％，多见于有骨质疏松的中老年人。

一、病因与发病机制

多由间接暴力引起，通常跌倒时腕关节处于背伸位、手掌着地、前臂旋前，应力由手掌传导到桡骨下端发生骨折。骨折远端向背侧及桡侧移位。

二、临床表现

骨折部疼痛、肿胀，可出现典型畸形，由于骨折远端向背侧移位，侧面看呈银叉畸形，骨折远端向桡侧移位，并有缩短桡骨茎突上移畸形，正面看呈枪刺刀样畸形（图 9-4）。检查局部压痛明显，腕关节活动障碍，皮下出现瘀斑。

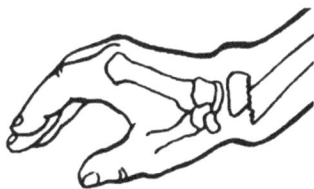

图 9-4　骨折后典型移位

三、实验室及其他检查

X 线片可见骨折端移位表现：桡骨远骨折端向背侧移位，远端向桡侧移位，骨折端向掌侧成角。可同时有下尺桡关节脱位及尺骨茎突撕脱骨折。

四、诊断要点

根据 X 线检查结果和受伤史可明确诊断。

五、治疗要点

（一）手法复位外固定

局部麻醉下手法复位后，用超过腕关节的小夹板固定或石膏夹板在屈腕、尺偏位固定2周，消肿后，腕关节中立位继续用小夹板或改用前臂管型石膏固定。

（二）切开复位内固定

严重粉碎性骨折有明显移位者，桡骨下端关节面破坏；手法复位失败，或复位后不能维持固定者，应切开复位，用松质骨螺钉或钢针固定。

六、护理要点

（一）保持有效的固定

骨折复位固定后不可随意移动位置，注意维持骨折远端旋前、掌曲、尺偏位。避免腕关节旋后或旋前。肿胀消除后要及时调整石膏或夹板的松紧度。

（二）密切观察患肢血液循环情况

如有无腕部肿胀、疼痛、颜色异常、皮温降低等。

（三）康复锻炼

复位当天或手术后次日可做肩部的前后摆动练习，2～3天后可做肩肘部的主动活动。2～3周后可进行手和腕部的抗阻力练习。后期做腕部的主动屈伸练习和前臂的旋前、旋后牵引练习。

（缪阳娟）

第八节 骨盆骨折

一、基础知识

在多发性损伤中，骨盆骨折多见。除颅脑损伤外，骨盆骨折也是常见的致死原因，其病死率可高达20％。主要致死原因是由血管损伤引起的难以控制的大出血，及并发的脂肪栓塞，或由于腹内脏器、泌尿生殖道损伤和腹膜血肿继发感染所产生的严重败血症和毒血症。骨盆骨折合并神经损伤，日后也可能影响患者的肢体、膀胱、直肠功能和性功能。故骨折脱位的早期复位固定，辅以正确的护理不仅有助于控制出血，减少并发症，也有利于功能康复。

（一）解剖生理

1.骨盆

骨盆是由骶骨、尾骨和两侧髋骨（髂骨、耻骨和坐骨）连接而成的坚强骨环，形如漏斗。两髂骨与骶骨构成骶髂关节，髋臼与股骨头构成髋关节，两侧耻骨借纤维软骨构成耻骨联合，三者均有坚强的韧带附着。骨盆是躯干与下肢连接的桥梁，有承上启下、保护盆腔脏器和传递重力的功能。骨盆分为前后两部，后方有两个负重的主弓，一是在站立位时由两侧髋臼斜行向上通过髂骨增厚部到达骶髂关节与对侧相交而成，称骶股弓（图9-5），此弓站立时支持体重；二是由两侧坐骨结节向上经髂骨后部至骶髂关节与对侧相交而成，称骶坐弓（图9-6），在直立位或坐位时承受体重。此二弓较坚固,不易骨折。前方上下各有1个起约束稳定作用的副弓,称连接弓,由双侧耻骨相连合,上束弓经耻骨体及耻骨上支,防止骶股弓分离;下束弓经耻骨下支及坐骨下支,支持骶坐弓,防止骨盆向两侧分开。副弓远不如主弓坚强有力,受外伤时副弓必先分离或骨折。当负重主弓骨折时,副弓大多同时骨折(耻骨联合分离时可无骨折)。

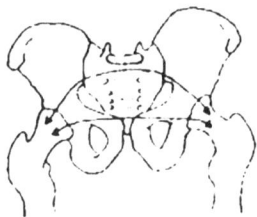

图 9-5 骶股弓

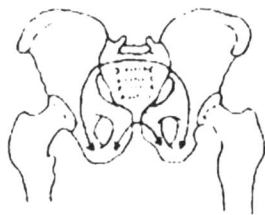

图 9-6 骶坐弓

2.骨盆外围

骨盆外围是上身与下肢诸肌的起止处,如后方有臀部肌肉附着(臀大、中、小肌);坐骨结节处有二头肌、半腱肌、半膜肌附着;缝匠肌起于髂前上棘,股直肌抵止于髂前下棘;在耻骨支、坐骨支及坐骨结节处有内收肌群附着。骨盆的上方,在前侧有腹直肌、腹内斜肌、腹横肌分别止于耻骨联合及耻骨结节和髂嵴上;在后侧有腰方肌止于髂嵴。这些肌肉的急骤收缩均可引起附着点的撕脱骨折,同时也是骨盆骨折发生移位的因素之一。

3.盆腔内

盆腔内的主要血管与骨盆的关系密切,耻骨上支前后方各有髂外动、静脉及闭孔动、静脉经过,耻骨下支,坐骨支内缘有阴部内动、静脉经过,当耻骨、坐骨骨折或耻骨联合分离时,上述血管由于贴近骨面易受损伤;髋臼窝处有闭孔动、静脉经过,髋臼骨折或中心型脱位时可伤及此血管;骨盆后段的骶髂关节周围有髂内动、静脉及其主要分支,如臀上动、静脉经坐骨切迹到髂骨后面,骶外侧动脉走在骶骨前面,髂腹动、静脉越过骶髂关节到髂骨前面,髂内动、静脉壁支紧靠盆壁行走,此段血管排列稠密,骨折时常引起损伤,如伴骶髂关节脱位则髂腰动、静脉的分支最易撕裂。骨盆对盆腔内的内脏器官和组织(如膀胱、直肠、输尿管、性器、血管和神经)有保护作用,严重的骨盆骨折除影响负重功能外,常引起血管神经的损伤,尤其是大量出血会造成休克,盆腔脏器破裂可造成腹膜炎而危及生命。

(二)病因

骨盆骨折多由强大的外力所致,也可通过骨盆环传达暴力而发生他处骨折,如车轮辗轧碰撞、房屋倒塌、矿井塌方、机械挤压等外伤所造成。由于暴力的性质、大小和方向的不同常可引起各种形式的骨折或骨折脱位。

(1)前后方向的暴力主要作用于骶骨和耻骨。在外力作用下,骨盆前倾,既增加了负重弓前份的宽度,骶髂关节接触面又更加紧密;加之其后部有非常坚强的韧带,故常造成耻骨下支双侧骨折、耻骨联合分离,并发骶髂关节脱位、骶骨骨折和髂骨骨折等,引起膀胱和尿道损伤。

(2)侧方暴力挤压骨盆,可造成耻骨单侧上下支骨折或坐骨上下支骨折、耻骨联合分离,骶髂关节分离、骶骨纵形骨折、髂骨翼骨折。

(3)间接传导暴力经股骨头作用于髋臼时,还可引起髋臼骨折,甚至发生髋关节中心型脱位,与骶髂关节平行的剪式应力则可导致该关节的后上脱位。

(4)牵拉伤,如急剧的跑跳,肌肉强力收缩,则会引起肌肉附着点撕脱性骨折,常发生在髂前上棘和坐骨结节处。

(5)直接暴力,如由高处坠落,滑倒臀部着地可引起尾骨骨折或脱位、骶骨横断骨折。

（三）分类

骨盆骨折的严重性,取决于骨盆环的破坏程度及是否伴有盆腔内脏、血管、神经的损伤。因此,在临床上可将骨盆骨折分为两大类:稳定型和不稳定型。

1.稳定型骨折

稳定型骨折指骨折线走向不影响负重,骨盆整个环形结构未遭破坏,其中包括不累及骨盆环的骨折如髂骨翼骨折,一侧耻骨支或坐骨支骨折,髂前上、下棘或坐骨结节处撕脱骨折、骶骨裂纹骨折或尾骨骨折脱位(图 9-7)。

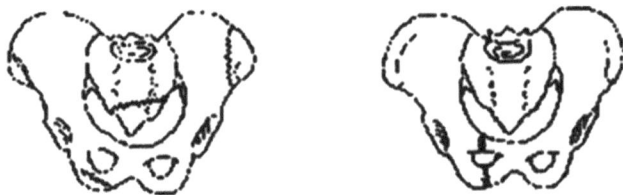

图 9-7　稳定性骨折

2.不稳定型骨折与脱位

不稳定型骨折与脱位指骨盆环的连接性遭到破坏,至少有前后两处骨折或骶髂关节松弛、脱位、骨折错位、骨盆变形,如耻骨或坐骨上、下支骨折伴耻骨联合分离,耻骨或坐骨上、下支骨折伴骶髂关节错位,耻骨联合分离并骶髂关节错位等(图 9-8)。上述骨折共同的特点是不稳定性。骨折同时发生在耻骨及髂骨部,将骨盆纵向分裂为两半,半侧骨盆连同下肢向后上移位,造成畸形和肢体短缩,导致晚期活动和负重功能严重障碍,而且常伴有其他骨折或内脏损伤,尤以尿道、膀胱损伤多见。也可发生盆腔大血管或肠道损伤,产生严重后果,治疗时需要针对不同情况进行处理。

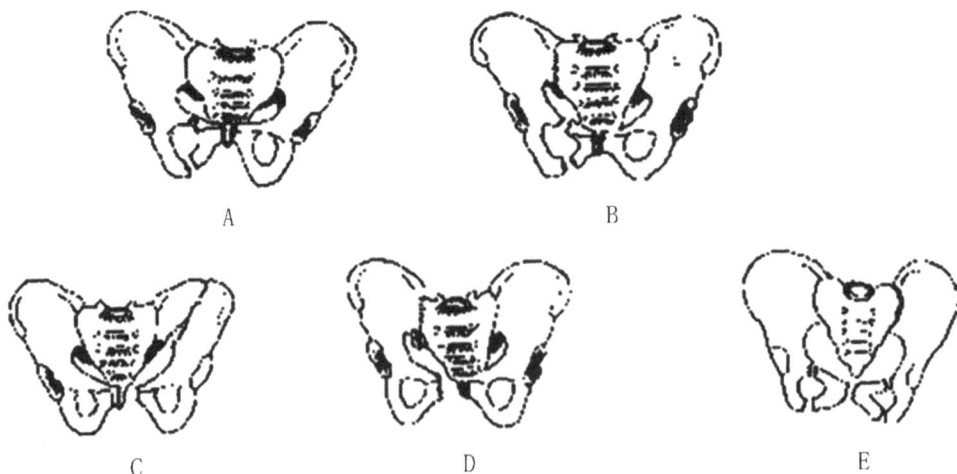

图 9-8　骨盆不稳定型骨折与脱位

A.一侧耻骨上下支骨折合并耻骨联合分离;B.一侧耻骨上下支骨折合并同侧骶髂关节脱位;C.髂骨翼骨折合并耻骨联合分离;D.单侧骶髂关节脱位合并耻骨联合分离;E.双侧耻骨上下支骨折合并骶髂关节脱位

（四）临床表现

有明显的外伤史,伤后局部疼痛、肿胀、瘀斑。骨盆骨折多由强大暴力造成,可合并有膀胱、尿道、直肠及血管神经损伤而造成大出血。因此,常有不同程度的休克表现。单处骨折骨盆环保持完整者,除局部有压痛外,多无明显症状,其他较重的骨折,如骨盆环的完整性被破坏,患者多不能翻身、坐起或站立,下肢移动时疼痛加重。局部肿胀、皮下瘀斑及压痛明显。在骶髂关节脱位时,患侧髂后上棘较健侧明显凸起,并较健侧为高,与棘突侧间距离也较健侧缩短,从脐到内踝的长度患侧缩短。交叉量诊对比测量两侧肩峰至对侧髂前上棘之间的距离,可发现变短的一侧骶髂关节错位或耻骨联合分离,或骨折向上移位。骨盆挤压试验和分离试验时在骨折处出现疼痛。尾骨骨折或脱位可有异常活动和纵向挤压痛,肛门指诊能摸到向前移位的尾骨。X线检查可显示骨折类型和移位情况,可摄左、右45°斜位片及标准前后位片,必要时做CT检查。

二、治疗原则

（一）稳定性骨盆骨折的治疗

1.单纯前环耻骨支、坐骨支骨折

不论是单侧或双侧,除个别骨折块游离突出于会阴部皮下,须手法推挤到原位,以免影响坐、骑之外,一般不须整复。卧硬板床休息,对症治疗,3～4周即可下床活动。

2.撕脱性骨折

须改变体位,松弛牵拉骨折块的肌肉,有利于骨折块的稳定和愈合。如髂前上、下棘撕脱骨折,可在屈膝屈髋位休息3～4周即可下床活动;坐骨结节骨折,可在伸髋屈膝位休息4～6周下床锻炼。

3.尾骨骨折移位

可通过肛门内整复,如遗留疼痛或影响排便者,可行切除术。

（二）不稳定性骨折的治疗

对不稳定性骨折的治疗,关键在于整复骶髂关节脱位和骨盆骨折的变位,最大限度地恢复骨盆环的原状。治疗方法应根据骨折脱位的不同类型,采取相应手法,配合单相或双相牵引,或用外固定架、石膏短裤、沙袋垫挤等综合措施来保证复位后的稳定和愈合。

(1)单纯耻骨联合分离,分离轻者用侧方对挤法使之复位,两侧髂骨翼外侧放置沙袋保持固定。分离宽者,用上法复位后再用布兜悬吊以维持对位,或用多头带固定即可。

(2)骶髂关节脱位合并骶骨骨折或髂骨翼骨折,半侧骨盆向上移位而无髂翼内、外翻者,可在牵拉下手法复位,并配合同侧髁上牵引或皮牵引,重量10～15 kg。维持牵引重量不宜过早减轻,以免错位。8周拆除牵引,下床锻炼。

(3)骶髂关节脱位并髂翼骨折外翻变位者,手法复位后给单向下肢牵引即可。

(4)髂翼骨折外翻变位并耻骨联合分离,骶髂关节无后上脱位者,可用骨盆夹固定;耻骨上、下支或坐骨上、下支骨折伴同侧骶髂关节错位,或耻骨联合分离并一侧骶髂关节错位者,复位后多不稳定,除用多头带固定外,患肢须用皮牵引或骨牵引,床尾抬高;如错位严重行骨牵引者,健侧需用一长石膏裤做反牵引,一般牵引时间为6～8周。

(5)髋臼骨折并股骨头中心型脱位,采用牵伸扳拉复位法和牵引复位法,牵引固定6～8周方可解除。

三、护理

(一)护理要点

(1)骨盆骨折一般出血较多,且多伴有休克征象。急诊入院时,病情急,变化快。接诊人员首先应迅速、敏捷、沉着冷静地配合抢救,及时测量血压、脉搏以判断病情,同时输氧、建立静脉通道,并备好手套、导尿包、穿刺针等,以便待病情稳定后配合医师检查腹部、尿道、会阴及肛门。若有膀胱、尿道、直肠、血管损伤需要紧急手术处理者,护士应迅速做好术前准备:备皮、留置尿管、配血、抗休克、补充血容量、做各种药物过敏试验。操作时动作要轻柔,以免加重损伤,同时要给患者以心理安慰,解除其紧张恐惧情绪。对病情较轻者,除密切观察生命体征的变化外,还要注意腹部、排尿、排便等情况,警惕隐匿性内脏损伤发生。

(2)牵引治疗期间,要观察患者的体位、牵引重量和肢体外展角度,保证牵引效果,要将患者躯干、骨盆、患肢的体位联系起来观察。要求躯干要放直,骨盆要摆正,脊柱与骨盆要垂直。同时要注意倾听患者的主诉,如牵引针眼疼痛、牵引肢体麻木、足部背伸无力等,警惕因循环障碍而导致的缺血性痉挛,或因腓总神经受压而致的足下垂发生。

(3)预防并发症,长期卧床患者要加强基础护理,预防压疮及呼吸、泌尿系统并发症发生。尤其是年老体弱者,长期卧床,呼吸变浅,分泌物不易排出,容易引起坠积性肺炎及排尿不全,尿渣沉淀。要鼓励患者加强深呼吸,促进血液循环。病情允许者,利用牵引架向上牵拉抬起上身,有助于排净膀胱中尿液。

(二)护理问题

(1)有腹胀、排便困难或便秘的可能。

(2)有发生卧床并发症的可能。

(3)活动受限,自理能力下降。

(4)有骨折再移位的可能。

(5)患者体质下降。

(6)不了解功能锻炼方法。

(三)护理措施

(1)由于腹膜后血肿的刺激,造成肠麻痹或自主神经功能紊乱,可导致腹胀、排便困难或便秘,加之患者长期卧床,肠蠕动减弱,也可引起便秘:①鼓励患者多食富含粗纤维的蔬菜、水果,必要时服用麻仁润肠丸、果导片等缓泻剂。②在排除内出血情况下,可行腹部热敷,并做环形按摩,以促进肠蠕动。按摩时动作要轻柔,不可用力过猛过重。③通过暂禁食、肛管排气,必要时行胃肠减压以减轻肠胀气,逐步恢复胃肠功能。

(2)骨盆骨折后需要牵引、固定,卧床时间长,易发生压疮、肺部及泌尿系统感染等并发症,应予以积极预防。

(3)由于骨折的疼痛或因牵引固定,患者活动功能明显受到限制,给生活起居带来诸多不便:①对于轻患者或有急躁情绪者,应讲明卧床制动的重要性和必要性,及早期活动的危害,取得患者的配合。②主动关心患者,帮助患者解决饮食、生活起居所需,鼓励患者要安心养病。

(4)预防骨折再移位的发生:①每天晨晚间护理时检查患者的卧位与牵引装置,及时调整患者因重力牵引而滑动的体位、外展角度,保持脊柱放直,骨盆摆正,肢体符合牵引力线。②指导并教会患者床上排便的方法,避免因抬臀坐便盆而致骨折错位。③告知患者保持正确卧位的重要性,及扭动、倾斜上身的危害,取得配合。

(5)因出血量多,卧床时间长,气虚食少、营养不足而致患者体质下降:①做好饮食指导,给高热量、高营养饮食,早期宜食清淡的食物,如牛奶、豆腐、大枣米汤、水果和蔬菜,后期给鸡汤、排骨汤、牛羊肉、核桃、桂圆等。②每天做口腔护理2次,以增进食欲。③病情稳定后可指导患者床上练功活动,如扩胸、举臂等上肢活动,以促进血液运行,增强心肺功能;每天清晨醒后做叩齿、鼓漱、咽津,以刺激胃肠蠕动。

(6)指导功能锻炼:①单纯耻骨支或髂骨无移位骨折又无合并伤,仅需卧床休息者,取仰卧与侧卧交替(健侧在下),早期可在床上做股四头肌舒缩和提肛训练及患侧踝关节跖屈背伸活动。伤后1～2周可指导患者练习半坐位,做屈膝屈髋活动。3周后可根据患者情况下床站立、行走,并逐渐加大活动量。四周后经摄片证明临床愈合者可练习正常行走及下蹲。②对耻骨上、下支骨折合并骶髂关节脱位,髂骨翼骨折或骶髂关节脱位合并耻骨联合分离者,仰卧硬板床。早期可根据情况活动上肢,忌盘腿、侧卧,以防骨盆变形。2周后可进行股四头肌等长收缩及踝关节的跖屈背伸活动,每天2次推拿髌骨,以防关节强直。4周后可做膝、髋关节的被动伸屈活动,动作要缓慢,幅度由小到大,逐渐过渡到主动活动。6～8周去除固定后,可先试行扶拐不负重活动,经X线摄片显示骨折愈合后,可逐渐练习扶拐行走。

(四)出院指导

(1)轻症无移位骨折回家疗养者,要告知患者卧床休息的重要性,禁止早期下床活动,防止发生移位。

(2)对耻骨联合分离而要求回家休养的患者,要教会其家属正确使用骨盆兜,或掌握沙袋对挤的方法及皮肤护理和会阴部清洁的方法,防止压疮和感染,禁止侧卧。

(3)临床愈合后出院的患者,要继续坚持功能锻炼。

(4)加强营养,以补虚弱之躯,促进早日康复。

(缪阳娟)

第九节　髋关节脱位

一、基础知识

(一)解剖生理

髋关节是由股骨头和髋臼构成,股骨头呈球形,约占圆球的2/3,股骨头的方向朝向上、内、前方;髋臼为半球形,深而大,能容纳股骨头的大部分,属杵臼关节,其关节面部分是马蹄形,覆以关节软骨,周围有坚强的韧带及肌肉保护,结构稳固,脱位的发生率较低。髋关节是全身最深最大的关节,也是最完善的球窝关节(杵臼关节),髋关节位于全身的中间部分,其主要功能是负重和维持相当大范围的活动。因此,髋关节的特点是稳定、有力而灵活,当髋部损伤时,以上功能就会丧失或减弱。

(二)病因

髋关节脱位多由强大的外力作用导致,且致伤暴力多为杠杆暴力、传导暴力、旋扭暴力等间接暴力。

（三）分类

按股骨头脱位后的位置可分为后脱位、前脱位和中心脱位，其中以后脱位最为常见。当髋关节屈曲或屈曲内收时，暴力从膝部向髋部冲击，使股骨头穿出后关节囊；或者在弯腰工作时，重物砸于腰骶部，使股骨头向后冲破关节囊，造成髋关节后脱位。

（四）临床表现和诊断

1.症状

患侧髋关节疼痛，主动活动功能丧失，被动活动时引起剧痛。

2.体征

患侧下肢呈屈曲、内收、内旋和短缩畸形，臀后隆起，可触及脱位的股骨头。

3.X 线检查

可了解脱位及有无合并髋臼或股骨头骨折。

二、治疗原则

（一）复位

1.手法复位

在全麻或腰麻下进行手法复位，力争在 24 小时内复位，常用的复位方法有提拉法和旋转法。

2.手术复位

对闭合复位失败者应采用手术切开复位加内固定。

（二）固定

复位后置下肢于外展中立位，皮肤牵引 3～4 周。

（三）功能锻炼

制动早期，应鼓励患者进行患肢肌肉等长收缩锻炼，以后逐步开始关节的各方向活动锻炼。

三、护理

（一）护理问题

（1）肿胀。

（2）疼痛。

（3）有患肢感觉运动异常的可能。

（4）有患肢血液循环障碍的可能。

（5）有发生意外的可能。

（6）有髋关节再脱位的可能。

（7）知识缺乏：缺乏有关功能锻炼的知识。

（二）护理措施

（1）髋关节前脱位尤其是前上方脱位时，股骨头可挤压致损伤股动、静脉，所以应密切观察患肢外周血液循环情况。

（2）当股骨头后脱位时，易顶撞、牵拉或挤夹坐骨神经。因此，应注意观察患肢感觉、运动情况。

（3）观察患肢髋部畸形是否消失、两下肢是否等长，预防发生再脱位。

(4)如进行切开复位者,应注意观察伤口渗血情况,如渗血较多,应及时更换敷料。同时应严密观察生命体征的变化,为治疗提供依据。

(5)固定开始即嘱患者做股四头肌的收缩运动,加强功能锻炼,并经常督促检查,使其积极配合。

(6)保持有效的牵引固定,防止再脱位。

(7)牵引固定期间,应指导患者进行股四头肌等长收缩,同时,可配合手指推拿髌骨的锻炼,以防膝关节僵硬。

(8)解除固定后,指导患者进行髋关节自主功能锻炼并按摩活筋,可持拐下床行走,但不宜过早负重。

(三)出院指导

(1)继续加强髋关节功能锻炼,以促使关节早日恢复正常活动度。

(2)股骨头脱位后有发生缺血性坏死的可能,因此患肢不宜过早负重。3个月后摄片复查,证实股骨头血循环良好,再逐渐负重行走。

(3)不能从事站立和过多行走的工作,5年内应定期摄 X 线片复查,如发现有股骨头无菌性坏死或骨性关节炎征象,应尽早接受治疗。

(马　楠)

第十节　股骨颈骨折

一、基础知识

(一)解剖生理

1.内倾角

股骨颈指股骨头下至粗隆间的一段较细部,股骨颈与股骨干相交处形成夹角称颈干角,又名内倾角。正常成人颈干角为 125°～135°,平均 127°,幼儿可达 150°,若小于 125°为髋内翻,大于 135°为髋外翻。内翻时股骨颈变短,大粗隆位置升高,沿大粗隆顶端向内的水平线高于股骨头凹,内、外翻均可引起功能障碍,影响正常步态。但临床多发生髋内翻畸形,股骨颈骨折治疗时应注意恢复正常的颈干角。

2.前倾角

下肢中立位时,股骨头与股骨干在同一冠状面上,股骨头居前,因而股骨颈向前倾斜与股骨干之冠状面形成一个夹角,称前倾角。新生儿为 20°～40°,随年龄增长而逐渐减小,成人为12°～15°。股骨上端大部分为松质骨,股骨颈近乎中空。股骨头表层有 0.5～1.0 cm 的致密区,股骨颈内侧骨皮质最为坚厚,称股骨距。因此当股骨颈骨折进行内固定时,靠近内侧皮质深达股骨头表层的致密区固定最为牢固。

3.血液供应

股骨头、颈供血较差,其主要供血来源有三。

(1)关节囊支为股骨头、颈的主要供血来源,来自由股动脉发出的旋股内动脉,分成上、下干骺端动脉,分别由上、下方距股骨头软骨缘下 0.5 cm 处,经关节囊进入股骨头,彼此交通形成血管网。

(2)网韧带支来自闭孔动脉的髋臼支,沿圆韧带进入股骨头,供血范围较小,仅供股骨头内下方不到 1/3 的范围,但为儿童生长期的重要血供来源。

(3)骨干营养支在儿童期不穿过骺板,在成年一般也只达股骨颈,仅小部分与关节囊支有吻合。故当股骨颈骨折或股骨头脱位时,均可损伤关节囊支和圆韧带支而影响血液供应,导致骨折愈合迟缓或不愈合,甚或发生股骨头缺血性坏死。

(二)病因

股骨颈骨折多发于老年人,平均年龄在 60 岁以上。由于老年人肾气衰弱,股骨颈骨质疏松、脆弱,不需太大外力即可造成骨折。骨折多为间接外力引起,如平地滑倒大粗隆部着地;或下肢于固定情况下,躯体猛烈扭转;或自高坠下足跟着地时沿股骨纵轴的冲击应力,均可引起股骨颈骨折。而青壮年的股骨颈骨折,多由严重损伤引起,如工、农业和交通事故,或由高处跌坠等引起,偶有因过量负重、行走过久而引起的疲劳性骨折。

(三)分型

股骨颈骨折,从不同方面有多种分型方法,而正确的分型对指导治疗和预后都有很重要的意义。

(1)按外力作用方向和损伤机制,可分为内收型和外展型:①内收型骨折骨折移位大时将严重损伤关节囊血管,使骨折愈合迟缓,股骨头缺血坏死率增高;②外展型骨折骨折比较稳定,血循环破坏少,愈合率高,预后较好。

(2)按骨折移位程度,分为有移位型骨折和无移位型骨折。

(3)按骨折部位,可分为头下型、颈型和基底型三种,以颈型最多,头下型次之,基底型多见于儿童。前两型骨折部位均在关节囊内,故又称囊内骨折;后一型的骨折部位在关节囊外,故又称囊外骨折。

(4)按骨折线倾斜度可分为稳定型和不稳定型。

(5)按骨折时间可分为新鲜型和陈旧型,一般以骨折在三周以内者为新鲜性骨折,若骨折后由于某种原因失治或误治,超过三周者为陈旧性骨折。

除以上各型外,还有因负重过度、长久行走而引起的股骨颈疲劳性骨折。

(四)临床表现

1.肢体功能障碍

虽因不同类型而有很大差异,但都有程度不等的功能受限。无移位的线形或嵌插型骨折,伤后尚可站立或勉强行走,特别是疲劳性骨折,能坚持较长时间的劳动。

2.肿胀

在不同类型的股骨颈骨折中,差异很大。关节囊内骨折多无明显肿胀和瘀斑,有些可在腹股沟中点出现小片瘀斑。外展嵌插型骨折也无明显肿胀,股骨颈基底部骨折多有明显肿胀,甚或可沿内收肌向下出现大片瘀斑。

3.畸形

在不同类型的股骨颈骨折中,差异很大。无移位骨折,外展嵌插型骨折和疲劳性骨折的早期,均无明显畸形。而有移位的内收型骨折和股骨颈基底部骨折,多有明显畸形。

4.疼痛

腹股沟中点部的压痛,大粗隆部的叩击痛,沿肢体纵轴的推、顶、叩击、扭旋等的疼痛和大腿滚动试验阳性,为股骨颈骨折所共有。

二、治疗原则

(一)新鲜股骨颈骨折的治疗

1.无移位或外展嵌插型骨折

无须整复,卧床休息和限制活动即可。患肢外展 30°,膝下垫枕使髋、膝关节屈曲 30°～40°,大粗隆部外贴止痛膏,挤砖法固定维持体位。也可于上述体位下采用皮肤牵引,以对抗肌肉收缩,预防骨折移位。一般牵引 6～8 周,骨折愈合后,可扶拐下床进行不负重活动。

2.内收型股骨颈骨折

临床上最多见的一种,治疗比较困难,不愈合率和股骨头坏死率也较高。为提高治愈率,减少并发症,在全身情况允许的情况下,应尽早整复固定,常用的固定方法为经皮进行三根鳞纹钉内固定。术后置患肢于外展 30°中立位,膝关节微屈,膝下垫软枕或其他软物,固定 3～4 周,可下床扶拐不负重行走。

(二)陈旧性股骨颈骨折的治疗

可根据不同情况,采取下述方法处理。

(1)骨折时间在 1 个月左右,可先用胫骨结节或皮肤牵引,1 周后摄 X 线片检查。若仍未完成复位者,可实行牵拉推挤内旋外展手法复位。复位后进行鳞纹针经皮内固定,3～4 周后可扶拐下床不负重活动。

(2)骨折时间在 2～3 个月者,可进行股骨髁上牵引,1～2 周摄 X 线片检查。若复位仍不满意者,可辅以手法矫正残余错位,然后进行鳞纹针固定术,3～4 周后扶拐下床不负重活动。

(3)若骨折日久,折端上移,吸收均较严重,骨折不易愈合并有股骨头坏死的可能者,或陈旧性股骨颈骨折不愈合者,可以采用鳞纹针固定加股骨颈植骨手术。植骨方法多采用带肌蒂骨瓣或带血管蒂骨瓣,如股方肌骨瓣移植或带旋髂深血管的髂骨瓣移植较为常用,以改善局部血供,有利于骨折愈合和股骨头复活。

三、护理要点与护理问题

(一)护理要点

(1)股骨颈骨折多见于老年人,感觉及反应都比较迟钝,生活能力低下,并且有不少老年人合并有其他疾病,如心脏病、高血压、糖尿病、脑血栓、偏瘫、失语、大小便失禁、气管炎、哮喘病等。因此,护理人员首先应细致地观察、了解病情,给予及时适当的治疗和护理,同时要加强基础护理,预防肺炎、尿路感染、压疮等并发症的发生。

(2)鳞纹钉内固定术后,应严密观察患者体位摆放是否正确,正确的体位应保持患肢外展中立位,严禁侧卧、患肢内收、外旋、盘腿坐,以防鳞纹钉移位。

(3)陈旧性股骨颈骨折进行带血管骨瓣移植术后,4 周内禁止患者坐起,以防骨瓣、血管蒂脱落。伤口置负压引流管的患者,应注意观察引流液的量、颜色、性质,以及时发现出血的速度及量,为治疗提供依据。

（二）护理问题

护理问题包括：①疼痛。②肿胀。③应激的心理反应。④有发生意外的可能。⑤营养不良。⑥生活自理能力下降。⑦失眠。⑧伤口感染。⑨有发生并发症的可能。⑩食欲缺乏。⑪不能保持正确体位。⑫功能锻炼主动性差。⑬移植的骨瓣和血管有脱落的可能。⑭股骨头置换有脱位的可能。

四、护理措施

（一）一般护理措施

（1）创伤骨折、外固定过紧、压迫、伤口感染等均可引起疼痛，针对引起疼痛的不同原因对症处理，对疼痛严重而诊断已明确者，在局部对症处理前可应用吗啡、哌替啶、布桂嗪、曲马朵等镇痛药物，减轻患者的痛苦。

（2）适当抬高患肢，如无禁忌应尽早恢复肌肉、关节的功能锻炼，促进损伤局部血液循环，以利于静脉血液及淋巴液回流，防止、减轻或及早消除肢体肿胀。

（3）突然的创伤刺激的较重的伤势，可能会遗留较严重的肢体功能障碍或丧失，患者会有焦虑、恐惧、忧郁、消沉、悲观失望等应激的心理反应，要有针对性地进行医疗卫生知识宣教，及时了解患者的思想情绪波动，通过谈心、聊天进行心理护理。

（4）有些骨折及老年患者合并有潜在的心脏病、高血压、糖尿病等疾病，受到疼痛刺激后，可能诱发脑血管意外、心肌梗死、心脏骤停等意外的发生，应予以密切观察，以防发生意外。

（5）加强营养，提高机体的抗病能力，对严重营养缺乏的患者可从静脉补充脂肪乳剂、氨基酸、人血清蛋白等。

（6）股骨颈骨折因牵引、手术或保持有效固定的被迫体位，长期不能下床，导致生活自理能力下降。应从生活上关心体贴患者，以理解宽容的态度主动与患者交往，了解生活所需，尽量满足患者的要求，并引导患者做一些力所能及的事，以助于锻炼和增强信心。同时告诫患者力所不及的事不要勉强去做，以免影响体位引起骨折错位。

（7）因疼痛、恐惧、焦虑、对环境不熟悉、生活节奏被打乱等常导致患者失眠，应同情、关心、体贴患者，消除影响患者情绪的不良因素，使患者尽快适应医院环境。避免一切影响患者睡眠的不良刺激，如噪声、强光等，为患者创造一个安静舒适的优良环境，鼓励患者适当娱乐，分散患者对疾病的注意力。

（8）注意观察伤口情况，伤口疼痛的性质是否改变，有无红肿、波动感。对于伤口污染或感染严重的，应根据情况拆除缝线，敞开伤口、中药外洗、抗生素湿敷等。同时定期细菌培养，合理有效使用抗生素，积极控制感染。

（9）保持病室空气新鲜，温湿度适宜，定期紫外线消毒，预防感染。鼓励患者做扩胸运动、深呼吸、拍背咳痰、吹气球等，以改善肺功能，预防发生坠积性肺炎。保持床铺平整、松软、清洁、干燥、无皱褶、无渣屑。经常为患者温水擦浴，保持皮肤清洁。每天定时按摩骶尾部、膝关节、足跟等受压部位，预防压疮发生。督促患者多饮水，便后清洗会阴部，预防尿路感染。多食新鲜蔬菜和水果，以防发生胃肠道感染和大便秘结。鼓励患者及早进行正确的活动锻炼，如肌肉的等长收缩、关节活动，辅以肌肉按摩，指导髌骨及关节的被动活动，以促进血液循环、维持肌力和关节的正常活动度，以防止发生肌肉萎缩、关节僵硬、骨质疏松等并发症。

（二）饮食护理

老年患者胃肠功能差，常发生紊乱。损伤早期，因情绪不佳，肝失条达，横逆反胃，往往导致消化功能减弱。

（1）指导患者食素淡可口、易消化吸收的软食物，如米粥、面条、藕粉、青菜、水果等，忌食油腻或不易消化的食物，同时要注意色、香、味俱全，以提高患者食欲。

（2）深入病房与之亲切交谈，进行思想、情感上的沟通，使患者心情舒畅、精神愉快。

（3）做好口腔护理、保持口腔清洁。

（4）加强功能锻炼，在床上进行一些力所能及的活动，促进消化功能恢复。

（5）必要时，少食多餐，口服助消化的药物，以利消化。

（三）体位护理

骨折整复后，要求患者被动体位，且时间较长，老年患者因耐受力差等因素，往往不能保持正确体位。

（1）可向患者讲解股骨颈的生理解剖位置，说明保持正确体位的重要性和非正确体位会出现的不良后果，以取得患者积极合作。

（2）患者应保持患肢外展中立位（内收型骨折外展 20°～30°，外展型骨折外展 15°左右即可），忌侧卧、盘腿、内收、外旋，以防鳞纹钉移位，造成不良后果。

（3）老年患者因皮下脂肪较薄，长时间以同一姿势卧床难免不适，因此应保持床铺清洁平整、干燥，硬板床上褥子应厚些，并经常按摩受压部位，同时可协助患者适当半坐位，避免时间过长，以减轻不适。

（4）抬高患肢，以利消肿止痛。

（5）必要时穿丁字鞋，两腿之间放一枕头，以防患肢外旋、内收。

（四）活动

（1）由于对功能锻炼的目的不甚了解，甚至误认为功能锻炼会影响骨折愈合和对位，老年患者体质差，懒于活动等因素可导致功能锻炼主动性差。向患者说明功能锻炼的目的及意义，打消思想顾虑，使其主动进行功能锻炼，配合治疗和护理。督促和指导患者功能锻炼，使其掌握正确的功能锻炼方法，如股四头肌的等长收缩，踝、趾关节的自主运动。同时应给患者经常推拿、按摩髌骨，以防肌肉萎缩，髌骨粘连，膝、踝关节强直等。功能锻炼应循序渐进，量力而行，以不感到疲劳为度。患者下床活动时，应指导患者正确使用双拐，患肢保持外展、不负重行走，2～3 个月摄X 线片复查后，再酌情负重行走。

（2）移植的骨瓣和血管束在未愈合的情况下，如果髋关节活动度过大或患肢体位摆放不正确，均有造成脱落的可能。术后 4 周内患者保持平卧位，禁止坐起和下床活动。患肢需维持在外展 20°～30°中立位，禁止外旋、内收。术后 4～6 周后，移植的骨瓣和血管束已部分愈合，方可鼓励和帮助患者坐起并扶拐下床做不负重活动。待 3 个月后摄 X 线片检查，再酌情由轻到重进行负重行走。

（3）护理搬动方法不当、早期功能锻炼方法不正确、患者个体差异等因素均可造成所置换股骨头脱位的可能。了解患者的手术途径、关节类型，以便做好术后护理，避免关节脱位。术后应保持患肢外展中立位，必要时穿防外旋鞋，以防外旋引起脱位。搬动患者时需将髋关节及患肢整个托起，指导患者将患肢保持水平位，防止内收及屈髋，避免造成髋脱位。鼓励患者尽早进行床上功能锻炼，并使其掌握正确的功能锻炼方法，即在术后疼痛消失后，在床上锻炼股四头肌、臀肌,足跖屈、背伸等,以增强髋周围的肌肉力量,固定股骨头,避免过早进行直腿抬高活动。如发生髋关节脱位,应绝对卧床休息,制动,以防发生血管、神经损伤,然后酌情处理。

（马　楠）

第十一节　膝关节脱位

膝关节脱位,中医无相应病名,膝关节外伤性脱位不多见,但损伤的严重程度和涉及组织之广,居各类关节损伤之首。近年其发病率有明显增长趋势,多为高能量创伤所致。

膝关节是人体最复杂的关节,其骨性结构由股骨远端、胫骨近端和髌骨构成。膝关节缺乏球与窝,仅胫骨内、外髁关节面轻度凹陷。缺乏骨结构的自然稳定性,关节的稳定主要靠周围软组织来维持。

膝关节囊宽阔松弛,各部厚薄不一,周围有许多韧带。主要有前方的髌韧带,两侧的胫侧副韧带及腓侧副韧带,可防止膝关节向前及侧方移动。关节腔内有前、后交叉韧带,可防止胫骨的前、后移位。膝部前方有股四头肌,外侧有股二头肌,髂胫束止于腓骨小头等,其中尤以股四头肌及内侧韧带对稳定膝关节起重要作用(图9-9)。

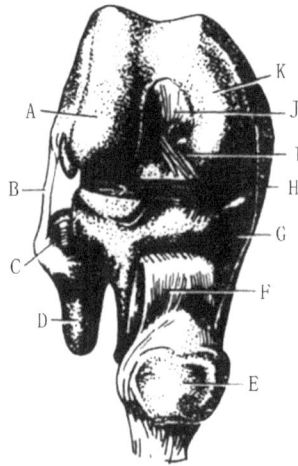

A.外侧髁；B.腓侧副韧带；C.腓骨头韧带；D.腓骨；E.髌骨；F.髌韧带；
G.胫侧副韧带；H.膝横韧带；I.前交叉韧带；J.后交叉韧带；K.内侧髁

图 9-9　膝关节及其周围结构

膝关节后方的腘窝内,由浅入深走行有胫神经、腘静脉及腘动脉,在膝关节脱位时,上述血管神经有可能受到损伤。

膝关节的稳定性主要依靠关节周围坚强的软组织来维持,在遭受强大暴力发生脱位时,可并发关节周围软组织损伤,甚至出现骨折及血管神经损伤。当合并腘动脉损伤时,若诊治不当,有导致下肢截肢的危险,必须高度重视。

一、病因与发病机制

膝关节脱位多由强大的直接暴力或间接暴力引起,以直接暴力居多。如从高处跌下、车祸、塌方等暴力直接撞击股骨下端或胫骨上端而致脱位。

(一)脱位类型

见图 9-10。

1.前脱位

膝关节屈曲时,外力由前方作用于股骨下端,或外力由后向前作用于胫骨上端,使胫骨向前移位。

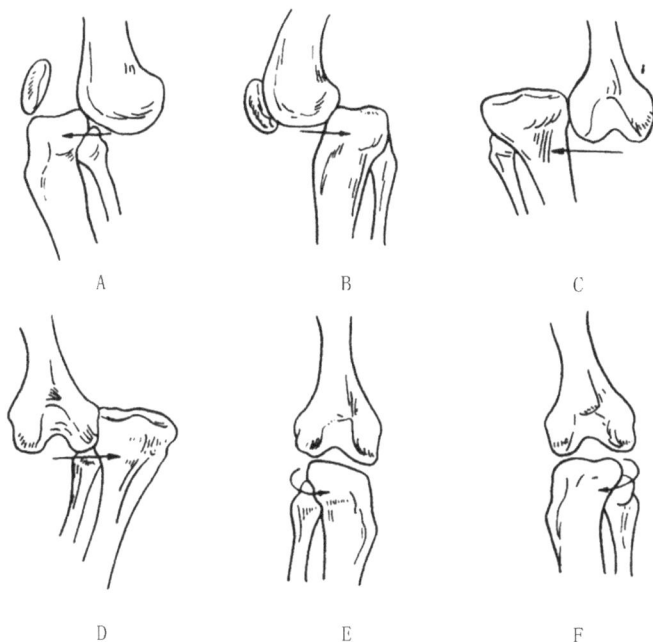

图 9-10　膝关节脱位
A.前脱位;B.后脱位;C.外侧脱位;D.内侧脱位;E、F.旋转脱位

2.后脱位

当屈膝时,暴力由前向后作用于胫骨上端,使其向后移位。这类脱位较少见,但损伤极为严重。由于膝关节内侧关节囊与内侧副韧带和胫骨、股骨内侧紧密相连,故有限制后脱位的作用,另外,伸膝装置也有同样的限制作用。故膝关节后脱位时,必然合并严重的交叉韧带、内侧副韧带、内侧关节囊的撕裂伤,并可能发生肌腱断裂及髌骨撕脱骨折。同时,也常并发腓总神经损伤。

3.外侧脱位

强大外翻暴力或外力直接由外侧作用于股骨下端,而使胫骨向外侧移位。

4.内侧脱位

强大外力由外侧作用于胫腓骨上端,使胫骨向内侧脱位。

5.旋转脱位

为旋转暴力所引起,多发生在膝关节微屈位,小腿固定,股骨头发生旋转,迫使膝关节承受扭转压力而产生膝关节旋转脱位。这种旋转脱位可因位置不同分为前内、前外、后内、后外 4 种类

233

型,以向后外侧脱位居多。

（二）并发症

1.关节囊损伤

关节脱位时,多伴有关节囊撕裂。如外侧脱位时,关节囊及内侧副韧带断裂后嵌入关节内,可造成手法复位困难。后外侧旋转脱位时,股骨外髁可被关节囊纽扣状裂口卡住影响复位。

2.韧带损伤

可见有前、后交叉韧带,内、外侧副韧带,髌韧带的损伤,这些韧带损伤可单独发生,也可合并出现。韧带损伤后,影响关节的稳定性。

3.肌腱损伤

脱位时,膝关节周围肌腱,如腘绳肌、腓肠肌、股四头肌、腘肌等会有不同程度损伤。

4.骨折

（1）肌腱、韧带附着部的撕脱骨折,如胫骨结节、胫骨髁间嵴、股骨髁、胫骨髁撕脱骨折。

（2）挤压骨折,如内、外侧脱位时,合并对侧胫骨平台挤压骨折。

5.半月板损伤

脱位时,可合并内外侧半月板不同程度损伤。

6.血管损伤

脱位后可造成腘动、静脉的损伤,轻者为血管受压狭窄,供血下降;重则血管内膜撕裂形成动脉栓塞,引起肢端缺血坏死,甚至动脉断裂,膝以下组织血供中断,腘窝部大量出血而形成巨大血肿,出血后向下流入小腿筋膜间隔,加重膝以下缺血,处理不及时,可导致肢体坏死而截肢。

7.神经损伤

脱位后,神经受压迫或牵拉,重者出现挫伤及撕裂伤。神经损伤后,出现支配区肌肉运动及皮肤感觉功能障碍。

二、诊断要点

（一）症状体征

有严重外伤史,伤后膝关节剧烈疼痛、肿胀、功能丧失。不全脱位者,由于胫骨平台和股骨髁之间不易交锁,脱位后常自行复位而没有畸形。完全脱位者,患膝明显畸形,下肢缩短,肌肉在膝部松软堆积,可出现侧方活动与弹性固定,在患膝的前、后或侧方可摸到脱出的胫骨上端与股骨下端。

前、后交叉韧带断裂时,抽屉试验阳性;内外侧副韧带断裂时,侧向试验阳性。值得注意的是,韧带损伤早期难以做出正确判断,因脱位早期关节肿痛,肌肉紧张,影响上述检查结果的真实性。如有血管损伤迹象时,上述试验被视为禁忌,可在病情稳定或闭合复位数天后复查。

血管损伤的主要体征是足背动脉、胫后动脉无搏动,足部温度降低,小腿与足趾苍白,足趾感觉减退,腘部进行性肿胀。即使足部动脉可触及和足部温暖,绝不能排除血管损伤,足趾感觉消失是明确的缺血征象。此外,膝以下虽尚温暖,但动脉搏动持续消失,亦有动脉损伤的可能。

腓总神经损伤时,可见胫前肌麻痹,足下垂,踝及足趾背伸无力,小腿与足背前外侧皮肤感觉减弱或消失。注意区分神经本身损伤和缺血所致损伤。

（二）辅助检查

1.X 线检查

膝关节正、侧位 X 线片可明确脱位的类型及有无骨折。

2.CT、MRI 检查

CT 对股骨髁、胫骨髁间嵴、胫前平台骨折的显示优于 X 线片,有时可发现 X 线片上表现不明显的骨折。MRI 对韧带及半月板损伤诊断有帮助。

3.关节镜检查

可在直视下了解前后交叉韧带、关节囊及半月板的损伤情况。

4.多普勒及血管造影

当有血管损伤征象时,需要血管超声多普勒或动脉造影检查。有专家建议,对前、后交叉韧带同时断裂的脱位,无论有无真正的脱位表现,均应行多普勒和动脉造影,尤其是后脱位患者,至少先做多普勒检查,必要时再进一步进行动脉造影,以免造成不可挽救的后果。

5.肌电图检查

有神经损伤者,肌电图检查可进一步了解神经损伤的具体情况。

三、治疗方法

（一）整复固定方法

1.手法复位外固定

膝关节脱位属急症,一旦确诊,应在充分麻醉下及早手法复位。

(1)整复方法:患者取仰卧位,一助手用双手握住患侧大腿,另一助手握住患侧踝部及小腿做对抗牵引,保持膝关节半屈伸位置。术者用双手按脱位的相反方向推挤或提托股骨下端与胫骨上端,如有入臼声、畸形消失,即表明已复位。复位后,将膝关节轻柔屈伸数次,检查关节间是否完全吻合,并可理顺被卷入关节间的关节囊、韧带和移位的半月板。

(2)固定方法:脱位整复后,可用长腿石膏托将膝关节固定在 20°~30°中立位,固定 6~8 周。禁止伸直位固定,以免加重血管神经损伤。适当抬高患肢,以利消肿。

外固定期间应注意观察伤肢肿胀情况及外固定松紧、位置,及时调整。注意观察患肢外周血运、感觉、运动功能,发现异常,及时处理。

2.手术治疗

(1)适应证:①韧带、肌腱或关节囊嵌顿,手法难以复位者;②严重半月板损伤者;③合并骨折、韧带、血管及神经损伤者。

(2)手术方法。①切开复位:将关节囊纽扣状裂口纵向延长,使股骨髁还纳,同时修复关节囊、韧带、肌腱,清理关节内软骨碎屑,对严重损伤的半月板给予修复。②切开复位内固定:合并髁部骨折者,应及时手术撬起塌陷的髁部,并以螺栓、拉力螺钉或特制的 T 形钢板固定,否则骨性结构紊乱带来的关节不稳定将在后期给患者造成严重后遗症。③韧带修复、重建:需掌握修复的时机和范围。全面的韧带修复,只有在肯定无血管并发症时才可急性期进行。如有血管损伤或血运障碍,不应在急性期修复,可进行二期修复或重建。④血管探查及修复术:有血管损伤时,应毫不迟疑地进行手术探查、修复,不能只切除腘动脉血栓或结扎动脉,否则有肢体坏死而截肢可能。目前主张利用大隐静脉修复腘动脉,同时处理损伤的腘静脉,并同期进行筋膜切开术。⑤神经探查及修复术:一般不必立即处理,在血运改善后神经功能随之改善者,可继续观察治疗,

3个月后如无恢复,可进行二期手术探查、修复。对确有神经撕裂者,则应及早修复。

(二)药物治疗

初期以活血化瘀,消肿止痛为主,服用桃红四物汤加牛膝、延胡索、川楝子、泽泻、茯苓或服用跌打丸等;中、后期选用强筋壮骨的正骨紫金丹或健步虎潜丸。脱位整复后,早期可外敷消肿止痛膏;中期可用消肿活血汤外洗以活血舒筋;后期可用苏木煎熏洗以利关节。若有神经损伤,早期内服药中可加全虫、白芷;后期宜益气通络,祛风壮筋,服用黄芪桂枝五物汤加川断、五加皮、桑寄生、牛膝、全虫、僵蚕、制马钱子等。

(三)功能康复

复位固定后,即可做股四头肌舒缩及踝、趾关节屈伸练习。4～6周后,可在外固定下,进行扶双拐不负重步行锻炼,8周后可解除外固定。先在床上练习膝关节屈伸,待股四头肌肌力量恢复及膝关节屈伸活动等稳定以后,才可逐步负重行走。

四、术后康复及护理

康复有赖于手术执行的情况和外伤的程度。在伤后3～5天内进行关节内修复和重建关节结构时,如果固定时间长于3～5天,可能会产生严重的关节纤维化。在非手术治疗时,仅靠物理治疗的方法难以恢复关节活动度,应该直接在麻醉下进行手法活动。不同的手术设计需要不同的康复手段,早期的后交叉韧带修复术可在铰链膝支架保护下很快恢复关节活动度,这样下一阶段的前交叉韧带重建通常可在6周内进行。当进行急性手术时,后交叉韧带重建需进行早期积极的关节活动练习,密切观察患者以确保能完全伸直且屈曲度逐渐改进。不推荐在后交叉韧带重建后用缓慢的活动度练习方法,且对于行急性或亚急性膝关节脱位的重建是不适合的。必须制订积极的关节活动度练习计划,但在任何进行自体同侧中1/3髌腱重建时,均须严密监测。

(缪阳娟)

第十二节　前交叉韧带损伤

近年来,伴随参加体育运动人数的增加,运动系统损伤逐年增加,而膝关节前交叉韧带损伤是最常见的运动损伤之一。前交叉韧带是人体膝关节中重要的稳定性结构,前内侧束主要生理功能是维持膝关节屈曲位的前直向稳定性,后外侧束主要生理功能是维持膝关节的旋转稳定性和伸直位的前直向稳定性。因膝关节交叉韧带损伤后自愈能力较差,缺乏自我愈合的能力,且继发可出现胫骨前移、膝关节不稳,导致关节软骨及半月板的损害,所以,如果损伤后治疗不及时可致骨性关节炎。目前主要的治疗方案包括保守治疗(即以石膏固定膝关节为主)、传统切开韧带断端直接缝合修补术及关节镜下前交叉韧带重建术。因关节镜下重建前交叉韧带具有创伤小、操作视野清晰、术后康复快等优点,得到了广泛的认可和应用,目前已成为前交叉韧带损伤后主要的治疗方法。

一、护理评估

（一）术前评估

1.健康史

（1）个人情况：患者的年龄、性别、受伤经过及引起损伤的原因和损伤后的处理。

（2）既往史：既往有无外伤、长期卧床病史；有无冠心病、高血压、糖尿病等全身疾病。

2.身体状况

（1）膝关节局部皮肤的色泽、皮温，患肢毛细血管充盈度及动脉的搏动情况，有无血管危象发生。

（2）急性损伤有无合并重要脏器的损伤。

（3）疼痛部位、程度及性质。

（4）患肢感觉、活动及反射情况。

3.心理-社会状况

（1）患者及家属是否了解前交叉韧带损伤的特点及治疗康复的目的和重要性。

（2）患者的心理状态、家庭及社会支持情况。

（二）术后评估

（1）患肢伤口渗血、渗液。

（2）患肢肢端血液循环情况、肿胀程度、组织张力等。

（3）有无深静脉血栓、肢体失用性综合征等并发症发生。

二、常见护理诊断

（一）疼痛

疼痛与炎症、损伤及平滑肌痉挛有关。

（二）潜在并发症

潜在并发症如深静脉血栓、肢体失用性综合征。

（三）知识缺乏

缺乏疾病治疗与康复的相关知识。

三、护理目标

（1）患者的疼痛程度减轻。

（2）患者未发生并发症，或并发症发生后得到及时发现与处理。

（3）患者知晓疾病治疗与康复的相关知识。

四、护理措施

（一）非手术治疗患者的护理

1.用药护理

（1）消炎止痛药物的不良反应主要有胃痛、腹胀、恶心、食欲缺乏等。如患者反应强烈，可遵医嘱更换药物或辅以护胃治疗。

（2）定期查肝功能、血常规。如检查结果改变明显，应停止服用，改用其他治疗方法。

（3）注意观察患者局部疼痛情况有无减轻。

2.冷敷、理疗护理

严密观察局部皮肤有无冻伤和疼痛加重情况。

3.石膏固定护理

（1）病情观察：①肢体血液循环，如皮肤颜色苍白、发绀、剧烈疼痛、麻木时，应立即报告医师。②伤口渗血、渗液，当血液渗出石膏表面时，可将每次在石膏表面观察到的血迹画线并记录时间，根据血迹扩大范围判定出血量及是否继续出血；若石膏表面无渗血时，应观察石膏低位处，如长臂石膏的腋窝下，髋人字石膏的腰背部是否有血液流出；注意不能翻身的患者石膏出血量的观察。

（2）安置正确体位：四肢石膏固定者患肢应高于心脏水平面并放置稳妥，避免旋转、扭曲；躯干部石膏固定应将躯体凹部用垫枕支起，并注意将骨突部悬空，使患肢舒适。在翻身或搬动时必须保持固定位置不变，防止石膏断裂、变形等意外情况发生。

（3）生活护理：定时翻身，保持床单位清洁、平整；避免石膏污染，保持石膏清洁、干燥、边缘整齐；髋人字石膏及石膏短裤的患者，须保持会阴部清洁；石膏远端暴露的肢体，应注意保暖，防止受凉。

（4）功能锻炼：向患者交代石膏固定的时间，指导、鼓励患者多活动未固定的关节及肌肉，以免造成关节僵直和肌肉萎缩。

（二）手术治疗患者的护理

1.术前护理

（1）术前常规准备：包括交叉配血、麻醉前用药及有关检查等。

（2）病情观察：随时观察患肢血液循环、感觉运动情况及有无皮肤温度、颜色的改变。

2.术后护理

（1）病情观察。①患肢血液循环：观察有无皮肤苍白、皮温降低、毛细血管充盈时间延长、肢端动脉搏动减弱及消失的血管危象表现。一旦发生血管危象，应立即松开绷带敷料；若1～2小时未见好转，立即行手术探查。②切口渗血情况：观察切口敷料处有无渗血、渗液，如有渗出大量鲜红血液，应立即通知医师并协助处理。

（2）预防感染：切口敷料污染时，应及时更换。

（3）包扎与抬高患肢：术后患肢膝关节加压包扎，用软枕抬高3天，用支具将膝关节活动固定于0°伸直位1周。检查肢体有无受压，及时松解过紧的包扎，观察有无水疱、血肿等现象。

（4）活动锻炼：①术后麻醉清醒鼓励患者行踝泵运动，术后第1天行下肢肌肉的等长收缩锻炼。②术后1周，将膝关节活动支具调至0°～30°，活动固定膝关节，同时指导患者行膝关节主动及被动屈曲活动锻炼。③术后4周内，患者屈曲≤90°，并训练患肢部分负重逐渐过渡至完全负重。④术后4～6周，主要进行跨步训练、平衡训练、下蹲锻炼。⑤术后6周后，可行去除支具的活动锻炼，但行半月板缝合术后患者需佩戴支具8周。

五、健康教育

应向患者讲解石膏固定的目的及注意事项，注意勿折断或浸湿石膏；同时锻炼远端关节，预防关节畸形或挛缩；嘱患者不要随意取下或拆除支具，避免缝合的韧带在愈合前发生再断裂。

六、护理评价

(1)患者的疼痛程度是否减轻。

(2)患者是否出现并发症,若并发症发生是否得到及时发现和处理。

(3)患者是否知晓疾病治疗与康复的相关知识。

(马　楠)

第十三节　脊　髓　损　伤

一、概述

(一)概念

脊髓损伤是脊柱骨折最严重的并发症,由于椎体的移位或碎骨片突出于椎管内,是脊髓或马尾神经产生不同程度的损伤,多发生于颈椎下部和胸腰段。

(二)相关病理生理

按脊髓损伤和马尾损伤的程度可有不同的病理生理变化。

1.脊髓震荡

脊髓震荡属最轻微的脊髓损伤,损伤后脊髓有暂时性功能抑制,呈弛缓性瘫痪,损伤平面以下的感觉、运动、反射及括约肌功能全部丧失,常在数分钟或数小时内逐渐恢复,最后可完全恢复。无组织形态学病理变化。

2.脊髓挫伤和出血

脊髓挫伤为脊髓的实质性破坏,脊髓外观完整,但内部可有出血、水肿、神经细胞破坏和神经传导纤维束的中断。脊髓挫伤的程度很大,轻者少量点状出血、水肿,重者有成片脊髓挫伤和出血,导致脊髓软化及瘢痕形成,预后差。

3.脊髓断裂

脊髓的连续性中断可为完全性或不完全性。不完全性常伴挫伤,又称挫裂伤,脊髓断裂者预后极差。

4.脊髓受压

骨折移位或破碎的椎间盘和碎骨片挤入椎管可直接压迫脊髓,而后方皱褶的黄韧带与血肿便可压迫脊髓,产生一系列病理变化,若能及时解除脊髓压迫,脊髓功能可望得到部分或完全恢复;若压迫时间过久可发生脊髓软化,萎缩或瘢痕形成,瘫痪难以恢复。

5.马尾神经损伤

马尾神经起自 L_2 的骶脊髓,一般终止于 S_1 下缘。L_2 以下的骨折脱位可引起马尾神经损伤,受伤平面以下出现弛缓性瘫痪。

除上述各种病理生理变化外,在各种较重的脊髓损伤后均可立即发生损伤平面以下的弛缓性瘫痪,属失去高级中枢控制的一种病理生理现象,称之为脊髓休克。2～4周后,随脊髓实质性损伤程度不同而发生损伤平面以下不同程度的痉挛性瘫痪。

（三）病因与诱因

脊髓损伤常见于各种外伤（如交通事故、高空坠落等）所致的椎体移位或碎骨片突出于椎管内，使脊髓或马尾神经产生不同程度的损伤。

（四）临床表现

脊髓损伤可因损伤部位和程度不同而有不同表现。

1.脊髓损伤

主要表现为受伤平面以下单侧或双侧感觉、运动、反射的全部或部分丧失，可出现随意运动功能丧失。因膀胱平滑肌麻痹和排尿反射消失，可有尿潴留或充盈性尿失禁。C_8 以上水平损伤者可出现四肢瘫，C_8 以下水平损伤可出现截瘫。弛缓性瘫痪患者为肌张力降低和反射减弱；痉挛性瘫痪患者为肌张力增强和反射亢进，瘫痪的早期呈弛缓性瘫痪，胸髓及颈髓损伤患者常在伤后 3～6 周逐渐转变为痉挛性瘫痪。

2.脊髓半横切损伤

损伤平面以下同侧肢体的运动和深感觉消失，对侧肢体的痛觉和温觉消失，称脊髓半切征。

3.脊髓圆锥损伤

L_1 骨折可造成脊髓圆锥损伤。表现为会阴部皮肤鞍状感觉缺失，括约肌功能丧失，大小便不能控制，性功能障碍。两下肢的感觉、运动正常。

4.马尾神经损伤

L_2 以下骨折脱位可马尾神经损伤，表现为受伤平面以下弛缓性瘫痪，感觉和运动障碍，括约肌功能丧失，腱反射消失。

（五）辅助检查

1.影像学检查

（1）X 线检查：有助于明确骨折的部位、类型和移位情况。

（2）CT 检查：用于检查椎体的骨折情况，椎管内有无出血及碎骨片。

（3）MRI 检查：有助于观察及确定脊髓损伤的程度和范围。

2.肌电图

测量肌的电传导情况，鉴别脊髓完整性的水平。

3.实验室检查

除常规检查外，血气分析检查可判断有通气不足危险患者的呼吸状况。

（六）治疗原则

1.非手术治疗

（1）固定和制动：一般先采用枕颌带牵引或持续颅骨牵引，以防因损伤部位移位而产生脊髓再损伤。

（2）减轻脊髓水肿和继发性损害：①激素治疗，地塞米松 10～20 mg，静脉滴注，连续 5～7 天后，改为口服，每次 0.75 mg，每天 3 次，维持 2 周左右。②脱水，20% 甘露醇 250 mL，静脉滴注，每天 2 次，连续 5～7 天。③甲泼尼龙冲击治疗，只适用于受伤 8 小时内者。每公斤体重 30 mg 剂量 1 次给药，15 分钟内静脉注射完毕，休息 45 分钟，在以后 23 小时内以 5.4 mg/（kg·h）剂量持续静脉滴注。④高压氧治疗，一般在伤后 4～6 小时内应用。

2.手术治疗

目前在于尽早解除对脊髓的压迫和稳定脊柱，手术方式和途径须视骨折的类型和受压部位而定。手术指征:①脊柱骨折-脱位有关节交锁者;②脊柱骨折复位后不满意或仍有不稳定因素存在者;③影像学显示有碎骨片突至椎管内压迫脊髓者;④截瘫平面不断上升,提示椎管内有活动性出血者。

二、护理评估

(一)一般评估

1.健康史

(1)一般情况:了解患者的年龄、职业特点、运动爱好、日常饮食结构、有无酗酒等。

(2)受伤情况:了解患者受伤的原因、部位和时间,受伤时的体位、症状和体征,搬运方式、现场及急诊室急救情况,有无昏迷史和其他部位复合伤等。

(3)既往史与服药史:有无脊柱受伤或手术史,近期是否因其他疾病而服用激素类药物,以及应用的剂量、时间和疗程。

2.生命体征(T、P、R、BP)与意识

评估患者的呼吸、血压、脉搏、体温及意识情况。包括呼吸形态、节律、频率、深浅,呼吸道是否通畅,患者能否有效咳嗽和排除分泌物;有无心动过缓和低血压;有无出汗,患者皮肤的颜色、温度;有无体温调节障碍。对伴有颅脑损伤的患者,可用格拉斯哥昏迷量表评估患者的意识情况。排尿和排便情况,患者有无尿潴留或充盈性尿失禁;尿液颜色、量和比重;有无便秘或大便失禁。

3.患者主诉

受伤的时间、原因和部位,受伤时的体位、症状和体征、搬运方式、现场及急诊室急救的情况,有无昏迷史和其他部位的合并伤。

4.相关记录

疼痛评分、全身皮肤及其他外伤情况。

(二)身体评估

1.视诊

受伤部位有无皮肤组织破损,局部肤色和温度,有无活动性出血及其他复合性损伤的迹象。

2.触诊

评估感觉和运动情况:患者的痛、温、触及位置觉的丧失平面及程度。

3.叩诊

患肢神经反射是否正常。

4.动诊

肢体感觉,活动和肌力的变化,双侧有无差异,有无腹胀和麻痹性肠梗阻征象。

5.神经系统检查

(1)躯体痛觉、温度觉、触觉及位置觉的丧失平面及程度,肢体运动、反射和括约肌功能损伤情况。

(2)脊髓功能丧失程度评估:可以用截瘫指数来表示。0代表功能完全或接近正常;1代表功能部分丧失;2代表完全或者接近完全瘫痪。一般记录肢体的自主运动,感觉及两便的三项功能情况,相加即为该患者的截瘫指数,范围在0～6之间。

(三)心理-社会因素

评估患者有无恐惧、紧张心理;评估患者和亲属对疾病的心理承受能力和对相关康复知识的认知程度,家庭及社会支持情况。

(四)辅助检查阳性结果评估

评估患者的影像学检查和实验室检查结果有无异常,以帮助判断病情和预后。

(五)治疗效果的评估

(1)患者躯体感觉、运动和各项生理功能康复情况。

(2)患者有无呼吸系统或泌尿系统功能障碍、压疮等并发症发生。

(3)患者是否按计划进行功能锻炼,有无活动障碍引起的并发症。

三、主要护理诊断

(一)低效性呼吸形态

低效性呼吸形态与脊髓损伤、呼吸肌无力、呼吸道分泌物存留有关。

(二)体温过高或体温过低

体温过高或体温过低与脊髓损伤、自主神经系统功能紊乱有关。

(三)尿潴留

尿潴留与脊髓损伤、逼尿肌无力有关。

(四)便秘

便秘与脊髓神经损伤、液体摄入不足、饮食和活动受限有关。

(五)有皮肤完整性受损的危险

皮肤完整性受损与肢体感觉及活动障碍有关。

(六)体象紊乱

体象紊乱与受伤后躯体运动障碍或肢体萎缩变形有关。

四、护理措施

(一)甲泼尼龙冲击治疗的护理

1.适应证

甲泼尼龙冲击治疗只适用于受伤 8 小时内者。

2.用法及用量

每公斤体重 30 mg 剂量,1 次给药,15 分钟内静脉注射完毕,休息 45 分钟,在以后 23 小时内以 5.4 mg/(kg·h)剂量持续静脉滴注。

3.注意事项

严格遵医嘱按要求输液,同时必须使用心电监护仪和输液泵,密切观察患者的生命体征变化,同时观察患者有无消化道出血、心律失常等并发症。

(二)术后护理

1.体位

瘫痪肢体保持关节于功能位,防止关节屈曲、过伸或过展。用矫正鞋或支足板固定足部,以防足下垂。

2.观察感觉与运动功能

脊髓受手术刺激易出现水肿反应,术后严密观察躯体及肢体感觉、运动情况,当出现瘫痪平面上升、肢体麻木、肌力减弱或不能活动时,应立即通知医师,及时处理。

3.引流管护理

观察引流量与引流液颜色,保持引流通畅,以防积血压迫脊髓。

4.活动

对于瘫痪肢体每天被动的全范围关节活动和肌肉按摩,以防止肌萎缩和关节僵硬,减少截瘫后并发症。对于未瘫痪部位,可以通过举哑铃和拉拉力器等方法增强上肢力量,通过挺胸和俯卧撑等增加背部力量,为今后的自理活动准备,增强患者的信心和对生活的热爱。

(三)并发症的预防与护理

1.呼吸衰竭与呼吸道感染

(1)病情观察:观察患者的呼吸功能,如呼吸频率、节律、深浅,有无异常呼吸音、呼吸困难等。若患者呼吸大于 22 次/分、鼻翼翕动、摇头挣扎、嘴唇发绀等,则立即吸氧,寻找和去除原因,必要时协助医师气管插管、气管切开或呼吸机辅助呼吸等。

(2)给氧:给予氧气吸入,根据血气分析结果调整给氧浓度、流量和持续时间,改善机体的缺氧状态。及时处理肠胀气、便秘,不用沉棉被压盖胸腹,以免影响患者呼吸。

(3)减轻脊髓水肿:遵医嘱给予地塞米松、甘露醇、甲泼尼龙等治疗,以避免因进一步脊髓损伤而抑制呼吸功能。

(4)保持呼吸道通畅:预防因气道分泌物阻塞而并发坠积性肺炎和肺不张。指导患者深呼吸和咳嗽咳痰,每 2 小时协助翻身叩背 1 次,遵医嘱雾化吸入,经常做深呼吸和上肢外展运动,以促进肺膨胀和有效排痰。对不能自行咳嗽咳痰或有肺不张者及时吸痰。对气管插管或气管切开者做好相应护理。

(5)控制感染:已经发生肺部感染者应遵医嘱选用合适的抗生素,注意保暖。

2.高热和低温

颈脊髓损伤后,自主神经系统功能紊乱,受伤平面以下毛细血管网舒张而无法收缩,皮肤不能出汗,对气温的变化丧失了调解和适应能力。室温>32 ℃时,闭汗使患者容易出现高热(>40 ℃);若未有效保暖,大量散热也可使患者出现低温(<35 ℃),这些都是病情危险的征兆。

患者体温升高时,以物理降温为主,如冰敷、乙醇或温水擦浴、冰盐水灌肠等,必要时予输液和冬眠药物。夏季将患者安置在阴凉或设有空调的房间。对低温患者以物理复温为主,如使用电热毯、热水袋或电烤架等逐渐复温,但要防止烫伤,同时注意保暖。

3.泌尿系统感染和结石

(1)留置导尿或间歇导尿:在脊髓休克期间应留置导尿,持续引流尿液并记录尿量,以防膀胱过度膨胀。2~3 周后改为每 4~6 小时开放 1 次尿管,或白天每 4 小时导尿 1 次,晚间 6 小时导尿 1 次,以防膀胱萎缩。

(2)排尿训练:根据脊髓损伤部位和程度不同,3 周后部分患者排尿功能可逐渐恢复,但是脊髓完全损伤者则需要进行排尿功能训练。当膀胱胀满时,鼓励患者增加腹压,用右手由外向内按摩下腹部,待膀胱缩成球状,紧按膀胱底向前下方挤压,在膀胱排尿后用左手按在右手背上加压。待尿不再排出时,可松手再加压 1 次,待尿排尽,训练自主性膀胱排尿,争取早日拔去导尿管,这种方法对马尾神经损伤者特别有效。同时,根据患者病情训练膀胱的反射排尿功能。

（3）预防感染：鼓励患者每天饮水量达 3 000 mL 以上，以稀释尿液；尽量排尽尿液，减少残余尿；每天清洁会阴部；根据需要更换尿袋及导尿管；必要时做膀胱冲洗，以冲出膀胱中积存的沉渣；定期检查残余尿量、尿常规和中段尿培养，及时发现泌尿系统感染征象。一旦发生感染，抬高床头，增加饮水或输液量，持续开放导尿管，遵医嘱使用广谱抗生素。长期留置尿管而又无法控制泌尿系统感染者，教会患者遵循无菌操作方法进行间歇导尿，也可作永久性耻骨上膀胱造瘘术。

4.便秘

指导患者多食富含膳食纤维的食物、新鲜水果和蔬菜，多饮水。在餐后 30 分钟做腹部按摩，从左到右，沿大肠行走的方向，以刺激肠蠕动。对顽固性便秘者可遵医嘱给予灌肠或缓泻剂。部分患者通过持续的训练可逐渐建立起反射性排便，方法为用手指按压肛门周围或者扩张肛门，刺激括约肌，反射性引起肠蠕动。当反射建立后用手指按压肛门时即可有大便排出。

5.压疮预防

（1）定时翻身：间歇性解除压迫是有效预防压疮的关键，故在卧床期间应每 2～3 小时翻身一次。翻身时采用轴线翻身法。

（2）合适的床铺：床单清洁干燥和舒适，有条件的可使用特制翻身床、明胶床垫、充气床垫、波纹气垫等。注意保护骨突出部位，使用气垫或棉圈等使骨突部位悬空，定时对受压的骨突部位进行按摩。保持个人清洁卫生和床单清洁干燥。

（3）增加营养：保证足够的营养素摄入，提高机体抵抗力。

（四）心理护理

帮助患者掌握正确的应对技巧，提高其自我护理能力，发挥其最大潜能。家庭成员和医务人员相信并认真倾听患者的诉说。可让患者和家属参与制订护理计划，帮助患者建立有效的社会支持系统，包括家庭成员、亲属、朋友、医务人员和同事等。

（五）健康教育

（1）指导患者出院后继续康复锻炼，并预防并发症的发生。

（2）指导患者练习床上坐起，使用轮椅、拐杖或助行器等移动工具，练习上下床和行走方法。

（3）指导患者和家属应用清洁导尿术进行间歇导尿，预防长期留置导尿管而引起泌尿系统感染。

（4）告知患者须定期返院检查，进行理疗有助于刺激肌肉收缩和功能恢复。

五、护理效果评估

（1）患者能否保持呼吸道通畅，维持正常呼吸功能。

（2）患者的体温能否维持在正常范围。

（3）患者是否能有效排尿或建立膀胱的反射性排尿功能。

（4）患者是否能有效排便。

（5）患者的皮肤是否清洁、完整，是否发生压疮。

（6）患者是否能接受身体及生活改变的现实。

（缪阳娟）

第十四节　断指再植

一、概念

断指再植是将离断的指体在光学显微镜的助视下重新接回原位,恢复血液循环,使之成活并恢复一定功能的高精细度手术。

二、护理措施

(一)术前护理

1.断指的保存方法

离断的手指不能用盐水或酒精浸泡,因为盐水和酒精会使细胞组织变性,手术成功率降低。断指经冷藏保存可以降低组织的代谢,减慢组织变性,为断指再植创造条件。但温度太低,断指可能被冻坏,保存的温度最好在 4 ℃左右。将离断的指体用干净布单或纱布包好,再用塑料袋包裹后周围放置冰块保存为宜,严禁将冰块和指体直接接触。

2.心理护理

因突然失去手指,病情急、出血多,面对残缺的指体,患者及家属会产生严重的恐惧、急躁心理。护士应以通俗易懂的语言向患者及家属讲解疾病相关知识,说明手术的必要性、方法及注意事项,耐心细致疏导患者的紧张心理,并引见同种病例患者做现身说法,给予心理支持,增加患者对手术的认识和信心,学会自我放松自我调节,从而使患者积极配合手术。

(二)术后护理

1.病室环境

病室整洁、安静、空气清新。室温保持在 24～26 ℃,相对湿度维持在 50%～60%。室内每天用紫外线消毒 1 次。患指上方用 60 W 烤灯照射 7～10 天,照射距离为 30～40 cm,以提高局部温度,促进血液循环。控制探视人员,保持病房相对无菌。

2.病室内严禁吸烟

有吸烟史的患者协助其戒烟。因为烟中的尼古丁等有害物质可使全身小动脉收缩,血管阻力增加,同时还可导致血小板凝集,血流变缓,造成吻合口血管的栓塞和痉挛,而诱发血管危象。因此,病室内严禁吸烟对断指再植的成活尤为重要。

3.体位护理

术后患者绝对卧床 1～2 周,抬高患肢 20°～30°,以促进静脉回流,防止或减轻肿胀。患肢切勿受压,以免影响其血液供应。

4.再植指的观察

(1)颜色:再植指皮肤颜色的变化是最容易观察到的客观指标。正常时再植指皮肤色泽应红润或与健侧皮肤颜色一致。皮肤颜色变淡或苍白,提示动脉痉挛或栓塞;皮肤出现散在性瘀点,提示静脉部分栓塞或早期栓塞;再植指体的皮肤颜色大片或整片变暗,乃至变成紫黑色,提示静脉完全性栓塞。

（2）温度：皮温的变化是直接反映再植指血液循环好坏的一个重要指标。再植指皮温应在 33～35 ℃之间，比健侧低 2 ℃以内。手术结束时皮温一般较低，通常在 3 小时以内恢复。测指温时应做到：定点、定时、定体位。患侧与健侧皮温突然相差 3 ℃以上时，即为动脉栓塞所致，应立即行手术探查；患侧与健侧皮温差逐渐增大，一般在 24 小时内达到 3 ℃，即为静脉栓塞所致。患侧肢体应用棉垫包裹保暖，以免暴露后皮温随外界温度变化而影响患指的血液循环。

（3）指腹张力：再植指指腹应饱满有弹性，如指腹张力明显增大且出现指体青紫肿胀，表示静脉回流障碍；如指腹张力下降且塌陷，指体由潮红转为苍白，表示动脉供血障碍。

（4）毛细血管回流测定：毛细血管充盈时间是判断再植指血液循环状态最直接的指标。正常情况下，用棉签或手指按压再植指体甲床或皮肤后，皮肤颜色在 2～3 秒内恢复正常。如果充盈时间延长甚至消失，提示发生动脉危象；如果充盈时间缩短，则提示发生静脉危象，应注意鉴别。

5.药物应用

（1）预防血管痉挛，可用罂粟碱 30 mg 肌内注射，间隔 6～8 小时，连续使用 1 周。

（2）抗凝药物：低分子右旋糖酐 500 mL 静脉滴注，既可以补充血容量又可以降低血液黏稠度，防止红细胞凝集。

（3）预防感染：遵医嘱使用抗生素。

（4）加强疼痛护理：因疼痛可致血管收缩，导致血管闭塞或血栓形成，可给予镇静或止痛剂，以减轻疼痛。

6.心理护理

断指再植患者大多数是青壮年，因担心手术是否成功、再植手指成活后的外观、功能恢复情况以及对今后生活工作是否带来影响，而产生不同程度的恐惧、紧张、烦躁、抑郁等心理。护理人员要耐心沟通，并告知不良心理状态对治疗效果的影响，使患者情绪保持稳定，积极配合治疗。

7.饮食指导

鼓励患者进食高蛋白、高热量、高维生素饮食，多饮水、多进食粗纤维食物，防止便秘，指导患者排便训练，保持大便通畅，避免排便时用力诱发血管危象。禁止饮酒和含咖啡因的液体，忌食冷饮、辛辣等刺激性食物，以防血管痉挛。

三、功能锻炼

功能锻炼是一个循序渐进的过程，须遵循个体性、渐进性、全面性三大原则。

（1）术后 10 天，指导患者主动活动患手腕关节、健指的指间关节与掌指关节，每天 2 次，每次15 分钟。

（2）术后第三周，患指在健指的配合下做提拿或挟持沙袋的练习，沙袋的重量为 50～100 g，继续主动运动患手各个正常关节，每天 3 次。

（3）术后 3～6 周内重点防治再植指的关节僵直、肌腱粘连和肌肉萎缩。对已行骨折内固定的再植指也可做轻微的被动活动。待骨折愈合克氏针拔除后逐渐加大活动量，指导患者做捏、握、抓的训练，如：捏皮球、握弹力圈、捡核桃、开锁等，每天 3～5 次，每次 10 分钟。

（4）术后 6～12 周进行促进神经功能恢复的活动，加强运动和感觉及温度觉的训练，有明显主动活动后，指导患者进行捡东西、写字等由简到繁的作业训练，如：捡火柴梗、花生、绿豆，穿针引线等，以促进功能的尽快恢复。术后 3 个月可进行正常的生活与工作，从而使伤手的功能获得较满意的恢复。

四、出院指导

(1)饮食:合理饮食,增加营养,提高机体抵抗力。

(2)药物:患者需继续进行神经营养药物治疗,详细介绍药物的用法、剂量作用,以及可能发生的不良反应和停药指征。

(3)加强功能锻炼:对患者及其家属反复进行指导,嘱其按照功能训练计划,循序渐进地进行功能锻炼。

(4)定期复查。

五、安全提示

（一）有皮肤受损的危险

患者术后一周内须绝对卧床,应定时协助患者翻身擦背,保持床单位干净、整洁。

（二）有血管危象的危险

断指再植风险较大,术后有可能发生动、静脉危象而导致再植指坏死。

（三）有烫伤、冻伤的危险

术后患指感觉功能恢复较慢,热水洗手时要先用健手测试水温以防烫伤,冬季外出时要戴棉手套保暖以防冻伤。

（四）有肌腱粘连的危险

骨折愈合钢针拔除后要根据医师的指导及时进行循序渐进的功能锻炼,以防关节僵直及肌腱粘连,影响再植指功能。

（马　楠）

第十章

妇科护理

第一节 阴 道 炎

一、概述

(一)定义

1.滴虫阴道炎

滴虫阴道炎是由阴道毛滴虫引起的常见阴道炎症,也是常见的性传播疾病。约 60％的患者合并有细菌性阴道病。

2.外阴阴道假丝酵母菌病

外阴阴道假丝酵母菌病是由假丝酵母菌引起的常见外阴阴道炎症。国外资料显示,约 75％的妇女一生中至少患过 1 次阴道假丝酵母菌病,45％的妇女经历过 2 次或 2 次以上的发病。

3.细菌性阴道病

细菌性阴道病为阴道内正常菌群失调所致的一种混合感染,但临床及病理特征无炎症改变。

4.萎缩性阴道炎

常见于自然绝经或人工绝经后妇女,也可见于产后闭经或药物假绝经治疗的妇女。

(二)主要发病机制

1.滴虫阴道炎

病原体为阴道毛滴虫,滴虫寄生在阴道皱襞及腺体中,月经后 pH 为 5.2～6.6,使隐藏的滴虫得以生长繁殖,引起炎症发作;同时滴虫能消耗氧或吞噬阴道上皮细胞内的糖原,阻碍乳酸生成,致阴道 pH 升高,同时使阴道成为厌氧环境,致厌氧菌繁殖,约 60％的患者合并细菌性阴道病。性交直接传播是主要的传播方式,也可间接传播。

2.外阴阴道假丝酵母菌病(VVC)

病原体为假丝酵母菌,属机会致病菌,当阴道 pH 为 4.0～4.7 时,易诱发感染(内源性)。10％～20％的非孕妇女及 30％的孕妇阴道中有此菌寄生,但菌量极少,并不引起症状。

3.细菌性阴道病(BV)

由阴道内乳杆菌减少,加德拉杆菌及厌氧菌等增加所致的内源性混合感染。促使阴道菌群发生变化的原因不清,推测可能与频繁性交、多个性伴侣或阴道灌洗使阴道环境碱化有关。

4.萎缩性阴道炎

萎缩性阴道炎为雌激素水平降低、局部抵抗力下降引起的以需氧菌感染为主的炎症。

(三)治疗原则

1.滴虫阴道炎

切断传染途径,杀灭阴道毛滴虫,恢复阴道正常酸碱度,保持阴道自净功能。需全身用药、局部用药,强调性伴侣治疗。

2.外阴阴道假丝酵母菌病

去除诱因,根据病情选择局部或全身应用抗真菌药物。

3.细菌性阴道病

主要采用针对厌氧菌的治疗。

4.萎缩性阴道炎

补充雌激素,增加阴道抵抗力,抑制细菌生长。

二、护理评估

(一)健康史

1.一般资料

年龄、月经史、婚育史,是否处在妊娠期。

2.既往疾病史

是否患有糖尿病,有无卵巢手术史或盆腔放疗史。

3.特殊治疗史

是否使用雌激素、免疫抑制剂或长期应用抗生素等。

4.阴道炎病史

既往有无阴道炎、曾做过何种检查、治疗经过及效果;本次症状出现与月经周期的关系。

5.个人生活史

了解个人卫生习惯。

(二)生理状况

1.症状

(1)滴虫阴道炎:阴道分泌物增多,呈稀薄脓性、黄绿色、泡沫状、有臭味,当混合有其他细菌感染时,白带可呈黄绿色;阴道口及外阴瘙痒;尿频、尿痛,有时可见血尿;不孕(阴道毛滴虫能吞噬精子,影响精子在阴道内存活)。

(2)外阴阴道假丝酵母菌病:外阴瘙痒、灼痛、性交痛及尿痛;阴道分泌物增多,白色稠厚,呈凝乳或豆腐渣样。

(3)细菌性阴道病:10%～40%的患者无临床症状。有症状者主要表现为阴道分泌物增多,呈灰白色、匀质、稀薄,常黏附于阴道壁,但黏度很低,容易从阴道壁拭去,有鱼腥臭味;轻度外阴瘙痒或烧灼感。

(4)萎缩性阴道炎:阴道分泌物增多,稀薄,呈淡黄色,感染严重者呈脓血性白带;外阴瘙痒、灼热感;伴性交痛。

2.体征

(1)滴虫阴道炎:检查见阴道黏膜充血,严重者有散在出血点,形成草莓样宫颈。

(2)外阴阴道假丝酵母菌病:检查见外阴红斑、水肿,常伴有抓痕,严重者可见皮肤皲裂、表皮脱落;阴道黏膜红肿、小阴唇内侧及阴道黏膜附有白色块状物,擦去后见黏膜红肿,急性期还可见到糜烂或浅表溃疡。

(3)细菌性阴道病:检查见阴道黏膜无充血的炎性改变。

(4)萎缩性阴道炎:检查见阴道呈萎缩性改变,上皮皱襞消失、萎缩、菲薄;阴道黏膜充血,有散在小出血点和点状出血斑,有时可见表浅溃疡。

3.辅助检查

(1)滴虫阴道炎:阴道分泌物湿片法,镜下见到活动的阴道毛滴虫。

(2)外阴阴道假丝酵母菌病:阴道分泌物检查,发现假丝酵母菌的芽孢或假菌丝。

(3)细菌性阴道病:线索细胞阳性;阴道 pH>4.5(通常为 4.7~5.7,多为 5.0~5.5);胺臭味试验阳性。

(4)萎缩性阴道炎:阴道分泌物检查镜下见大量基底细胞及白细胞而无滴虫及假丝酵母菌。

(三)高危因素

1.滴虫阴道炎

不良性行为、不良卫生习惯。

2.外阴阴道假丝酵母菌病

常见发病诱因有妊娠、糖尿病、大量应用免疫抑制剂及广谱抗生素。

3.细菌性阴道病

频繁性交、多个性伴侣或阴道灌洗。

4.萎缩性阴道炎

绝经、卵巢手术、盆腔放疗、药物性闭经。

(四)心理-社会因素

1.对健康问题的感受

是否认为是小问题,不予重视而延误治疗。

2.对疾病的反应

是否因与性相关而羞于就诊;是否因疾病反复发作或久治不愈而产生心理压力,出现焦虑和抑郁症状。

3.家庭、社会及经济状况

是否存在性伴侣同时治疗障碍。

三、护理措施

(一)一般护理

妇科常规护理。

(二)症状护理

1.阴道分泌物增多

观察阴道分泌物颜色、性状、气味及量,选择合适的药液进行阴道冲洗。滴虫性阴道炎、细菌性阴道病及萎缩性阴道炎,选 1.0%乳酸液或 0.1%~0.5%醋酸液,增加阴道酸度;阴道假丝酵母菌病选碱性溶液。在不清楚阴道炎的种类时,不可滥用冲洗液,指导患者勤换会阴垫及内裤,保持外阴清洁干燥。

2.外阴瘙痒与灼痛

嘱患者尽量避免搔抓,防止外阴部皮肤破损,炎症急性期减少活动,避免摩擦外阴。

(三)用药护理

1.明确阴道炎的类型

遵医嘱用药,选择合适的用药方法及时间。

(1)滴虫阴道炎:主要药物为甲硝唑及替硝唑。方法:全身用药。初次治疗可选择甲硝唑或替硝唑2 g,单次口服;或甲硝唑 400 mg,每天 2 次,连服 7 天。口服药物的治愈率为 90%～95%。对妊娠期阴道炎患者,为防止新生儿呼吸道和生殖道感染,可应用甲硝唑 2 g 顿服,或甲硝唑 400 mg,每天 2 次,连服 7 天。

(2)外阴阴道假丝酵母菌病(VVC):主要药物为抗真菌药,唑类药物的疗效高于制霉菌素。全身用药和局部用药疗效相似。局部用药:可选用咪康唑栓剂,每晚 1 粒(200 mg),连用 7 天;或每晚 1 粒(400 mg),连用 3 天;或每晚 1 粒(1 200 mg),单次用药。全身用药:对不能耐受局部用药者、未婚妇女及不愿意采用局部用药者可选用口服药物。常用药物:氟康唑 150 mg,顿服。妊娠合并 VVC,以局部治疗为主,以 7 天疗程最佳,禁服唑类药物。

(3)细菌性阴道病(BV):选用抗厌氧菌药物,首选甲硝唑。全身用药:甲硝唑 400 mg,口服,每天 2～3 次,连服 7 天。局部用药:含甲硝唑栓剂 200 mg,每晚 1 次,连用 7 天。

(4)萎缩性阴道炎:补充雌激素,用雌三醇软膏局部涂抹,每天 1～2 次,连用 14 天。抑制细菌生长,用诺氟沙星 100 mg,放于阴道深部,每天 1 次,7～10 天为 1 个疗程。可选用中药,如保妇康栓。

2.用药指导

(1)教会患者阴道用药的正确方法,对不能自理者,协助用药。

(2)告知患者口服甲硝唑期间及停药 24 小时内、替硝唑用药期间及停药 72 小时内,禁止饮酒;哺乳期间用药,应暂停哺乳。

(3)乳癌或子宫内膜癌患者慎用雌激素制剂。

3.用药观察

出现不良反应,立即停药并通知医师。常见药物不良反应如下。

(1)胃肠道反应:如食欲减退、恶心、呕吐。

(2)双硫仑样反应:又称戒酒硫样反应,主要是使用头孢菌素类抗生素,包括头孢哌酮、头孢曲松、头孢噻肟等及甲硝唑、酮康唑等药物后。如果喝酒,可出现胸闷胸痛、心慌气短、面部潮红、头痛头晕、腹痛恶心等一系列症状。

(3)药物变态反应:包括局部皮肤症状和全身症状。

(4)偶见头痛、皮疹、白细胞计数减少等。

(四)心理护理

(1)向患者解释疾病与健康的问题,说明小病早治,可防大病,引导患者重视问题并轻松面对。

(2)加强疾病知识宣传,引导患者规范治疗;对卵巢切除、放疗患者给予安慰,告知雌激素替代治疗可缓解内分泌的失衡,减轻因疾病带来的烦恼,消除心理压力,增强治疗疾病的信心。

（3）与家属沟通，让其多关心患者，包括说服其性伴侣同时治疗。

四、健康指导

（一）宣教

向患者讲解阴道炎的疾病知识，告知按医嘱正规彻底治疗的重要性，指导患者掌握用药方法，按疗程坚持治疗。

（二）指导患者配合检查

嘱取分泌物前 24～48 小时内避免性生活、阴道灌洗或局部用药。

（三）个人卫生及生活指导

指导患者加强自我护理，保持外阴清洁、干燥，勤换内裤，积极锻炼身体，增强机体抵抗力。告知患者滴虫阴道炎复发多为重复感染，故换下的内裤及洗涤用的毛巾应煮沸 5～10 分钟以消灭病原体。

（四）性卫生及性伴侣治疗指导

（1）滴虫阴道炎主要由性行为传播，性伴侣要同时治疗，并告知患者及其性伴侣治愈前应避免无保护性交。

（2）外阴阴道假丝酵母菌病约 15％ 的男性与女性患者接触后患病，对有症状的男性应进行检查和治疗，预防女性重复感染。

（3）细菌性阴道病虽与有多个性伴有关，但对性伴侣的治疗并未改善治疗效果及降低复发，因此不做常规治疗。

（五）随访指导

（1）性活跃的滴虫阴道炎患者，在最初感染 3 个月后应重新进行筛查。

（2）外阴阴道假丝酵母菌病患者，若症状持续存在或诊断后 2 个月内复发，需再次复诊；对复发性 VVC 在治疗结束后 7～14 天、1 个月、3 个月和 6 个月各随访 1 次，3 个月及 6 个月时建议同时进行真菌培养。

（3）细菌性阴道病患者，治疗后无症状者无需常规随访，但对妊娠合并 BV 需要随访治疗效果。

五、注意事项

（1）病史收集一定要全面，以便全面评估疾病可能的感染途径。

（2）对有明显诱因的阴道炎，应了解医师的治疗方案，积极配合去除诱因，包括治疗糖尿病，及时停用广谱抗生素、雌激素及类固醇皮质激素等，完成相关护理。

（3）对妊娠合并阴道炎患者的用药应高度关注，若为妊娠合并滴虫阴道炎，在应用甲硝唑等药物治疗时，应了解是否已取得患者和家属的知情同意；若为妊娠合并外阴阴道假丝酵母菌病的患者，应禁用口服唑类药物。

（4）对复发性外阴阴道假丝酵母菌病实施治疗前，应查看有无真菌培养确诊结果。治疗期间应关注定期复查监测疗效，密切观察药物不良反应，一旦发现不良反应，立即通知医师，确定是否停药。

（5）滴虫阴道炎可合并其他性传播疾病，治疗护理中应注意患者有无其他性传播疾病，做好相应的防护。

（王　爽）

第二节　子宫颈炎

一、概述

(一)定义

子宫颈炎是指子宫颈发生的急性或慢性炎症,是妇科常见疾病之一,包括宫颈阴道部炎症及宫颈管黏膜炎症。临床上分为急性子宫颈炎和慢性子宫颈炎。临床多见的子宫颈炎是急性子宫颈管黏膜炎,若急性子宫颈炎未经及时诊治或病原体持续存在,可导致慢性子宫颈炎症。

(二)主要发病机制

(1)由于宫颈管黏膜上皮为单层柱状上皮,抗感染能力较差,当遇到多种病原体侵袭、物理化学因素刺激、机械性子宫颈损伤、子宫颈异物等,引起子宫颈局部充血、水肿,上皮变性、坏死,黏膜、黏膜下组织、腺体周围大量中性粒细胞浸润,或子宫颈间质内有大量淋巴细胞、浆细胞等慢性炎细胞浸润,可伴有子宫颈腺上皮及间质增生和鳞状上皮化生。因子宫颈阴道部鳞状上皮与阴道鳞状上皮相延续,亦可由阴道炎症引起宫颈阴道部炎症。

(2)病原体种类。①性传播疾病的病原体:主要是淋病奈瑟菌及沙眼衣原体;②内源性病原体:与细菌性阴道病病原体、生殖道支原体感染有关。

(三)治疗原则

1.急性宫颈炎

主要为抗生素药物治疗。可根据不同情况采用经验性抗生素治疗及针对病原体的抗生素治疗。

2.慢性宫颈炎

不同病变采用不同治疗方法。以局部治疗为主,方法有物理治疗、药物治疗、手术治疗。对表现为糜烂样改变者,若为无症状的生理性柱状上皮异位,无须处理。

二、护理评估

(一)健康史

1.一般资料

年龄、月经史、婚育史,是否处在妊娠期。

2.既往疾病史

详细了解有无阴道炎、性传播疾病及子宫颈炎症的病史,包括发病时间、病程经过、治疗方法及效果。

3.既往手术史

详细询问分娩手术史,了解阴道分娩时有无宫颈裂伤;是否做过妇科阴道手术操作及有无宫颈损伤、感染史。

4.个人生活史

了解个人卫生习惯,分析可能的感染途径。

（二）生理状况

1.症状

（1）急性子宫颈炎：阴道分泌物增多，呈黏液脓性，阴道分泌物的刺激可引起外阴瘙痒及灼热感；可出现月经间期出血、性交后出血等症状；常伴有尿道症状，如尿急、尿频、尿痛。

（2）慢性子宫颈炎：患者多无症状，少数患者可有阴道分泌物增多，呈淡黄色或脓性，偶有接触性出血、月经间期出血，偶有分泌物刺激引起外阴瘙痒或不适。

2.体征

（1）急性子宫颈炎：检查见脓性或黏液性分泌物从子宫颈管流出；用棉拭子擦拭子宫颈管时，容易诱发子宫颈管内出血。

（2）慢性子宫颈炎：检查可见宫颈呈糜烂样改变，或有黄色分泌物覆盖子宫颈口或从宫颈管流出，也可见子宫颈息肉或子宫颈肥大。

3.辅助检查

（1）实验室检查：分泌物涂片做革兰氏染色，中性粒细胞每高倍视野＞30；阴道分泌物湿片检查白细胞每高倍视野＞10；做淋菌奈瑟菌及沙眼衣原体检测，以明确病原体。

（2）宫腔镜检查：镜下可见血管充血，宫颈黏膜及黏膜下组织、腺体周围大量中性粒细胞浸润，腺腔内可见脓性分泌物。

（3）宫颈细胞学检查：宫颈刮片、宫颈管吸片，与宫颈上皮瘤样病变或早期宫颈癌相鉴别。

（4）阴道镜及活组织检查：必要时进行，以明确诊断。

（三）高危因素

（1）性传播疾病，年龄小于 25 岁，多位性伴侣或新性伴侣且为无保护性交。

（2）细菌性阴道病。

（3）分娩、流产或手术致子宫颈损伤。

（4）卫生不良或雌激素缺乏，局部抗感染能力差。

（四）心理-社会因素

1.对健康问题的感受

是否存在因无明显症状，而不重视或延误治疗。

2.对疾病的反应

是否因病变在宫颈，又涉及生殖器官与性，而不愿及时就诊；或因阴道分泌物增多引起不适；或治疗效果不明显而烦躁不安；或遇有白带带血或接触性出血时，担心疾病的严重程度，疑有癌变而恐惧、焦虑。

3.家庭、社会及经济状况

家人对患者是否关心，家庭经济状况及是否有医疗保险。

三、护理措施

（一）一般护理

妇科常规护理。

（二）症状护理

同阴道炎的护理。

（三）用药护理

药物治疗主要用于急性子宫颈炎。

1.遵医嘱用药

选择合适的用药方法及时间。

（1）经验性抗生素治疗：在未获得病原体检测结果前，采用针对衣原体的经验性抗生素治疗，阿奇霉素1 g，单次顿服，或多西环素100 mg，每天2次，连服7天。

（2）针对病原体的抗生素治疗：临床上除选用抗淋病奈瑟菌的药物外，同时应用抗衣原体感染的药物。对于单纯急性淋病奈瑟菌性子宫颈炎，常用药物有头孢菌素，如头孢曲松钠250 mg，单次肌内注射，或头孢克肟400 mg，单次口服等；对沙眼衣原体所致子宫颈炎，治疗药物有四环素类，如多西环素100 mg，每天2次，连服7天。

2.用药观察

注意观察药物的不良反应，若出现不良反应，立即停药并通知医师。

3.用药注意事项

注意药物的半衰期及有效作用时间；注意药物的配伍禁忌；抗生素应现配现用。

4.用药指导

若病原体为沙眼衣原体及淋病奈瑟菌，应对性伴侣进行相应的检查和治疗。

（四）物理治疗及手术治疗的护理

（1）慢性子宫颈炎：应根据不同病变采用不同的治疗方法。①宫颈糜烂样改变：若为无症状的生理性柱状上皮异位，无须处理；对伴有分泌物增多、乳头状增生或接触性出血，可给予局部物理治疗，包括激光、冷冻、微波等，也可以给予中药作为物理治疗前后的辅助治疗。②慢性子宫颈黏膜炎：针对病因给予治疗，若病原体不清可试用物理治疗，方法同上。③子宫颈息肉：配合医师行息肉摘除术。④子宫颈肥大：一般无须治疗。

（2）物理治疗的护理操作及配合，按照设备使用说明书及操作规程进行。

（3）物理治疗后应详细向患者说明注意事项。

（五）心理护理

（1）加强疾病知识宣传，引导患者正确认识疾病，及时就诊，接受规范治疗。

（2）向患者解释疾病与健康的问题，鼓励患者表达自己的想法。对病程长、迁延不愈的患者，给予关心和耐心解说，告知疾病的过程及防治措施；对病理检查发现宫颈上皮有异常增生的病例，告知通过密切监测，坚持治疗，可阻断癌变途径，以缓解焦虑心理，增加治疗的信心。

（3）与家属沟通，让其多关心患者，支持患者，坚持治疗，促进康复。

四、健康指导

（1）向患者讲解子宫颈炎的疾病知识，告知及时就诊和规范治疗的重要性。

（2）个人卫生指导：嘱患者保持外阴清洁，每天清洗外阴2次，养成良好的卫生习惯，尤其是经期、孕产期及产褥期卫生，避免感染发生。

（3）随访指导：告知患者，物理治疗后有分泌物增多，甚至有多量水样排液，在术后1~2周脱痂时可有少量出血，是创面愈合的过程，不必应诊；如出血量多于月经量则需到医院就诊处理；在物理治疗后2个月内禁止性生活、盆浴和阴道冲洗；治疗后经过2个月经周期，于月经干净后3~7天来院复查，评价治疗效果，效果欠佳者可进行第二次治疗。

(4)体检指导:坚持每1~2年做1次体检,及早发现异常,及早治疗。

五、注意事项

(1)物理治疗的注意事项:①治疗前,应常规做宫颈刮片行细胞学检查。②在急性生殖器炎症期不做物理治疗。③治疗时间应选在月经干净后3~7天内进行。④物理治疗后可出现阴道分泌物增多,甚至有大量水样排液,在术后1~2周脱痂时可有少许出血。⑤应告知患者,创面完全愈合时间为4~8周,期间禁盆浴、性交和阴道冲洗。⑥物理治疗有引起术后出血、宫颈管狭窄、感染的可能,应定期复查,观察创面愈合情况直到痊愈,同时检查有无宫颈管狭窄。

(2)配合医师行息肉摘除术时,取下组织应及时送病理检查。

（王　爽）

第三节　盆腔炎性疾病

一、概述

（一）定义

盆腔炎性疾病(PID)是指女性上生殖道的一组炎性疾病,主要包括子宫内膜炎、输卵管炎、输卵管卵巢脓肿、盆腔腹膜炎。最常见的是输卵管炎及输卵管卵巢囊肿。

（二）主要发病机制

女性生殖系统具有比较完善的自然防御功能,当自然防御功能遭到破坏,或机体免疫力降低、内分泌发生变化或外源性病原体入侵而导致子宫内膜、输卵管、卵巢、盆腔腹膜、盆腔结缔组织发生炎症。感染严重时,可累及周围器官和组织,当病原体毒性强、数量多、患者抵抗力低时,常发生败血症及脓毒血症,若未得到及时治疗可能发生盆腔炎性疾病后遗症。

（三）治疗原则

1.急性盆腔炎

主要为及时足量的抗生素药物治疗,必要时手术治疗。

2.盆腔炎性疾病后遗症

多采用综合性治疗方案控制炎症,同时注意增强身体抵抗力,缓解症状。

二、护理评估

（一）健康史

(1)了解既往疾病史、用药史、月经史及药物过敏史。

(2)了解流产、分娩的时间、经过及处理。

(3)了解本次患病的起病时间、症状、疼痛性质、部位、有无全身症状。

（二）生理状况

1.症状

(1)轻者无症状或症状轻微不易被发现,常表现为持续性下腹痛,活动或性交后加重;发热、阴道分泌物增多等。

(2)重者可表现为寒战、高热、头痛、食欲减退;月经期发病者可表现为经量增多、经期延长;腹膜炎者出现消化道症状,如恶心、呕吐、腹胀等;若囊肿形成,可有下腹包块及局部刺激症状。

2.体征

(1)急性面容、体温升高、心率加快。

(2)下腹部压痛、反跳痛及肌紧张。

(3)检查见阴道充血;大量脓性臭味分泌物从宫颈口外流;穹隆有明显触痛;宫颈充血、水肿、举痛明显;子宫体增大有压痛且活动受限;一侧或双侧附件增厚,有包块,压痛。

3.辅助检查

(1)实验室检查:宫颈黏液脓性分泌物,或阴道分泌物0.9%氯化钠溶液湿片中见到大量白细胞;红细胞沉降率升高;血C反应蛋白升高;宫颈分泌物培养或革兰氏染色涂片淋病奈瑟菌阳性或沙眼衣原体阳性。

(2)阴道超声检查:显示输卵管增粗、输卵管积液,伴或不伴有盆腔积液、输卵管卵巢肿块。

(3)腹腔镜检查:输卵管表面明显充血;输卵管壁水肿;输卵管伞端或浆膜面有脓性渗透物。

(4)子宫内膜活组织检查证实子宫内膜炎。

(三)高危因素

(1)年龄:盆腔炎性疾病高发年龄为15~25岁。

(2)性活动及性卫生:初次性交年龄小、有多个性伴侣、性交过频及性伴侣有性传播疾病;有使用不洁的月经垫、经期性交等。

(3)下生殖道感染:性传播疾病,如淋病奈瑟菌性宫颈炎、衣原体性宫颈炎及细菌性阴道病。

(4)子宫腔内手术操作后感染:刮宫术、输卵管通液术、子宫输卵管造影术、宫腔镜检查、人工流产、放置宫内节育器等手术时,消毒不严格或术前适应证选择不当,导致感染。

(5)邻近器官炎症直接蔓延,如阑尾炎、腹膜炎等蔓延至盆腔。

(6)盆腔炎性疾病再次发作。

(四)心理-社会因素

1.对健康问题的感受

是否存在因无明显症状或症状轻,而不重视致延误治疗。

2.对疾病的反应

是否由于慢性疾病过程长,患者思想压力大而产生焦虑、烦躁情绪;若病情严重,则担心预后,患者往往有恐惧、无助感。

3.家庭、社会及经济状况

是否存在因炎症反复发作,严重影响妇女生殖健康甚至导致不孕,且增加家庭与社会经济负担。

三、护理措施

(一)一般护理

妇科常规护理。

(二)症状护理

(1)分泌物增多,同阴道炎护理。

（2）支持疗法：卧床休息，取半卧位，有利于脓液积聚于直肠子宫陷凹，使炎症局限；给高热量、高蛋白、高维生素饮食或半流质饮食，及时补充丢失的液体；对出现高热的患者，采取物理降温，出汗时及时更衣，保持身体清洁舒服；若患者腹胀严重，应行胃肠减压。

（3）症状观察：密切监测生命体征，测体温、脉搏、呼吸、血压，每 4 小时 1 次；物理降温后30 分钟测体温，以观察降温效果。若患者突然出现腹痛加剧、寒战、高热、恶心、呕吐、腹胀，应立即报告医师，同时做好剖腹探查的准备。

（三）用药护理

1.门诊治疗

指导患者遵医嘱用药，了解用药方案并告知注意事项。

（1）常用方案：头孢西丁钠 2 g，单次肌内注射，同时口服丙磺舒 1 g，然后改为多西环素 100 mg，每天 2 次，连服 14 天，可同时加服甲硝唑 400 mg，每天 2～3 次，连服 14 天；或选用其他第三代头孢菌素与多西环素、甲硝唑合用。

（2）注意事项：详见阴道炎护理的相关内容。

2.住院治疗

严格遵医嘱用药，了解用药方案并密切观察用药反应。

（1）头孢霉素类或头孢菌素类药物：头孢西丁钠 2 g，静脉滴注，每 6 小时 1 次。头孢替坦二钠 2 g，静脉滴注，每 12 小时 1 次。加多西环素 100 mg，每 12 小时 1 次，静脉滴注或口服。对不能耐受多西环素者，可用阿奇霉素替代，每次 500 mg，每天 1 次，连用 3 天。对输卵管卵巢脓肿患者，可加用克林霉素或甲硝唑。

（2）克林霉素与氨基糖苷类药物联合方案：克林霉素 900 mg，每 8 小时 1 次，静脉滴注；庆大霉素先给予负荷量（2 mg/kg），然后予维持量（1.5 mg/kg），每 8 小时 1 次，静脉滴注；临床症状、体征改善后继续静脉应用 24～48 小时，克林霉素改口服，每次 450 mg，1 天 4 次，连用 14 天；或多西环素 100 mg，每 12 小时 1 次，连续用药 14 天。

3.观察药物疗效

若用药后 48～72 小时，体温持续不降，患者症状加重，应及时报告医师处理。

4.中药治疗

主要为活血化瘀、清热解毒药物。可遵医嘱指导服中药或用中药外敷腹部，若须进行中药保留灌肠，按保留灌肠操作规程完成。

（四）手术护理

1.了解手术指征

（1）药物治疗无效：经药物治疗 48～72 小时，体温持续不降，患者中毒症状加重或包块增大者。

（2）脓肿持续存在：经药物治疗病情好转，继续控制炎症 2～3 周，包块仍未消失但已局限化。

（3）囊肿破裂：突然腹痛加剧、寒战、高热、恶心、呕吐、腹胀，检查腹部拒按或有中毒性休克表现。

2.术前护理

（1）饮食护理：外阴、阴道手术及恶性肿瘤手术或可能涉及肠道的手术，术前 3 天进无渣半流质饮食，术前一天进流质饮食，手术前 8 小时禁食，术前 4 小时禁饮。

（2）皮肤准备：腹部手术备皮范围是上起剑突水平，两侧至腋中线，下至大腿内上侧 1/3 及会阴部。阴道手术上起耻骨联合上 10 cm，两侧至腋中线，下至外阴部、肛门周围、臀部及大腿内侧上 1/3。腹腔镜手术患者重点做好脐周清洁，清除脐窝污垢。

（3）肠道准备：清洁肠道应遵医嘱于术前 3 天、术前 1 天、手术当日灌肠或清洁灌肠，也可以口服缓泻剂代替多次灌肠。

（4）阴道准备：遵医嘱术前 1 天或 3 天行阴道冲洗或擦洗，每天 1～2 次。

3.术后护理

（1）床边交班：术毕返回病房，责任护士向手术室护士及麻醉师详细了解术中情况，包括麻醉类型、手术范围、术中出血量、尿量、用药情况、有无特殊注意事项等；及时为患者测量血压、脉搏、呼吸；观察患者神志；检查输液、腹部伤口、引流管、背部麻醉管、镇痛泵、阴道流血情况等，认真做好床边交班并详细记录。

（2）术后体位：术后回病房根据麻醉方式决定体位，硬膜外麻醉者去枕平卧 6～8 小时，全麻患者未清醒时应去枕平卧，头偏向一侧。然后根据不同手术指导患者采取不同体位，如外阴癌根治术应采取平卧位，腹部手术可采取半卧位。

（3）监测生命体征：通常术后每 15～30 分钟测量一次脉搏、呼吸、血压，观察患者神经精神状态，4～6 小时平稳后可根据手术大小及病情改为每 4 小时 1 次或遵医嘱监测并记录。

（4）饮食护理：术后 6 小时禁食禁饮，根据病情遵医嘱开始进食流质，然后半流质饮食，最后过渡到普食。

（5）伤口护理：观察伤口有无渗血、渗液或敷料脱落情况，有无阴道流血，发现异常应报告医师及时处理。

（6）导尿管护理：保持导尿管通畅，观察并记录尿量、颜色、性质，手术当日每小时尿量应不少于100 mL，至少 50 mL，如有异常，及时通知医师。根据手术范围及病情术后留置尿管 1～14 天，保持会阴清洁，每天 2 次会阴擦洗，防止发生尿路感染，尿管拔除后 4～6 小时应督促并协助患者自行排尿，以免发生尿潴留。

（7）引流管护理：包括盆、腹腔引流管，可经腹部或阴道放置，合理固定引流管，注意保持引流管通畅，避免扭曲、受压及脱落，注意观察引流液的颜色、性状及量并做好记录。一般 24 小时内引流液不超过200 mL，性状应为淡血性或浆液性，引流量逐渐减少，根据引流量，一般留置 24～48 小时，引流量<10 mL便可拔除。拔管后，注意观察置管伤口的愈合情况。

（8）活动指导：鼓励尽早下床活动，暂时不能下床的患者需勤翻身、四肢适当活动，可以改善胃肠功能，预防或减轻腹胀，协助并教会患者做踝足运动，预防静脉血栓的发生。术后第一次下床的患者起床需缓慢，有护士或家属陪护，防止因直立性低血压引起晕厥。

（9）疼痛护理：伤口疼痛，通常术后 24 小时内最为明显，可以更换体位减轻伤口张力，遵医嘱给予止痛药；腹腔镜手术术后 1～2 天因二氧化碳气腹原因可引起双肋部及肩部疼痛，即串气痛，多可自行缓解，适当活动四肢可减轻症状，必要时使用镇痛剂。

（10）腹胀护理：如出现腹胀不能缓解，可采取肛管排气、肌内注射新斯的明等护理措施。

（五）心理护理

（1）关心患者，倾听患者诉说，鼓励患者表达内心感受，通过与患者进行交流，建立良好的护患关系，尽可能满足患者的合理需求。

（2）加强疾病知识宣传，解除患者思想顾虑，增加其对治疗的信心。

（3）与家属沟通，指导家属关心患者，与患者及家属共同探讨适合个人的治疗方案，取得家人的理解和帮助,减轻患者心理压力。

四、健康指导

(1)向患者讲解盆腔炎性疾病的疾病知识,告知及时就诊和规范治疗的重要性。

(2)个人卫生指导:保持会阴清洁做好经期、孕期及产褥期的卫生宣传。

(3)性生活指导及性伴侣治疗:注意性生活卫生,月经期禁止性交。

(4)饮食生活指导:给予高热量、高蛋白、高维生素饮食,增加营养,积极锻炼身体,注意劳逸结合,不断提高机体抵抗力。

(5)随访指导:对于抗生素治疗的患者,应在 72 小时内随诊,明确有无体温下降、反跳痛减轻等临床症状改善。若无改善,需做进一步检查。对沙眼衣原体及淋病奈瑟菌感染者,可在治疗后4~6 周复查病原体。

五、注意事项

(1)应仔细倾听患者主诉,全面了解患者疾病史,认真阅读治疗方案,制订相应的护理计划,配合完成相应治疗和处理。

(2)做好盆腔炎性疾病预防宣传:①注意性生活卫生,减少性传播疾病;②及时治疗下生殖道感染;③公共卫生教育,提高公民对生殖道感染的认识,明白预防感染的重要性;④严格掌握妇科手术指征,做好术前准备,严格执行无菌操作,预防感染;⑤及时治疗盆腔炎性疾病,防止后遗症发生。

(王 爽)

第四节 葡 萄 胎

一、概念

葡萄胎亦称水泡状胎块,是因妊娠后胎盘绒毛滋养细胞增生、间质水肿,而形成大小不一的水泡,水泡间借蒂相连成串,形如葡萄而名之。葡萄胎分为完全性葡萄胎和部分性葡萄胎两类,其中大多数为完全性葡萄胎。

二、发病机制

完全性葡萄胎的染色体核型为二倍体,全部染色体来自父方。部分性葡萄胎的染色体核型为三倍体,一套多余染色体也来自父方。

三、辅助检查

(一)超声检查

完全性葡萄胎的典型超声图像为子宫大于相应孕周,无正常的胎体影像。常可测到两侧或单侧卵巢黄素化囊肿。部分性葡萄胎可在胎盘部位出现由局灶性水泡状胎块引起的超声图像改变,有时还可见胎儿或羊膜腔,胎儿通常畸形。

（二）人绒毛膜促性腺激素（HCG）测定

患者血清 HCG 滴度常明显高于正常孕周相应值,而且在停经 8～10 周以后仍持续上升。

四、治疗

及时清宫和定期 HCG 测定随访。

五、护理评估

（一）健康史

询问患者及其家族的既往疾病史,包括妊娠滋养细胞疾病史,患者的月经史、生育史,此次妊娠的反应,有无剧吐、阴道流血等。如有阴道流血,应询问阴道流血的量、性质、时间,并询问是否有水泡状物质排出。

（二）生理状况

1.症状

（1）停经后不规则阴道流血,为最常见症状。

（2）腹痛,为阵发性下腹隐痛,一般发生在阴道流血前,是葡萄胎流产的表现;子宫快速增大可引起阵发性下腹痛,一般不剧烈,能忍受。

（3）妊娠剧吐,一般出现时间较正常妊娠早,症状严重且持续时间长。

（4）妊娠高血压疾病征象,多发生于子宫异常增大者,出现高血压、水肿、蛋白尿等症状。

（5）甲状腺功能亢进征象（极少数）。

2.体征

（1）子宫异常增大、变软,因葡萄胎迅速增长及宫腔内积血所致,50％以上的患者子宫大于妊娠月份。

（2）卵巢黄素化囊肿,大量 HCG 刺激卵巢卵泡内膜细胞发生黄素化所致,常为双侧,也有单侧。

（三）高危因素

1.完全性葡萄胎

（1）地域差异,亚洲和拉丁美洲的发生率较高,而北美和欧洲国家发生率较低。

（2）营养状况和社会经济因素,饮食中缺乏维生素 A 及其前体胡萝卜素和动物脂肪。

（3）年龄大于 35 岁尤其是大于 50 岁的妇女及小于 20 岁的妇女。

（4）前次妊娠有葡萄胎史。

（5）流产和不孕史。

2.部分性葡萄胎

可能的高危因素有不规则月经和口服避孕药。

（四）心理-社会因素

（1）患者及家属将之视为妊娠而惋惜。

（2）担心此次葡萄胎对今后生育有影响。

（3）对清宫手术有恐惧情绪。

（4）因预后不确定而焦虑。

六、护理措施

(一)症状护理

1.阴道流血

(1)观察患者阴道流血的量、性状,评估阴道排出物的性质,若排出物中有水泡状组织,应收集标本送病理学检查。

(2)对阴道大量流血的患者应快速建立静脉输液通道,输氧,密切观察血压、脉搏、呼吸的变化,采集血型、交叉配血标本送检,做好输血及各种抢救器械及物品准备。

(3)及时更换消毒卫生垫,保持外阴清洁,防止感染。

2.妊娠呕吐

(1)指导患者进食富含营养和适合口味的食物,选择清淡饮食、少食多餐,不能进食者须静脉补液,保证所需营养及液体的摄入。

(2)保持口腔卫生,每次呕吐后漱口,并观察呕吐物的性质。

(3)保持室内空气清新,避免异味刺激。

3.腹痛

若出现急腹痛,可能发生卵巢黄素囊肿扭转或破裂,通知医师,协助在 B 超下穿刺吸液,或做好术前准备,行腹腔镜手术。

4.妊娠期高血压疾病征象

观察血压、脉搏、呼吸、体温及尿量,给予镇静、解痉、降压、利尿治疗,及时终止妊娠,缓解症状。

(二)用药护理

(1)遵医嘱及时使用抗生素预防感染。

(2)预防性化疗的护理:预防性化疗不常规推荐,仅适用于有恶变高危因素和随访困难的完全性葡萄胎患者,预防性化疗应在葡萄胎排空前或排空时实施,选用甲氨蝶呤、氟尿嘧啶或放线菌素 D 等单一化疗,一般采用多疗程化疗至 HCG 阴性。

(三)手术护理

1.清宫是葡萄胎的首选治疗措施

(1)手术指征:确诊后仔细做全身检查,注意有无休克、子痫前期、甲状腺功能亢进、水电解质紊乱及贫血情况等,病情稳定后及时清宫。

(2)术前准备:清宫前应配血备用,做好各种应急抢救的药品和物品准备;建立静脉通道;采用吸宫术,选用大号吸引管。

(3)术后护理:术后将刮出物送病理检查;观察阴道流血情况,监测血压、脉搏,观察有无腹痛,警惕腹腔内出血征象。

2.子宫切除术

子宫切除术不作为常规处理,40 岁以上、无生育要求者可行子宫切除术。手术后仍需定期随访。

(四)心理护理

(1)讲解葡萄胎的发生、发展及治疗的过程,让患者及家属了解葡萄胎是一种滋养细胞良性病变。

（2）告诉患者及家属治愈 2 年后可正常生育。

（3）说明尽快清宫手术的必要性,告知手术经过及医护人员所作的充分准备,让患者以平静的心理接受手术。

（4）强调坚持正规的治疗和随访是根治葡萄胎的基础,以减轻其焦虑心理。

（五）健康指导

（1）建议进食高蛋白、富含维生素 A、易消化饮食。

（2）刮宫术后禁止性生活及盆浴 1 个月,以防感染。

（3）随访指导:葡萄胎排出后,部分患者仍有恶变的可能,故应定期随访。①HCG 定量测定,葡萄胎清宫后每周 1 次,直至连续 3 次阴性,然后每月 1 次持续至少 6 个月,此后每 2 个月 1 次,共 6 个月,自第一次阴性后共计 1 年。②每次随访除必须监测 HCG 外,应注意月经是否规律,有无阴道流血,有无咳嗽、咯血及其他转移灶症状,并行妇科检查,定期或必要时做盆腔B超、胸部 X 线或 CT 检查。

（4）避孕指导:在随访期间应有效避孕 1 年,避孕方法首选避孕套,也可选用口服避孕药,一般不选用宫内节育器,以免造成穿孔或混淆子宫出血的原因。

七、注意事项

（1）强调每次刮宫刮出物,必须送组织学检查。子宫小于妊娠 12 周可以一次刮净,子宫大于妊娠12周或术中感到一次刮净有困难时,可于 1 周后行第二次刮宫。

（2）术中遵医嘱静脉滴注缩宫素,加强子宫收缩,防止术中子宫穿孔和大出血。缩宫素可能会引起滋养细胞转移,甚至导致肺栓塞,虽尚无证据证实该风险,但常推荐在充分扩张宫颈管和开始吸宫后使用催产素。

（3）葡萄胎排空后血清 HCG 逐渐下降,首次降至正常的平均时间大约为 9 周,最长不超过 14 周。如果葡萄胎排空后 HCG 持续异常,要考虑妊娠滋养细胞肿瘤,但首先应排除妊娠可能。

（王　爽）

第五节　妊娠滋养细胞肿瘤

一、概念

妊娠滋养细胞肿瘤是滋养细胞的恶性病变,60％继发于葡萄胎,30％继发于流产,10％继发于足月妊娠或异位妊娠,包括侵蚀性葡萄胎、绒毛膜癌和胎盘部位滋养细胞肿瘤(后者临床罕见,本节不做叙述)。

二、发病机制

（一）侵蚀性葡萄胎

继发于葡萄胎妊娠,水泡状组织侵入子宫肌层,有绒毛结构,滋养细胞增生、异型。

（二）绒毛膜癌

可继发于葡萄胎妊娠,也可继发于非葡萄胎妊娠。细胞滋养细胞和合体滋养细胞高度增生,明显异型,不形成绒毛或水泡状结构,并广泛侵入子宫肌层造成出血坏死。肿瘤不含间质和自身血管,瘤细胞靠侵蚀母体血管而获取营养物质。

三、辅助检查

(1)绒毛膜促性腺激素(HCG)测定:血清 HCG 水平是妊娠滋养细胞肿瘤的主要诊断依据。①葡萄胎后滋养细胞肿瘤:HCG 测定 4 次高水平呈平台状态($\pm10\%$),并持续 3 周或更长时间;或者 HCG 测定 3 次上升(>10%),并至少持续 2 周或更长时间。②非葡萄胎后滋养细胞肿瘤:足月产、流产和异位妊娠后 HCG 多在 4 周左右转为阴性,若超过 4 周血清 HCG 仍持续高水平,或一度下降后又上升。

(2)超声检查:是诊断子宫原发病灶最常用的方法。子宫可正常大小或增大,肌层内可见高回声团块,边界清但无包膜;或肌层有回声不均区域或团块,边界不清且无包膜;彩色多普勒超声主要显示丰富的血流信号和低阻力型血流频谱。

(3)胸部 X 线片:是诊断肺转移首选的检查方法。最初征象为肺纹理增粗,后发展为片状或小结节状阴影,典型表现为棉球状或团块状阴影。

(4)CT 和磁共振检查:CT 对发现肺部较小病灶和脑、肝等部位转移灶有较高的诊断价值,磁共振主要用于脑和盆腔病灶诊断。

四、治疗

化疗为主,手术和放疗为辅的综合治疗。

五、护理评估

（一）健康史

采集个人及家属的既往史,包括滋养细胞疾病史、药物使用史及药物过敏史;葡萄胎第一次刮宫的资料;刮宫次数及刮宫后阴道流血量、性质、时间;子宫复旧情况;收集血、尿 HCG 随访资料,肺 X 线检查结果;询问生殖道、肺部、脑等转移的相应症状的主诉,是否接受过化疗及化疗的时间、药物、剂量、疗效及用药后机体的反应情况。

（二）生理状况

1.无转移滋养细胞肿瘤

大多数继发于葡萄胎妊娠,临床表现:①阴道流血。②子宫复旧不全或不均匀性增大。③卵巢黄素化囊肿。④腹痛。⑤假孕症状等。

2.转移性滋养细胞肿瘤

更多见于非葡萄胎妊娠或绒癌,肿瘤主要经血行播散,转移发生早而且广泛,转移至肝、脑者预后不良。

(1)最常见的转移部位是肺(80%),其次是阴道(30%),以及盆腔(20%)、肝(10%)和脑(10%)等。

(2)由于滋养细胞的生长特点之一是破坏血管,所以各转移部位症状的共同特点是局部出血。

（3）肺转移可无症状,典型表现为胸痛、咳嗽、咯血及呼吸困难。

（4）阴道转移灶常位于阴道前壁及穹隆,呈紫蓝色结节,破溃时引起不规则阴道流血,甚至大出血。

（5）肝转移病灶较小时可无症状,也可表现为右上腹部疼痛或肝区疼痛、黄疸等,若病灶穿破肝包膜可出现腹腔内出血。

（6）脑转移表现为猝然跌倒、暂时性失语、失明、头痛、喷射样呕吐、抽搐、昏迷等。

（三）高危因素

（1）年龄≥40岁。

（2）前次妊娠性质。

（3）距前次妊娠时间（月）。

（4）治疗前血 HCG 值。

（5）最大肿瘤大小（包括子宫）。

（6）转移部位。

（7）转移病灶数目。

（8）前次失败化疗。

（四）心理-社会因素

（1）患者及家属担心安全及疾病的预后,对治疗缺乏信心。

（2）害怕化疗的毒副作用。

（3）手术后生育无望而感到绝望,对生活失去信心。

六、护理措施

（一）症状护理

1.阴道流血

严密观察、记录出血量,保持外阴清洁,以防感染。出血多时观察血压、脉搏、呼吸,及时作好手术准备。

2.腹痛

病灶穿破浆膜层、腹腔内出血、病灶感染、卵巢黄素化囊肿发生扭转或破裂都可出现急性腹痛,应立即通知医师,并做好手术准备。

3.阴道转移症状

（1）限制走动,密切观察阴道有无破溃出血,禁止做不必要的检查和窥阴器检查。

（2）准备好各种抢救物品（输血、输液用物、长纱条、止血药物、照明灯及氧气等）。

（3）如发生溃破大出血时,应立即通知医师并配合抢救。用长纱条填塞阴道压迫止血,填塞的纱条必须于 24～48 小时内取出,如出血未止者则再用无菌纱条重新填塞。同时给予输血、输液。按医嘱用抗生素。取出纱条未见继续出血者仍应严密观察阴道出血情况及生命体征。同时观察有无感染及休克。

4.肺转移症状

（1）卧床休息,减轻患者消耗,观察患者有无咳嗽、咯血、呼吸困难,有呼吸困难者给予半卧位并吸氧。

（2）治疗配合:按医嘱给予镇静药及化疗药物。

(3)大量咯血时有窒息、休克甚至死亡的危险,如发现应立即通知医师,同时给予头低侧卧位并保持呼吸道的通畅,轻击背部,排出积血,配合医师进行止血抗休克治疗。

5.脑转移症状

(1)严密观察生命体征及病情变化,记录液体出入量。

(2)治疗配合:按医嘱给予静脉补液用药,严格控制补液总量和补液速度。

(3)预防并发症:重视患者早期症状,采取必要的护理措施预防跌倒、咬伤、吸入性肺炎、角膜炎、压疮等发生。

(4)检查配合:做好 HCG 测定、腰椎穿刺、CT 等项目的检查配合。

(5)昏迷、偏瘫者按相应的护理常规实施护理。

(二)用药护理

低危患者首选单一药物化疗,高危患者首选联合化疗。目前常用的一线化疗药物有甲氨蝶呤(MTX)、氟尿嘧啶(5-FU)、放线菌素-D(Act-D)或国产放线菌素 D(KSM)、环磷酰胺(CTX)、长春新碱(VCR)、依托泊苷(VP-16)等。单一药物化疗常用 MTX、5-FU、Act-D。联合化疗首选 EMA-CO 方案或氟尿嘧啶为主的联合化疗方案。

(三)手术护理

1.手术指征

控制大出血等各种并发症、切除耐药病灶、减少肿瘤负荷和缩短化疗疗程,在一些特定的情况下应用,主要用于辅助治疗。

2.手术方式

子宫切除术和肺叶切除术。

(四)心理护理

(1)向患者及家属讲解滋养细胞肿瘤的治疗、发展和转归,详细解释患者所担心的各种疑虑,减轻其心理压力,鼓励其增强信心,配合治疗。

(2)提供有关化学药物治疗及护理信息,以减少恐惧无助感。

(3)争取家属的支持与配合,家人的理解和帮助是患者迫切的需求。

(五)健康指导

(1)鼓励患者进食高营养、高蛋白、高维生素、易消化的饮食,纠正贫血,改善机体状况,以增强机体抵抗力。

(2)注意休息,避免疲劳及受凉,有转移病灶症状出现时应卧床休息,病情稳定后再适当活动。节制性生活,有阴道转移者严禁性生活。

(3)指导患者按时完成每个疗程的化疗。

(4)治疗结束后严密随访,第 1 次在出院后 3 个月,然后每 6 个月 1 次至 3 年,此后每年 1 次至 5 年,以后每两年 1 次。随访内容包括血 HCG 监测,了解月经是否规则,有无转移灶症状,作妇科检查,定期或必要时做盆腔 B 超、胸部 X 线或 CT 检查。

(5)随访期间应严格避孕,避孕方法首选避孕套,也可选用口服避孕药,一般化疗停止 1 年后方可妊娠。

七、注意事项

(1)定期消毒病房及患者用物,严格控制探视,避免交叉感染。

（2）妊娠滋养细胞肿瘤高危患者联合化疗疗程多,毒副作用严重,且个体差异较大,要严密做好毒副作用监测,及时有效采取应对措施,同时也要鼓励患者及家属树立信心,积极战胜疾病。

（3）化疗是治疗妊娠滋养细胞肿瘤的有效手段,治疗过程中要避免因药物剂量不足、随意更改化疗方案、随意延迟化疗等导致的耐药病例的产生。

（王　爽）

第六节　子宫肌瘤

一、概述

(一)定义

子宫肌瘤是女性生殖器最常见的良性肿瘤,由平滑肌及结缔组织组成,常见于 30～50 岁妇女,20 岁以下少见。子宫肌瘤多见于宫体,少见宫颈肌瘤,按肌瘤和子宫肌层的关系可分为肌壁间、黏膜下及浆膜下肌瘤。

(二)主要发病机制

子宫肌瘤的发病机制,尤其是其启动因子,尚未完全明确。迄今为止的研究证据明确了卵巢性激素是子宫肌瘤生长必不可少的,卵巢性激素对靶细胞或靶组织的作用部分通过局部各种细胞因子的介导,从而调节细胞转化、细胞生长、细胞肥大、血管形成、细胞外基质形成,肌瘤得以形成和生长。

(三)治疗原则

根据患者的症状、年龄和生育要求及肌瘤的类型、大小、数目全面考虑。可以观察等待、药物治疗或手术治疗。

二、护理评估

(一)健康史

仔细询问月经史、生育史,有无长期使用雌激素的历史;发病后月经变化情况,有无肌瘤压迫症状;曾接受治疗的经过、疗效及用药后的机体反应;如发现腹部包块者,应询问发现的时间、部位、质地及生长速度,如短时间内迅速增大,则应排除恶变的可能。

(二)生理状况

1.症状

(1)经量增多及经期延长:是子宫肌瘤最常见症状。多见于大的肌壁间肌瘤及黏膜下肌瘤,肌瘤使宫腔增大,子宫内膜面积增大并影响子宫收缩。黏膜下肌瘤伴有坏死感染时,伴有不规则阴道流血或血样脓性排液。长期经量增多可继发贫血,出现乏力、心悸症状。

(2)下腹包块:肌瘤增大使子宫超过 3 个月妊娠大小时可从腹部触及。巨大的黏膜下肌瘤可脱出阴道外。

(3)白带增多:肌壁间肌瘤使宫腔面积增大,内膜腺体分泌增多,并伴有盆腔充血致使白带增多;黏膜下肌瘤感染时可有大量脓样白带;有溃烂、坏死、出血时,可有血性或脓血性、有恶臭的阴道溢液。

（4）压迫症状:子宫前壁下段肌瘤压迫膀胱引起尿频、尿急;宫颈肌瘤可引起排尿困难、尿潴留;子宫后壁肌瘤可引起下腹坠胀、便秘等症状。

（5）下腹坠胀、腹痛、腰酸背痛:通常无腹痛,常为腰酸、下腹坠胀,经期加重。当浆膜下肌瘤发生蒂扭转时发生急性腹痛;肌瘤红色样变时腹痛剧烈,并伴发热、恶心。黏膜下肌瘤向外排出时也可引起腹痛。

（6）不孕或流产:黏膜下肌瘤和影响宫腔变形的肌壁间肌瘤可致不孕或流产。

2.体征

子宫增大,下腹扪及包块,黏膜下肌瘤可脱于宫颈外口。

3.辅助检查

（1）B超是常用的辅助检查,能区分子宫肌瘤和其他包块。

（2）MRI可准确判断肌瘤的大小、数目和位置。

（三）高危因素

雌激素长期刺激,细胞遗传学异常。

（四）心理-社会因素

（1）患者急迫想要了解肿瘤性质,对治疗方案犹豫不决,对手术治疗充满恐惧不安的心理。

（2）患者对手术后生育功能、女性性征的维持、性生活产生担忧和焦虑。

三、护理措施

（一）一般护理

妇科常规护理。

（二）症状护理

（1）阴道流血时观察阴道流血量,注意保持外阴清洁,勤换会阴垫。

（2）贫血患者给予高蛋白、含铁、富含维生素的饮食。

（3）阴道流血多的患者,遵医嘱正确使用止血药和子宫收缩药,必要时补液、输血、抗感染及刮宫止血治疗。

（4）肿瘤局部压迫导致排尿困难、尿潴留时,给予导尿以缓解尿潴留。

（5）肿瘤局部压迫导致大便不畅时,用缓泻剂软化粪便,以缓解便秘症状。

（6）黏膜下肌瘤脱出阴道者,保持局部清洁,防止感染。

（三）用药护理

1.药物治疗

适用于症状轻、近绝经年龄或全身情况不宜手术者。

2.常用药物

（1）促性腺激素释放激素类似物（GnRH-a）:常用药物有亮丙瑞林每次 3.75 mg,或戈舍瑞林 3.6 mg,每月皮下注射 1 次。告知患者用药可以缓解症状并抑制肌瘤生长使其萎缩,但停药后又逐渐增大到原来大小。用药期间应观察有无绝经综合征、骨质疏松等症状,用药 6 个月以上可产生以上不良反应,故长期用药受限制。

（2）米非司酮:每天 12.5 mg 口服,可作为术前用药或提前绝经使用。早期服药可出现轻度恶心、无呕吐,继续服药后症状自然消失。告知患者米非司酮拮抗孕激素,抑制肌瘤生长,但长期使用米非司酮,可出现子宫内膜增生,因此用药期间须监测子宫内膜。

(四)手术护理

1.手术指征

有症状或疑有肉瘤变者。

2.手术方式

手术可经腹、经阴道或经宫腔镜及腹腔镜进行,手术方式有子宫肌瘤切除术和子宫切除术。

3.手术护理

观察阴道流血情况,监测生命体征等。

(五)心理护理

(1)讲解子宫肌瘤相关知识,30 岁以上妇女约 20%有子宫肌瘤,是妇科最常见良性肿瘤,消除其不必要的思想顾虑和不安。

(2)鼓励患者说出内心感受,耐心解答患者及家属的疑虑,增强康复信心。

(3)介绍常用治疗方案及各种方案的利弊,让患者参与决定治疗和护理方案,以良好的心态配合治疗。

(4)让患者了解子宫肌瘤切除术或子宫切除术并不切除卵巢,对卵巢功能影响不大,手术后不影响性生活及女性性征。

四、健康指导

(1)对肌瘤小、无症状的随访观察者,应告知每 3~6 个月随访一次,若肌瘤明显增大或出现症状可考虑治疗。

(2)对药物治疗的患者说明药物名称、用药目的、剂量、方法、可能出现的不良反应及应对措施。告知药物治疗不宜长期使用。

(3)手术治疗患者出院指导:①术后 2 个月避免举重物,避免剧烈运动,避免从事会增加盆腔充血的活动,如久蹲、久站、跳舞等。②保持大便通畅,必要时可口服导泻药物。③术后 1 个月门诊复查,根据患者的身心状况来决定恢复日常活动、性生活的时间。④出现腹部伤口红肿、渗液,阴道流血、异常分泌物等异常症状时,及时就诊。

(4)告知患者在应用雌激素药物时考虑是否必需,或最好不用;日常生活中避免服用含有雌激素的保健品。

五、注意事项

有手术指征的患者,肌瘤切除术或子宫切除术是治疗子宫肌瘤最为有效的方法。其他治疗方式还有子宫动脉栓塞术和高强度聚焦超声消融术,有适应证的患者,可以知情选择。

(宋文娟)

第七节 卵 巢 肿 瘤

一、概述

(一)定义及发病率

卵巢肿瘤是常见的妇科肿瘤,可发生于任何年龄,其组织学类型繁多,但在不同年龄组分布有所变化。卵巢恶性肿瘤是女性生殖器常见的三大恶性肿瘤之一,由于卵巢位于盆腔深部,早期病变不易发现,晚期病例缺乏有效的治疗手段,因此其致死率居妇科恶性肿瘤首位。

(二)主要发病机制

病因尚不明确,20%～25%的卵巢恶性肿瘤患者有家族史;卵巢癌的发病可能与高胆固醇因素、内分泌因素有关。其中,恶性肿瘤主要转移途径有直接蔓延、腹腔种植和淋巴转移。

(三)治疗原则

手术是主要治疗手段,恶性肿瘤术后应根据其组织学类型、手术病理分期等决定实施辅助性化疗、放疗及其他综合治疗。

二、护理评估

(一)健康史

了解患者既往病史、药物过敏史;了解患者月经史、婚育史,是否不孕或自然流产;了解是否存在长期使用雌激素的诱发因素,病发后月经变化情况及伴随情况;了解既往治疗经过、疗效及用药情况;了解是否有消瘦、贫血等恶病质表现。

(二)生理状况

1.症状

良性肿瘤发展缓慢,早期肿瘤小,多无症状,常在妇科检查时偶然发现,当肿瘤增大时,患者常感腹胀或腹部扪及包块,若肿瘤继续生长,可出现尿频、便秘等压迫症状。恶性肿瘤早期无症状,出现腹胀、腹水、腹部包块和胃肠道症状时已属晚期,患者可有明显消瘦、贫血等恶病质表现。卵巢肿瘤常以并发症就诊,患者出现急性下腹痛,伴随恶心、呕吐等症状。

2.体征

肿瘤较小时妇科检查无异常;肿瘤大时,双合诊和三合诊检查时可在子宫一侧或双侧触及包块。良性卵巢肿瘤多为囊性、表面光滑、活动、与子宫无粘连;恶性卵巢肿瘤可发现肿块表面凹凸不平、固定、与子宫分界不清,有时可扪及肿大的淋巴结。

3.辅助检查

(1)肿瘤标志物:血清 CA125 检测可用于卵巢肿瘤的辅助诊断,80%的卵巢上皮性癌患者血清 CA125 升高,且可用于预后监测;血清 AFP 对卵黄囊瘤有特异性诊断价值;血清 HCG 对非妊娠性卵巢绒癌有特异性;血清 HE4 是继 CA125 后被高度认可的卵巢上皮性癌肿瘤标志物,目前推荐与 CA125 联合应用判断盆腔肿块的良、恶性。

(2)影像学检查:B超检查可了解肿块的部位、大小、形态,囊性或实性,囊内有无乳头,临床诊断符合率>90%;腹部 X 线片,卵巢畸胎瘤可显示牙齿、骨质及钙化囊壁;MRI 可较好地显示肿块及肿块与周围的关系;CT 可判断周围侵犯及远处转移情况。

(3)腹腔镜检查:可直接观察肿块状况,对盆腔、腹腔及横膈部位进行窥视,并在可疑部位进行多点活检或抽吸腹水行细胞学检查。

(4)细胞学检查:腹水、腹水冲洗液、胸腔积液做细胞学检查可辅助诊断。

（三）高危因素

(1)卵巢上皮性肿瘤的高危因素:未产、不孕、初潮早、绝经迟等;乳癌和胃肠癌的女性患者;40 岁以上妇女。

(2)卵巢生殖细胞肿瘤好发于青少年及儿童。

(3)卵巢性索间质肿瘤多见于中年妇女。

（四）心理-社会因素

了解患者对疾病的认知,是否有无助、紧张、恐惧等表现;了解患者家庭关系;了解患者的经济水平等。

三、护理措施

（一）一般护理

妇科常规护理。

（二）症状护理

(1)腹部肿块者,观察是否有腹胀及压迫症状。

(2)腹痛时观察疼痛的部位、程度、持续时间,安慰患者,分散其注意力,在未明确病因前不用镇痛药,观察患者血压、脉搏的变化,防治休克。

（三）药护理

(1)卵巢恶性上皮性肿瘤目前常用的化疗药物有铂类联合紫杉醇,紫杉醇 175 mg/m²,>3 小时静脉滴注;卡铂(AUC=6),>1 小时静脉滴注,疗程间隔 3 周。紫杉醇除了常见的化疗反应外,最严重的化疗反应有骨髓抑制和变应性休克,用药前护士需遵医嘱使用抗过敏药物,如地塞米松片各 20 mg 化疗前12 小时、6 小时口服;化疗前 30 分钟静脉注射地塞米松 10 mg;化疗开始用药 15 分钟内,应控制输液速度,专人守护,第一时间发现病情,及时汇报医师处理;使用心电监护仪,备好抢救用品如吸氧装置等。

(2)卵巢恶性生殖细胞肿瘤常用化疗药物有顺铂、博来霉素,顺铂 20 mg/(m²·d),静脉滴注,共 5 天,间隔 3 周,博来霉素 30 000 U/d,静脉滴注或肌内注射,分别在第 1、8、15 天,用药时须观察恶心、呕吐、药物热、肺炎、呼吸困难和咳嗽等肺纤维化的表现,及时汇报医师。

(3)腹腔穿刺化疗时应严密观察患者有无腹痛、腹胀和发热症状,观察是否有水样液体从肠道排出,腹腔化疗药物滴注结束后,应指导患者变换体位,以促使化疗药物遍布整个腹腔。

（四）心理护理

(1)鼓励患者诉说内心的真实感受,积极应对疾病压力。

(2)提供疾病知识,鼓励患者尽可能参与自我护理,增强自信感。

(3)针对不同年龄、不同类型肿瘤给予相应的心理支持。

(4)协助患者取得家人的理解和帮助,提供足够的支持系统。

四、健康指导

(1)指导患者随访,良性肿瘤患者手术后 1 个月复查。恶性肿瘤患者术后 1 年内,每月 1 次;术后第 2 年,每 3 个月 1 次;术后 3~5 年,视病情每 4~6 个月 1 次;5 年以上每年 1 次。随访内容包括临床症状与体征、全身及盆腔检查、B 超检查等,必要时做 CT 或 MRI 检查,根据组织学类型测定血清 CA125、AFP、HCG 等肿瘤标志物。

(2)指导患者注意个人卫生,术后禁止性生活 3 个月,禁止盆浴 3 个月,可淋浴,保持会阴局部皮肤清洁,注意个人防护,防止感冒。

(3)指导患者避免重体力劳动,向患者和家属讲解术后活动的重要性,鼓励患者主动参与制订术后恢复计划,逐日增加活动量;可适当参加户外运动,注意劳逸,运用不同的自我调适方法保持身心健康,如听音乐、聊天等。

(4)恶性卵巢肿瘤患者化疗间隙期要做好血常规、肝功能等的监测,如有异常及时与医院联系;告知患者下次化疗时间,并叮嘱准时来院。

五、注意事项

(1)卵巢肿瘤患者常以并发症就诊,其中蒂扭转为常见的妇科急腹症。约 10% 的卵巢囊肿可发生扭转,常在体位改变或妊娠期、产褥期子宫大小、位置改变时扭转,其典型症状是体位改变后突然发生一侧下腹剧痛,常伴恶心、呕吐甚至休克。一经确诊,应根据年龄、生育需求及扭转情况决定是否手术。

(2)卵巢上皮性肿瘤是最常见的组织学类型,可分为良性、交界性和恶性。年轻早期癌患者须考虑保留生育问题,但应严格掌握适应证。

(宋文娟)

第八节　子宫内膜异位症

具有生长功能的子宫内膜组织(腺体和间质)出现在宫腔被黏膜覆盖以外的部位时称为子宫内膜异位症(EMT),简称内异症。

EMT 以痛经、慢性盆腔痛、不孕为主要表现,是育龄妇女的常见病。该病的发病率近年有明显增高趋势,发病率占育龄妇女的 10%~15%,占痛经妇女的 40%~60%。在不孕患者中,30%~40% 合并 EMT,在 EMT 患者中不孕症的发病率为 40%~60%。

该病一般仅见于生育年龄妇女,以 25~45 岁妇女多见。绝经后或切除双侧卵巢后异位内膜组织可逐渐萎缩吸收,妊娠或使用性激素抑制卵巢功能可暂时阻止此病的发展,故 EMT 是激素依赖性疾病。

EMT 虽为良性病变,但具有类似恶性肿瘤远处转移、浸润和种植的生长能力。异位内膜可侵犯全身任何部位,最常见的种植部位是盆腔脏器和腹膜,以侵犯卵巢和宫底韧带最常见,其次为子宫、子宫直肠陷凹、腹膜脏层、直肠阴道隔等部位,故有盆腔 EMT 之称。

一、发病机制

本病的发病机制尚未完全阐明,关于异位子宫内膜的来源,目前有多种学说。

(一)种植学说

妇女在经期时子宫内膜碎片可随经血倒流,经输卵管进入盆腔,种植于卵巢和盆腔其他部位,并在该处继续生长和蔓延,形成盆腔 EMT。但已证实 90% 以上的妇女可发生经血逆流,却只有 10%～15% 的妇女罹患 EMT。剖宫产手术后所形成的腹壁瘢痕 EMT,占腹壁瘢痕 EMT 的 90% 左右,是种植学说的典型例证。

(二)淋巴及静脉播散

子宫内膜可通过淋巴或静脉播散,远离盆腔部位的器官如肺、手或大腿的皮肤和肌肉发生的 EMT 可能就是通过淋巴或静脉播散的结果。

(三)体腔上皮化生学说

卵巢表面上皮、盆腔腹膜都是由胚胎期具有高度化生潜能的体腔上皮分化而来,在反复经血逆流、炎症、机械性刺激、异位妊娠或长期持续的卵巢甾体激素刺激下,易发生化生而成为异位症的子宫内膜。

(四)免疫学说

免疫异常对异位内膜细胞的种植、黏附、增生具有直接和间接的作用,表现为免疫监视、免疫杀伤功能减弱,黏附分子作用增强,协同促进异位内膜的移植。以巨噬细胞为主的多种免疫细胞可释放多种细胞因子,促进异位内膜的种植、存活和增殖。EMT 患者的细胞免疫和体液免疫功能均有明显变化,患者外周血和腹水中的自然杀伤细胞(NK)的细胞活性明显降低。病变越严重者,NK 细胞活性降低亦越明显。雌激素水平越高,NK 细胞活性则越低。血清及腹水中,免疫球蛋白 IgG、IgA 及补体 C_3、C_4 水平均增高,还出现抗子宫内膜抗体和抗卵巢抗体等多种自身抗体。因此,个体的自身免疫能力对异位内膜细胞的抑制作用,在本病的发生中起关键作用。

(五)在位内膜决定论

中国研究者提出的"在位内膜决定论"揭示了在位子宫内膜在 EMT 发病中的重要作用,在位内膜的组织病理学、生物化学、分子生物学及遗传学等特质,与 EMT 的发生发展密切相关,其"黏附-侵袭-血管形成"过程,即所谓的"三 A 程序",可以解释 EMT 的病理过程,又可以表达临床所见的不同病变。

二、病理

EMT 最常见的发生部位为靠近卵巢的盆腔腹膜及盆腔器官的表面。根据其发生部位不同,可分为腹膜 EMT、卵巢 EMT、子宫腺肌病等。

(一)腹膜 EMT

腹膜和脏器浆膜面的病灶呈多种形态。无色素沉着型为早期细微的病变,具有多种表现形式,呈斑点状或小泡状突起,单个或数个呈簇,有红色火焰样病灶,白色透明病变,黄褐色斑及圆形腹膜缺损。色素沉着型为典型的病灶,呈黑色或紫蓝色结节,肉眼容易辨认。病灶反复出血及纤维化后,与周围组织或器官发生粘连,子宫直肠陷凹常因粘连而变浅,甚至完全消失,使子宫后屈固定。

（二）卵巢子宫内膜异位症

卵巢 EMT 最多见，约 80% 的内异症位于卵巢。多数为一侧卵巢，部分波及双侧卵巢。初始病灶表浅，于卵巢表面可见红色或棕褐色斑点或小囊泡；随着病变发展，囊泡内因反复出血积血增多，而形成单个或多个囊肿，称为卵巢子宫内膜异位囊肿。因囊肿内含暗褐色黏糊状陈旧血，状似巧克力液体，故又称为卵巢巧克力囊肿，直径大多在 10 cm 以内。卵巢与周围器官或组织紧密粘连是卵巢子宫内膜异位囊肿的临床特征之一，并可借此与其他出血性卵巢囊肿相鉴别。

（三）子宫骶韧带、直肠子宫陷凹和子宫后壁下段的子宫内膜异位症

这些部位处于盆腔后部较低或最低处，与经血中的内膜碎屑接触机会最多，故为 EMT 的好发部位。在病变早期，子宫骶韧带、直肠子宫陷凹或子宫后壁下段有散在紫褐色出血点或颗粒状散在结节。由于病变伴有平滑肌和纤维组织增生，形成坚硬的结节。病变向阴道黏膜发展时，在阴道后穹隆形成多个息肉样赘生物或结节样瘢痕。随着病变发展，子宫后壁与直肠前壁粘连，直肠子宫陷凹变浅，甚至完全消失。

（四）输卵管子宫内膜异位症

内异症直接累及黏膜较少，偶在其管壁浆膜层见到紫褐色斑点或小结节。输卵管常与周围病变组织粘连。

（五）子宫腺肌病

子宫腺肌病分为弥漫型与局限型两种类型。弥漫型的子宫呈均匀增大，质较硬，一般不超过妊娠 3 个月大小。剖面见肌层肥厚，增厚的肌壁间可见小的腔隙，直径多在 5 mm 以内。腔隙内常有暗红色陈旧积血。局限型的子宫内膜在肌层内呈灶性浸润生长，形成结节，但无包膜，故不能将结节从肌壁中剥出。结节内也可见陈旧出血的小腔隙，结节向宫腔突出颇似子宫肌瘤。偶见子宫内膜在肌瘤内生长，称之为子宫腺肌瘤。

（六）恶变

EMT 是一种良性疾病，但少数可发生恶变，恶变率为 0.7%～1%，其恶变后的病理类型包括透明细胞癌、子宫内膜样癌、腺棘癌、浆液性乳头状癌、腺癌等。EMT 恶变 78% 发生在卵巢，22% 发生在卵巢外。卵巢外最常见的恶变部位是直肠阴道隔、阴道、结肠、盆腹膜、大网膜、脐部等。

三、临床表现

（一）症状

1.痛经

痛经是常见而突出的症状，多为继发性，占 EMT 的 60%～70%。多于月经前 1～2 天开始，经期第 1～2 天症状加重，月经净后疼痛逐渐缓解。疼痛多位于下腹深部及直肠区域，以盆腔中部为多，多随局部病变加重而逐渐加剧，但疼痛的程度与病灶的大小不成正比。

2.性交痛

性交痛多见于直肠子宫陷凹有异位病灶或因病变导致子宫后倾固定的患者。当性交时由于受阴茎的撞动，可引起性交疼痛，以月经来潮前性交痛最明显。

3.不孕

EMT 不孕率为 40%～60%，主要原因是腹水中的巨噬细胞影响卵巢的分泌功能和排卵功能，导致黄体功能不全（LPD）、未破裂卵泡黄素化综合征（LUFS）、早孕自然流产等。EMT 可使

盆腔内组织和器官广泛粘连,输卵管变硬僵直,影响输卵管的蠕动,从而影响卵母细胞的拣拾和受精卵的输送。严重的卵巢周围粘连,可妨碍卵细胞的排出。

4.月经异常

部分患者可因黄体功能不全或无排卵而出现月经期前后阴道少量出血、经期延长或月经紊乱。内在性 EMT 患者往往有经量增多、经期延长或经前点滴出血。

5.慢性盆腔痛

71%～87%的 EMT 患者有慢性盆腔痛,慢性盆腔痛患者中有83%活检确诊为 EMT。常表现为性交痛、大便痛、腰骶部酸胀及盆腔器官功能异常等。

6.其他部位 EMT 症状

肠道 EMT 可出现腹痛、腹泻或便秘。泌尿道 EMT 可出现尿路刺激症状等。肺部 EMT 可出现经前咯血、呼吸困难和/或胸痛。

(二)体征

典型的盆腔 EMT 在盆腔检查时,可发现子宫后倾固定,直肠子宫陷凹、子宫骶韧带或子宫颈后壁等部位扣及 1～2 个或更多触痛性结节,如绿豆或黄豆大小,肛诊更明显。有卵巢 EMT 时,在子宫的一侧或双侧附件处扣到与子宫相连的囊性偏实不活动包块(巧克力囊肿),往往有轻压痛。若病变累及直肠阴道隔,病灶向后穹隆穿破时,可在阴道后穹隆处扣及甚至可看到隆起的紫蓝色出血点或结节,可随月经期出血。内在性 EMT 患者往往子宫胀大,但很少超过 3 个月妊娠,多为一致性胀大,也可能感到某部位比较突出犹如子宫肌瘤。如直肠有较多病变时,可触及一硬块,甚至误诊为直肠癌。

四、诊断

(一)病史

凡育龄妇女有继发性痛经进行性加重和不孕史、性交痛、月经紊乱等病史者,应仔细询问痛经出现的时间、程度、发展及持续时间等。

(二)体格检查

(1)妇科检查(三合诊)扣及子宫后位固定、盆腔内有触痛性结节或子宫旁有不活动的囊性包块,阴道后穹隆有紫蓝色结节等。

(2)其他部位的病灶如脐、腹壁瘢痕、会阴侧切瘢痕等处,可触及肿大的结节,经期明显。

临床上单纯根据典型症状和准确的妇检可以初步诊断50%左右的 EMT,但大约有25%的病例无任何临床症状,尚需借助下列辅助检查,特别是腹腔镜检查和活组织检查才能最后确诊。

(三)影像学检查

1.超声检查

超声检查可应用于各型内异症,通常用于Ⅲ～Ⅳ期的患者,是鉴别卵巢子宫内膜异位囊肿、直肠阴道隔 EMT 和子宫腺肌症的重要手段。巧克力囊肿一般直径为5～6 cm,直径大于10 cm的囊肿较少,其典型的声像图特征如下。

(1)均匀点状型:囊壁较厚,囊壁为结节状或粗糙回声,囊内布满均匀细小颗粒状的反光点。

(2)混合型:囊内大部分为无回声区,可见片状强回声或小光团,但均不伴声影。

(3)囊肿型:囊内呈无回声的液性暗区,多孤立分布,但与卵巢单纯性囊肿难以区分。

(4)多囊型:包块多不规则,其间可见隔反射,分成多个大小不等的囊腔,各囊腔内回声不一致。

（5）实体型：内呈均质性低回声或弱回声。

2.磁共振（MRI）检查

磁共振（MRI）对卵巢型、深部浸润型、特殊部位内异症的诊断和评估有意义，但在诊断中的价值有限。

（四）CA125 值测定

血清 CA125 浓度变化与病灶的大小和病变的严重程度呈正相关。CA125 大于等于35 U/mL为诊断 EMT 的标准，临床上可以辅助诊断并可监测疾病的转归和评估疗效。由于CA125 在不同的疾病间可发生交叉反应，使其特异性降低而不能单独作为诊断和鉴别诊断的指标。CA125 在监测内异症方面较诊断内异症更有价值。

在Ⅰ～Ⅱ期患者中，血清 CA125 水平正常或略升高，与正常妇女有交叉，提示 CA125 阴性者亦不能排除内异症。而在Ⅲ～Ⅳ期有卵巢子宫内膜异位囊肿、病灶侵犯较深、盆腔广泛粘连者，CA125值多升高，但一般不超过 200 U/mL。腹腔液 CA125 的浓度可直接反映 EMT 病情，其浓度较血清高出 100 多倍，临床意义比血清 CA125 大。CA125 结合抗子宫内膜抗体（EMAb）、B 超、CT 或 MRI检查可提高诊断准确率。

（五）抗子宫内膜抗体（EMAb）

EMT 是一种自身免疫性疾病，因为在许多患者体内可以测出抗子宫内膜的自身抗体。EMAb 是 EMT 的标志抗体，其产生与异位子宫内膜的刺激及机体免疫内环境失衡有关。EMT患者血液中 EMAb 水平升高，经促性腺激素释放激素类似物（GnRHa）治疗后，EMAb 水平明显降低。测定抗子宫内膜抗体对内异症的诊断与疗效观察有一定的帮助。

（六）腹腔镜检查

腹腔镜检查是诊断 EMT 的金标准，对于盆腔检查和 B 超检查均无阳性发现的不育或腹痛患者来说更是重要手段。在腹腔镜下对可疑病变进行活检，可以确诊和正确分期，对不孕的患者还可同时检查其他不孕的病因和进行必要的处理，如盆腔粘连分解术、输卵管通液及输卵管造口术等。

五、EMT 治疗

国际子宫内膜异位症学术会议（WEC）曾总结提出对于 EMT，腹腔镜、卵巢抑制、三期疗法、妊娠、助孕是最好的治疗。中国研究者又明确提出内异症的规范化治疗应达到 4 个目的：减灭和去除病灶，缓解和消除疼痛，改善和促进生育，减少和避免复发。

治疗时主要考虑的因素：①年龄；②生育要求；③症状的严重性；④既往治疗史；⑤病变范围；⑥患者的意愿。

（一）有生育要求的内异症治疗方案

对有生育要求的内异症患者，应首先行子宫输卵管造影（HSG），输卵管通畅者，可先采用抑制子宫内膜异位病灶有效的药物，如避孕药、孕三烯酮或 GnRHa 等药物 3～6 个周期，然后给予促排卵治疗；对排卵正常但不能受孕者应行腹腔镜检查以明确有无盆腔粘连或引起不孕的其他盆腔因素。若 HSG 提示病变累及输卵管影响输卵管通畅性或功能，则应行腹腔镜检查确诊病因，在检查的同时完成盆腔粘连分离、异位病灶去除及输卵管矫正手术。EMT 患者手术后半年为受孕的黄金时期，术后 1 年以上获得妊娠的机会大大下降。

有研究者认为对 EMT Ⅰ～Ⅱ期不孕患者,首选手术治疗,在无广泛病变或经手术重建盆腔解剖结构后,此时期盆腔内环境最有利于受精,子宫内膜的容受性也最高,应积极促排卵尽早妊娠或促排卵后行人工受精(IUI) 3 个周期,仍未成功则行体外授精(IVF)。对Ⅲ～Ⅳ期内异症不孕患者手术后短期观察或促排卵治疗,如未妊娠,直接 IVF 或注射长效 GnRHa 2～3 支后行 IVF-ET。对病灶残留,内异症生育指数评分低者,术后可用 GnRHa 治疗 3 周期后行 IVF。

(二)无生育要求的治疗方案

对于无生育要求的内异症患者,治疗并控制病灶,以最简便、最小的代价来提高生活质量。治疗方法可分为手术治疗、药物治疗、介入治疗、中药治疗等。手术是第一选择,腹腔镜手术为首选。手术可以明确诊断,确定病变程度、类型、活动状态,进行切除、减灭病变,分离粘连,减轻症状,减少或预防复发。

子宫腺肌症症状较严重者,一般需行次全子宫切除或全子宫切除术。年轻且要求生育者,如病灶局限,可考虑单纯切除病灶,缓解症状,提高妊娠率,但子宫腺肌症的病灶边界不清又无包膜,故不宜将其全部切除,因此复发率较高。疼痛较轻者,可以药物治疗。

(三)手术治疗

手术的目的是切除病灶、恢复解剖。手术又分为保守性手术、半保守性手术以及根治性手术。

1.保守性手术

保留患者的生育功能,手术尽量切除肉眼可见的病灶、剔除囊肿以及分离粘连。适合年龄较轻、病情较轻又有生育要求者。

2.根治性手术

切除全子宫及双附件以及所有肉眼可见的病灶。适合年龄 50 岁以上、无生育要求、症状重或者内异症复发经保守手术或药物治疗无效者。

3.半保守性手术

切除子宫,但保留卵巢。主要适合无生育要求、症状重或者复发经保守手术或药物治疗无效,但年龄较轻希望保留卵巢内分泌功能者。

手术后的复发率取决于病情的严重程度及手术的彻底性。彻底切除或剥除病灶后 2 年复发率大约为 21.5%,5 年复发率为 40%～50%。手术后使用 GnRHa 类药物可用于治疗切除不完全的内异症患者的疼痛,尤其是重度内异症者术后盆腔痛。对于术后想受孕的患者可以不使用该类药物,因为这并不能提高受孕率,而且还会因治疗耽搁怀孕。术后使用促排卵药物,争取术后早日怀孕。如果术后需要使用 GnRH-a 类药物,注射第 3 支后 28 天复查 CA125 及 CA199,CA125 降至 15 U/mL 以下,CA199 降至 20 U/mL 以下,待月经复潮后可行 IUI 或 IVF-ET。

(四)药物治疗

药物治疗的目的是改善妊娠环境,获得妊娠和止痛。常用药物有以下几种。

1.假孕疗法

长期持续口服高剂量的雌、孕激素,抑制垂体促性腺激素(Gn)及卵巢性激素的分泌,造成无周期性的低雌激素状态,使患者产生一种高雄激素性的闭经,其所发生的变化与正常妊娠相似,故称为假孕疗法。各种口服避孕药和孕激素均可用来诱发假孕。

(1)口服避孕药:低剂量高效孕激素和炔雌醇的复合片,抑制排卵,下调细胞增殖,加强在位子宫内膜细胞凋亡,可有效安全地治疗 EMT 患者的痛经。长期连续或循环地使用是可靠的手术后用药,可避免或减少复发。通过阴道环给予雌、孕激素的方式治疗 EMT 相关疼痛效果及依从性良好。近年国外研究认为,避孕药疗效不差于 GnRHa,且经济、便捷、不良反应小,可作为术后的一类用药。

用法:每天 1 片,连续服 9～12 个月或 12 个月以上。服药期间如发生阴道突破性出血,每天增加 1 片直至闭经。

(2)孕激素类:①地诺孕素是一种睾酮衍生物,仅结合于孕激素受体以避免雌激素、雄激素或糖皮质激素活性带来的不良反应。在改善 EMT 相关疼痛方面,地诺孕素与 GnRHa 疗效相当。每天口服 2 mg,连续使用 52 周,对骨密度影响轻微。其安全耐受性很好,对血脂、凝血、糖代谢影响很小。给药方便,疗效优异,不良反应轻微。作为保守手术后的用药值得推荐。②炔诺酮 5～7.5 mg/d(每片 0.625 mg),或醋酸甲羟孕酮(MPA)20～30 mg/d(每片 2 mg),连服 6 个月。如用药期间出现阴道突破性出血,可每天加服戊酸雌二醇片 1 mg,或己烯雌酚 0.25～0.5 mg。

由于炔诺酮、醋酸甲羟孕酮类孕激素疗效短暂,妊娠率低,复发率高,现临床上已较少应用。

2.假绝经疗法

使用药物阻断下丘脑 GnRHa 和垂体 Gn 的合成和释放,直接抑制卵巢激素的合成,以及有可能与靶器官性激素受体相结合,导致 FSH 和 LH 值低下,从而使子宫内膜萎缩,导致短暂闭经。不像绝经期后 FSH 和 LH 升高,故名假绝经疗法。常用药物有达那唑、孕三烯酮等。

(1)达那唑:是一种人工合成的 17α-乙炔睾酮衍生物,抑制 FSH 和 LH 峰,产生闭经,并直接与子宫内膜的雄激素和孕激素的受体结合,导致异位内膜腺体和间质萎缩、吸收而痊愈。

用法:月经第 1 天开始口服,每天 600～800 mg,分 2 次口服,连服 6 个月。或使用递减剂量,300 mg/d 逐渐减至 100 mg/d 的维持剂量,作为 GnRHa 治疗后的维持治疗,治疗 1 年,能有效维持盆腔疼痛的缓解。

达那唑宫内节育器能有效缓解 EMT 有关的疼痛症状,且无口服时的不良反应。达那唑阴道环给药系统有效治疗深部浸润型 EMT 的盆腔疼痛,不良反应非常少见,可以作为术后长期维持治疗。

(2)孕三烯酮:是 19-去甲睾酮衍生物,有雄激素和抗雌孕激素作用,作用机制类似达那唑,疗效优于达那唑,不良反应较达那唑轻。其耐受性、安全性及疗效不如 GnRHa。

用法:月经第 1 天开始口服,每周 2 次,每次 2.5 mg,连服 6 个月。

3.其他药物

(1)三苯氧胺(他莫昔芬,TAM):是一种非甾体类的雌激素阻滞剂,可与雌激素竞争雌激素受体,降低雌激素的净效应,并可刺激孕激素的合成,而起到抑制雌激素作用,能使异位的子宫内膜萎缩,造成闭经,并能缓解因内异症引起的疼痛等症状。但 TAM 治疗中又可出现雌激素样作用,长期应用可引起子宫内膜的增生,诱发卵巢内膜囊肿增大。

用法:每天 20～30 mg,分 2～3 次口服,连服 3～6 个月。

(2)米非司酮:能与孕酮受体及糖皮质激素受体结合,下调异位和在位内膜的孕激素受体含量并抑制排卵,造成闭经,促进 EMT 病灶萎缩,疼痛缓解。

用法:月经第 1 天开始口服,每天 10～50 mg,连服 6 个月。

(3)有前景的药物:芳香化酶抑制剂类,如来曲唑、GnRHa-A 类药物西曲瑞克、基质金属蛋白酶抑制剂及抗血管生成治疗药物等。

4.免疫调节治疗

EMT 是激素依赖性疾病,性激素抑制治疗已广泛应用于临床并取得了一定的短期疗效,包括达那唑、GnRHa 和口服避孕药等。但是高复发率以及长期使用产生的严重药物不良反应影响了后续治疗。研究表明 EMT 的形成和发展有免疫系统的参与,包括免疫监视的缺失、子宫内膜细胞对凋亡和吞噬作用的抵抗以及对子宫内膜细胞有细胞毒性作用的 NK 细胞活性的降低。因此,免疫调节为 EMT 治疗开辟了新的途径。目前,以下几种药物在 EMT 治疗研究中获得了初步疗效。

(1)己酮可可碱:己酮可可碱是一种磷酸二酯酶抑制剂,既可以影响炎症调节因子的产生,也可以调节免疫活性细胞对炎症刺激的反应,近年来被认为可能对 EMT 有效而成为 EMT 免疫调节治疗的研究重点。己酮可可碱可以通过提高细胞内的环磷腺苷水平来减少炎症细胞因子的产生或降低其活性,如肿瘤坏死因子 α(TNF-α)。此外还具有抑制 T 淋巴细胞和 B 淋巴细胞活化、降低 NK 细胞活性,阻断白细胞对内皮细胞的黏附等作用。研究发现己酮可可碱可以调节 EMT 患者腹膜环境的免疫系统功能,减缓子宫内膜移植物的生长,逆转过度活化的巨噬细胞,有效改善 EMT 相关的不孕。己酮可可碱不抑制排卵,对孕妇是安全的,适用于治疗与 EMT 相关的不孕症。

手术后使用己酮可可碱治疗轻度 EMT,800 mg/d,12 个月的妊娠率从 18.5% 提高到 31%,可以明显减轻盆腔疼痛。但也有研究认为其并不能明显改善轻度到重度 EMT 患者的妊娠率,不能降低术后复发率。

(2)抗 TNF-α 治疗药物:TNF-α 是一种促炎症反应因子,是活化的巨噬细胞的主要产物,与 EMT 的形成和发展有关。EMT 患者腹腔液中 TNF-α 水平增高,并且其水平与 EMT 的严重程度相关。抗 TNF-α 治疗除了阻断 TNF-α 对靶细胞的作用外,还包括抑制 TNF-α 的产生。该类药物有己酮可可碱、英夫利昔单抗、依那西普、重组人 TNF 结合蛋白 I 等。

(3)干扰素-α2b:干扰素-α 能刺激 NK 细胞毒活性,并可促使 CD8 细胞表达。无论在体外实验或动物模型中,干扰素-α2b 对于 EMT 的疗效均已得以证实。

(4)白介素-12(IL-12):IL-12 的主要作用是调节免疫反应的可适应性。IL-12 可以作用于 T 淋巴细胞和 NK 细胞,从而诱导其他细胞因子的产生。其中产生的干扰素-γ 可以进一步增强 NK 细胞对子宫内膜细胞的细胞毒性作用,以及促进辅助性 T 淋巴细胞反应的产生。小鼠腹腔内注射 IL-12 明显减小异位子宫内膜病灶的表面积和总重量。但目前缺乏临床试验证实其疗效。

(5)中药:中医认为扶正固本类中药多有免疫促进作用,有促肾上腺皮质功能及增强网状内皮系统的吞噬作用,增加 T 淋巴细胞的比值。活血化瘀类中药对体液免疫与细胞免疫均有一定的抑制作用,不仅能减少已生成的抗体,而且还抑制抗体形成,对已沉积的抗原抗体复合物有促进吸收和消除的作用,还有抗感染、降低毛细血管通透性等作用。由丹参、莪术、三七、赤芍等组方的丹莪妇康煎具有增强细胞免疫和降低体液免疫的双向调节作用,疗效与达那唑相似。由柴胡、丹参、赤芍、莪术、五灵脂组方的丹赤饮使 33% 的 EMT 患者局部体征基本消失,NK 细胞活性升高。但是中药的具体免疫调节作用尚缺乏实验室证据的支持,且报道的临床疗效可重复性不强。

5.左炔诺孕酮宫内缓释系统(LNG-IUS,商品名曼月乐)

LNG-IUS 直接减少病灶中的 E_2 受体,使 E_2 的作用减弱导致异位的内膜萎缩,子宫动脉阻力增加,减少子宫血流量,减少子宫内膜中前列腺素的产生,明显减少月经量,改善 EMT 患者的盆腔疼痛,缓解痛经症状。与 GnRHa 相比,LNG-IUS 缓解 EMT 患者痛经疗效相当,减少术后痛经复发。不增加心血管疾病风险,且降低血脂,不引起低雌激素症状,没有减少骨密度的严重不良反应,可长期应用。不规则阴道流血发生率高于 GnRHa。如果 EMT 患者需要长期治疗,可优先选择 LNG-IUS,在提供避孕的同时,是治疗子宫内膜异位症、子宫腺肌病和慢性盆腔痛的有效、安全、便捷的治疗手段之一,尤其适用于合并有子宫腺肌症的 EMT 患者的长期维持治疗。

曼月乐含 52 mg 左炔诺孕酮,每天释放 20 μg,可有效使用 5 年。

放置曼月乐一般选择在月经的 7 天以内,如果更换新的曼月乐可以在月经周期的任何时间。早孕流产后可以立即放置,产后放置应推迟到分娩后 6 周。

6.促性腺激素释放激素激动剂(GnRHa)

GnRHa 是目前最受推崇、最有效的子宫内膜异位症治疗药物。连续使用 GnRHa 可下调垂体功能,造成药物暂时性去势及体内 Gn 水平下降、低雌激素状态;由于卵巢功能受抑制,产生相应低雌激素环境,使内异症病灶消退。目前常用的有长效制剂如进口的曲普瑞林、戈舍瑞林、布舍瑞林等,国产的长效制剂有亮丙瑞林(丽珠制药),短效制剂如丙氨瑞林(安徽丰原)。

(1)用法:长效制剂于月经第 1 天开始注射,每 28 天注射 1/2～1 支,注射 3～6 支,最多不超过 6 支。

(2)不良反应:主要为雌激素水平降低所引起的类似围绝经期综合征的表现,如潮热、多汗、血管舒缩不稳定、乳房缩小、阴道干燥等反应,占 90% 左右,一般不影响继续用药。严重雌激素减少,E_2 小于734 pmol/L,可增加骨中钙的吸收,而发生骨质疏松。

(3)反向添加疗法(Add-back):指联合应用 GnRHa 及雌、孕激素,使体内雌激素水平达到所谓"窗口剂量",既不影响内异症的治疗,又可最大限度地减轻低雌激素的影响。其目的是减少血管收缩症状以及长期使用 GnRHa 对于骨密度的损害。可以用雌、孕激素的联合或序贯方法。

用药方法:应用 GnRHa 3 个月后,联合应用以下药物。如:①GnRHa＋戊酸雌二醇片 1～2 mg/d＋醋酸甲羟孕酮 2～4 mg/d;②GnRHa＋戊酸雌二醇片 1～2 mg/d＋炔诺酮 5 mg/d。③GnRHa＋利维爱 2.5 mg/d。

雌二醇阈值窗口概念:血清 E_2 在 110～146 pmol/L 为阈值窗口,在窗口期内可不刺激 EMT 病灶生长,亦能满足骨代谢和血管神经系统对雌激素的需求,故可适当添加激素维持雌激素阈值水平,减少不良反应。适当的反加不影响 GnRHa 疗效,且有效减少不良反应,延长用药时间。

(4)GnRHa 反减治疗:以往采用 GnRHa 先足量再减量方法,近年有更合理的长间歇疗法,延长GnRH-a 用药间隔时间至 6 周一次,共用 4 次,亦能达到和维持有效低雌激素水平,是经济有效且减少不良反应的给药策略,但其远期复发率有待进一步研究。

(五)药物与手术联合治疗

手术治疗可恢复正常解剖关系,去除病灶并同时分离粘连,但严重的粘连使病灶不能彻底清除,显微镜下和深层的病灶无法看到,术后的并发症有时难以避免。手术后的粘连是影响手术效果、导致不孕的主要原因。药物治疗虽有较好的疗效,但停药后短期内病变可能复发,致密的粘连妨碍药物到达病灶内而影响疗效。根据病情程度在手术前后药物治疗。术前应用 GnRHa,在低雌激素作用下,腹腔内充血减轻,毛细血管充血和扩张均不明显,使粘连易于分离,卵巢异位瘤易于剥离,有利于手术的摘除,还可预防术后粘连形成。术后用1～2个月的药物,可以抑制手术漏掉的病灶,预防手术后的复发。

六、护理评估

(一)病史

1.月经史

初潮年龄,月经周期、经期、经量是否正常,有无痛经或其他伴随症状。痛经的性质,是否为进行性加重。

2.婚育史

结婚年龄,婚次,夫妻性生活情况,有无经期性交,生育情况,足月产、早产、流产次数,现有子女数等。

3.既往病史

有无先天性生殖道畸形、子宫手术或经期盆腔检查等情况。

(二)身心状态

1.身体状态

(1)痛经:痛经是子宫内膜异位症的典型症状,其特点为继发性和进行性加重。疼痛多位于下腹部和腰骶部,可放射至阴道、会阴、肛门或大腿,常于月经来潮前1～2天开始,经期第一天最为剧烈,以后逐渐减轻,至月经干净时消失。

(2)月经失调:部分患者有经量增多和经期延长,少数出现经前期点滴出血。月经失调可能与卵巢无排卵、黄体功能不足等有关。

(3)性交痛:由于异位的内膜出现在子宫直肠陷凹或病变导致子宫后倾固定,性交时子宫颈受到碰撞及子宫收缩和向上提升,可引起疼痛。

(4)不孕:占40%左右,其不孕的原因可能与盆腔内器官和组织广泛粘连和输卵管的蠕动减弱,影响卵子的排出、摄取和受精卵的运行有关。

2.心理状态

由于疼痛、不孕造成患者顾虑重重,心理压力大,需要手术的患者会有紧张、恐惧等心理问题。

(三)诊断性检查

1.妇科检查

典型者子宫后倾固定,盆腔检查可扪及盆腔内有触痛性结节或子宫旁有不活动的囊性包块。

2.辅助检查

(1)B超检查:可确定卵巢子宫内膜异位囊肿的位置、大小和形状。

(2)腹腔镜检查:可发现盆腔内器官或子宫直肠陷凹、子宫骶骨韧带等处有紫蓝色结节。

七、护理诊断

(一)焦虑

其与不孕和需要手术有关。

(二)知识缺乏

其与缺乏自我照顾及与手术相关的知识有关。

（三）舒适改变

其与痛经及手术后伤口有关。

八、护理目标

（1）患者能正确认识疾病的性质及发生原因，解除紧张、恐惧的心理，坚定治疗信心。

（2）患者自觉疼痛症状缓解。

九、护理措施

（1）心理护理：许多年轻患者因顽固的痛经、不孕等情况而焦虑。护理人员应多关心和理解患者，说明该病只要坚持用药或采取必要的手术便可改善症状，鼓励患者树立信心，积极配合治疗，对尚未生育的患者应给予指导和帮助，促使其尽早受孕。

（2）做好卫生宣传教育工作，防止经血逆流，如有先天性生殖道畸形或后天性炎性阴道狭窄、宫颈粘连等应及时手术。凡进入宫腔内的经腹手术，应保护腹壁切口和子宫切口，防止子宫内膜种植到腹壁切口或子宫切口。经期应避免盆腔检查和性交。

（3）使用激素治疗患者，应介绍服药的注意事项及用后可能出现的反应（恶心、食欲缺乏、闭经、乏力或体重增加等），使其解除思想顾虑，提高治疗效果。

（4）用药期间注意有无卵巢子宫内膜异位囊肿破裂的征象，如出现急性腹痛应及时通知医师，并做好剖腹探查的各项准备。

（5）对需要手术者应按腹部手术做好术前准备和术后护理。

（6）出院健康教育，加强患者对病程及治疗的认识，指导伤口处理和康复教育，术后6周避免盆浴和性生活，6周后来院复查。

十、评价

（1）患者无焦虑的表现并对治疗充满信心。

（2）患者能按时服药并了解药物的反应。

（3）自觉症状缓解和消失。

（谷春杰）

第九节　子宫腺肌病

子宫腺肌病是指子宫内膜向肌层良性浸润并在其中弥散性生长，其特征是在子宫肌层中出现异位的内膜和腺体，伴有周围肌层细胞的代偿性肥大和增生。本病20%～50%合并子宫内膜异位症，约30%合并子宫肌瘤。

目前子宫腺肌病的发病有逐渐增加的趋势，其治疗的方法日趋多样化，治疗方法的选择应在考虑患者年龄、生育要求、临床症状的严重程度、病变部位与范围、患者的意愿等的基础上确定。

一、临床特征

(一)病史特点

(1)详细询问相关的临床症状,如经量增多和进行性痛经。

(2)家族中有无相同病史。

(3)医源性因素所致子宫内膜创伤,如多次分娩、习惯性流产、人工流产、宫腔操作史。

(二)症状

子宫腺肌病的症状不典型,表现多种多样,没有特异性。约35%的子宫腺肌病无临床症状,临床症状与病变的范围有关。

1.月经过多

月经过多占40%～50%,一般出血与病灶的深度呈正相关,偶尔也有小病变月经过多者。

2.痛经

逐渐加剧的进行性痛经,痛经常在月经来潮的前一周就开始,至月经结束。15%～30%的患者有痛经,疼痛的程度与病灶的多少有关,约80%痛经者为子宫肌层深部病变。

3.其他症状

部分患者可有未明原因的月经中期阴道流血及性欲减退,子宫腺肌病不伴有其他不孕疾病时,一般对生育无影响,伴有子宫肌瘤时可出现肌瘤的各种症状。

(三)体征

妇科检查可发现子宫呈均匀性增大或有局限性结节隆起,质地变硬,一般不超过孕12周子宫的大小。近月经期检查,子宫有触痛。月经期,由于病灶充血、水肿及出血,子宫可增大,质地变软,压痛较平时更为明显。月经期后再次妇科检查发现子宫有缩小,这种周期性出现的体征改变为诊断本病的重要依据之一。合并盆腔子宫内膜异位症时,子宫增大、后倾、固定、骶骨韧带增粗,或子宫直肠陷凹处有痛性结节等。

二、辅助检查

(一)实验室检查

1.血常规

明确有无贫血。

2.CA125

子宫腺肌病患者血CA125水平明显升高,阳性率达80%,CA125在监测疗效上有一定价值。

(二)影像学检查

1.B超检查

B超为子宫腺肌病的常规诊断手段。B超的图像特点如下。

(1)子宫呈均匀性增大,轮廓尚清晰。

(2)子宫内膜线可无改变,或稍弯曲。

(3)子宫切面回声不均匀,有时可见大小不等的无回声区。

2.MRI检查

MRI为目前诊断子宫腺肌病最可靠的无创伤性诊断方法,可以区别子宫肌瘤和子宫腺肌病,并可诊断两者同时并存,对决定处理方法有较大帮助,在发达国家中广泛应用。图像特征如下。

(1)子宫增大,外缘尚光滑。

(2)T_2WI显示子宫的正常解剖形态扭曲或消失。

(3)子宫后壁明显增厚,结合带厚度大于 8 mm。

(4)T_2WI显示子宫壁内可见一类似结合带的低信号肿物,与稍高信号的子宫肌层边界不清,类似于结合带的局灶性或广泛性增宽,其中可见局灶性的大小不等斑点状高信号区,即为异位的陈旧性出血灶或未出血的内膜岛。

(三)其他

1.宫腔镜检查

子宫腔增大,有时可见异常腺体开口,并可除外子宫内膜病变。

2.腹腔镜检查

见子宫均匀增大,前后径增大更明显,子宫较硬,外观灰白或暗紫色,有时浆膜面见突出紫蓝色结节。

3.肌层针刺活检

诊断的准确性依赖于取材部位的选择、取材次数以及病灶的深度和广度,特异性较高,但敏感性较低,而且操作困难,在临床上少用。

三、诊断

子宫腺肌病的诊断一般并不难,最主要的困难在于与子宫肌瘤等疾病的鉴别诊断。子宫腺肌病与子宫肌瘤均是常见的妇科疾病,两种病变均发生在子宫,发病年龄相仿,多见于 30～50 岁的育龄妇女,临床上容易互相混淆。一般来说子宫腺肌病突出症状是继发性逐渐加重的痛经,子宫肌瘤的突出症状却为月经过多及不规则出血,子宫腺肌病时子宫也有增大,但很少超过妊娠 3 个月子宫大小。

四、治疗

(一)治疗原则

由于子宫腺肌病的难治性,目前尚不能使每位患者均获得满意的疗效,应根据患者的年龄、生育要求和症状,实施个体化的多种手段的联合治疗策略。

(二)药物治疗

药物治疗子宫腺肌病近期疗效明显,但只是暂时性的,停药后症状体征常很快复发,对年轻有生育要求,近绝经期者或不接受手术治疗者可试用达那唑、孕三烯酮或促性腺激素释放激素类似物(GnRHa)等。

1.达那唑

达那唑适用于轻度及中度子宫腺肌病痛经患者。

用法:月经第 1 天开始口服 200 mg,2～3 次/天,持续用药 6 个月。若痛经不缓解或未闭经,可加至4 次/天。疗程结束后约 90%症状消失。停药后 4～6 周恢复月经及排卵。

不良反应:有恶心、头痛、潮热、乳房缩小、体重增加、性欲减退、多毛、痤疮、声音改变、皮脂增加、肌痛性痉挛等。但发生率低,且症状多不严重。

2.孕三烯酮

19-去甲睾酮的衍生物,有抗雌激素和抗孕激素作用,不良反应发生率同达那唑,但程度略轻。

用法:每周用药2次,每次2.5 mg,于月经第1天开始服用,6个月为一个疗程。因为用药量小,用药次数少,其应用近年来增多。孕三烯酮治疗轻症子宫肌腺症具有很好的效果,可达治愈目的,从而可防止其发展为重症子宫肌腺病,减少手术及术后并发症,提高患者生活质量。

3.促性腺激素释放激素激动剂(GnRHa)

其为人工合成的十肽类化合物,能促进垂体细胞分泌黄体生成激素(LH)和卵泡刺激素(FSH),长期应用对垂体产生降调作用,可使LH和FSH分泌急剧减少。有研究表明子宫腺肌病导致不孕与化学和免疫等因素有关,而GnRHa有调节免疫活性的作用,且使子宫大小形态恢复正常,从而改善了妊娠率。但GnRHa作用是可逆性的,故对子宫腺肌病合并不孕的治疗在停药后短期内不能自行受孕者,应选择辅助生殖技术。

4.其他药物

(1)孕激素受体阻滞剂:米非司酮为人工合成19-去甲基睾酮衍生物,具有抗孕激素及抗皮质激素的活性。用法为米非司酮10 mg口服1次/天,连续3个月,治疗后患者停经,痛经消失,子宫体积明显缩小,不良反应少见。年轻患者停药后复发率高于围绝经期患者,复发者进行长期治疗仍有效。

(2)左旋18炔诺孕酮:依伴依(Norplant)为左旋18炔诺孕酮皮下埋植剂,可治疗围绝经期子宫腺肌病,治疗后虽子宫体积无明显缩小,但痛经缓解率达100%。缓释左旋18炔诺孕酮宫内节育器(LNG-IUS,曼月乐),国内外报道用LNG-IUS治疗子宫腺肌病痛经及月经过多有一定效果。

(3)短效口服避孕药:临床研究显示,长期服用短效避孕药可使子宫内膜和异位内膜萎缩,缓解痛经,减少经量,降低子宫内膜异位症的复发率。但是复方口服避孕药存在不良反应,服用后患者可出现点滴出血或突破性出血、乳房触痛、头痛、体重改变、恶心和呕吐等胃肠道反应以及情绪改变等不良反应,长期应用有血栓性疾病和心血管疾病风险。因此,复方口服避孕药的使用应综合各方面情况进行个体化用药,以使患者获得最大益处。目前国内外还没有关于该疗法用于子宫腺肌病治疗效果大样本的评价。

(4)孕激素:孕激素作用基于子宫内膜局部高剂量的孕酮,可引起蜕膜样变,上皮萎缩及产生直接的血管改变,使经量减少,甚至闭经。目前国外研究显示,地屈孕酮是分子结构最接近天然孕酮的一种孕激素,并具有更高的口服生物利用度。地屈孕酮是一种口服孕激素,可使子宫内膜进入完全的分泌相,从而可防止由雌激素引起的子宫内膜增生和癌变风险。地屈孕酮可用于内源性孕激素不足的各种疾病,它不产热,且对脂代谢无影响;极少数患者可出现突破性出血,一般增加剂量即可防止。地屈孕酮也可能发生其他发生在孕激素治疗中的不良反应,如轻微出血、乳房疼痛,肝功能损害极为少见。目前国内外尚无使用地屈孕酮治疗子宫腺肌病的大型随机对照试验。

(三)手术治疗

药物治疗无效或长期剧烈痛经时,应行手术治疗。手术治疗包括根治手术(子宫切除术)和保守手术。

1.子宫切除术

子宫切除术是主要的治疗方法,也是唯一循证医学证实有效的方法,可以根治痛经和/或月经过多,适用于年龄较大、无生育要求者。近年来,阴式子宫切除术应用日趋增多,单纯子宫腺肌病子宫体积多小于12孕周子宫大小,行阴式子宫切除多无困难。若合并有内异症,有卵巢子宫内膜异位囊肿或估计有明显粘连,可行腹腔镜子宫切除术。虽然有研究表明腺肌病的子宫有稍多于10%病变可累及宫颈,但也有研究表明腺肌病主要见于子宫体部,罕见于宫颈部位,只要保证切除全部子宫下段,仍可考虑行子宫次全切除术。

2.保守性手术

子宫腺肌病病灶挖除术、子宫内膜去除术和子宫动脉栓塞术都属于保留生育功能的方法。腹腔镜下子宫动脉阻断术和病灶消融术(使用电、射频和超声等能减少子宫腺肌病量),近年来的报道逐渐增多,但这些手术的效果均有待于循证医学研究证实。

(1)子宫腺肌病病灶挖除术:适用于年轻、要求保留生育功能的患者。子宫腺肌瘤一般能挖除干净,可以明显地改善症状、增加妊娠机会。对局限型子宫腺肌病可以切除大部分病灶,缓解症状。虽然弥散型子宫腺肌病做病灶大部切除术后妊娠率较低,但仍有一定的治疗价值。术前使用 GnRHa 治疗 3 个月,可以缩小病灶利于手术。做病灶挖除术的同时还可做子宫神经去除术或子宫动脉阻断术以提高疗效。

(2)子宫内膜去除术:近年来,有报道在宫腔镜下行子宫内膜去除术治疗子宫腺肌病,术后患者月经量明显减少,甚至闭经,痛经好转或消失,对伴有月经过多的轻度子宫腺肌病可试用。子宫内膜切除术虽可有效控制月经过多及痛经症状,但对深部病灶治疗效果较差。远期并发症常见的为宫腔粘连、宫腔积血、不孕、流产、早产等。

(3)子宫动脉栓塞术(UAE):近期效果明显,月经量减少约 50%,痛经缓解率达 90%以上,子宫及病灶体积缩小显著,彩色超声显示子宫肌层及病灶内血流信号明显减少,该疗法对要求保留子宫和生育功能的患者具有重大意义。但 UAE 治疗的某些并发症尚未解决,远期疗效尚待观察,对日后生育功能的影响还不清楚,临床应用仍未普及,还有待于进一步积累经验。

(4)子宫病灶电凝术:通过子宫病灶电凝可引起子宫肌层内病灶坏死,以达到治疗的目的。但病灶电凝术中很难判断电凝是否完全,因此不如手术切除准确,子宫肌壁电凝术后病灶被瘢痕组织所代替,子宫壁的瘢痕宽大,弹性及强度降低,故术后子宫破裂风险增加。

(5)盆腔去神经支配治疗:近年来国外研究者采用开腹或腹腔镜下骶前神经切除术及子宫神经切除术治疗原发及继发性痛经,取得了较好效果。

(6)腹腔镜下子宫动脉阻断术:子宫动脉结扎治疗子宫腺肌病的灵感来源于子宫动脉栓塞治疗子宫腺肌病的成功经验,但该术式目前应用的病例不多。由于疼痛不能得到完全缓解,多数患者对手术效果并不满意。

五、护理评估

(一)健康史

了解患者年龄、婚姻、月经史、婚育史、生育史、出现典型症状的情况以及对患者身心的影响,了解患者既往患病史。子宫腺肌病多发生于生育年龄的经产妇,常合并内异症和子宫肌瘤,有多次妊娠及分娩或过度刮宫史。生殖道阻塞,如单角子宫、宫颈阴道不通畅患者等常同时合并腺肌病。

（二）生理状况

1.症状

询问患者是否有经量过多、经期延长和逐渐加重的进行性痛经。

2.体征

妇科检查时子宫均匀性增大或局限性隆起、质硬且有压痛。

3.辅助检查

阴道B超提示子宫增大，肌层中不规则回声增强；盆腔MRI可协助诊断；宫腔镜下取子宫肌肉活检，可确诊。

（三）高危因素

1.年龄

40岁以上的经产妇。

2.子宫损伤

多次妊娠、人工流产、慢性子宫内膜炎等造成子宫内膜基底层损伤。

3.先天不足

生殖道阻塞，如单角子宫、宫颈阴道不通、有子宫无阴道的先天畸形等。

4.卵巢功能失调

高水平雌孕激素刺激者，如子宫肌瘤、子宫内膜增生患者。

（四）心理-社会因素

了解患者对疾病的认知，是否存在焦虑、恐惧等表现；了解患者家庭关系，是否因不孕或继发不孕影响夫妻、家庭关系；了解患者的经济水平等。

六、护理诊断

（一）焦虑

其与月经改变和痛经有关。

（二）知识缺乏

其与缺乏自我照顾及与手术相关的知识有关。

（三）舒适改变

其与痛经有关。

七、护理目标

（1）患者能正确认识疾病的性质及发生原因，解除紧张、恐惧的心理，坚定治疗信心。
（2）患者自觉疼痛症状缓解。

八、护理措施

（一）症状护理

1.月经改变

经量增多者，指导患者使用透气棉质卫生巾，保留卫生巾称重，以评估月经量；经期延长者，早晚用温开水清洗外阴各1次，以防逆行感染。若合并贫血，需指导患者遵医嘱服用药物，观察贫血的改善情况。

2.痛经

询问患者疼痛部位、性质、疼痛开始时间及持续时间。疼痛轻者,指导患者腹部热敷、卧床休息;疼痛重者,遵医嘱给予前列腺素合成酶抑制剂。

(二)用药护理

1.口服避孕药

其适用于轻度内异症患者,常用低剂量高效孕激素和炔雌醇复合制剂,用法为每天 1 片,连续用 6～9 个月,护士需观察药物疗效,观察有无恶心、呕吐等不良反应。

2.促性腺激素释放激素激动剂

常用药物:亮丙瑞林 3.75 mg,月经第 1 天皮下注射后,每隔28 天注射 1 次,共 3～6 次。需观察有无潮热、阴道干燥、性欲减退和骨质丢失等不良反应,停药后可消失。连续用药 3 个月以上者,需添加小剂量雌激素和孕激素,以防止骨质丢失。

3.左炔诺孕酮宫内节育器(LNG-ZUS)

治疗初期部分患者会出现淋漓出血、下移甚至脱落等,需加强随访。

(三)手术护理

1.保守手术

如小病灶挖除术或子宫肌壁楔形切除术,可明显减轻症状并增加妊娠概率。指导其术后 6 个月受孕。

2.子宫切除术

年轻或未绝经的患者可保留卵巢;绝经后或合并严重子宫内膜异位症者,可行双卵巢切除术。

(四)心理护理

(1)痛经、月经改变以及贫血者影响生活质量,患者焦虑烦躁,向患者说明月经时轻度疼痛不适是生理反应,给予舒缓的音乐、舒适的环境,保证足够的休息和睡眠,患者及家属、护士共同制订规律而适度的锻炼计划,家属督促患者适度锻炼,可缓解患者的心理压力。

(2)手术患者担心预后和性生活,说明子宫切除术后症状可基本消失,生活质量会得到改善。此外,子宫是月经来潮和孕育胎儿的器官,切除子宫不会男性化,增加对治疗的信心。

(五)健康指导

(1)指导患者随访:手术患者出院后 3 个月到门诊复查,了解术后康复情况。

(2)保守手术和子宫切除患者,术后休息 1～3 个月,3 个月之内避免性生活及阴道冲洗,避免提举重物,防止正在愈合的腹部肌肉用力,并应逐渐加强腹部肌肉的力量。未经医护人员许可避免从事可增加盆腔充血的活动,如跳舞、久站等。

(3)有生殖道阻塞疾病时,嘱患者积极治疗,实施整形手术。

(4)对实施保守手术治疗的患者,指导其术后 6 个月受孕。

(5)注意高危因素与妇科疾病的相关性,定期做好妇科病普查。

（谷春杰）

第十节　经前期综合征

经前期综合征（premenstrual syndromes，PMS）又称经前紧张症或经前紧张综合征（premenstrual tension syndrome，PMTS），是育龄妇女常见的问题。PMS是指月经来潮前7～14天（即在月经周期的黄体期），周期性出现的躯体症状（如乳房胀痛、头痛、小腹胀痛、水肿等）和心理症状（如烦躁、紧张、焦虑、嗜睡、失眠等）的总称。PMS症状多样，除上述典型症状外，自杀倾向、行为退化、嗜酒、工作状态差甚至无法工作等也常出现于PMS。由于PMS临床表现复杂且个体差异巨大，因此诊断的关键是症状出现的时间及严重程度。伴有严重情绪不稳定者称为经前焦虑障碍（premenstrual dysphoric disorder，PMDD）。

PMS的临床特点必须考虑：①在大多数月经周期的黄体期，再发性或循环性出现症状；②症状于经至不久缓解，在卵泡期持续不会超过一周；③招致情绪或躯体苦恼或日常功能受累或受损；④症状的再发，循环性和定时性，症状的严重性和无症状期均可通过前瞻性逐日评定得到证实。

PMS的患病率各地报道不一，这与评定方法（回顾性或前瞻性）、调查者的专业、调查样本人群、症状严重水平不一，以及一些尚未确定的因素有关。在妇女生殖阶段可发生，初潮后未婚少女的患病率低，产后倾向出现PMS。虽然50%～80%的生育期妇女普遍存在轻度以上的经前症状，30%～40%有PMS症状的妇女需要治疗，3%～8%的妇女受到符合《精神疾病的诊断和统计手册》（DSM-IV-TR）标准的PMDD的困扰。然而，大多数有经前症状的女性没有得到诊断或治疗。

一、临床表现

近年研究提出大约20类症状是PMS常见的，包括躯体、心理和行为三个方面。其中恒定出现的是头痛、疼痛、肿胀、嗜睡、易激惹和抑郁，行为笨拙，渴望食物。但表现有较大的个体差异，取决于躯体健康状态，人格特征和环境影响。国际经前期紊乱协会将上述的经前期症状分为以下两类：核心PMDD，其特点为通常伴有自发性排卵的月经周期；可变PMDD，与核心PMDD相比较为复杂。变异PMDD在经前期加重，是在无排卵周期中出现的症状，在排卵周期和孕激素作用周期中类似症状中不会发生。

（一）躯体症状

1.水潴留

经前水潴留一般多见于踝、小腿、手指、腹部和乳房，可导致乳房胀痛、体重增加、面部虚肿和水肿，腹部不适或胀满或疼痛，排尿量减少。这些症状往往在清晨起床时明显。

2.疼痛

头痛较为常见，背痛、关节痛、肌肉痛、乳房痛发生率也较高。

3.自主神经功能障碍

常见恶心、呕吐、头晕、潮热、出汗等。可出现低血糖，许多PMS患者渴望摄入甜食。

（二）心理症状

心理症状主要为负性情绪或心境恶劣。

1.抑郁

心境低落、郁郁不乐、消极悲观、空虚孤独,甚至有自杀意念。

2.焦虑、激动

烦躁不安,似感到处于应激之下。

3.运动共济和认知功能改变

可出现行动笨拙、运动共济不良、记忆力差、自感思路混乱。

（三）行为改变

行为改变可表现为社会退缩,回避社交活动,社会功能减低,判断力下降,工作时失误,性功能减退或亢进等改变。

二、诊断与鉴别诊断

（一）诊断标准

PMS 具有三项属性(经前期出现、在此以前无同类表现、经至消失),诊断一般不难。美国国立精神卫生研究院的工作定义如下:一种周期性的障碍,其严重程度是以影响一个妇女生活的一些方面(如为负性心境,经前一周心境障碍的平均严重程度较之经后一周加重 30%),而症状的出现与月经有一致的和可以预期的关系。这一定义规定了 PMS 的症状出现与月经有关,对症状的严重程度制定出定量化标准。

（二）诊断方法

严重问题的每天评定记录表(daily record of severity of problems,DRSP)可让 PMS 诊断更明确。这个图表是用来记录情绪和身体与月经周期相关的症状。要求患者在没有任何前瞻性治疗下,至少连续2个月描述他们的症状。医师通过了解症状发生的时间、每个月经周期症状的变化,月经后 1~2 天症状消失来做判断。

（三）鉴别诊断

1.月经周期性精神病

PMS 可能是在内分泌改变和心理-社会因素作用下起病的,而月经周期性精神病则有着更为深刻的原因和发病机制。PMS 的临床表现是以心境不良和众多躯体不适组成,不致发展为重性精神病形式,可与月经周期性精神病区别。

2.抑郁症

PMS 妇女有较高的抑郁症发生风险以及抑郁症患者较之非情感性障碍患者有较高的 PMS 发生率,已如上述。根据 PMS 和抑郁症的诊断标准,可做出鉴别。

3.其他精神疾病经前恶化

根据 PMS 的诊断标准与其他精神疾病经前恶化进行区别。

三、治疗

PMS 的治疗应针对躯体、心理症状、内在病理机制和改变正常排卵性月经周期等方面。此外,心理治疗和家庭治疗亦受到较多的重视。轻症 PMS 病例采取环境调整、适当膳食、身体锻炼、改善生活方式、应激处理和社会支持等措施即可,重症患者则需实施以下治疗。

（一）非药物治疗

1.调整生活方式

调整生活方式包括合理的饮食与营养、适当的身体锻炼、戒烟、限制盐和咖啡的摄入。可改变饮食习惯,增加钙、镁、维生素 B_6、维生素 E 的摄入等,但尚没有确切、一致的研究表明以上维生素和微量元素治疗的有效性。体育锻炼可改善血液循环,但其对 PMS 的预防作用尚不明确,多数临床专家认为每天锻炼 20～30 分钟有助于加强药物治疗和心理治疗。

2.心理治疗

心理因素在 PMS 发生中所起的作用是不容忽视的。精神刺激可诱发和加重 PMS。要求患者日常保持乐观情绪,生活有规律,参加运动锻炼,增强体质,行为疗法曾用于治疗 PMS,放松技术有助于改善疼痛症状。生活在经前综合征妇女身边的人,如父母、丈夫、子女等,要多关心患者,对她们在经前出现的心境烦躁、易激惹等给予容忍和同情。工作周围的人也应体谅她们经前发生的情绪症状,在各方面予以照顾,避免在此期间从事驾驶或其他具有危险性的作业。

3.膳食补充

膳食补充剂已被证明是对 PMS 症状有积极作用。与安慰剂组相比,每天服用 1 200 mg 碳酸钙的 PMDD 妇女,可减少 48％与情感和身体相关的 PMS 症状。另一项研究表明,每天服用 80 mg 的维生素 B_6 与安慰剂组相比,可减少情绪相关的 PMS 症状,但对躯体相关症状无效。大剂量(大于300 mg)维生素 B_6 可能与外周神经病变相关。然而,中等剂量的维生素 B_6 可在不良反应最小的情况下,缓解 PMS 症状。

（二）药物治疗

1.精神药物

（1）抗抑郁药:5-羟色胺再摄取抑制剂（selective serotonergic reuptake inhibitors,SSRIs）对 PMS 有明显疗效,达 60％～70％且耐受性较好,目前认为是一线药物。如氟西汀 20 mg 每天一次,经前口服至月经第 3 天,减轻情感症状优于躯体症状。

舍曲林剂量为每天 50～150 mg。三环类抗抑郁药氯米帕明是一种三环类抑制 5-羟色胺和去甲肾上腺素再摄取的药物,每天 25～75 mg 对控制 PMS 有效,黄体期服药即可。SSRIs 与三环类抗抑郁药物相比,无抗胆碱能、低血压及镇静等不良反应,并具有无依赖性和无特殊的心血管及其他严重毒性作用的优点。SSRIs 除抗抑郁外也有改善焦虑的效应,目前应用明显多于三环类。

（2）抗焦虑药:苯二氮䓬类用于治疗 PMS 已有很长时间,如阿普唑仑为抗焦虑药,也有抗抑郁性质,用于 PMS 获得成功,起始剂量为 0.25 mg,每天 2～3 次,逐渐递增,每天剂量可达 2.4 mg或 4 mg,在黄体期用药,经至即停药,停药后一般不出现戒断症状。

2.抑制排卵周期

（1）口服避孕药:作用于 H-P-O 轴可导致不排卵,常用以治疗周期性精神病和各种躯体症状。口服避孕药对 PMS 的效果不是绝对的,因为一些亚型用本剂后症状不仅未见好转反而恶化。就一般病例而论,复方短效单相口服避孕药均有效。国内多选用复方炔诺酮或复方甲地孕酮。

（2）达那唑:一种人工合成的 17α-乙炔睾酮衍生物,对下丘脑-垂体促性腺激素有抑制作用。100～400 mg/d对消极情绪、疼痛及行为改变有效,200 mg/d 能有效减轻乳房疼痛。但其雄激素活性及致肝功能损害作用,限制了其在 PMS 治疗中的临床应用。

(3)促性腺激素释放激素激动剂:促性腺激素释放激素激动剂在垂体水平通过降调节抑制垂体促性腺激素分泌,造成低促性腺激素水平及低雌激素水平,达到药物切除卵巢的疗效。有随机双盲安慰剂对照研究证明促性腺激素释放激素激动剂治疗 PMS 有效。单独应用促性腺激素释放激素激动剂应注意低雌激素血症及骨量丢失,故治疗第 3 个月应采用反加疗法克服其不良反应。

(4)手术切除卵巢或放射破坏卵巢功能:虽然此方法对重症 PMS 治疗有效,但卵巢功能破坏导致绝经综合征及骨质疏松性骨折、心血管疾病等风险增加,应在其他治疗均无效时酌情考虑。此方法对中、青年女性患者不宜采用。

3.其他

(1)利尿剂:PMS 的主要症状与组织和器官水肿有关。醛固酮受体阻滞剂螺内酯不仅有利尿作用,对血管紧张素功能亦有抑制作用。剂量为 25 mg,每天 2~3 次,可减轻水潴留,对精神症状亦有效。

(2)抗前列腺素制剂:经前子宫内膜释放前列腺素,改变平滑肌张力,免疫功能及神经递质代谢。抗前列腺素如甲芬那酸 250 mg,每天 3 次,于经前 12 天起服用。餐中服可减少胃刺激。如果疼痛是 PMS 的标志,则抗前列腺素有效。其除对痛经、乳胀、头痛、痉挛痛、腰骶痛有效,有报告称对紧张易怒症状也有效。

(3)多巴胺阻滞剂:高催乳素血症与 PMS 关系已有研究报道。溴隐亭为多巴胺阻滞剂,可降低 PRL 水平并改善经前乳房胀痛。剂量为 2.5 mg,每天 2 次,餐中服药可减轻不良反应。

四、护理评估

(一)病史

经前紧张综合征常发生于 30~40 岁的妇女,年轻女性很少出现。症状在排卵后即开始,月经来潮前几天达高峰,经血出现后消失。

(二)身心状况

主要表现为紧张、烦躁易怒、抑郁、焦虑、失眠、注意力不集中、疲乏无力、头痛等。有些妇女出现手足及面部水肿、乳房胀痛,少数妇女因肠黏膜水肿而出现腹泻现象。

(三)检查

盆腔检查及实验室检查均属正常。

五、护理诊断

(一)焦虑

其与一系列精神症状及不被人理解有关。

(二)体液过多

其与水、钠潴留有关。

六、护理目标

让患者正确认识经前紧张综合征,以减轻症状。

七、护理措施

(1)进行关于经前紧张综合征的有关知识的教育和指导,避免经前过度紧张,注意休息和充足的睡眠。

(2)帮助患者适当控制食盐和水的摄入。

(3)给患者服用适当的镇静剂如安定,也可服用谷维素来控制神经和精神症状,还可服用适当的利尿剂减轻水肿,以改善头痛等不适。

(4)遵医嘱用孕激素或雄激素拮抗雌激素与醛固酮的作用。

(谷春杰)

第十一章

产科护理

第一节 早 产

一、概述

(一)定义及发病率

早产指妊娠期满 28 周至不足 37 周(196~258 天)的分娩者,此时娩出的新生儿称为早产儿,体重为 1 000~2 499 g。早产儿各器官发育不够健全,出生孕周越小,体重越轻,其预后越差。我国早产占分娩总数的 5%~15%。出生 1 岁以内死亡的婴儿约 2/3 为早产儿。随着早产儿的治疗和监护手段不断进步,其生存率明显提高,伤残率下降,有些国家已将早产时间的下限定义为妊娠 24 周或 20 周等。

(二)主要发病机制

(1)黄体酮撤退。

(2)缩宫素作用。

(3)蜕膜退化。

(三)处理原则

若胎儿存活,无胎儿窘迫、胎膜早破,通过休息和药物治疗控制宫缩,尽量维持妊娠至足月;若胎膜已破,早产已不可避免时,则应尽可能地预防新生儿并发症以提高早产儿的存活率。

二、护理评估

(一)健康史

详细了解妊娠经过、孕产史及家族史。

(二)生理状况

1.症状

凡妊娠满 28 周、不足 37 周,出现规律宫缩(指每 20 分钟 4 次或每 60 分钟内 8 次)者。

2.体征

宫颈进行性改变:①宫颈扩张 1 cm 以上;②宫颈展平≥80%。

3.辅助检查

(1)产科检查:核实孕周,评估胎儿成熟度、胎方位等,观察产程进展,确定早产进程。

(2)实验室检查:阴道分泌物的生化指标检测、宫颈分泌物培养。

(3)影像学检查:经阴道超声测量宫颈管(CL)≤20 mm 或伴有宫口扩张;腹部超声胎盘及羊水。

(三)高危因素

(1)有晚期流产及早产史,再发风险高 2 倍。

(2)孕中期阴道超声检查宫颈长度(CL)≤25 mm 的孕妇。

(3)有子宫颈手术史者。

(4)孕妇年龄小于 17 岁或大于 35 岁。

(5)妊娠间隔过短的孕妇,两次妊娠时间如控制在 18～23 个月,早产风险相对较低。

(6)孕妇体质指数(BMI)<19 kg/m², 或孕前体重<50 kg,营养状况差等。

(7)多胎妊娠者,双胎早产率近 50%,三胎早产率高达 90%。

(8)辅助生殖技术助孕者。

(9)胎儿及羊水量异常者。

(10)有妊娠并发症者,如并发重度子痫前期、子痫、产前出血、妊娠期肝内胆汁瘀积症、妊娠期糖尿病、并发甲状腺疾病、严重心肺疾病、急性传染病等。

(11)异常嗜好,如有烟酒嗜好或吸毒的孕妇。

(四)心理-社会因素

孕妇有无焦虑、抑郁、恐惧、依赖等心理问题及对早产的认识程度和家庭支持度。

三、护理措施

(一)一般护理

1.入院护理

(1)接诊:热情接待孕产妇,询问就诊原因,初步评估孕产妇情况,包括面色、体态、精神状态,根据情况安排护理工作流程。

(2)安置孕产妇:依孕产妇自理能力,协助送达已准备好的房间和床位;协助安放母婴生活用品。

(3)收集资料:①入院证;②门诊资料(包括围生期保健手册);③历次产检记录及辅助检查报告单;④分娩计划书。

(4)建立病历,填写床头卡、手腕带并完成放置和佩戴。

(5)测量生命体征、体重,填写三测单,完成首次护理评估单的书写。

(6)通知管床医师,协助完成产科检查,遵医嘱完成相应辅助检查及处理;根据孕产妇的情况和自理能力,与医师共同确定护理级别,提供相应级别的护理。

(7)介绍管床医师、责任护士、病房环境、生活设施及使用方法、作息时间及家属探视陪伴相关制度。

(8)根据入院评估情况,制订个性化护理计划。

2.基础护理

(1)观察生命体征:每天测量体温、脉搏、呼吸、血压,如血压升高或妊娠期高血压疾病等,应酌情增加测量次数,并报告医师给予相应处理。每周测体重 1 次。

(2)遵医嘱进行相应治疗处理。

(3)活动与休息:指导孕产妇保证足够的睡眠,护理活动应不打扰其休息。鼓励适当活动,有并发症应征求医师意见。

(4)清洁与舒适:病室每天开窗通风;指导孕产妇穿棉质衣服,保持个人卫生和会阴部清洁;协助并指导家属为生活不能自理的孕产妇进行脸部清洁、口腔护理、会阴护理、足部护理。

(5)排尿与排便:了解每天排便情况,指导产妇勤排尿,多吃含纤维素的食物,增加饮水量,适当活动。

(6)晨晚间护理:观察和了解孕产妇夜间睡眠质量及产科情况,整理床单位,满足孕产妇清洁、舒适和安全的需要,创造良好的环境,保障母婴休息。

3.阴道分娩孕产妇的护理

(1)产前护理:①指导并协助孕妇采取舒适体位,以左侧卧位为宜,增加胎盘血供。②指导孕妇数胎动,每天 3 次,每次 1 小时。③听胎心每 4 小时一次,胎膜破裂和有异常时酌情增加;必要时行胎儿电子监护。如胎心异常及时给予氧气吸入,左侧卧位,并通知医师及时处理。④密切观察产兆,了解宫缩开始和持续时间、频率及强度;适时阴道检查了解宫口软硬度、扩张情况和是否破膜。⑤观察阴道流液。发现破膜立即听胎心,观察羊水的量、色及性状;保持外阴清洁,避免不必要的阴道检查,预防感染。若先露高浮,应取头低足高位,预防脐带脱垂。⑥营养和休息。鼓励进食、适当活动、保存体力,指导应对和放松技巧。

(2)产时护理:确诊临产且满足产房转入标准时,转入产房分娩。

(3)产后护理。①每天测量生命体征 4 次,体温超过 38 ℃及时报告医师。②子宫复旧和恶露:产后入病房,2 小时内每 30 分钟按压宫底一次,观察阴道出血量、颜色和性状,准确测量产后 24 小时出血量。每天在同一时间评估宫底高度、子宫收缩情况,同时观察恶露量、颜色和气味,如发现异常,及时排空膀胱,按摩子宫,遵医嘱给宫缩剂。如恶露有异味,提示有感染的可能,配合医师做好血标本和组织标本的采集及使用抗生素。③会阴护理:保持局部清洁干燥。产后数小时内用冰袋冷敷减轻疼痛不适,24 小时后红外线治疗。每天用 0.05%聚维酮碘消毒液或用 2‰苯扎溴铵擦洗或冲洗会阴 2～3 次,大便后清洗外阴,保持局部清洁干燥。会阴有缝线者,每天检查有无红肿、硬结、分泌物,取伤口对侧卧位。如有会阴伤口疼痛剧烈或有肛门坠胀感,应报告医师,排除阴道壁或会阴血肿;如出现伤口感染者遵医嘱处理,提前拆线,定时换药;会阴水肿者予 50%硫酸镁湿热敷。④排尿和排便护理:保持大小便通畅。鼓励多饮水,多吃蔬菜及含纤维素食物。产后 4～6 小时内尽早排尿,排尿困难可改变体位,解除思想顾虑,温水冲洗、热敷下腹部、针灸或新斯的明注射,无效时导尿。⑤产后 1 小时进流质或清淡半流质饮食,以后进普通饮食。乳母注意增加蛋白质、维生素和铁的摄入。⑥给予活动指导,鼓励尽早下床活动。⑦乳房护理和母乳喂养指导。

4.剖宫产分娩孕产妇的护理

(1)术前护理。①术前禁饮食,择期手术前禁食＞6 小时,禁饮水＞4 小时,急诊手术即刻禁食禁饮。②术前皮肤准备:备皮,孕妇情况及医院条件允许可指导或协助孕产妇沐浴、更换手术衣、剪指甲,取下义齿、首饰等物品交家属保管。③药物过敏试验:遵医嘱进行抗生素、局麻药皮试并详细记录结果。④遵医嘱完善相关辅助检查,必要时备血。⑤送孕妇至手术室前,听胎心、测血压、完善病历。⑥与手术室工作人员核查身份和物品,做好交接并记录。

(2)术后护理。①手术结束,由麻醉师和产科医师或手术室助产士送产妇及新生儿回母婴休息室,与病区责任护士进行入室交接,包括手术和麻醉方式、手术过程和术中出血情况;目前产妇神志及生命体征;镇痛、输液(血)及用药情况;新生儿情况。②安置床位,搬移尽量平稳,注意保护伤口、导管,防止滑脱或污染。③根据麻醉方式选择适当卧位。全麻未清醒者应由专人守护,去枕平卧,头偏向一侧;腰麻、硬膜外麻醉患者术后平卧 6 小时,血压平稳,可用枕头或抬高床头;6 小时后协助翻身,定期检查皮肤受压情况,鼓励产妇肢体活动,防止下肢静脉血栓形成。④观察生命体征和病情变化:持续心电监护测血压、脉搏、氧饱和度,30 分钟记录一次直至平稳。⑤切口护理:观察腹部伤口有无渗血、渗液,保持局部清洁干燥。⑥观察子宫收缩及阴道出血情况:定时观察宫底位置、软硬度,观察阴道流血的量、色和性状,准确估计出血量,有异常及时报告医师。⑦加强管道护理:标识清晰,避免管道折叠,确保通畅;观察并记录引流液的量及性质。⑧饮食与排泄:术后 6 小时内禁食禁饮,之后进无糖无乳流质,肛门排气后逐步过渡到半流质、普食。适当补充维生素和纤维素,保证营养,有利于乳汁的分泌。术后 24 小时拔除尿管,鼓励产妇下床活动,适量饮水,尽早排尿。⑨指导母乳喂养:分娩后 1 小时内行母婴皮肤接触、早吸吮不少于30 分钟。

5.心理护理

(1)主动与孕妇沟通,介绍住院环境、分娩手术相关知识、可能出现的情况和配合方法,缓解因陌生环境、分娩、手术等引起的不良情绪。

(2)观察情绪变化,鼓励孕妇表达分娩经历和内心感受,给予帮助和疏导。

(3)根据母亲角色适应阶段进行对应护理。①依赖期:产后 3 天内,让产妇休息,医务人员和家属共同完成产妇和新生儿的日常护理。②依赖-独立期:产后 3 天开始,医务人员及家属加倍关心产妇,耐心指导并鼓励产妇参与照护新生儿,促进产妇接纳孩子与自己。③独立期:指导产妇及丈夫正确应对压力、照护新生儿、家庭模式和生活方式的改变等,培养新的家庭观念。

6.危急状况处理

(1)阴道流水:密切观察阴道流液时间、量、性质、伴随症状,测定 pH,判断是否破膜。若确诊破膜,立即让产妇平卧、听胎心、检查胎先露是否固定,同时报告医师进行相应处理。

(2)阴道流血:密切观察流血时间,正确估计出血量、性质及伴随症状,同时报告医师进行相应处理。

(3)头昏、头痛:立即监测血压、脉搏等生命体征,警惕子痫等疾病发生,同时报告医师进行相应处理。

(4)胎心、胎动异常:判断是否出现胎儿宫内窘迫及脐带脱垂。

7.出院护理

(1)按常规完成出院体检,去除手腕带;评估产妇产后/术后恢复情况、饮食及睡眠情况、自护和护理新生儿的能力。

(2)进行新生儿沐浴和体检,评估新生儿情况,包括体重、生理性黄疸消退及母乳喂养情况,更换褓褓,去除手腕带。

(3)完成出院宣教,发放出院指导手册;有出院带药者,详细说明使用方法及注意事项;交代产后随访,定期复查。

(4)签署并执行出院医嘱,完善住院病历;审核住院项目,通知住院处结账。

(5)整理床单位,进行终末消毒;铺好备用床,准备迎接新入院者。

早产预防:孕妇良好的身心状况可减少早产的发生,突然的精神创伤亦可诱发早产,因此,应做好孕期保健工作,指导孕妇加强营养,保持平静的心情。避免进行诱发宫缩的活动,如抬举重物、性生活等。高危孕妇必须多卧床休息,以左侧卧位为宜,以增加子宫血液循环,改善胎儿供氧,慎做肛诊和阴道检查等,积极治疗并发症,宫颈内口松弛者应于14~16周或更早些时间行宫颈环扎术,防止早产的发生。

（二）产程观察

（1）严密观察产妇宫缩情况,必要时检查宫口扩张、先露下降及胎膜破裂情况并做好记录。

（2）加强胎心监护。

（3）分娩镇痛以硬脊膜外阻滞麻醉镇痛相对安全。

（4）不提倡常规会阴侧切。

（5）不支持没有指征应用产钳。

（三）用药护理

1.宫缩抑制剂

（1）钙通道阻滞剂:硝苯地平,口服,起始剂量为20 mg,然后每次10~20 mg,每天3~4次,根据宫缩情况调整,可持续48小时。服药中注意观察血压,防止血压过低。

（2）前列腺素合成酶抑制剂:吲哚美辛,经阴道或直肠给药,也可口服,起始剂量为50~100 mg,然后每6小时给25 mg,可维持48小时。不良反应:在母体方面主要为恶心、胃酸反流、胃炎等;在胎儿方面,妊娠32周前使用或使用时间不超过48小时,则不良反应较小;否则可引起胎儿动脉导管提前关闭,也可因减少胎儿肾血流量而使羊水量减少,因此,妊娠32周后用药,需要监测羊水量及胎儿动脉导管宽度。当发现胎儿动脉导管狭窄时立即停药。禁忌证有孕妇血小板功能不良、出血性疾病、肝功能不良、胃溃疡、有对阿司匹林过敏的哮喘病史。

（3）β_2-肾上腺素能受体兴奋剂:利托君,静脉滴注,起始剂量50~100 μg/min,每10分钟可增加剂量50 μg/min,至宫缩停止,最大剂量不超过350 μg/min,共48小时。使用过程中应密切观察心率和主诉,如心率超过120次/分,或诉心前区疼痛则停止使用。不良反应:在母体方面主要有恶心、头痛、鼻塞、低血钾、心动过速、胸痛、气短、高血糖、肺水肿,偶有心肌缺血等;胎儿及新生儿方面主要有心动过速、低血糖、低血钾、低血压、高胆红素,偶有脑室周围出血等。用药禁忌证有心脏病、心律失常、糖尿病控制不满意、甲状腺功能亢进者。

（4）缩宫素受体阻滞剂:阿托西班,静脉滴注,起始剂量为6.75 mg/min,继之18 mg/h维持3小时,接着6 mg/h持续45小时。不良反应轻微,无明确禁忌,但价格较高。

（5）不推荐48小时后的持续宫缩抑制剂治疗。

（6）尽量避免联合使用2种或以上宫缩抑制剂。

2.硫酸镁的应用

推荐妊娠32周前早产者常规应用硫酸镁作为胎儿中枢神经系统保护剂治疗。硫酸镁不但能降低早产儿脑瘫的风险,而且能减轻妊娠32周早产儿的脑瘫程度。32周前的早产临产,宫口扩张后用药,负荷剂量4.0 g,静脉滴注,30分钟滴完,然后以1 g/h维持至分娩。美国ACOG指南无明确剂量推荐,但建议应用硫酸镁时间不超过48小时。禁忌证:孕妇患肌无力、肾衰竭。应用前及使用过程中应监测呼吸、膝反射、尿量（同妊娠期高血压疾病）,24小时总量不超过30 g。

3.糖皮质激素促胎肺成熟

所有妊娠 28～34^{+6} 周的先兆早产应当给予 1 个疗程的糖皮质激素。应用地塞米松 6 mg 肌内注射,每 12 小时重复 1 次,共 4 次;若早产临产,来不及完成整个疗程,也应给药。降低新生儿死亡率、呼吸窘迫综合征、脑室周围出血、坏死性小肠炎的发病率及缩短新生儿入住 ICU 的时间。

4.抗感染治疗

对胎膜完整的早产,使用抗生素不能预防早产,除非分娩在即而下生殖道 β 型溶血性链球菌检测阳性,否则不推荐应用抗生素;对未足月胎膜早破者,预防性使用抗生素。

（四）心理护理

(1)为孕产妇提供心理支持,加强陪伴以减少产程中的孤独感、无助感。

(2)积极应对,可安排时间与孕妇进行开放式讨论。

(3)帮助建立母亲角色,接纳婴儿,为母乳喂养做准备。

四、健康指导

(1)保胎期间,卧床休息,尽量左侧卧位,注意个人卫生,预防感染。

(2)告知孕妇相关治疗药物的作用及不良反应。

(3)指导自测胎动的方法,定期间断低流量吸氧。

(4)讲解临产征兆,指导孕妇如何积极配合治疗,预防早产。

(5)讲解早产儿母乳喂养的重要性,指导产妇进行母乳的喂养。

(6)讲解产后自我护理和护理早产儿的相关知识。

五、注意事项

分娩时,适当延长 30～120 秒后断脐带,以减少新生儿输血的需要,预防新生儿脑室内出血。分娩后,如果新生儿情况允许,应进行早期皮肤接触和早吸吮,注意早产新生儿保暖。应急处理:早产儿窒息复苏,需要转诊时,做好转诊准备。

（李晓红）

第二节　异位妊娠

异位妊娠是指受精卵种植并发育在子宫体腔以外的器官或组织的妊娠,又称宫外孕。严格而言,称异位妊娠比宫外孕更为确切和科学,因宫颈、宫角等实际上属于子宫的一部分,若是宫颈妊娠或宫角妊娠,则称宫外孕不甚确切,而称异位妊娠则符合客观。

一、分类

异位妊娠按其妊娠部位的不同有下面四种情况。①输卵管内妊娠:间质部妊娠、峡部妊娠、壶腹部妊娠、漏斗部妊娠和伞部妊娠;②与子宫有关的部位妊娠:宫颈妊娠、宫角妊娠、残角子宫妊娠、子宫憩室妊娠、子宫囊妊娠和子宫肌壁内妊娠;③子宫以外的部位妊娠:卵巢妊娠、腹腔妊娠、阔韧带妊娠、子宫切除后的异位妊娠、腹膜后妊娠和阴道妊娠;④宫外、宫内复合妊娠。

（一）输卵管妊娠

卵细胞在输卵管壶腹部受精,受精卵因某些原因延迟或阻碍受精卵进入宫腔而在输卵管的某一部位着床、发育、发生输卵管妊娠。输卵管妊娠是异位妊娠中最常见的一种类型。而输卵管妊娠的发生部位以壶腹部最多,占 50%～70%;其次为峡部,占 25%～30%;伞部和间质部最少见。

（二）子宫颈妊娠

子宫颈妊娠指受精卵在子宫颈管内(即组织学内口以下的宫颈内膜)着床和发育,故又称宫颈前置胎盘。临床上较少见,但它是异位妊娠中的一种严重类型。宫颈妊娠的发生率为 1:(1 000～17 450)不等。近 10 年来有增加的趋势,可能与人工流产病例增多有关,因人工流产常引起子宫内膜受损或疤痕形成,使受精卵延伸至宫颈内妊娠。

（三）子宫角妊娠

子宫角妊娠是指孕卵种植在输卵管口附近、宫腔侧或在输卵管间质部,但向宫腔侧发育而不在间质部发育,故严格说子宫角妊娠非异位妊娠。其结局大多于 3 个月以内发生自然流产,个别也可达足月,但胎盘发育多异常,不易剥离。

（四）残角子宫妊娠

残角子宫为先天性发育畸形,是由一侧副中肾管发育不良形成。残角子宫与另一侧发育好的子宫往往不相通,但两者间有实性的纤维束相连,但也有可为贯通的一极细管道。Buttran 将残角子宫按其有无子宫腔以及是否与正常宫腔相通分为 3 型:Ⅰ型为残角子宫宫腔与正常子宫的宫腔相通;Ⅱ型为不通者;Ⅲ型为无子宫腔者,一般残角子宫妊娠以Ⅱ型者多见。

残角子宫妊娠指精子或受精卵外游走到对侧输卵管,再达残角子宫内着床,随之生长发育。发生率是总妊娠的 1/20 万。

残角子宫妊娠的受精方式:①精子通过单角子宫腔进入输卵管,再经腹腔游走进入对侧输卵管,在患侧输卵管内与卵细胞结合,进入残角宫腔,此时黄体通常在残角侧卵巢。②受精在单角子宫侧的输卵管内,受精卵经腹腔游走到残角子宫腔内,此时黄体常位于与残角子宫不相连的那侧卵巢。

（五）子宫憩室妊娠

子宫憩室为先天性畸形,位于宫壁,为卵圆形,直径 1～2 mm,开口于宫腔。子宫憩室罕见,故子宫憩室内孕卵着床更为罕见,至今仅见十余例报道,其结局有破裂、流产及继续妊娠数种,主要根据憩室口的大小,憩室壁的厚度及孕卵发育本身的大小而定。

（六）子宫小囊妊娠

子宫小囊形成常是子宫肌层局部扩张的结果。在小囊内妊娠即称为子宫小囊妊娠,子宫小囊妊娠较子宫憩室妊娠更少见。此时,受精卵虽然种植在子宫腔内,但随后胚囊在扩张和突起的小囊内生长发育,当胚囊生长发育时,局部的子宫肌层变薄,甚至在腹部即可扪及胎儿肢体,犹如腹腔妊娠一样。子宫后壁的小囊形成较前壁多见。

（七）子宫壁妊娠

子宫壁妊娠指受精卵在子宫肌层着床,生长与发育,孕卵四周被子宫肌层包围,与子宫腔不通,与输卵管腔也不通,受精卵如何着床于宫壁肌层,目前尚未阐明。可能的机制包括子宫腺肌病,以往存在子宫创伤,子宫内膜腺体发生异常和滋养叶细胞活性增加等。子宫壁妊娠十分罕见,国内报道过 1 例,手术前能确诊的病例几乎没有,确诊必须根据病理所见,底包膜常不全或缺如,有时伴植入性胎盘。

（八）子宫峡部妊娠

子宫峡部妊娠也称宫颈峡部妊娠,是指孕卵种植于组织学内口以上,解剖学内口以下的峡部。本病可能与孕卵发育迟缓有关,它不同于宫颈妊娠,后者是指孕卵种植于组织学内口以下的宫颈黏膜,但由于两者的着床部位毗邻,其临床症状相似。

本病确诊有赖于病理检查,及早做 B 超检查可能有助于本病的早期诊断,确诊均以最后病理证实。此前,国内也先后有 14 例报道。

（九）子宫切除术后异位妊娠

子宫切除术后发生异位妊娠甚为罕见。子宫切除术包括部分子宫切除术、子宫次全切除术和子宫全切除术。在下列情况可发生此种异位妊娠:①部分子宫切除术后,输卵管与残留的子宫腔沟通。②受孕发生在子宫切除术前数天。③子宫切除术后,输卵管与阴道有瘘孔相通或经盆腔相通。

子宫切除术异位妊娠报道甚少,但以经阴道子宫切除术后发生异位妊娠为多,考虑与经阴道腹膜缝合的因素有关,这也表明输卵管通畅和阴道有瘘孔相通或经盆腔相通。

子宫切除术后异位妊娠的受精卵可在输卵管内、阔韧带、膀胱阴道间隙或腹腔生长。国内有子宫切除术后腹腔妊娠的报道,子宫切除时正值排卵后卵细胞已在输卵管内受精,因手术输卵管近端闭塞,受精卵只能向远端移行而着床在盆腔内或由输卵管妊娠流产而种植在腹腔。

（十）卵巢妊娠

卵巢妊娠是指受精卵在卵巢内着床和发育,是异位妊娠的一种少见形式,但近年有发病增多的趋势,卵巢妊娠可分为原发性和继发性两种。原发性卵巢妊娠的原因不很清楚,可能是卵细胞从卵巢排出后,先在输卵管受精,后又落入腹腔,最后种植于卵巢皮质或破裂的滤泡中发展而成;也有人认为卵泡内卵细胞未排出,受精在早期的黄体内。继发性卵巢妊娠为输卵管妊娠破裂或流产后,胚胎与卵巢接触而种植。

原发性卵巢妊娠的诊断标准必须具备如下几点:①患侧输卵管及伞部完整,且与卵巢分离无粘连;②胚囊必须位于卵巢组织内;③卵巢与胚囊是以子宫卵巢韧带与子宫相连;④胚囊壁上有卵巢组织,甚至胚囊壁上有多处卵巢组织;⑤输卵管组织在显微镜下不存在妊娠现象。

（十一）腹腔妊娠

腹腔妊娠是指孕卵在腹腔内着床,即胎盘不附着于子宫腔;卵巢上、输卵管内及阔韧带内,而附着于腹腔的某一部分,如小肠、胃、网膜、肠系膜、肝、脾、子宫及附件等浆膜面上。

腹腔妊娠有原发性和继发性两种。原发性腹腔妊娠比较少见,是指卵细胞在腹腔内受精、种植而生长发育。一般孕卵直接种植于腹腔腹膜,肠系膜或大网膜上所致,也有人怀疑这种情况的存在。但原发性腹腔妊娠是可能的,理由是体腔上皮有夺能性分化能力,可能演变为副中肾管上皮,子宫后壁浆膜常有蜕膜反应就是例证;腹腔内的子宫内膜异位症可为孕卵的种植部位。诊断原发性腹腔妊娠的 3 个条件:①输卵管、卵巢均正常,无近期妊娠的证据;②无子宫腹膜瘘形成;③妊娠只存在于腹腔,且妊娠期短,足以排除来源于输卵管。第 3 点常不易辨别。

继发性腹腔妊娠的来源大致有 3 种:因子宫有缺陷(疤痕愈合欠佳)、憩室(自然破裂)或子宫壁发育不良导致破裂等,以及子宫腹膜瘘;卵巢妊娠破裂;输卵管妊娠流产或破裂,孕卵落入腹腔在某一部位种植、着床,妊娠继续生长发育成腹腔妊娠。

有报道继发性腹腔妊娠由于以往剖宫产子宫切口裂开,胎儿游走至子宫外,也有少见的是其他原因的子宫伤口、子宫憩室妊娠等。腹腔妊娠也有胎儿存活的报道,但一般腹腔妊娠围产儿病死率甚高,为75%～95%,先天畸形率也高达50%[发生率为1:(15 000～30 000)次分娩]。

(十二)阔韧带内妊娠

阔韧带内妊娠又称腹膜外妊娠,是指妊娠囊在阔韧带两叶之间生长发育,实际上是妊娠囊在腹腔外生长发育。本病的发生率很低,据报道仅为异位妊娠的1/163～1/75,或为妊娠的1/183 900。国内也见报道,有学者等认为阔韧带内妊娠是一种继发性妊娠,合子可能在其他位置原始植入,如卵巢、输卵管和腹腔等,一般认为由输卵管妊娠早期破裂,裂口恰在阔韧带两叶之间,孕卵再种植生长;也可继发于子宫峡部妊娠破裂后,妊娠内容物可以自破口排出到阔韧带之间,形成阔韧带血肿,胎儿多死亡,血块可以吸收,但如出血不多,胎儿未死亡,可在阔韧带内继续妊娠。

(十三)腹膜后妊娠

腹膜后妊娠甚为罕见,常在后腹膜形成血肿,血肿中见有羊膜囊,可能是后腹膜妊娠,以后进入腹膜后间歇或受精卵进入淋巴而达到后腹膜,孕卵周围淋巴有蜕膜组织。

(十四)阴道妊娠

阴道妊娠极为罕见,可分为两类:一类发生于子宫切除术后的阴道残端上,其发生原因可能为阴道残端与腹腔间有瘘管存在,受精卵游走至此而着床。另一类发生于阴道壁憩室内尿道阴道壁的间隙内。

(十五)宫内、宫外复合妊娠

宫内宫外复合妊娠是罕见的一种异位妊娠,其发生率为1:(15 000～30 000),宫内宫外妊娠可分为异期复孕和同期复孕两种。

正常情况下,当受精卵在宫腔内着床后,滋养细胞分泌大量的绒毛膜促性腺激素,妊娠黄体分泌大量的孕激素和雌激素,该类激素即能维持妊娠,又能抑制下丘脑-垂体-卵巢轴的调节,所以整个孕期卵巢功能基本处于稳定状态,卵巢内无卵泡发育和排卵现象。而异期复孕的发生可能是大量的绒毛膜促性腺激素使卵巢内卵泡发育并排卵,精子也可通过子宫腔包蜕膜与壁蜕膜之间进入输卵管,一旦受精,由于孕期输卵管蠕动减少、减弱,易着床于输卵管,造成宫内宫外异期复孕,但非常罕见。

同期复孕有两种可能,同时排出两个卵细胞分别受精,卵细胞受精后分裂成两个独立的分裂球,分别着床于宫内和宫外。

现今辅助生育技术在临床应用后,宫内、宫外同时妊娠的发生率增多,占应用辅助生育技术妇女的1%～2%,主要因胚胎移植数量多,移植液容量大,引起部分胚胎流入其他部位而着床和发育。采用诱发排卵后宫内宫外复合妊娠的发生率上升1.2%。

(十六)多胎异位妊娠

异位妊娠以输卵管妊娠多见 Arey 指出输卵管内单卵双胎妊娠多于子宫内单卵双胎妊娠,而双卵双胎分别植入两侧输卵管者较少见。国外报道宫内有一胎儿,两侧输卵管内各有一个胎儿。有报道一孕妇在输卵管妊娠破裂手术时,发现输卵管内有四个小胚胎,每个胚胎都有独立的羊膜囊,包在一个共同的绒毛膜囊中,四个胚胎大小不等,其中最大的头已明显可辨认,枝芽尚未出现,最小者为一椭圆形胎块。

(十七)慢性异位妊娠(陈旧性异位妊娠)

临床上有陈旧性异位妊娠或慢性异位妊娠的名称,无明确的定义。一般指输卵管妊娠流产或破裂后,胚胎死亡,内出血停止,因病程较长,盆腔内形成一个与周围组织粘连的包块。过去,常规的妊娠试验总是阴性,而现今较敏感的妊娠试验可能呈阳性,β-HCG 定量检测可见其滴定度低。

（十八）绝育术后的异位妊娠

受精卵可种植于绝育术后输卵管腹膜瘘部位,输卵管单极电灼绝育术后输卵管妊娠概率极高。其他方法的输卵管绝育术后,输卵管的发生率较之为低。用 Hulka 夹子或 Falope 环行绝育术后多数妊娠系宫内妊娠,而 Pomeroy 方法后经常是子宫外妊娠。

二、病因

（一）延迟或阻止受精卵进入子宫腔

1.慢性输卵管炎

炎症后管腔皱褶粘连,致输卵管腔部分阻塞,内膜纤毛常有缺损,肌肉蠕动能力降低,影响孕卵的移行。

2.输卵管周围粘连

继发于阑尾炎、腹膜炎和盆腔子宫内膜异位症后的输卵管周围炎性粘连,常使孕卵运行缓慢。

3.盆腔结核

由于病变部位纤维化和疤痕形成,造成输卵管管腔部分性阻塞。

4.输卵管发育不良或先天性畸形

发育不良的输卵管较正常者细薄而长且屈曲,管壁肌纤维发育差,内膜纤毛缺乏。先天畸形如憩室、副伞等亦易发生异位妊娠。

5.盆腔肿瘤

肿瘤的压迫和牵拉使输卵管变得细长、迂曲,可阻碍受精卵的通过而发生异位妊娠。

6.输卵管子宫内膜异位症

子宫内膜替代的部分输卵管内膜同样可供受精卵的种植。子宫内膜组织也可侵入输卵管间质部,形成间质增厚,管腔狭窄或阻塞致输卵管妊娠。

7.输卵管结扎术后再通

结扎或切断后,近端如有瘘管形成,精子可由瘘管游入腹腔,再通过远侧输卵管伞部进入壶腹部与卵细胞会合。

8.以往输卵管手术

如输卵管整形术、吻合术和输卵管妊娠保守性手术,造成部分管阻塞或输卵管周围粘连。

（二）胚胎本身缺陷

异位妊娠中有许多胚胎畸形,异位妊娠者染色体图像中也见有较高比例的染色体畸形。男方精液中精子计数过低及异常精子数过高者,亦可增加异位妊娠的危险。

（三）卵细胞未排出卵巢

少数由于未排出的卵细胞受精于卵巢,形成卵巢妊娠。

（四）宫颈异常

也有宫颈内口开大,当孕卵游走速度过快或发育过慢,均可下降到宫颈管黏膜着床。

（五）内膜异常

子宫内膜炎症及过度刮宫引起的子宫内膜缺损,疤痕形成均与宫颈妊娠有关。

（六）输卵管妊娠流产或破裂

腹腔妊娠大多继发于输卵管妊娠后,即输卵管妊娠流产或破裂后胚囊流入腹腔,然后胎盘附着或种植于其他组织继续发育,也有少数受精卵直接种植于盆腔腹膜、肠系膜、大网膜和阔韧带上继续发育。

（七）受精卵游走

卵细胞在一侧输卵管受精,经子宫腔进入对侧输卵管,并在该处植入,称为受精卵内游走。如果受精卵落入子宫直肠窝,而被对侧输卵管拾取并植入,称为受精卵外游走。

（八）内分泌因素

雌、孕激素之间平衡失调,会影响受精卵在输卵管中的运送。主要是影响输卵管蠕动,黄体功能不全时黄体酮水平低,子宫内膜发育不良,黄体酮浓度高低与输卵管功能有关,浓度低者输卵管电生理不利于卵细胞的转送,输卵管由伞端向子宫方向蠕动降低,推动力降低,使卵细胞容易发生停滞而发生异位妊娠。

（九）精神因素

精神因素可影响自主神经系统,引起输卵管松弛或痉挛。

（十）输卵管痉挛

做子宫输卵管通气术时出现输卵管痉挛者较易发生异位妊娠

（十一）盆腔炎症与性传播性疾病

盆腔炎症常是革兰氏阴性菌和革兰氏阳性菌,厌氧菌和需氧菌,球菌和杆菌等的混合感染,也可与性传播性疾病的病原体混合感染或单独感染。盆腔炎症常因治疗不彻底造成盆腔粘连,输卵管周围粘连而影响输卵管蠕动,伞端粘连影响拾卵功能,也因炎症使输卵管部分管腔阻塞或狭窄,纤毛粘连或形成疤痕。

性传播性疾病发病率高,其中淋病、尖锐湿疣、阴道炎、沙眼衣原体和支原体与异位妊娠有关,应引起临床重视,特别是在性乱人群中异位妊娠发病率也高。国内外对沙眼衣原体感染妇女的异位妊娠和不孕不育均引起了重视,强调因慢性炎症后继发输卵管内有疤痕,临床上可见无症状或接近无症状的输卵管感染,使输卵管炎症病变而引起异位妊娠或不孕不育。

（十二）诱发排卵

近年有关诱发排卵而发生异位妊娠,也有报道诱发排卵后出现宫内宫外复合妊娠,因此提出采用促排卵药后在其疑为妊娠时要排除异位妊娠和复合妊娠。诱发排卵者发生异位妊娠与患者本身潜在的输卵管病变有关,故在筛选患者作诱发排卵时要严格注意输卵管情况,原有输卵管炎症者用药后应特别注意有无异位妊娠可能。

（十三）辅助生育后异位妊娠

辅助生育技术从最早的人工授精到目前常用的促排卵药物应用,以及体外授精-胚胎移植（IVF-ET）或配子输卵管内移植（GIFT）等,均有异位妊娠发生,且发生率为5%左右,比一般原因所致异位妊娠发生率为高,其相关因素有以下几种。

（1）辅助生育技术中输卵管病变是不孕的重要因素,输卵管原本有不同程度病变。

（2）许多患者因盆腔炎、前次异位妊娠、盆腔手术、盆腔子宫内膜异位症为的高危因素。

（3）移植胚胎技术因素,如宫腔内置管过深,将胚胎放置在子宫输卵管开口处或直接置入输卵管内,受术者头低位;也因重力作用使胚胎移入输卵管内,胚胎移植的黏稠介质有助于胚胎移至输卵管,流体静力作用及女性生殖系统因逆行转运方式将胚胎带入宫腔外和子宫收缩等。

（4）与植入胚胎数量和质量也有关,移植 2～6 个胚胎后易发生异位妊娠。

（5）冷冻胚胎移植后发生异位妊娠,提示这类胚胎有一定比例遭损害的裂殖细胞倾向种植在输卵管。

（6）移植液过多,使之进入输卵管,胚胎随之进入输卵管。

（7）激素环境改变,影响输卵管肌肉舒缩功能,也可引起异位妊娠。

（十四）寄生虫

有报道,血吸虫卵感染输卵管引起异位妊娠,较罕见,除非在血吸虫疫区妇女应引起重视。

（十五）子宫内膜异位症

特别是盆腔粘连影响输卵管功能,也有输卵管子宫内膜异位症。

（十六）吸毒

吸毒可导致异位妊娠破裂,因而对吸毒妇女又可疑有异位妊娠者尤应引起重视。吸毒妇女因炎症、性紊乱合并在一起,异位妊娠发生率高。

（十七）阴道冲洗

阴道冲洗也是异位妊娠的潜在危险因素,美国报道阴道冲洗会加重盆腔炎,并使异位妊娠率增高。

三、临床表现

输卵管妊娠早期,在流产或破裂以前,除妊娠的症状体征如月经未转,子宫略大而软,妊娠试验阳性等以外,几乎没有其他症状。个别有下腹一侧隐痛的主诉,以后随着妊娠物的增大或向管壁及周围组织侵犯而产生出血等其他各种症状及体征。

（一）输卵管妊娠

1.症状

（1）停经:输卵管妊娠在出现流血之前,多有停经史,长短不定,一般为 6～8 周,间质部妊娠则停经的时间较长,一般为 10～18 周。也有 1/4 左右的患者无明显停经史,但阴道流血淋漓不尽,常因把脱膜组织部分剥离而致的不规则出血误认为是末次月经,所以必须仔细追问末次月经量的多少,时间的长短与以往的行经有否不同,这时往往能发现两者不完全相同。

（2）腹痛:腹痛是最常见的症状,90% 以上的患者主诉腹痛。疼痛性质可为隐痛、胀痛、坠痛、绞痛或撕裂样痛;常突然发作,持续或间歇出现;多位于下腹部,并且是一侧疼痛较重,最后遍及全腹及放射至肩部。患者下腹部一侧性的隐隐胀痛,是由于输卵管扩张、牵拉输卵管浆膜所致;而阵发性绞痛是由于输卵管阵发性收缩欲将其内容物排出所致;在输卵管妊娠破裂时,可产生犹如刀割或撕裂样疼痛。流产或破裂均可造成腹腔积血,此时产生腹膜刺激性疼痛,不限于一侧而常为下腹部疼痛,可反复发作,每次发作提示有新的出血。当血液积聚于子宫直肠陷凹内,可产生肛门坠胀感或排便感,腹腔积血增多时,可刺激横膈肌,引起肩胛部放射性疼痛,此体征称 Danfroth 征。但要引起注意的是,由于患者的痛阈不同,有时虽然腹腔内出血很多,而却仅有酸胀感。

（3）不规则阴道出血:输卵管妊娠胎儿死亡后,随着体内雌、孕激素水平的下降,子宫内膜开始脱落,可出现不规则阴道流血。典型的出血特点为量少、点滴状、色暗红,呈持续性或间歇性;

少数患者有似月经量的出血。但临床上也有无阴道出血者,阴道出血中有时见有小片膜状物,少数病例可能有整片蜕膜组织排出,即子宫蜕膜管型,酷似胎盘,不应随意弃去,应做病理切片检查。停经、腹痛和不规则阴道出血为异位妊娠的3个主要症状。腹痛常先于阴道出血,或与阴道出血同时出现,也有先出现阴道流血,以后才有腹痛。

(4)贫血及白细胞化:因阴道出血或腹腔内出血,常呈现不同程度的贫血貌,红细胞计数及血红蛋白含量下降,白细胞计数略有升高。

(5)晕厥与休克:约有1/3的患者出现晕厥,多见于输卵管妊娠破裂或输卵管妊娠不全流产。患者面色苍白、脉搏加快,严重时脉搏微弱,血压不稳定,并有腹膜刺激症状,多数患者失血量还未达到休克程度,但已有低血容量的表现,临床应用的休克指数,简单方便,可以粗略估计失血的程度:休克指数=脉率/收缩压,其结果为"0.5"表示血容量正常,"1"表示失血20%~30%,">1"表示失血30%~50%。如果收缩压<10.7 kPa(80 mmHg)、脉压<2.7 kPa(20 mmHg),即有休克的症状如皮肤湿冷、少尿、神志障碍等,但在慢性内出血者,腹腔中有积血2 000 mL或以上,可以无休克症状。

(6)其他症状:可出现胃部疼痛、上腹疼痛、恶心呕吐、腹泻、直肠刺激症状、腰痛、排尿不畅等。这些症状的出现常易误诊为内外科疾病,成为误诊的主要原因之一。

2.体征

早期输卵管妊娠,一般无明显体征,随着病情的发展,可出现下列体征。

(1)腹部检查:内出血不多时,仅病侧有压痛,内出血多时,可见腹部略为膨隆,可有整个腹部压痛及反跳痛,腹壁肌紧张。腹部叩诊时有移动性浊音,肠鸣音多较活跃,腹壁较薄者,由于脐轮周围皮下脂肪少,无肌层,且腹膜、筋膜有通往皮下的间隙,大量腹腔内积血可使血液渗至脐周皮下组织而呈蓝色,称为库伦征,肥胖者不明显。当局部血肿包块形成时,则于下腹部可触及固定的包块,常位于偏一侧耻骨上方,界线模糊不清。间质部妊娠破裂较晚,有时可扪及突出的子宫角,该处有明显压痛。

(2)盆腔检查。①后穹隆:内出血不多时不饱满,仅有触痛;内出血多时,则穹隆饱满,有触痛。②子宫颈:输卵管妊娠未破裂或流产时,仅表现为妊娠的子宫颈征象,即着色、轻度水肿、变软;当有内出血时,子宫颈有明显的举痛,将子宫颈上下或左右摇动,可有剧烈的疼痛。③子宫体:略为增大,变软,但小于相应妊娠月份,在内出血多时,检查子宫有似漂浮在液体中的感觉。间质部妊娠时,子宫大小与妊娠月份相仿,但子宫轮廓不对称,有一侧角部突出,局部有明显压痛。④包块:输卵管妊娠产生的包块有多种形式,早期时于子宫一侧可触及有触痛的小包块,呈腊肠型,可活动;当出血较多,凝血块与输卵管粘在一起,则于子宫旁可触及模糊不清的包块,固定不活动,与周围组织有粘连,边界不清,触痛明显。当凝血块机化时,则在子宫旁或后壁触及一质硬而固定的包块,边界较清楚,常与子宫粘在一起,触痛程度已减轻。

(3)体温变化:多数输卵管妊娠者不发热,只有在腹腔内血液吸收时可出现低热,如体温超过38 ℃,则多数合并有感染。

(4)血压、脉搏变化:内出血不多时,一般无变化;急性大量出血时,则有血压下降,脉搏加快、细弱而处于休克状态。

(二)宫颈妊娠

本病多见于经产妇或多次做人工流产者,妊娠一般在3个月内中断,很少可持续3个月以上。

1.主要症状

(1)停经及早孕症状:与正常早期妊娠相同,患者多有停经史,停经的时间国内报道最短的为末次月经后20天,最长的为300天,大多为8周左右。早期时有晨吐等早孕症状。

(2)阴道出血:宫颈妊娠时阴道出血较早,可在停经5周左右,一般在停经7~8周时出血者占多数。也有在未到下次经期前或经期出血。极少数可至3个月以上,但都是子宫颈过期流产,胚胎早已停止发育。阴道出血的量由少到多,有时可呈喷泉样出血。引起出血的原因是由于绒毛不仅侵入宫颈内膜,同时也侵入肌层,而宫颈仅含少量肌纤维组织,收缩力差,血窦开放时不能自动止血,后果严重。若出血后血栓形成时,可有暂时性出血停止。

(3)腹部疼痛:妊娠早期可出现无痛性阴道出血,这是因为胎盘附着部位胎盘绒毛分离出血时,血直接外流,不刺激宫缩,故出血为无痛性,但有时亦可因宫颈迅速扩张伴轻微的下腹坠痛。若绒毛侵蚀子宫颈肌层,破坏其血管及肌壁,少数病例可引起宫颈管破裂,并致阴道大出血及血肿形成。当血肿伸延至阔韧带底部时,可出现下腹部疼痛,延伸至膀胱附近,可致尿痛。

2.盆腔检查

子宫颈形状改变,开始时子宫颈正常大或稍大,而在短期内显著变软变蓝紫色,宫口扩张,子宫体保持正常大小和硬度。随宫颈继续妊娠,子宫颈呈圆锥体样肿物,子宫颈口呈凹入的孔状,子宫颈充血、变软,有面团感,与子宫体相比呈葫芦形。宫颈可见到或触及宫颈管内的紫红色柔软组织,似不可避免流产,其区别是胚胎组织与子宫颈紧密相连,阴道内常有黏稠暗红色分泌物,混有血液。胚胎组织虽堵在宫颈管内,但进一步B超检查可发现宫颈内口仍闭合,以手指插入做检查,尤其在试图取出颈管内组织时,可能造成大出血。

(三)其他部位妊娠

1.卵巢妊娠

(1)停经:输卵管妊娠大多有停经史,而卵巢妊娠仅50%有停经史,原因是卵巢妊娠发生症状较早,在下次月经来潮前已有明显症状而就医。

(2)阴道流血:阴道流血量一般较少,主要是内出血,不少患者因突发性的内出血而致休克。

(3)腹痛:卵巢妊娠发生腹痛时间较早,常在下次行经前已有隐痛,当破裂发生内出血时,可有剧痛及肛门坠胀感。

(4)腹块:常可于子宫一侧触到大小不等的包块,有明显触痛。

(5)休克:约有1/4的患者于就诊时出现失血性休克。

2.残角子宫妊娠

残角子宫妊娠的早期与正常宫内妊娠有相同的一系列反应,但因残角子宫壁发育不全,内膜发育不良,早孕时胎儿常死于宫内。如继续妊娠,其发展的结局取决于残角子宫肌层发育的程度,若肌层发育较好者,常在妊娠3~5个月出现自然破裂或胎死宫内;肌层发育良好者,则可继续妊娠至晚期,但多数为死胎,少数妊娠到足月,并于分娩时发生宫缩,单角子宫出血或排出蜕膜管型,但先露部很高,胎位不正,宫口无开大现象,宫颈多坚硬,宫腔空虚并偏于一旁,在相当于子宫颈内口水平的一侧,触到一肥厚的蒂,并连接另一与妊娠胎儿相符的肿块,胎儿不能从阴道娩出,常死于宫内。残角子宫妊娠破裂的表现为以下几点。

(1)早期妊娠破裂:其症状与输卵管妊娠破裂相似,剧烈的腹痛后有急性内出血,主要表现为血腹症,并在单角子宫的一侧可触及残角子宫的包块。

(2)中期破裂:多发生于妊娠14~20周,此时残角子宫如儿头大,肌层发生不完全或完全破裂,同样剧痛后接着出现急性内出血,常发生失血性休克,检查时单角子宫旁有一巨大的包块,触痛明显,与间质部妊娠很难区别。

(3)妊娠至晚期时,同样可以发生破裂,但胎死宫内的机会相对增多,此时与腹腔妊娠甚难区别。国内一项 Mate 分析报道,总的妊娠破裂率为 49.5%,70%破裂发生于妊娠 2~6 个月内。

3.腹腔妊娠

患者的平均年龄一般比普通孕妇为大,有多年不孕史,常伴有可疑输卵管妊娠流产或破裂的病史。在妊娠早期,一般无特殊主诉,但有时患者可出现恶心、呕吐、嗳气、便秘、腹痛等症状。停经后的不同时期多数有突然下腹剧痛或持续下腹疼痛史,少数因腹痛剧烈而出现休克症状或伴有少量阴道流血。到妊娠晚期,可出现假临产症状,胎动剧烈,孕妇多伴有不适,腹壁下除可清楚扪及胎儿以外,常可扪及另一团块样物,实为子宫,胎位常异常,横位多见。先露部位于骨盆入口之上,胎儿存活者可在下腹部听到母体血管杂音,此为腹腔妊娠较典型体征之一。妇科检查可见子宫颈被推向一方,可触及增大的子宫(一般 2 个月妊娠大小),在子宫旁可触及另一大小不定的包块,有时还可触及胎头。其他并发症状如肠梗阻的症状,因胎盘附着处与肠管粘连或胎块压迫引起梗阻。此外,因感染胚囊而成为脓肿,高热不退,直到脓肿从肠道或其他部位穿破引流,高热才能下降,在脓液排出的同时,可能有胎儿骨骼随之排出。

4.阔韧带内妊娠

阔韧带内妊娠与腹腔妊娠相似,主要为腹痛,剧痛可能是输卵管早期破裂,但以后的隐痛则为阔韧带的牵拉所引起。阔韧带内妊娠约 50%有阴道不规则流血,流血量不多,其余半数可无阴道流血。流血的原因与其他异位妊娠相同,乃宫内蜕膜组织剥离引起。妊娠囊及胎盘破裂时会导致腹腔积血和急腹症,但是因为在阔韧带内血管的填塞作用,出现大量出血的可能性不大。检查时可触及子宫旁块物,子宫颈被推向上方或对侧,穹隆膨出。

5.宫角妊娠

宫角妊娠因种植部位异常,孕早期易发生流产,该部血供丰富,出血常极为活跃,当血液渗透至子宫壁时,导致子宫不对称囊性扩张,积血过多可发生破裂,患者常以腹痛,反复阴道出血或急腹症入院。宫角妊娠与输卵管间质部妊娠均可有包块自该侧子宫角部向外突出,但间质部妊娠的胚胎是向宫腔外生长,而宫角妊娠的胚胎是向宫腔内生长,同侧圆韧带在块物外侧。

6.阴道妊娠

阴道残端出现一紫色的结节状组织,逐渐增大,有不定量的阴道出血,触之则流血加剧,常被怀疑为滋养细胞肿瘤。若异位妊娠发生于尿道阴道黏膜之间,表现拟为一尿道下憩室,并可能逐渐增大,略呈蓝色。

7.宫内、宫外复合妊娠

除有异位妊娠的症状外,并有正常宫内妊娠的表现,子宫增大柔软,较之单纯异位妊娠时更明显。当异位妊娠手术中发现子宫增大变软,与停经月份相符,术后妊娠反应未消失,无月经来潮,子宫继续增大,应考虑本病。

四、实验室及辅助检查

(一)血 HCG 和黄体酮测定

1.血人绒毛膜促性腺激素(HCG)

HCG 检查是早期诊断异位妊娠的重要方法。异位妊娠时体内 HCG 水平较宫内妊娠低,须测血 HCG 定量,对保守治疗的效果评价具有重要意义。连续测定血 HCG,倍增时间大于 7 天,异位妊娠可能性大;倍增时间小于 1.4 天,异位妊娠可能性小。

2.黄体酮

黄体酮多数在 10~25 ng/mL;>25 ng/mL,异位妊娠概率<1.5%;<5 ng/mL,排除流产后应考虑异位妊娠。

(二)超声诊断

阴道 B 超检查较腹部 B 超检查准确性高。

1.阴道超声检查

可发现宫腔内空虚,宫旁出现低回声区,其内探及胚芽及原始心管搏动,可确诊异位妊娠。宫内有时可见到假妊娠囊(蜕膜管型与血液形成),有时被误诊为宫内妊娠。

2.血 β-HCG 测定与 B 超相配合

当血 HCG≥2 000 U/L 时,阴道超声可看到妊娠囊,若未见宫内妊娠囊,应高度怀疑异位妊娠,对确诊帮助很大。

(三)阴道后穹隆穿刺

阴道后穹隆穿刺是一种简单可靠的诊断方法,适用于疑有腹腔内出血的患者。抽出不凝血液,说明有血腹症存在。陈旧性宫外孕时,可抽出小块或不凝固的陈旧血液。穿刺针误入静脉,血液较红,放置 10 分钟凝结。阴道后穹隆穿刺阴性不能否定输卵管妊娠存在,可能存在无内出血、内出血量少、血肿位置较高或直肠子宫陷凹有粘连等情况。

(四)腹腔镜检查

腹腔镜检查目前被视为异位妊娠诊断的金标准,既可确诊又有治疗作用。适用于原因不明的急腹症鉴别及输卵管妊娠尚未破裂或流产的早期。腹腔镜下可见一侧输卵管肿大,表面紫蓝色,腹腔内无血液或有少量血液。

(五)子宫内膜病理检查

诊断性刮宫仅适用于阴道流血较多的患者,目的在于排除同时合并宫内妊娠流产。将宫腔排出物或刮出物做病理检查。宫内妊娠可见到绒毛;异位妊娠仅蜕膜不见绒毛。

五、主要护理诊断

(一)体液不足

与宫外孕破裂或流产所致的大出血有关。

(二)疼痛

与宫外孕流产或破裂所致的腹腔内出血、手术创伤有关。

(三)悲伤

与此次怀孕失败有关。

(四)恐惧

与生命受到威胁及今后再次妊娠的可能受到阻碍有关。

(五)有感染的危险

与大出血机体抵抗力降低、术后留置导尿管、皮肤完整性受损等有关。

六、护理措施

（一）非手术治疗患者的护理

1.休息

患者入院后应绝对卧床休息,减少活动。嘱患者避免突变换体位及增加腹压的动作,不能灌肠,以免引起反复出血。

2.饮食指导

指导患者进食高营养、高维生素的半流质饮食,保持大便通畅,防止发生便秘、腹胀等不适。

3.病情观察

密切观察患者血压、脉搏、呼吸、体温、面色的变化,重视患者的主诉,注意阴道流血量与腹腔内出血量比例,当阴道流血量不多时,不要误以为腹腔内出血量亦很少。应告知患者病情发展指征,如出血增多,腹痛加剧,肛门坠胀感明显等,以便病情发展时,能及时发现,并给予相应处理。

4.建立静脉通路

应随时做好输液、输血及腹部手术的准备。

5.健康指导

指导患者正确留取血β-HCG,以监测治疗效果。患者阴道有排出物时,应立即通知医师,留取好标本送病理检查,并讲明目的及意义。

6.预防感染

观察患者体温变化,体温过高,给予物理降温,告知患者多饮水;患者卧床期间,做好会阴护理;嘱患者勤换内衣、内裤、纸垫,保持外阴清洁。

7.心理护理

向患者讲述异位妊娠的相关知识,减少和消除患者的紧张、恐惧心理。

（二）手术治疗患者的护理

1.术前护理

(1)做好产科患者一般护理。

(2)病情观察:监测患者的生命体征及病情变化,观察皮肤颜色、温度,估计腹腔内出血的量,判断是否出现失血性休克,了解疼痛的程度、性质和位置。

(3)急性出血的护理:①孕妇应去枕平卧、吸氧、注意保暖,建立静脉通路。②密切观察生命体征、面色、尿量等,有无失血性休克表现。③观察腹痛程度、阴道出血量及性状。腹痛加剧、阴道出血量增多或有组织物排出体外,及时通知医师,同时遵医嘱进行血红蛋白、血型、血尿 HCG等化验检查,并配血备用。④协助医师体检及后穹隆穿刺,做好手术准备。若抽出暗红色不凝固血液,说明有腹腔内出血。后穹隆穿刺阴性不能排除输卵管妊娠。⑤向患者及家属介绍手术的必要性和手术方式,消除患者的紧张恐惧心理,取得其积极配合。⑥手术备皮范围上至剑突,下至大腿内侧上 1/3 处,两旁至腋中线,注意脐部的清洁(尤其腹腔镜手术)。

(4)异位妊娠保守治疗的护理:①绝对卧床休息,尽量少搬动患者,做好生活护理。嘱患者避免突然改变体位及增加腹压,防止异位妊娠破裂。②严密观察患者病情变化,注意血压及腹痛程度,观察有无阴道出血及休克征象,如有腹痛加剧、肛门坠胀感及时通知医师,并做好抢救准备。如阴道有组织样物排出时应保留并送病理检验。③正确留取血标本,以监测治疗效果。④腹痛时禁用麻醉止痛剂,以免掩盖症状和误诊,禁止灌肠。⑤补充营养增加抵抗力,增加铁的摄入。

保持大便通畅。⑥保持外阴清洁,及时更换消毒会阴垫,预防感染。⑦观察患者的精神状况并给予心理护理,讲解相关知识、自我监护及自我护理的方法。

2.术后护理

(1)执行产科手术后护理常规。

(2)体位护理:全麻术后去枕平卧6～8小时以后协助患者翻身。无特殊情况时,第二天早晨可取半卧位。

(3)病情观察:术后6小时内严密监测患者生命体征并记录。术后3天遵医嘱测量体温,每天至少4次。观察腹部伤口有无渗血,如有异常及时通知医师。

(4)饮食护理:遵医嘱术后6小时内禁食,排气前给予流质饮食,排气后给予流质、软食、普食。保持大便通畅。

(5)尿管护理:定时挤压管道,使之保持通畅。妥善固定,勿折叠、扭曲、压迫管道。及时倾倒尿液,保持有效负压。观察尿液的性状、颜色、量。遵医嘱术后24小时后拔除尿管,鼓励其自行排尿。

(6)伤口的护理:查看伤口敷料是否干燥,有无渗血、渗液,若有异常及时通知医师。一般术后4～6小时出现伤口疼痛,指导患者进行深呼吸、分散注意力等技巧。必要时遵医嘱使用止痛药。

(7)并发症的观察与处理:潜在并发症如失血性休克、极度贫血及感染。应做好宣传教育工作,预防感染,纠正贫血,多饮水,注意个人卫生。

(8)健康指导:①指导患者定期复查B超,监测血HCG,直至正常。②注意避孕。下次妊娠时要及时就医,不宜轻易终止妊娠。③指导患者养成良好的卫生习惯,保持会阴清洁和性生活卫生,避免发生生殖器官炎症。④建议多摄取高蛋白、高纤维素食物,如瘦肉、蛋类和新鲜的水果、蔬菜等,以尽快恢复身体功能。

(王 爽)

第三节 过期妊娠

一、概述

(一)定义及发病率

平时月经周期规则,妊娠达到或超过42周(≥294天)尚未分娩者,称为过期妊娠。其发生率占妊娠总数的3%～15%。

(二)主要发病机制

各种原因引起的雌孕激素失调导致孕激素优势,分娩发动延迟;胎位不正、头盆不称;胎儿、子宫不能密切接触,反射性子宫收缩减少导致过期妊娠。

(三)处理原则

妊娠40周以后胎盘功能逐渐下降,42周以后明显下降,因此,在妊娠41周以后,即应考虑终止妊娠,尽量避免过期妊娠。应根据胎儿安危状况、胎儿大小、宫颈成熟度综合分析,选择恰当的分娩方式。

(1)促宫颈成熟:目前常用的促宫颈成熟的方法主要有 PGE₂阴道制剂和宫颈扩张球囊。

(2)人工破膜可减少晚期足月和过期妊娠的发生。

(3)引产术:常用静脉滴注缩宫素,诱发宫缩直至临产;胎头已衔接者,通常先人工破膜,1小时后开始滴注缩宫素引产。

(4)适当放宽剖宫产指征。

二、护理评估

(一)健康史
详细询问病史,准确判断预产期、妊娠周数等。

(二)生理状况
1.症状、体征

孕期达到或超过 42 周;通过胎动、胎心率、B 超检查、雌孕激素测定、羊膜镜检查等确定胎盘功能是否正常。

2.辅助检查

B 超检查、雌孕激素测定、羊膜镜检查;胎儿监测的方法包括无应激试验(NST)、宫缩应激试验(CST)、生物物理评分(BPP)、改良 BPP(NST＋羊水测量)。尽管表明 41 周及以上孕周应行胎儿监测,但采用何种方法及以何频率目前都尚无充分的资料予以确定。

(三)高危因素
高危因素包括初产妇、既往过期妊娠史、男性胎儿、孕妇肥胖。对双胞胎的研究也提示遗传倾向对晚期或过期妊娠的风险因素占 23％～30％。某些胎儿异常可能也与过期妊娠相关,如无脑儿和胎盘硫酸酯酶缺乏,但两者之间联系的确切原因并不清楚。

(四)心理-社会因素
过期妊娠加大胎儿、新生儿及孕产妇风险导致个人、家庭成员紧张焦虑担忧等不良情绪。

三、护理措施

(一)一般护理
(1)查看历次产检记录,准确核实孕周。

(2)听胎心,待产期间每 4 小时听 1 次或遵医嘱;交接班必须听胎心;临产后按产程监护常规进行监护;每天至少一次胎儿电子监护,特殊情况随时监护。

(3)重视自觉胎动并记录于入院病历中。

(二)产程观察
(1)加强胎心监护。

(2)观察胎膜是否破裂及羊水量、颜色、性状等。

(3)注意产程进展、观察胎位变化。

(4)不提倡常规会阴侧切。

(三)用药护理
1.缩宫素静脉滴注

缩宫素作用时间短,半衰期为 5～12 分钟。

(1)静脉滴注中缩宫素的配制方法:应先用生理盐水或乳酸钠林格注射液500 mL,用7号针头行静脉滴注,按每分钟8滴调好滴速,然后再向输液瓶中加入2.5 U缩宫素,将其摇匀后继续滴入。切忌先将2.5缩宫素溶于生理盐水或乳酸钠林格注射液中直接穿刺行静脉滴注,因此法初调时不易掌握滴速,可能在短时间内使过多的缩宫素进入体内,不够安全。

(2)合适的浓度与滴速:因缩宫素个体敏感度差异极大,静脉滴注缩宫素应从小剂量开始循序增量,起始剂量为2.5 U缩宫素溶于生理盐水或乳酸钠林格注射液500 mL中即0.5%缩宫素浓度,以每毫升15滴计算相当于每滴液体中含缩宫素0.33 mU。从每分钟8滴开始,根据宫缩、胎心情况调整滴速,一般每隔20分钟调整1次。应用等差法,即从每分钟8滴(2.7 mU/min)调整至16滴(5.4 mU/min),再增至24滴(8.4 mU/min);为安全起见,也可从每分钟8滴开始,每次增加4滴,直至出现有效宫缩。

(3)有效宫缩的判定标准:为10分钟内出现3次宫缩,每次宫缩持续30~60秒,伴有宫颈的缩短和宫口扩张。最大滴速不得超过每分钟40滴,即13.2 mU/min,如达到最大滴速,仍不出现有效宫缩时可增加缩宫素浓度,但缩宫素的应用量不变。增加浓度的方法是以生理盐水或乳酸钠林格注射液500 mL中加5 U缩宫素变成1%缩宫素浓度,先将滴速减半,再根据宫缩情况进行调整,增加浓度后,最大增至每分钟40滴(26.4 mU),原则上不再增加滴数和缩宫素浓度。

(4)注意事项:①要有专人观察宫缩强度、频率、持续时间及胎心率变化并及时记录,调好宫缩后行胎心监护。破膜后要观察羊水量及有无胎粪污染及其程度。②警惕变态反应。③禁止肌内、皮下、穴位注射及鼻黏膜用药。④输液量不宜过大,以防止发生水中毒。⑤宫缩过强应及时停用缩宫素,必要时使用宫缩抑制剂。⑥引产失败。缩宫素引产成功率与宫颈成熟度、孕周、胎先露高低有关,如连续使用2~3天,仍无明显进展,应改用其他引产方法。

2.前列腺素制剂促宫颈成熟

常用的促宫颈成熟的药物主要是前列腺素制剂。目前在临床常使用的前列腺素制剂如下。

(1)可控释地诺前列酮栓:是一种可控制释放的前列腺素E_2(PGE_2)栓剂,含有10 mg地诺前列酮,以0.3 mg/h的速度缓慢释放,须低温保存。可以控制药物释放,在出现宫缩过频时能方便取出。

应用方法:外阴消毒后将可控释地诺前列酮栓置于阴道后穹隆深处,并旋转90°,使栓剂横置于阴道后穹隆,宜于保持原位。在阴道口外保留2~3 cm终止带以便于取出。在药物置入后,嘱孕妇平卧20~30分钟以利栓剂吸水膨胀;2小时后复查,栓剂仍在原位后孕妇可下地活动。

出现以下情况时应及时取出:①出现规律宫缩(每3分钟1次的宫缩)并同时伴有宫颈成熟度的改善,宫颈Bishop评分≥6分。②自然破膜或行人工破膜术。③子宫收缩过频(每10分钟5次及以上的宫缩)。④置药24小时。⑤有胎儿出现不良状况的证据。胎动减少或消失、胎动过频、胎儿电子监护结果分级为Ⅱ类或Ⅲ类。⑥出现不能用其他原因解释的母体不良反应,如恶心、呕吐、腹泻、发热、低血压、心动过速或者阴道流血增多。取出至少30分钟后方可静脉滴注缩宫素。

禁忌证:哮喘、青光眼、严重肝肾功能不全等;有急产史或有3次以上足月产史的经产妇;瘢痕子宫妊娠;有子宫颈手术史或子宫颈裂伤史;已临产;Bishop评分≥6分;急性盆腔炎;前置胎盘或不明原因阴道流血;胎先露异常;可疑胎儿窘迫;正在使用缩宫素;对地诺前列酮或任何赋形剂成分过敏。

(2)米索前列醇:是一种人工合成的前列腺素E_1(PGE_1)制剂,有100 μg和200 μg两种片剂,美国食品药品监督管理局(FDA)于2002年批准米索前列醇用于妊娠中期促宫颈成熟和引产,而用于妊娠晚期促宫颈成熟虽未经 FDA 和中国国家市场监督管理总局认证,但美国 ACOG 于 2009 年又重申了米索前列醇在产科领域使用的规范。参考美国 ACOG 2009 年的规范并结合我国米索前列醇的临床使用经验,中华医学会妇产科学分会产科学组经多次讨论,制定米索前列醇在妊娠晚期促宫颈成熟的应用常规如下:①用于妊娠晚期未破膜而宫颈不成熟的孕妇,是一种安全有效的引产方法。②每次阴道放药剂量为 25 μg,放药时不要将药物压成碎片。如 6 小时后仍无宫缩,在重复使用米索前列醇前应行阴道检查,重新评价宫颈成熟度,了解原放置的药物是否溶化、吸收,如未溶化和吸收则不宜再放。每天总量不超过 50 μg,以免药物吸收过多。③如须加用缩宫素,应该在最后一次放置米索前列醇后 4 小时以上,并行阴道检查证实米索前列醇已经吸收才可以加用。④使用米索前列醇者应在产房观察,监测宫缩和胎心率,一旦出现宫缩过频,应立即进行阴道检查,并取出残留药物。

优点:价格低、性质稳定、易于保存、作用时间长,尤其适合基层医疗机构应用。一些前瞻性随机临床试验和荟萃分析表明,米索前列醇可有效促宫颈成熟。母体和胎儿使用米索前列醇产生的多数不良后果与每次用药量超过 25 μg 相关。

禁忌证与取出指征:应用米索前列醇促宫颈成熟的禁忌证及药物取出指征与可控释地诺前列酮栓相同。

（四）产程处理

进入产程后,应鼓励产妇左侧卧位、吸氧。产程中最好连续监测胎心,注意羊水形状,必要时取胎儿头皮血测 pH,及早发现胎儿宫内窘迫,并及时处理。过期妊娠时,常伴有胎儿窘迫、羊水粪染,分娩时应做相应准备。胎儿娩出后立即在直接喉镜指引下行气管插管吸出气管内容物,以减少胎粪吸入综合征的发生。

（五）心理护理

(1)为孕产妇提供心理支持,帮助建立母亲角色。

(2)安抚产妇家属,帮助产妇家庭应对过期妊娠分娩。

(3)接纳可能出现的难产,如须行胎头吸引、产钳助产等。

四、健康指导

(1)注意休息、饮食、睡眠等合理适当。

(2)情绪放松、身体放松。

(3)适当运动,无其他特殊情况自由体位待产。

(4)讲解临产征兆、自觉胎动计数等,指导产妇如何积极配合治疗。

(5)讲解过期妊娠分娩及过期产儿护理原则。

五、注意事项

应急处理:做好正常分娩及难产助产、剖宫产准备。

（李晓红）

第四节 异 常 分 娩

妊娠满 28 周后,胎儿及其附属物全部由母体娩出的过程称为分娩。决定分娩能否顺利完成,取决于 3 个因素:产力、产道及胎儿,在各因素均正常并能相互适应的条件下分娩称正常分娩或顺产;其中任何一个或一个以上的因素异常,或 3 个因素相互不能适应,分娩过程受阻,称异常分娩或难产。难产与顺产在一定条件下可以相互转化。若处理不当,顺产可以变为难产;若处理及时得当,难产则可变为顺产。异常分娩包括产力异常、产道异常、胎位及胎儿发育异常。

一、产力异常

将胎儿及附属物从子宫内娩出的力量称为产力。产力包括子宫收缩力、腹肌和膈肌收缩力及肛提肌收缩力,其中以子宫收缩力为主。在分娩过程中,子宫收缩的节律性、对称性、极性不正常或强度、频率有改变,称为子宫收缩力异常。

(一)子宫收缩乏力

1.有关因素

(1)精神因素:孕妇对分娩有喜悦、期盼、惧怕及担心胎儿是否正常等复杂心情,对本人和婴儿是否安全无意外、是否需要手术、是否能耐受宫缩有较大的顾虑,加上从亲戚或朋友中听到的分娩时的感受和经验,常给孕妇造成精神压力。临产后精神过度紧张,以致大脑皮质发生功能紊乱,使儿茶酚胺和催产素释放减少可影响正常的子宫收缩,加上睡眠不足,进食少及过多的体力消耗导致子宫收缩乏力。多见于初产妇,尤其是高龄初产妇。

(2)产道及胎儿因素:骨盆的大小及形态异常,致使产道狭窄,胎儿过大或胎位异常形成相对性头盆不称,阻碍胎先露下降,不能紧贴子宫下段和子宫颈,因而不能引起有效的反射性宫缩,易导致继发性宫缩乏力。

(3)子宫因素:子宫发育不良或子宫畸形,子宫过度膨胀(双胎、羊水过多、巨大儿等)致子宫肌纤维弹性差,子宫肌纤维变性或子宫肌瘤等均可引起子宫收缩乏力。

(4)内分泌、电解质异常:妊娠末期参与分娩过程的主要激素如雌激素、孕激素、催产素、前列腺素、儿茶酚胺类物质等的分泌和功能不协调,子宫肌肉敏感性降低致收缩力减弱;电解质浓度(如钾、钠、镁、钙等)异常,均可影响子宫肌纤维收缩能力;肌球蛋白、能量供应物质(ATP、磷酸肌酸)等的异常,亦可致子宫收缩乏力。产程延长后引起的电解质、蛋白质及酶类的新陈代谢障碍可加重子宫收缩乏力。

(5)其他因素:临产后过早过量使用镇静止痛药如哌替啶、吗啡等,可使子宫收缩力受到抑制;对产妇饮食、休息护理不当,膀胱充盈未及时处理等均可影响收缩力。孕妇体质因素如单纯性肥胖、营养不良、严重贫血和其他慢性疾病亦可影响产力。

2.临床分类及临床表现

(1)临床分类:按发生时期不同可将子宫收缩乏力分为原发性和继发性两种。原发性宫缩乏力指产程开始时就乏力,宫口不能如期扩张,先露不能如期下降,产程延长。原发性宫缩乏力往往是不协调性乏力,须与假临产相鉴别。继发性宫缩乏力指产程开始时正常,只是产程进展到某一阶段(多在活跃期或第二产程)时子宫收缩力转弱,产程进展缓慢甚至停滞,临床上常表现为协调性乏力。此种情况常出现在骨盆狭窄、持续性枕后位或枕横位等头盆不称时。按性质不同分为协调性和不协调性。①协调性(低张型)子宫收缩乏力:子宫收缩具有正常的节律性、对称性和极性,但收缩力弱,宫腔压力低[<2.0 kPa(15 mmHg)],持续时间短,间歇时间长且不规律,宫缩<2次/10分钟。当子宫收缩达高峰时,子宫体不隆起和变硬,用手指压宫底部肌肉仍可出现凹陷,产程延长或停滞。②不协调性(高张型)子宫收缩乏力:子宫收缩极性倒置,宫缩不是起自两侧子宫角部,宫缩的兴奋点来自子宫的一处或多处,节律性对称性丧失,宫缩时下段强,上段弱,宫缩间歇期子宫壁不能完全放松,收缩间歇消失影响子宫有效地收缩和缩变,致使宫口不能扩张,胎先露不能下降,为无效宫缩。此类宫缩多发生在潜伏期。

(2)临床表现:类型不同临床表现也不同,但两种类型的结局一样。①协调性宫缩乏力:产程刚开始时无不适感,只因产程过长或滞产,产妇休息差,进食少,出现脱水、电解质紊乱、尿潴留等产妇衰竭的表现。由于宫腔内压力低,对胎儿影响不大。②不协调性宫缩乏力:产妇自觉下腹部持续疼痛,拒按,烦躁不安,肠胀气等,胎心音听不清或不规律,胎儿窘迫发生早。产程延长或停滞。③产程曲线异常:上述各类子宫收缩乏力,其结局一样,均可导致产程曲线异常。潜伏期延长:从临产开始至宫口开大3 cm为潜伏期。正常约需8小时,>16小时称潜伏期延长。活跃延长:宫口开大3 cm至宫口开全为活跃期。正常约需4小时,>8小时为活跃期延长。活跃期停滞:进入活跃期后,子宫口不再扩张达2小时以上,称活跃期停滞。第二产程延长或停滞:第二产程初产妇>2小时,经产妇>1小时尚未分娩者,称第二产程延长。第二产程中胎头下降无进展长达1小时,称第二产程停滞。胎头下降延缓及胎头下降停滞:活跃晚期至宫口开大9~10 cm,胎头下降速度每小时<1 cm,称胎头下降延缓。胎头停留在原处不下降达1小时以上,称胎头下降停滞。滞产:总产程超过24小时,称为滞产。

3.对母儿的影响

(1)对产妇的影响:①体力消耗。因产程延长、产妇休息差、进食少,甚至恶心、呕吐,重者引起脱水及酸中毒;产妇精神疲惫及体力消耗,可出现肠胀气、尿潴留等,加重子宫收缩乏力。②产伤。因第二产程异常,胎头挤压盆底,持续压迫膀胱或直肠,导致组织缺血、坏死、脱落,可形成生殖道瘘。③产后出血。因子宫收缩乏力,不利于胎盘剥离娩出及子宫血窦关闭,易发生产后出血。④产后感染。产程进展慢、滞产、肛诊或阴道检查次数多、胎膜早破、产后流血等均易增加产后感染的机会。⑤手术产机会增加,创伤机会增加。

(2)对胎儿、新生儿的影响:因产程延长子宫收缩不协调而致胎盘血液循环受阻,供氧不足,或因胎膜早破脐带受压或脱垂易发生胎儿窘迫,新生儿窒息或死亡;又因产程延长,手术干预机会增多,产伤增加,新生儿窒息、颅内出血等发病率和病死率增加。

4.护理评估

(1)病史:评估产前检查的一般资料,如身高、体重、血压、骨盆测量值、胎儿大小、头盆关系等;评估各种生化检查的结果,以了解各重要器官的功能情况;评估既往病史,尤其是妊娠史和分娩史。临产后重点评估产妇休息、进食、排泄情况;持续评估宫缩的节律性、对称性及极性、强度及频率,产程的进展及使用镇静剂或止痛药的情况;其次评估孕妇的文化程度和接受产前教育的情况,对分娩的认识和期望;评估孕妇支持系统情况,家属及亲友对分娩和对新生儿的期望值。

(2)身心状况:协调性宫缩乏力者,产程刚开始时,孕妇无特殊不适,精神好,进食正常,休息好,能谈笑自如,随意走动,只盼早点分娩见到孩子,进入母亲角色。当产程出现异常时,尤其是同时入院的同伴已顺利分娩时,产妇心理开始不平衡,出现焦虑状态,甚至出现肠胀气、尿潴留等,产妇此时容易对阴道分娩失去信心,家属不忍目睹产妇强烈的疼痛表现(如大声地呻吟、不停地辗转翻身或自虐等)而失去信心,通常要求尽快手术解除其痛苦。不协调性宫缩乏力者,于临产开始就持续腹痛,呼痛不已,烦躁不安。进食休息均差,孕妇显得疲惫乏力,痛苦不堪,不喜别人触摸腹部,胎心音不规则,或>160 次/分,或<120 次/分,检查子宫硬且放松不好,产程停滞。此时,产妇及家属通常否定分娩的生理过程,显得焦虑恐惧,担心母儿安危,并请求医护人员尽快帮助孕妇解除痛苦,结束分娩。

(3)诊断检查。①一般检查:测孕妇体温、脉搏、呼吸、血压,观察神志、瞳孔及皮肤弹性,口唇是否干裂,口腔有无异味,测宫高腹围,四步触诊估计胎位及胎儿大小,听诊胎心音是否正常,观察腹形是否为悬垂腹,膀胱是否充盈或肠胀气。②产程观察:临产后,仔细用传统手法触摸腹部或用监护仪监测宫缩的节律性、强度和频率的改变情况。重点在于区别是协调性还是不协调性宫缩,是否假临产。临产后描绘产程图,判断产程进展情况。行肛诊或阴道检查进一步证实宫口扩张缓慢,先露下降延缓,提示产程停滞,及至发现头盆不称。听诊胎心可发现节律和频率的异常,协调性宫缩乏力胎心变化较晚,而不协调性宫缩乏力,较早出现胎心音变化。③实验室检查:尿液分析可出现尿酮,血液生化检查可出现 K^+、Na^+、Cl^-、Ca^{2+} 的改变,CO_2CP 可降低。

5.常见护理诊断/问题

(1)疼痛:与子宫收缩不协调、子宫肌纤维间歇期不能完全放松有关。

(2)疲乏:与产程延长、水电解质平衡紊乱、孕妇体力消耗有关。

(3)有体液不足的危险:与产程延长进食少致脱水有关。

(4)焦虑:与知识经验缺乏、产程进展异常、担心母儿健康有关。

(5)潜在的并发症:产后出血,产程异常,感染,新生儿窒息,软产道损伤,新生儿产伤和生殖道瘘等。

6.护理措施

(1)预防子宫收缩乏力的发生:包括加强孕期保健、提供舒适的待产环境、加强产时监护等。

加强孕期保健:对孕妇及其支持系统进行产前教育,告之分娩是绝大多数妇女能够胜任的自然生理过程;告之临产后可能发生的疼痛情况及对疼痛的应对措施,让孕妇有充分的思想准备,增强自信心和自控能力。有研究表明,良好的心理准备可提高疼痛的阈值和耐受性而改变产妇的疼痛行为。有较好心理准备的孕妇对较强的疼痛而只出现较轻微的疼痛行为;而没有心理准备的孕妇可增加其对疼痛的敏感性而影响其行为。介绍定期产前检查的重要性。若发现头盆不称或其他异常,及早制订分娩计划,对未发现异常者,应告之临产的征象,适时的住院时间,避免过早住院,过早进入待产妇的角色。

提供舒适的待产环境:给孕妇提供空气流通的舒适的待产室,医护人员应态度热情和蔼可亲,认真负责,避免高声谈笑与工作无关的事情或来回地穿梭。待产室的环境要尽量家庭化,安静、清洁舒适,避免噪音刺激,操作时做到四轻(走路轻,说话轻,操作轻,移物轻),有条件的医院可用隔音的单间,以避免多个产妇相互影响。可设由有经验的家属或丈夫陪伴的康乐待产室,也可由有经验、有爱心、有责任心的助产士提供分娩全程的陪伴和护理,称为导乐待产。无条件的医院可设屏风隔挡,避免相互视觉干扰而产生恐惧等情绪。

加强产时监护:关心孕妇的营养、休息、大小便情况。因食欲缺乏,应多鼓励进食,嘱进富含营养、易消化的半流质饮食,保证食物成分适合孕妇口味、咀嚼及吞咽水平。呕吐严重者可禁食,并给予静脉输液补充能量。每隔 2～4 小时嘱排小便 1 次，自行排尿困难者先行诱导排尿；无效者可消毒后行导尿术。无灌肠禁忌证者应于临产初期用温肥皂水清洁灌肠，可促进肠蠕动，排除粪便及积气，减少污染，反射性刺激宫缩。宫缩时教孕妇使用腹部按摩法、深呼吸等放松技巧以缓解疼痛。定时听诊胎心音，肛诊 2 小时左右 1 次为宜，以了解宫口扩张、先露下降、产程进展，仔细描述产程图，1～2 小时触摸宫缩了解频率、强度及持续时间，发现异常宫缩，及时报告医师处理。

（2）配合治疗，积极处理：包括协调性宫缩乏力、人工破膜、地西泮静脉注等。

协调性宫缩乏力：不论为原发性和继发性，一旦发生应配合医师查明原因。明显头盆不称者，应做好剖宫产的术前准备；若可从阴道分娩，则应积极改善全身状况，按医嘱给予哌替啶或地西泮镇静休息；进食少者可给予葡萄糖、维生素 C 静脉滴注，酸中毒者，应补充 5% $NaHCO_3$。经上述处理 2～4 小时后，子宫收缩力应转强，若子宫收缩力仍弱，产程无进展，可选用下列方法加强宫缩使达到最佳状态宫缩，即 10 分钟内 3～5 次，每次持续 40～60 秒中等强度的宫缩。

人工破膜：宫口扩张 ≥3 cm，无头盆不称，胎头已衔接者，可在宫缩间歇期行人工破膜术，用手指将胎膜破口扩大一些并结合徒手宫口扩张法，经 1～2 次宫缩待胎头下降一些后，再将手取出，以使胎头直接紧贴子宫下段及宫颈，引起反射性宫缩，加速产程进展。也有学者主张胎头未衔接者也可行人工破膜，认为破膜后可促进胎头下降，对疑有头盆不称者破膜后可早期明确诊断。破膜时，必须立即听胎心有无改变，有无脐带脱垂，根据宫颈成熟度评分法估计加强宫缩措施的效果。若孕妇得分在 3 分以下，人工破膜后往往效果不好，还易形成宫颈水肿，应改用其他方法。评分在 4～6 分者成功率为 50%，7～9 分成功率为 80%，9 分以上者为成功。

地西泮静脉注射：地西泮能使宫颈平滑肌松弛并软化宫颈，促进宫颈扩张，适用于活跃期宫颈扩张缓慢及宫颈水肿，有效率达 94.4%，常用剂量为 10 mg，缓慢静脉推注，3～4 分钟注完，间隔 2～6 小时可重复应用，与缩宫素联合应用效果更佳。地西泮静脉注射后可立即起效引起暂时性意识模糊，故应加强护理防坠床。该药对膀胱括约肌和肛门括约肌也有明显松弛作用，故有大小便的感觉，为了鉴别真假，用药前应嘱排空膀胱和直肠，用药后有排便感不必下床。对于继发性宫缩乏力者，估计加强宫缩后在 2 小时内可结束分娩则不用地西泮，因地西泮半衰期约为 2 小时，2 小时内血中浓度较高，影响产妇肌张力而影响使用腹压，影响新生儿肌张力可致新生儿窒息。

遵医嘱静脉滴注缩宫素：适用于协调性宫缩乏力、胎心良好、胎位正常、头盆相称者。使用缩宫素时应有专人守护观察宫缩、胎心、血压。目前临床上尚没有统一的使用标准，一般用 5% 葡萄糖加缩宫素 2.5 U，从 8 滴/分开始，根据宫缩强弱每 30 分钟调整 1 次，通常不超过 30～40 滴，使达到有效宫缩，即维持宫腔压力达 6.7～8.0 kPa（50～60 mmHg），宫缩间歇 2～3 分钟，持续 40～60 秒。对于不敏感者可增加缩宫素浓度，可按 0.5 U 递增，若发现宫缩持续 1 分钟以上或不协调或胎心率有变化，应立即停止滴注。缩宫素在母血中半衰期仅为 2～3 分钟，停药后能迅速好转。必要时可用镇静剂或硫酸镁抑制其作用。若发现血压升高，应减慢滴速，还应警惕水中毒的发生。

前列腺素的应用：前列腺素 E_2 及 F_{2a} 均有促进子宫收缩的作用，给药途径有口服、静脉滴注及局部用药。现临床上常用米索前列醇（每片 200 μg），可口服，也可肛塞或阴道后穹隆给药，常能引起有效的子宫收缩，但需注意适应证及禁忌证。

经上述处理后，一般宫缩转为正常则进入第二产程，此时应做好阴道助产和抢救新生儿的准备,若处理 4～6 小时后宫口开大不明显,先露下降延缓或停滞或出现胎儿窘迫征象时,应及时行剖宫产术。第二产程若无头盆不称出现子宫收缩乏力时,也应加强宫缩,给予缩宫素静脉滴注,产程进展,若胎头双顶径已过坐骨棘平面,等待自然分娩或行阴道助产;若胎头未衔接,或双顶径在坐骨棘平面以上,或伴有胎儿宫内窘迫,应行剖宫产结束分娩。第三产程期间应与医师继续合作,预防产后出血或感染。当胎儿前肩露于阴道口时,可用缩宫素 10 U 肌内注射或静脉滴注以预防产后出血。对于子宫下段收缩欠佳的产妇产后可用卡前列素氨丁三醇 1 mg,行肌内注射,必要时可重复注射。胎儿娩出后可加大宫缩剂用量防治产后出血。凡破膜＞12 小时,总产程 24 小时,肛诊或阴道检查次数多者,应按医嘱予抗生素预防感染。第三产程结束至产后 2 小时,有时称为第四产程,应继续维持滴注缩宫素,每 5～10 分钟观察宫缩一次,包括压宫底了解宫底高度、子宫收缩情况,阴道流血情况,应及时将宫腔淤血挤出,防止因淤血块堵住子宫口阴道流血少而内出血越来越多的情况发生。当挤出的阴道排出物为浅红色血清样液体时,说明宫腔内有淤血沉积,必须引起足够重视,避免隐性产后出血发生。应准确估计产后出血量,称重法为最理想的方法。若发现产后出血倾向,应及时处理。产后 24 小时仍应密切注意宫缩和阴道排出物的情况。

不协调性宫缩乏力:按医嘱给予强镇静剂如哌替啶 100 mg,肌内注射;或吗啡 10～15 mg,肌内注射,使孕妇充分休息,并做好心理护理稳定其情绪,多数孕妇能恢复为协调宫缩。若宫缩仍不协调或伴胎儿宫内窘迫而短时间内不能结束分娩者,应及时通知医师并做好手术和抢救新生儿的准备。转为协调宫缩后仍乏力者,按协调性宫缩乏力处理。

(3)提供心理支持,减少焦虑:有临床调查证明,护士对患者是否有同情心是患者是否愿意和护士交谈的关键。如果护士对孕妇没有感情投入,就会缺乏对她的同情心,孕妇就不会向护士表达自己的内心想法,包括对医疗护理的要求和意见及自己对分娩的理解、担心,这样护士就失去了进行心理护理的基础资料。对于接受心理护理的孕妇,在耐受力及克制力加强,产程取得进展时应给予及时表扬和鼓励,以增强其对分娩的信心。护士还要善于使用非语言性沟通技巧,如面对产妇始终面带笑容,投去赞许和鼓励的目光,遇紧急情况沉着冷静不惊慌,可根据个人喜爱抚摸孕妇腹部或腰骶部,紧握其双手,帮助擦汗、喂水等。当做一些必要的检查和治疗时应遵循知情同意的原则以取得良好的合作,而不是默默无语机械地操作,检查后应将主要结果用通俗的语言告诉孕妇及家属,以解除其对孕妇和胎儿情况的担忧;对生理情况也应做必要的解释,对病理情况尤应给予关注,要指导其配合治疗,使其相信医护人员采取的处理对策是从孕妇的根本利益出发全面考虑而做出的结论。第三产程应继续加强心理护理,如当婴儿性别不合心意或出现新生儿窒息等情况时,往往会影响产妇情绪,引起产后宫缩乏力致产后出血,应及时予以处理。

(4)重视对分娩疼痛的护理:疼痛为不舒适中最严重的一种,而临产后宫缩和宫颈扩张引起疼痛是不可避免的。疼痛可使孕妇产生焦虑、恐惧的心理而引起宫缩乏力,因此对疼痛的护理十分重要。而目前我国尚无一种满意而安全的镇痛方法或镇痛药物,或是对母儿及产力有不同程度的影响,或是方法不简便,或是效果不明显。临床观察中证明分娩疼痛与产妇的精神状态有密切关系,恐惧、焦虑、疲惫、缺乏信心及周围环境的不良刺激都能影响产妇的痛阈,以致轻微的疼痛常引起强烈的反应。产妇的剧烈疼痛与紧张情绪均能导致胎儿宫内窘迫和酸碱平衡失调,亦可引起宫缩乏力和产程异常,因此,心理护理尤显重要,分娩镇痛法首选精神预防无痛法,具体的方法如下。①掌握疼痛的情况:医护人员要善于观察患者的疼痛反应,如面部表情、咬牙握拳、大汗淋漓、深沉的呻吟等。不同的人对疼痛耐受不同,护士应耐心听取患者的诉说,并表示出对其疼痛的同情和理解。家属或丈夫陪伴在旁,产妇可随时表达疼痛,并得到家属的理解和重视,有助于缓解疼痛。②提供有关分娩生理过程的知识,让产妇及家属有充分的思想准备,增加自信心和自控感而改变疼痛反应。③通过心理治疗缓解患者的疼痛,分散其注意力可有效地减轻疼痛的知觉,如把注意力集中到阅读、听故事、听轻音乐、看电视节目或与来访者交谈上来,沉思、引导想象也是分散注意力的好方法。④指导产妇或家属运用放松技巧,如按摩腹部或腰骶部、深呼吸。允许其选择认为舒适的卧位或坐位。⑤遵医嘱合理使用镇痛药和麻醉药,可缓解疼痛,但要仔细观察用药后产妇及胎儿对药物的反应。

(5)健康教育及出院指导:鼓励产妇早期下床活动,有利于子宫收缩和恶露排出,提倡母乳喂养,告之母乳喂养的好处并行指导。提倡产后锻炼,既健美又有利于身体的恢复;注意乳房、会阴部、会阴伤口清洁以防产褥感染。一旦出现发热、恶露臭等感染征象或产褥期阴道流血等,应嘱其随诊。无异常者,嘱其产后42天到产科门诊做产后检查。

(二)子宫收缩过强

1.相关因素

目前尚不十分明确,但与下列因素有关。

(1)急产几乎都发生于经产妇,其主要原因是软产道阻力小。

(2)孕妇的精神过度紧张、产程延长、极度疲劳、胎膜早破及粗暴地多次宫腔操作均可引起子宫壁某部肌肉呈痉挛性不协调性宫缩过强。

(3)缩宫素应用不当,如使用缩宫素时剂量过大,误注宫缩剂,个体对缩宫素过于敏感。分娩遇有阻力或胎盘早剥血液浸润肌层,可导致强直性子宫收缩。

2.临床分类及表现

(1)协调性子宫收缩过强:子宫收缩的节律性、对称性和极性均正常,仅子宫收缩力过强、过频(10分钟内有5次以上的宫缩且持续时间达60秒或更长)者。若产道无阻力,胎位正常且头盆相称,宫口在短时间内迅速开全,分娩在短时间内结束,总产程<3小时,称为急产,多见于经产妇。产妇往往有痛苦面容,大声叫喊,由于宫缩强而频,易致胎儿缺氧、胎死宫内或新生儿外伤等。

(2)不协调性子宫收缩过强:①强直性子宫收缩。并非子宫肌纤维功能异常,几乎均是外界因素异常造成的子宫口以上部分的子宫肌层出现强直性痉挛性收缩。产妇烦躁不安,持续性腹痛,拒按,胎方位触诊不清,胎心音听不清。有时可在脐下或平脐处见一环状凹陷,即病理性缩复环。导尿时可发现血尿、子宫下段明显拉长、压痛等先兆子宫破裂征象出现。②子宫痉挛性狭窄环。为子宫壁某部位肌肉呈痉挛性不协调性收缩所形成的环状狭窄,持续不放松。表现在子宫上、下段交界处胎体某一狭窄部如胎颈、胎腰处常见。孕妇持续腹痛烦躁,宫颈扩张慢,胎先露下降停滞,胎心律不规则。此环特点是不随宫缩上升,阴道检查时在宫腔内触及较硬而无弹性的狭窄环。

3.对母儿的影响

(1)对母体的影响:子宫收缩过强、过频,产程过快导致急产,易引起产妇软产道损伤,若有梗阻则可发生子宫破裂,危及母儿生命。接产时来不及消毒可致产褥感染。产后子宫肌纤维缩复不良可导致产后出血、胎盘滞留。子宫痉挛性狭窄环虽不是病理性缩复环,但因产程长、产妇疲乏无力而容易致产妇衰竭,手术产机会增多。

(2)对胎儿、新生儿的影响:强烈而过频的子宫收缩影响子宫胎盘的血液循环,易发生胎儿窘迫、新生儿窒息或胎死宫内;胎儿娩出过快或产程停滞均可使颅内压改变致新生儿颅内出血;亦可因胎儿娩出时措手不及而发生坠地,引起脐带断裂、骨折等严重意外损伤;感染机会也增多。

4. 常见护理诊断/问题

(1)焦虑:与担心自身与胎儿安危有关。

(2)潜在并发症:急产,胎儿窘迫,新生儿窒息,软产道损伤,产后出血,新生儿产伤等。

5. 护理措施

(1)预防宫缩过强所致的危害:有急产史者提前 2 周住院待产,嘱其勿离开病房外出,以防院外分娩造成损伤和意外。每天巡视孕妇,一旦出现产兆即卧床休息,不灌肠,每次大小便前须做肛诊了解宫口开大和胎先露的下降情况,以免分娩在厕所造成意外伤害。临产后维持左侧卧位,提供缓解疼痛、减轻焦虑的支持性措施。鼓励孕妇做深呼吸,不向下屏气,以缓解分娩过程。多陪伴,多与之交谈以分散其注意力,及时说明产程进展及胎儿状况以减轻孕妇的焦虑及紧张。

(2)持续评估宫缩,观察产程进展:常规监测宫缩、胎心率及母体生命体征的变化。了解产程进展,若发现异常反应及时妥善处理。如属急产,提早做好接生准备及抢救新生儿的准备。分娩时尽可能行会阴侧切术以防会阴严重撕裂,产后应仔细检查软产道,遇有撕裂及时缝合。新生儿常规给予维生素 K_1 5 mg,肌内注射,预防颅内出血。若发现不协调性宫缩过强,应立即停用缩宫素或停止阴道操作。为孕妇提供舒适的环境,提供更多的心理支持和帮助,随时向孕妇及家属解释目前的产程进展和治疗计划以减轻其焦虑程度,取得合作。子宫收缩恢复正常后,充分做好阴道助产或剖宫产的术前准备以保证母儿安全。

(3)做好产后护理、健康教育及出院指导:使产妇了解异常产褥的一些情况,一旦出现应及时到产科门诊就诊。新生儿如有不测,须帮助产妇及家属顺利度过哀伤期。

二、产道异常

产道异常包括骨产道(骨盆)异常和软产道(子宫下段、子宫颈、阴道)异常,临床上以骨产道异常多见。

(一)骨盆异常的类型及临床表现

骨盆径线过短或形态异常,致使骨盆腔小于胎先露可通过的限度,阻碍胎先露下降,影响产程顺利进展,称为骨盆狭窄。骨盆狭窄可为一个径线过短或多个径线过短,也可以为一个平面狭窄或多个平面狭窄。当一个径线狭窄时须观察同一平面其他径线的大小,再结合整个骨盆的大小形态进行全面的衡量才能做出比较正确的估计。在临床实践中常遇到的是临界或相对狭窄骨盆,是否构成难产,与胎儿的大小、胎位、胎头的可塑性、产力、软组织的阻力和处理是否及时正确有密切关系。狭窄骨盆分类如下。

1. 入口平面狭窄

入口平面呈横扁圆形或肾形,常有单纯扁平骨盆和佝偻病性扁平骨盆两种。骶耻外径<18 cm,前后径<10 cm,对角径<11.5 cm。

临床表现:胎头于临产后衔接受阻,不能入盆,前羊水囊受力不均,易致胎膜早破;或者胎头呈不均倾入盆,或胎头骑跨在耻骨联合上方(即跨耻征阳性),表现为继发性宫缩乏力,潜伏期和活跃早期延长。胎头双顶径一旦通过入口平面,可经阴道分娩。但跨耻征阳性者强行阴道分娩可致子宫破裂。

2.中骨盆及出口狭窄

常见于漏斗骨盆,即骨盆入口各径线均正常,两侧骨盆壁向内倾斜,状似漏斗。其特点是中骨盆及出口平面明显狭窄,坐骨棘间径<10 cm,坐骨结节间径<8 cm,耻骨弓角度<90°。坐骨结节间径与后矢状径之和<15 cm,常见于男性骨盆。根据骶耻外径、对角径、坐骨结节间径、坐骨结节间径加后矢状径的长短将骨盆分为6级。

中骨盆及出口狭窄临床表现:胎头进入骨盆入口平面下降至中骨盆平面后,胎头俯屈和内旋转受阻,而使胎头双顶径阻于狭窄部以上,呈持续性枕后位、枕横位,产程进入活跃晚期及第二产程后进展迟缓,甚至停滞。

3.骨盆3个平面狭窄

骨盆外形属女性骨盆,但骨盆每个平面的径线均小于正常值2 cm或更多,称为均小骨盆,多见于身材矮小、体型匀称的妇女。

胎儿小、产力好、胎位正常者可借助胎头极度俯屈和变形经阴道分娩,中等大小以上的胎儿经阴道分娩则有困难。

(二)软产道异常及临床表现、处理原则

软产道异常所致的难产较少见,但易被忽视,应在妊娠早期常规行妇科检查,了解软产道有无异常,以估计阴道分娩的可能性。

1.阴道异常

常见阴道纵隔、阴道横隔、阴道狭窄。当隔膜软薄而完全时,可因先露扩张和压迫自行断裂,隔膜过厚影响胎儿娩出时,可给予切开。如阴道横隔位置过高且过厚,则宜采用剖宫产术。阴道狭窄,多因分娩外伤、药物腐蚀所致瘢痕性狭窄,位置低或瘢痕小者可行大的会阴切开术自阴道分娩。位置高、范围广及阴道瘘修补术后的孕妇宜行剖宫产术。此外,阴道尖锐湿疣于妊娠期生长迅速,患者于分娩时容易发生阴道裂伤、血肿及感染,新生儿感染后可患喉头乳头状瘤,因此,宜早期积极治疗。若体积大、范围广,以剖宫产为宜。阴道壁囊肿穿刺抽空后,可经阴道分娩。

2.宫颈异常

宫颈外口粘连、宫颈水肿、宫颈坚韧、宫颈瘢痕等均可造成宫颈性难产,影响胎头下降、宫口开大,产程延长,引起产妇衰竭等。需结合不同的情况制订不同的处理计划。如宫颈水肿、宫颈坚韧经过镇静剂、局部封闭无效者可考虑剖宫产术。少见的宫颈癌、宫颈肌瘤或卵巢囊肿嵌入盆腔,堵塞产道时,也须行剖宫产术;合并子宫肌瘤者,在剖宫取胎的同时可考虑行肌瘤剔除术。

(三)产道异常对母儿的影响

1.对母体的影响

骨盆入口狭窄时,影响先露部衔接,易发生胎位异常;临产后胎先露下降受阻,造成继发性宫缩乏力、产程延长或停滞,产妇衰竭;或因子宫收缩过强,出现病理性缩复环,进一步发展可致子宫破裂,危及产妇生命。中骨盆狭窄,影响胎头内旋转及俯屈,发生持续性枕横位、枕后位,造成难产;胎头长时间嵌顿于产道内压迫软组织,造成组织水肿、坏死,可致生殖道瘘;由于容易发生胎膜早破、产程延长等,阴道检查与手术机会增多,感染发生率高,也容易发生子宫收缩乏力而致产后出血。

2.对胎儿、新生儿影响

如上所述易发生胎位异常;胎先露不能紧贴宫颈,羊膜囊受力不均易发生胎膜早破或脐带脱垂,故易发生胎儿窘迫、胎死宫内、新生儿窒息、新生儿死亡等。胎头在下降过程中受阻,极度变形受压易发生颅内出血。手术产或感染机会增多易致新生儿产伤和感染,围生儿病死率增加。

(四)常见护理诊断/问题

(1)子宫破裂。

(2)有感染的危险:与胎膜早破、产程延长、手术操作机会多有关。

(3)知识缺乏:缺乏有关头盆不称及其相关并发症的知识。

(4)潜在并发症:子宫破裂、产程异常、软产道损伤、产后出血及新生儿产伤等。

(五)护理措施

1.协助医师执行医嘱

(1)明显头盆不称(绝对头盆不称):凡骶耻外径<16.0 cm,入口前后径<8.5 cm,足月活婴不能从阴道分娩,需在临近预产期或临产后按医嘱做好剖宫产术前准备。

(2)轻度头盆不称(相对性头盆不称):即骶耻外径16.5~17.5 cm,入口前后径8.5~9.5 cm,足月活婴,胎心正常者,遵医嘱在严密监护下试产后才能决定分娩。如同时伴有出口狭窄,则不宜试产。

试产中的护理要点:①专人守护,做好孕妇心理护理。向家属及产妇说清楚阴道分娩的可能性及优点,增强其信心;认真解答他们提出的疑问,随时告之产程的进展及下一步计划措施,并与之协商以取得合作。使孕妇能保持良好的情绪,并能接受试产失败的结局。②保证良好的产力。临产后应关心孕妇的饮食、营养、水分、体重,少做肛诊,禁止灌肠。试产过程中一般不用镇静、镇痛药。必要时补充水、电解质、维生素 C。③密切观察胎儿情况及产程进展。勤听胎心,破膜后立即听胎心音,观察羊水性状,了解有无脐带脱垂,若胎头未衔接,应抬高臀部或床尾,卧床休息。在良好的宫缩下试产 2~4 小时,胎头仍未入盆或伴有胎儿窘迫则停止试产,立即做好剖宫产手术准备。④注意子宫破裂的先兆。用传统手法触摸或胎儿电子监护仪监测子宫收缩情况,注意胎心音的变化,发现异常情况立即停止试产,立即通知医师及早处理,预防子宫破裂的发生。

(3)中骨盆狭窄者:主要影响胎头俯屈和内旋转,易发生持续性枕后位、枕横位。产前或产程早期对明显中骨盆狭窄或轻度狭窄但胎儿较大者,应尽早剖宫产结束分娩。产程晚期因继发性宫缩乏力或枕横位、枕后位而发现中骨盆狭窄者,则应根据先露高低决定分娩方式。

(4)出口狭窄者:不宜试产,临产开始即行剖宫产术;若出口横径+后矢状径之和>15 cm,少数可经阴道分娩;两者之和为 13~15 cm 者,多数需阴道助产;两径之和<13 cm 应行剖宫产结束分娩。

2.提供心理支持

让产妇和家属积极参与分娩方式的选择和产程的管理,消除因未知造成的焦虑。向他们讲清产道异常对母儿的影响,并承诺提供最佳的服务,最大限度保证母婴安全,使他们对医护人员充满信任,缓解恐惧心理,增强顺利分娩的信心。

3.预防感染及产后出血

胎儿娩出后应及时注射大剂量宫缩剂。破膜超过 12 小时应遵医嘱使用抗生素,保持外阴部清洁,擦洗会阴,每天 2 次,使用消毒会阴垫;胎先露长时间压迫产道或出现血尿时,应及时保留导尿管 8~12 天,并保证导尿管通畅,以防止生殖道瘘。每天更换引流袋,并做好导尿管的护理,预防感染。

4.新生儿护理

胎头在产道压迫时间过长或经手术助产的新生儿应按产伤处理,严密观察颅内出血或其他损伤的征象。

5.做好产后护理、健康教育及出院指导

使产妇了解异常产褥的一些情况,一旦出现应及时到产科门诊就诊。新生儿定期到儿保中心行身体检查,及时行预防接种。

三、胎位及胎儿发育异常

分娩时除枕前位(占90%)为正常胎位外,其余胎位均为异常胎位,约占10%。其中胎头位置异常居多,如持续性枕后位、枕横位、面先露、额先露等占6%~7%。胎产式异常的臀先露占3%~4%,肩先露已少见,为1.0‰~2.5‰。

(一)胎位异常及临床表现

1.持续性枕后位、枕横位

在分娩过程中,>70%的枕后位、枕横位可自然向前旋转135°或90°为枕前位而自然分娩。若胎头的枕骨持续不能转向前方,直至分娩后期仍位于母体骨盆的后方或侧方而致分娩发生困难,称持续性枕后位或枕横位,临床上多见。产生持续性枕后位、枕横位的原因尚不十分清楚,但与影响分娩的三大因素(产道、产力、胎儿)均明显相关,并且常常是几种因素同时作用的结果。产程特点表现为宫缩乏力、宫口扩张缓慢、产程延长,尤其表现在活跃晚期的减速期延长。枕后位因胎头枕骨持续性位于骨盆后方,压迫直肠,产妇往往在宫口未开全时过早出现排便感而使用腹压,易致疲劳,宫颈前唇水肿,胎头水肿。第二产程由于胎头下降阻力大,常发生第二产程延长或停滞,出现继发性宫缩乏力。

2.臀先露

臀先露是最常见的异常胎位,占妊娠足月分娩总数的3%~4%。因为胎头比胎臀大,分娩时常致后出头困难,加之脐带脱垂多见,围生儿病死率是枕先露的3~8倍。臀先露以骶骨为指示点,有6种胎方位,即骶左前、骶左横、骶左后、骶右前、骶右横、骶右后。根据胎儿两下肢所取的姿势又可分为单臀先露或腿直臀先露,完全臀先露或混合臀先露,以及不完全臀先露。其中以完全臀先露(胎儿双髋关节及膝关节均屈曲呈盘膝状,以臀部和双足先露)较多见。孕妇常感肋下及上腹部有圆而硬的胎头,由于胎臀不能紧贴子宫下段及宫颈,致宫缩乏力,产程延长,亦易导致胎膜早破、脐带脱垂、胎儿窘迫甚至胎死宫内。手术产机会增多。

3.肩先露

肩先露为横产式,胎体横卧于骨盆入口之上,先露为肩者称肩先露。占妊娠足月分娩总数的0.10%~0.25%,是对母儿最不利的胎位。临床分为肩左前、肩左后、肩右前、肩右后4种胎方位。临床表现:先露不能紧贴子宫下段,宫颈缺乏直接刺激,容易发生宫缩乏力、胎膜早破、胎儿上肢及脐带脱垂等,导致胎儿窘迫,甚至死亡。如宫缩不断增强,羊水流尽,胎肩与胎胸一部分被挤入盆腔内,胎体呈折叠弯曲,胎颈被拉长,上肢脱出于阴道口,胎头、胎臀阻于骨盆入口上方,则形成嵌顿性或忽略性肩先露。子宫收缩继续加强,子宫上段越来越厚,下段被动扩张越来越薄,上、下段之间形成病理性缩复环,若不及时处理,可发生子宫破裂危及母儿生命。

4.面先露

多于临产后发现,因胎头极度仰伸,使胎儿枕部与胎背接触。面先露以颏为指示点,可分为颏左前、颏左横、颏左后、颏右前、颏右横、颏右后6种胎方位。经产妇多于初产妇,发生率为2‰。临床表现:颏前位时,胎儿颜面部不能紧贴子宫下段及宫颈,引起子宫收缩乏力,产程延长。

颜面部骨质不易变形,易发生会阴撕裂。颏后位可发生梗阻性难产,处理不及时,可致子宫破裂危及母儿生命。

5.其他

(1)胎头高直位:胎头矢状缝落于入口平面的前后径上称为胎头高直位,分高直前位和高直后位2种。高直后位为严重的胎位异常,很难经阴道分娩,一旦确诊,应立即剖宫产。高直前位部分可经阴道分娩,但往往出现产程异常。

(2)前不均倾位:胎头以枕横径入盆,胎头矢状缝不在骨盆入口的中轴横径上而靠近骶骨时前顶骨先露称前不均倾,反之称后不均倾。前不均倾时,胎膜早破发生率高,先露难以衔接,宫口扩张3～6 cm不再扩大,产程过长,可发生滞产。胎头前顶部压迫膀胱,在产程早期即有尿潴留,宫颈前唇出现水肿。阴道检查时感觉胎头前部紧嵌于耻骨联合后,前盆腔充满,后盆腔空虚,胎头矢状缝与骨盆横径平行,随产程进展而移向骶骨岬。前不均倾应早期诊断,一旦确诊应行剖宫产结束分娩。除非产力好、骨盆正常、胎儿较小可行短期试产。

(3)额先露:发生率约为6‰,以前额为指示点,到达盆底,后额位于耻骨联合下方。常表现为产程延长,一般需行剖宫产。

(4)复合先露:发生率为1.43‰～1.66‰,常常是胎头或胎臀伴有肢体同时进入骨盆入口,称复合先露,常见头与手的复合先露,头与足复合先露较少见。表现为产程进展缓慢,产程延长。

(二)胎儿发育异常及临床表现

1.巨大胎儿

体重达到或超过4 000 g的胎儿,称为巨大胎儿。约占出生总数的6.4%。临床表现:妊娠期子宫增大较快,妊娠后期孕妇可出现呼吸困难,自觉腹部及肋两侧胀痛等症状。临产后在待产过程中,即使胎位、产力、产道均正常,也常常发生头盆不称和肩难产而需手术助产。新生儿并发症及产伤发生率也较高。因此,确诊为巨大儿后应慎选分娩方式以减少母婴并发症。

2.胎儿畸形

(1)胎儿脑积水:胎头脑室内外有大量积液(500～3 000 mL或更多)潴留于颅腔内,使颅腔体积增大,颅缝明显增宽,囟门增大,称为脑积水。发生率约为5‰。临床表现:明显头盆不称,跨耻征阳性,若处理不及时可致子宫破裂。

(2)其他:连体儿发生率为2/10万,可经B超确诊。此外,胎儿颈、胸、腹等处发生肿瘤或发育异常,使局部体积增大致难产,通常于第二产程出现先露下降受阻,经阴道检查时才被发现。

(三)对母儿的影响

1.对母体的影响

胎位异常、胎儿发育异常均可致产程延长,常须手术助产,致产褥感染、产后出血、软产道损伤发生率增加。如胎头位置异常,长时间压迫软产道,容易形成生殖道瘘。臀位行阴道助产时,强行牵拉易造成宫颈撕裂,严重者均可发生头盆不称,一旦处理不当,可发生子宫破裂。

2.对胎儿、新生儿的影响

因胎膜早破脐带先露,脐带脱垂等引起胎儿窘迫、胎死宫内、新生儿窒息、外伤甚至新生儿死亡。

(四)常见护理诊断/问题

(1)有子宫破裂的危险。

(2)有胎儿受伤的危险:与胎儿脐带受压、手术助产有关。

(3)恐惧：与知识缺乏，担心胎儿和自身安危有关。

(4)有感染的危险：与检查次数多、胎膜早破、产程延长、手术助产等有关。

(5)潜在并发症：产程异常，产后出血，胎膜早破，脐带脱垂，新生儿颅内出血、产伤、软产道损伤，感染等。

（五）护理措施

1.及早发现胎位异常及胎儿发育异常

(1)加强产前检查：大力宣传产前检查的重要性，督促孕妇接受产前系列检查和培训，并详细记录，定时抽查。发现异常胎位及时协助医师予以矫正，并计划选择最佳分娩方式。

(2)根据产前检查所得的资料进行综合分析尽早发现胎儿发育异常病例，协助医师制定处理方案。一旦发现脑积水等畸形儿，配合医师给予终止妊娠。巨大胎儿需查明原因，36周后根据肺成熟度、胎盘功能及孕妇血糖控制情况等择期引产或行剖宫产。妊娠30周后仍为臀位、肩先露者，应指导孕妇行膝胸卧位。具体方法：让孕妇排空膀胱后，松解裤带，双膝跪于床上，身体前俯，胸部尽量贴在床面，大腿与床面垂直，如此持续10～15分钟，每天2次，持续1～2周后复查，成功率可达70％～80％。这种卧位的目的是使胎臀退出盆腔，借助胎儿的重心改变，使胎头与胎背所形成的弧形顺着宫底弧形滑动完成。或艾灸、激光照射至阴穴，每天1次，每次15分钟，5次为1个疗程，1周后复查。如上述方法效果不佳，32～34周可行外倒转术转成头先露后及时包扎腹部以固定胎头。若无显效，提前一周住院待产，胎儿较大者考虑剖宫产术。

(3)提供有关信息：护士注意将产前所获得的孕妇资料，随时向家属及孕妇进行通报，进行必要的解释、宣传，使其理解并取得合作。

2.加强分娩期的监测与护理

(1)明显头盆不称、胎位异常或确诊为巨大胎儿的孕妇，按医嘱做好择期剖宫产术的术前准备。

(2)若决定阴道分娩，须重视以下护理要点：①保持产妇良好的精神、营养状况，减少紧张，维持水电解质平衡，必要时予以输液。临产后指导产妇保存体力，取适当的卧位，如为枕后位不要过早屏气用力，以防宫颈水肿及软产道受压，过早疲乏，同时指导其朝向胎背对侧方向侧卧，以利于胎头转向前方。②防止胎膜早破。异常产式的孕妇在待产中应少活动，尽量少做肛诊，不灌肠。一旦胎膜破裂，应立即观察胎心音，嘱其侧卧或抬高臀部，如发现胎心音有改变，立即行肛诊或阴道检查，及早发现脐带脱垂。③预防滞产及产后出血。指导孕妇在宫缩间歇期使用呼吸及放松技巧以减轻产时不适。注意排空膀胱，以免影响子宫收缩。第二产程协助医师做好会阴侧切、阴道助产和新生儿抢救的用物准备，必要时可阴道助产以缩短第二产程。第三产程应仔细检查软产道有无撕裂，胎膜及胎盘的完整性，必要时遵医嘱使用宫缩剂及抗生素以预防产后出血或感染。④准确及时绘制产程图。发现异常时及时处理。应用产程图观察产程可一目了然地看到产程经过，便于及时发现产程异常。

(3)提供产妇及家属情绪支持：在待产中产妇及家属会发生疑问甚至恐惧。针对产妇疑问，护士在执行医嘱或护理照顾时应给予适当的解释，将持续评估的母儿状况及时告诉待产妇及家属，并指出孕妇所处的环境是安全的，避免因无知而引起恐惧，如待产中出现意外情况，医护人员也将尽全力保证母婴安全。护理人员可提供一些使孕妇在分娩时舒适的措施，如抚摸腹部、持续的关照、及时鼓励并表扬其良好的配合行为，以增加对分娩的信心。凡异常产式的婴儿如面先露或臀先露的新生儿，由于在产道内受挤压，可致面部、臀部甚至外生殖器水肿、淤血，父母担心有畸形,有的产妇甚至没有勇气接受。护理人员有必要向家属及产妇解释清楚这只是暂时现象。并向他们介绍正常新生儿的生理状态、病理新生儿的表现,出院时,与产妇共同制订喂养和随访新生儿的计划。

3.做好产后护理、健康教育及出院指导

使产妇了解异常产褥的一些情况,一旦出现应及时到产科门诊就诊。新生儿定期到儿保中心行身体检查,及时行预防接种。

（李晓红）

第五节　胎膜早破

一、概述

(一)定义及发病率

临产前发生胎膜破裂,称为胎膜早破。发生率国外报道为 $5\%\sim15\%$,国内报道为 $2.7\%\sim7.0\%$ 。未足月胎膜早破指在妊娠 20 周以后、未满 37 周胎膜在临产前破裂。妊娠满 37 周后的胎膜早破发生率为 10% ;妊娠不满 37 周的胎膜早破发生率为 $2.0\%\sim3.5\%$ 。单胎妊娠胎膜早破的发生率为 $2\%\sim4\%$,双胎妊娠为 $7\%\sim20\%$ 。孕周越小,围产儿预后越差,胎膜早破可引起早产、胎盘早剥、羊水过少、脐带脱垂、胎儿窘迫和新生儿呼吸窘迫综合征,孕产妇及胎儿感染率和围产儿病死率显著升高。

(二)主要发病机制

生殖道感染,病原微生物产生的蛋白酶、胶质酶、弹性蛋白酶等直接降解胎膜的基质和胶质及缺乏维生素 C、锌、铜等可使胎膜局部抗张能力下降而破裂;双胎妊娠、羊水过多、巨大儿、头盆不称、胎位异常等引起的羊膜腔压力增高和胎膜受力不均,使覆盖于宫颈内口处的胎膜自然成为薄弱环节而容易发生破裂。

(三)处理原则

妊娠<24 周的孕妇应终止妊娠;妊娠 28~35 周的孕妇若胎肺不成熟,无感染征象,无胎儿窘迫可期待治疗,但必须排除绒毛膜羊膜炎;若胎肺成熟或有明显感染时,应立即终止妊娠;对胎儿窘迫的孕妇,妊娠>36 周,终止妊娠。

(1)足月胎膜早破一般在破膜 12 小时内自然临产。若 12 小时未临产,可予以药物引产。

(2)未足月胎膜早破于妊娠 28~35 周、胎膜早破不伴感染、羊水池深度≥3 cm 时采取绝对卧床休息、预防感染、抑制宫缩、促胎肺成熟等期待疗法;羊水池深度≤2 cm,妊娠<35 周纠正羊水过少。妊娠 35 周后或明显羊膜腔感染,伴有胎儿窘迫,抗感染同时终止妊娠。

二、护理评估

(一)健康史

详细询问病史,了解诱发胎膜早破的原因,确定胎膜破裂的时间、妊娠周数,是否有宫缩及感染的征象。

（二）生理状况

1.症状和体征

孕妇主诉突然出现阴道流液或无控制的漏尿,少数孕妇仅感觉到外阴较平时湿润,窥阴器检查见混有胎脂的羊水自子宫颈口流出,即可做出诊断。

2.辅助检查

（1）阴道酸碱度测定:正常阴道液 pH 为 4.5～5.5,羊水 pH 为 7.0～7.5。胎膜破裂后,阴道液 pH 升高(pH≥6.5)。pH 诊断胎膜早破的敏感度为 90%,血液、尿液、宫颈黏液、精液及细菌污染可出现假阳性。

（2）阴道液涂片:取阴道液涂于玻片上,干燥后显微镜下观察,出现羊齿状结晶,用 0.5% 硫酸尼罗蓝染色,显微镜下见橘黄色胎儿上皮细胞,用苏丹Ⅲ染色见黄色脂肪小粒,均可确定为羊水,准确率达 95%。

（3）胎儿纤连蛋白(fFN)测定:胎儿纤连蛋白是胎膜分泌的细胞外基质蛋白。当宫颈及阴道分泌物内胎儿纤连蛋白含量＞0.05 mg/L 时,胎膜抗张能力下降,易发生胎膜早破。

（4）胰岛素样生长因子结合蛋白-1(IGFBP-1):检测人羊水中胰岛素样生长因子结合蛋白-1,特异性强,不受血液、精液、尿液和宫颈黏液的影响。

（5）羊膜腔感染检测:①羊水细菌培养;②羊水涂片革兰氏染色检查细菌;③羊水白细胞IL-6≥7.9 ng/mL,提示羊膜腔感染;④血 C 反应蛋白＞8 mg/L,提示羊膜腔感染;⑤降钙素原轻度升高表示感染存在。

（6）羊膜镜检查:可直视胎儿先露部,看见头发或其他胎儿部分,看不到前羊膜囊即可诊断为胎膜早破。

（7）B 超检查可协助诊断羊水量减少。

（三）高危因素

1.母体因素

反复阴道流血、阴道炎、长期应用糖皮质激素、腹部创伤、腹腔内压力突然增加(剧烈咳嗽、排便困难)、吸烟、药物滥用、营养不良、前次妊娠发生早产胎膜早破史、妊娠晚期性生活频繁等。

2.子宫及胎盘因素

子宫畸形、胎盘早剥、子宫颈功能不全、子宫颈环扎术后、子宫颈锥切术后、子宫颈缩短、先兆早产、子宫过度膨胀(羊水过多、多胎妊娠)、头盆不称、胎位异常(臀位、横位)、绒毛膜羊膜炎、亚临床宫内感染等。

（四）心理-社会因素

孕妇突然发生不可自控的阴道流液,可能惊惶失措,担心会影响胎儿及自身的健康,有些孕妇可能开始设想胎膜早破会带来的种种后果,甚至会产生恐惧心理。

三、护理措施

（一）脐带脱垂的预防及护理

嘱胎膜早破胎先露未衔接的住院待产妇应绝对卧床,采取左侧卧位,注意抬高臀部防止脐带脱垂造成胎儿缺氧或宫内窘迫。护理时注意监测胎心变化,进行阴道检查确定有无隐性脐带脱垂,如有脐带先露或脐带脱垂,应在数分钟内结束分娩。

（二）严密观察胎儿情况

密切观察胎心率的变化,检测胎动及胎儿宫内安危。定时观察羊水性状、颜色、气味等。头先露者,如为混有胎粪的羊水流出,则是胎儿宫内缺氧的表现,应及时给予吸氧等处理。对于小于 35 孕周的胎膜早破者,应遵医嘱给地塞米松 6 mg 肌内注射(国内常用剂量为 5 mg),每 12 小时一次共四次,以促胎肺成熟。若孕龄小于 37 周,已临产,或孕龄达 37 周,如无明确剖宫产指征,则宜在破膜后 2~12 小时积极引产。后尚未临产者,均可按医嘱采取措施,尽快结束分娩。

（三）积极预防感染

嘱孕妇保持外阴清洁,每天用苯扎溴铵棉球擦洗会阴两次,放置吸水性好的消毒会阴垫于外阴,勤换会阴垫,保持清洁干燥,防止上行性感染;严密观察产妇的生命体征,进行白细胞计数,了解是否存在感染;按医嘱一般于胎膜破裂后 12 小时给予抗生素预防感染。

（四）用药护理

对于小于 34 孕周的胎膜早破者,应遵医嘱给予糖皮质激素以促胎肺成熟。按医嘱一般于胎膜破裂后12 小时给抗生素,以预防感染。

1.促胎肺成熟

产前应用糖皮质激素促胎肺成熟能减少新生儿呼吸窘迫综合征(RDS)、颅内出血(IVH)、坏死性小肠结肠炎(NEC)的发生,且不会增加母儿感染的风险。

（1）应用指征:小于 34 周无期待保胎治疗禁忌证者,均应给予糖皮质激素治疗。但孕 26 周前给予糖皮质激素的效果不肯定,建议达孕 26 周后再给予糖皮质激素。≥34 孕周分娩的新生儿中,仍有 5% 以上的新生儿呼吸窘迫综合征发生率,鉴于我国当前围产医学状况和最近中华医学会妇产科学分会产科学组制定的早产指南,建议对孕 34~34^{+6} 周的未足月胎膜早破孕妇,依据其个体情况和本地的医疗水平来决定是否给予促胎肺成熟的处理,但如果孕妇合并妊娠期糖尿病,建议进行促胎肺成熟处理。

（2）具体用法:地塞米松 6 mg,肌内注射(国内常用剂量为 5 mg),每 12 小时 1 次,共4 次,或倍他米松 12 mg,肌内注射,每天 1 次,共 2 次。给予首剂后,24~48 小时内起效并能持续发挥作用至少7 天。即使估计不能完成 1 个疗程的孕妇也建议使用,能有一定的作用,但不宜缩短使用间隔时间。孕32 周前使用了单疗程糖皮质激素治疗,孕妇尚未分娩,在应用 1 个疗程 2 周后,孕周仍不足 32^{+6} 周,估计短期内终止妊娠者可再次应用 1 个疗程,但总疗程不能超过 2 次。对于糖尿病合并妊娠或妊娠期糖尿病孕妇处理上无特殊,但要注意监测血糖水平,防止血糖过高而引起酮症。

2.抗生素的应用

导致未足月胎膜早破(PPRM)的主要原因是感染,多数为亚临床感染,30%~50% 的未足月胎膜早破羊膜腔内可以找到感染的证据。即使当时没有感染,在期待保胎过程中也因破膜容易发生上行性感染。对于未足月胎膜早破预防性应用抗生素的价值是肯定的,可有效延长 PPRM 的潜伏期,减少绒毛膜羊膜炎的发生率,降低破膜后 48 小时内和 7 天内的分娩率,降低新生儿感染率以及新生儿头颅超声检查的异常率。具体应用方法:美国 ACOG 推荐的有循证医学证据的有效抗生素,主要为氨苄西林联合红霉素静脉滴注 48 小时,其后改为口服阿莫西林联合肠溶红霉素连续 5 天。具体用量:氨苄西林 2 g＋红霉素 250 mg,每 6 小时 1 次静脉滴注 48 小时;阿莫西林 250 mg 联合肠溶红霉素 333 mg,每 8 小时 1 次口服连续 5 天。青霉素过敏的孕妇,可单独口服红霉素 10 天。应避免使用氨苄西林＋克拉维酸钾类抗生素,因其有增加新生儿发生坏死性小肠结肠炎的风险。但由于我国抗生素耐药非常严重,在参考美国 ACOG 推荐的抗生素方案的前提下要依据个体情况选择用药和方案。

3.宫缩抑制剂的使用

胎膜早破发生后会出现不同程度的宫缩,胎膜早破引起的宫缩多与亚临床感染诱发前列腺素大量合成及分泌有关,如果有规律宫缩,建议应用宫缩抑制剂 48 小时,完成糖皮质激素促胎肺成熟的处理,减少新生儿呼吸窘迫综合征的发生,或及时转诊至有新生儿监护病房的医院,完成上述处理后,如果仍有规律宫缩应重新评估绒毛膜羊膜炎和胎盘早剥的风险,如有明确感染或已经进入产程不宜再继续保胎,临产者应用宫缩抑制剂不能延长孕周,此外,长时间使用宫缩抑制剂对于胎膜早破者不利于母儿结局。

常用的宫缩抑制剂有 β 受体兴奋剂、前列腺素合成酶抑制剂、钙通道阻滞剂、缩宫素受体阻滞剂等。个体化选择宫缩抑制剂,同时应注意对孕妇及胎儿带来的不良反应。

4.硫酸镁的使用

随机对照研究提示,孕 32 周前有分娩风险孕妇应用硫酸镁可以降低存活儿的脑瘫率。因此,对于孕周小于 32 周的未足月胎膜早破孕妇,有随时分娩风险者可考虑应用硫酸镁保护胎儿神经系统,但无统一方案,遵医嘱给药。

(五)心理护理

引导孕产妇积极参与护理过程,缓解焦虑、紧张、恐惧等不良情绪,积极面对胎膜早破可能带来的母儿危害,配合医护人员治疗护理。

四、健康教育

为孕妇讲解胎膜早破的影响,使孕妇重视妊娠期卫生保健并积极参与产前保健指导活动;嘱孕妇妊娠期注意个人卫生;避免负重及腹部受碰撞;宫颈内口松弛者,应卧床休息,并遵医嘱于妊娠 14～16 周行宫颈环扎术。同时,注意指导其补充足量的维生素及钙、锌、铜等元素。

五、注意事项

注意早期感染征象的识别及感染检测;防止运送过程中脐带脱垂;维持已脱垂脐带血液循环。

(宋文娟)

第六节　前置胎盘

一、概述

(一)定义及发病率

正常妊娠时胎盘附着于子宫体部的前壁、后壁或侧壁。妊娠 28 周后,若胎盘附着于子宫下段、下缘达到或覆盖宫颈内口,位置低于胎先露部,称为前置胎盘。前置胎盘是妊娠晚期严重并发症之一,也是妊娠晚期阴道流血最常见的原因。其发病率国外报道0.5%,国内报道前置胎盘发生率为0.24%~1.57%。按胎盘边缘与宫颈内口的关系,将前置胎盘分为4种类型:完全性前置胎盘、部分性前置胎盘、边缘性前置胎盘、低置胎盘。妊娠中期超声检查发现胎盘接近或覆盖宫颈内口时,称为胎盘前置状态。

（二）主要发病机制

由于人工流产、多胎妊娠、经产妇等原因胎盘需要扩大面积吸取营养以供胎儿需求的胎盘面积扩大导致的前置胎盘及孕卵着床部位下移导致胎盘前置。

（三）处理原则

抑制宫缩、止血、纠正贫血和预防感染。根据阴道流血量、有无休克、妊娠周数、产次、胎位、胎儿是否存活、是否临产及前置胎盘类型等综合做出决定。凶险性前置胎盘的处理应当在有条件的医院。

二、护理评估

（一）健康史

除个人健康史外,在孕产史中尤其注意识别有无剖宫产术、人工流产术及子宫内膜炎等前置胎盘的易发因素;此外,妊娠经过中特别孕28周后,是否出现无痛性、无诱因、反复阴道流血症状,并详细记录具体经过及医疗处理情况。

（二）生理状况

1.症状

典型症状为妊娠晚期或临产时,发生无诱因、无痛性反复阴道流血。初次出血量一般不多,剥离处血液凝固后,出血停止;也有初次即发生致命性大出血而导致休克。阴道流血发生孕周迟早、反复发生次数、出血量多少与前置胎盘类型有关。

2.体征

患者一般情况与出血量有关,大量出血呈现面色苍白、脉搏增快微弱、血压下降等休克表现。腹部检查:子宫软,无压痛,大小与妊娠周数相符。由于子宫下段有胎盘占据,影响先露入盆,故胎先露高浮,常并发胎位异常。反复出血或一次出血量过多可使胎儿宫内缺氧,严重者胎死宫内。当前置胎盘附着于子宫前壁时,可在耻骨联合上方闻及胎盘杂音。临产时检查见宫缩为阵发性,间歇期子宫完全松弛。

3.辅助检查

（1）超声检查:推荐使用经阴道超声进行检查。其准确性明显高于经腹超声,并具有安全性。当胎盘边缘未达到宫颈内口,测量胎盘边缘距宫颈内口的距离;当胎盘边缘覆盖了宫颈内口,测量超过宫颈内口的距离,精确到毫米。

（2）MRI检查:有条件的医院,怀疑合并胎盘植入者,可选择MRI检查。与经阴道超声检查相比,MRI对胎盘定位无明显优势。

（三）高危因素

前置胎盘的高危因素包括流产史、宫腔操作史、产褥期感染史、高龄、剖宫产史;吸烟;双胎妊娠;妊娠28周前超声检查提示胎盘前置状态等。

（四）心理-社会因素

患者的一般情况与出血量的多少密切相关。大量出血时可见面色苍白、脉搏细速、血压下降等休克症状。孕妇及其家属可因突然阴道流血而感到恐惧或焦虑,既担心孕妇的健康,更担心胎儿的安危,可能显得恐慌、紧张、手足无措等。

三、护理措施

（一）一般护理

1.保证休息,减少刺激

孕妇须住院观察,阴道流血期间绝对卧床休息,尤以左侧卧位为佳,血止后可适当活动。并定时间断吸氧,每天 3 次,每次 1 小时,以提高胎儿血氧供应。此外,还须避免各种刺激,以减少出血机会。医护人员进行腹部检查时动作要轻柔,禁做阴道检查及肛诊。

2.检测生命体征,及时发现病情变化

严密观察并记录孕妇生命体征,阴道流血的量、色、流血时间及一般状况,监测胎儿宫内状态,按医嘱及时完成实验室检查项目,并交叉配血备用。发现异常及时报告医师并配合处理。

（二）症状护理

1.纠正贫血

除口服硫酸亚铁、输血等措施外,还应加强饮食营养指导,建议孕妇多食高蛋白及含铁丰富的食物,如动物肝脏、绿叶蔬菜及豆类等。一方面有助于纠正贫血,另一方面还可增强机体抵抗力,同时也促进胎儿发育。

2.预防产后出血和感染

产妇回病房休息时严密观察产妇的生命体征及阴道流血情况,发现异常及时报告医师处理,以防止或减少产后出血。及时更换会阴垫,以保持会阴部清洁、干燥。胎儿娩出后,及早使用宫缩剂,以预防产后大出血;对新生儿严格按照高危儿护理。

3.紧急转运

如患者阴道流血多,怀疑凶险性前置胎盘,本地无医疗条件处理,应建立静脉通道、输血输液、止血、抑制宫缩,由有经验的医师护送,迅速转诊到上级医疗机构。

（三）用药护理

在期待治疗过程中,常伴发早产。对于有早产风险的患者可酌情给予宫缩抑制剂,防止因宫缩引起的进一步出血,赢得促胎肺成熟的时间。常用药物有硫酸镁、β 受体激动剂、钙通道阻滞剂、非甾体抗炎药、缩宫素受体抑制剂等。

在使用宫缩抑制剂的过程中,仍有阴道大出血的风险,应做好随时剖宫产手术的准备。值得注意的是,宫缩抑制剂与肌松剂有协同作用,可加重肌松剂的神经肌肉阻滞作用,增加产后出血的风险。

糖皮质激素的使用:若妊娠<34 周,应促胎肺成熟。应参考早产的相关诊疗指南。

除口服硫酸亚铁、输血等措施外,还应加强饮食营养指导,建议孕妇多食高蛋白及含铁丰富的食物,如动物肝脏、绿叶蔬菜及豆类等。一方面有助于纠正贫血,另一方面还可增强机体抵抗力,同时也促进胎儿发育。

（四）心理护理

帮助孕妇了解前置胎盘发病机制、症状体征辅助检查内容,引导孕妇能以最佳身心状态接受手术及分娩的过程。

四、健康指导

护士应加强对孕妇的管理和宣教。指导围孕期妇女避免吸烟、酗酒、吸食毒品等不良行为，避免多次刮宫、引产或宫内感染，防止多产，减少子宫内膜损伤或子宫内膜炎。加强孕期管理，按时产前检查及正确的孕期指导，早期诊断，及时处理。对妊娠期出血，无论量多少均应就医，做到及时诊断，正确处理。

五、注意事项

（1）绝对卧床休息，止血后方可轻微活动。如有腹痛、出血等不适症状。

（2）避免进行增加腹压的活动，如用力排便、频繁咳嗽、下蹲等，避免用手刺激腹部，变换体位时动作要轻缓。

（3）禁止性生活、阴道检查及肛诊。

（4）备血，做好处理产后出血和抢救新生儿的准备。

（5）长期卧床者应加强营养，适当肢体活动，给予下肢按摩、定时排便、深呼吸练习等，防止并发症的发生。

（宋文娟）

第七节　胎　盘　早　剥

妊娠 20 周以后或分娩期正常位置的胎盘在胎儿娩出前部分或全部从子宫壁剥离，称为胎盘早剥（placental abruption）。胎盘早剥是妊娠晚期严重并发症，具有起病急、发展快特点，若处理不及时可危及母儿生命。胎盘早剥的发病率：国外 $1\%\sim2\%$，国内 $0.46\%\sim2.10\%$。

一、病因

胎盘早剥确切的原因及发病机制尚不清楚，可能与下述因素有关。

（一）孕妇血管病变

孕妇患严重妊娠期高血压疾病、慢性高血压、慢性肾脏疾病或全身血管病变时，胎盘早剥的发生率增高。妊娠合并上述疾病时，底蜕膜螺旋小动脉痉挛或硬化，引起远端毛细血管变性坏死甚至破裂出血，血液流至底蜕膜层与胎盘之间形成胎盘后血肿。致使胎盘与子宫壁分离。

（二）机械性因素

外伤尤其是腹部直接受到撞击或挤压；脐带过短（<30 cm）或脐带围绕颈、绕体相对过短时，分娩过程中胎儿下降牵拉脐带造成胎盘剥离；羊膜穿刺时刺破前壁胎盘附着处，血管破裂出血引起胎盘剥离。

（三）宫腔内压力骤减

双胎妊娠分娩时，第一胎儿娩出过速；羊水过多时，人工破膜后羊水流出过快，均可使宫腔内压力骤减，子宫骤然收缩，胎盘与子宫壁发生错位剥离。

（四）子宫静脉压突然升高

妊娠晚期或临产后，孕妇长时间仰卧位，巨大妊娠子宫压迫下腔静脉，回心血量减少，血压下降。此时子宫静脉淤血、静脉压增高、蜕膜静脉床淤血或破裂，形成胎盘后血肿，导致部分或全部胎盘剥离。

（五）其他一些高危因素

如高龄孕妇、吸烟、可卡因滥用、孕妇代谢异常、孕妇有血栓形成倾向、子宫肌瘤（尤其是胎盘附着部位肌瘤）等与胎盘早剥发生有关。有胎盘早剥史的孕妇再次发生胎盘早剥的危险性比无胎盘早剥史者高 10 倍。

二、分类及病理变化

胎盘早剥主要病理改变是底蜕膜出血并形成血肿，使胎盘从附着处分离。按病理类型，胎盘早剥可分为显性、隐性及混合性 3 种（图 11-1）。若底蜕膜出血量少，出血很快停止，多无明显的临床表现，仅在产后检查胎盘时发现胎盘母体面有凝血块及压迹。若底蜕膜继续出血，形成胎盘后血肿，胎盘剥离面随之扩大，血液冲开胎盘边缘并沿胎膜与子宫壁之间经过颈管向外流出，称为显性剥离（revealed abruption）或外出血。若胎盘边缘仍附着于子宫壁或由于胎先露部同定于骨盆入口，使血液积聚于胎盘与子宫壁之间，称为隐性剥离（concealed abruption）或内出血。由于子宫内有妊娠产物存在，子宫肌不能有效收缩，以压迫破裂的血窦而止血，血液不能外流，胎盘后血肿越积越大，子宫底随之升高。当出血达到一定程度时，血液终会冲开胎盘边缘及胎膜外流，称为混合型出血（mixed bleeding）。偶有出血穿破胎膜溢入羊水中成为血性羊水。

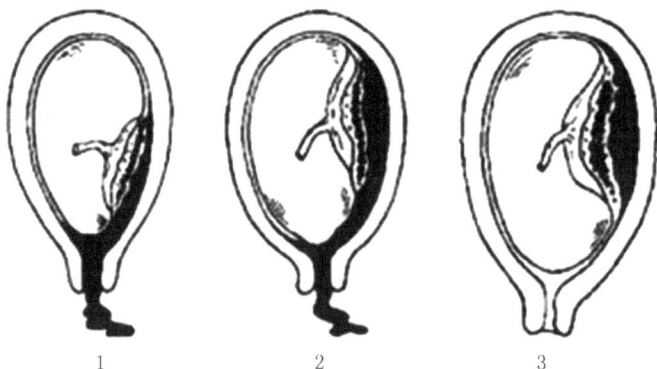

1.显性剥离；2.隐性剥离；3.混合性剥离

图 11-1　胎盘早剥类型

胎盘早剥发生内出血时，血液积聚于胎盘与子宫壁之间，随着胎盘后血肿压力的增加，血液浸入子宫肌层，引起肌纤维分离、断裂甚至变性，当血液渗透至子宫浆膜层时，子宫表面现紫蓝色淤斑，称为子宫胎盘卒中（uteroplacental apoplexy），又称为库弗莱尔子宫（Couvelaire uterus）。有时血液还可渗入输卵管系膜、卵巢生发上皮下、阔韧带内。子宫肌层由于血液浸润、收缩力减弱，造成产后出血。

严重的胎盘早剥可以引发一系列病理生理改变。从剥离处的胎盘绒毛和蜕膜中释放大量组织凝血活酶，进入母体血循环，激活凝血系统，导致弥散性血管内凝血（DIC），肺、肾等脏器的毛细血管内微血栓形成，造成脏器缺血和功能障碍。胎盘早剥持续时间越长，促凝物质不断进入母血,激活纤维蛋白溶解系统,产生大量的纤维蛋白原降解产物(FDP),引起继发性纤溶亢进。发生胎盘早剥后,消耗大量凝血因子,并产生高浓度FDP,最终导致凝血功能障碍。

三、临床表现

根据病情严重程度,Sher将胎盘早剥分为3度。

(一)Ⅰ度

多见于分娩期,胎盘剥离面积小,患者常无腹痛或腹痛轻微,贫血体征不明显。腹部检查见子宫软,大小与妊娠周数相符,胎位清楚,胎心率正常。产后检查见胎盘母体面有凝血块及压迹即可诊断。

(二)Ⅱ度

胎盘剥离面为胎盘面积1/3左右。主要症状为突然发生持续性腹痛、腰酸或腰背痛,疼痛程度与胎盘后积血量成正比。无阴道流血或流血量不多,贫血程度与阴道流血量不相符。腹部检查见子宫大于妊娠周数,子宫底随胎盘后血肿增大而升高。胎盘附着处压痛明显(胎盘位于后壁则不明显),宫缩有间歇,胎位可扪及,胎儿存活。

(三)Ⅲ度

胎盘剥离面超过胎盘面积1/2。临床表现较Ⅱ度重。患者可出现恶心、呕吐、面色苍白、四肢湿冷、脉搏细数、血压下降等休克症状,且休克程度大多与阴道流血量不成正比。腹部检查见子宫硬如板状,宫缩间歇时不能松弛,胎位扪不清,胎心消失。

四、处理原则

纠正休克、及时终止妊娠是处理胎盘早剥的原则。患者入院时,情况危重、处于休克状态,应积极补充血容量,及时输入新鲜血液,尽快改善患者状况。胎盘早剥一旦确诊,必须及时终止妊娠。终止妊娠的方法根据胎次、早剥的严重程度、胎儿宫内状况及宫口开大等情况而定。此外,对并发症如凝血功能障碍、产后出血和急性肾衰竭等进行紧急处理。

五、护理

(一)护理评估

1.病史

孕妇在妊娠晚期或临产时突然发生腹部剧痛,有急性贫血或休克现象,应引起高度重视。护士需结合有无妊娠期高血压疾病或高血压病史、胎盘早剥史、慢性肾炎史、仰卧位低血压综合征史及外伤史,进行全面评估。

2.身心状况

胎盘早剥孕妇发生内出血时,严重者常表现为急性贫血和休克症状,而无阴道流血或有少量阴道流血。因此对胎盘早剥孕妇除进行阴道流血的量、色评估外,应重点评估腹痛的程度、性质、孕妇的生命体征和一般情况,以及时、准确地了解孕妇的身体状况。胎盘早剥孕妇入院时情况危急,孕妇及其家属常常感到高度紧张和恐惧。

3.诊断检查

(1)产科检查:通过四步触诊判断胎方位、胎心情况、宫高变化、腹部压痛范围和程度等。

(2)B超检查:正常胎盘B超图像应紧贴子宫体部后壁、前壁或侧壁,若胎盘与子宫体之间有血肿时,在胎盘后方出现液性低回声区,暗区常不止一个,并见胎盘增厚。若胎盘后血肿较大时,能见到胎盘胎儿面凸向羊膜腔,甚至能使子宫内的胎儿偏向对侧。若血液渗入羊水中,见羊水回声增强、增多,系羊水混浊所致。当胎盘边缘已与子宫壁分离,未形成胎盘后血肿,则见不到上述图像,故 B 超检查诊断胎盘早剥有一定的局限性。重型胎盘早剥时常伴胎心、胎动消失。

(3)实验室检查:主要了解患者贫血程度及凝血功能。重型胎盘早剥患者应检查肾功能与二氧化碳结合力。若并发 DIC 时进行筛选试验血小板计数、凝血酶原时间、纤维蛋白原测定),结果可疑者可做纤溶确诊试验(凝血酶时间、优球蛋白溶解时间、血浆鱼精蛋白副凝时间)。

(二)可能的护理诊断

1.潜在并发症

弥散性血管内凝血。

2.恐惧

此与胎盘早剥引起的起病急、进展快,危及母儿生命有关。

3.预感性悲哀

此与死产、切除子宫有关。

(三)预期目标

(1)孕妇出血性休克症状得到控制。

(2)患者未出现凝血功能障碍、产后出血和急性肾衰竭等并发症。

(四)护理措施

胎盘早剥是一种妊娠晚期严重危及母儿生命的并发症,积极预防非常重要。护士应使孕妇接受产前检查,预防和及时治疗妊娠期高血压疾病、慢性高血压、慢性肾病等;妊娠晚期避免仰卧位及腹部外伤;施行外倒转术时动作要轻柔;处理羊水过多和双胎者时,避免子宫腔压力下降过快等。对于已诊断为胎盘早剥的患者,护理措施如下。

1.纠正休克

改善患者的一般情况护士应迅速开放静脉,积极补充其血容量,及时输入新鲜输血。既能补充血容量,又可补充凝血因子。同时密切监测胎儿状态。

2.严密观察病情变化

及时发现并发症凝血功能障碍表现为皮下、黏膜或注射部位出血,子宫出血不凝,有时有尿血、咯血及呕血等现象;急性肾衰竭可表现为尿少或无尿。护士应高度重视上述症状,一旦发现,及时报告医师并配合处理。

3.为终止妊娠做好准备

一旦确诊,应及时终止妊娠,以孕妇病情轻重、胎儿宫内状况、产程进展、胎产式等具体状态决定分娩方式,护士需为此做好相应准备。

4.预防产后出血

胎盘早剥的产妇胎儿娩出后易发生产后出血,因此分娩后应及时给予宫缩剂,并配合按摩子宫,必要时按医嘱做切除子宫的术前准备。未发生出血者,产后仍应加强生命体征观察,预防晚期产后出血的发生。

5.产褥期的处理

患者在产褥期应注意加强营养,纠正贫血。更换消毒会阴垫,保持会阴清洁,预防感染。根据孕妇身体情况给予母乳指导。死产者及时给予退乳措施,可在分娩后 24 小时内尽早服用大剂量雌激素,同时紧束双乳,少进汤类;水煎生麦芽当茶饮;针刺足临泣、悬钟等穴位等。

（五）护理评价

(1)母亲分娩顺利,婴儿平安出生。

(2)患者未出现并发症。

（宋文娟）

第八节　产力异常

一、疾病概要

产力是以子宫收缩力为主,子宫收缩力贯穿于分娩全过程。在分娩过程中,子宫收缩的节律性,对称性及极性不正常或强度、频率发生改变时,称子宫收缩力异常,简称产力异常。子宫收缩力异常临床上分为子宫收缩乏力和子宫收缩过强两类,每类又分为协调性子宫收缩和不协调收缩性子宫收缩,具体分类见(图 11-2)。

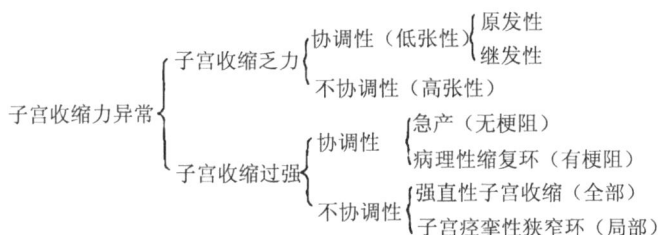

图 11-2　子宫收缩力异常的分类

二、子宫收缩乏力

（一）护理评估

1.病史

有头盆不称或胎位异常;胎儿先露部下降受阻;子宫壁过度伸展;多产妇子宫肌纤维变性;子宫发育不良或畸形;产妇精神紧张及过度疲劳;内分泌失调产妇体内雌激素、缩宫素、前列腺素、乙酰胆碱等分泌不足;过多应用镇静剂或麻醉剂等因素。

2.身心状况

(1)宫缩乏力:有原发性和继发性两种。原发性宫缩乏力是指产程开始就出现宫缩乏力,宫口不能如期扩张,胎先露部不能如期下降,导致产程延长;继发性宫缩乏力是指产程开始子宫收缩正常,只是在产程较晚阶段(多在活跃期后期或第二产程),子宫收缩转弱,产程进展缓慢甚至停滞。

协调性宫缩乏力(低张性宫缩乏力):子宫收缩具有正常的节律性、对称性和极性,但收缩力弱,宫腔内压力低,表现为持续时间短,间歇期长且不规律,宫缩＜2 次/10 分钟。此种宫缩乏力,多属继发性宫缩乏力。协调性宫缩乏力时由于宫腔内压力低,对胎儿影响不大。

不协调性宫缩乏力(高张性宫缩乏力):子宫收缩的极性倒置,宫缩的兴奋点不是起自两侧宫角部,而是来自子宫下段的一处或多处冲动,子宫收缩波由下向上扩散,收缩波小而不规律,频率高,节律不协调;宫腔内压力虽高,但宫缩时宫底部不强,而是子宫下段强,宫缩间歇期子宫壁也不完全松弛,表现为子宫收缩不协调,宫缩不能使宫口扩张,不能使胎先露部下降,属无效宫缩。

(2)产程延长:通过肛查或阴道检查,发现宫缩乏力导致异常(图11-3)。产程延长有以下7种。

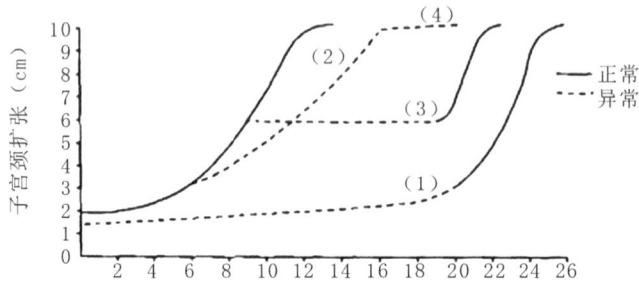

(1)潜伏期延长;(2)活跃期延长;(3)活跃期停滞;(4)第二产程延长

图 11-3 产程异常示意图

潜伏期延长:从临产规律宫缩开始至宫口扩张 3 cm 称潜伏期。初产妇潜伏期正常约需 8 小时,最大时限 16 小时,超过 16 小时称潜伏期延长。

活跃期延长:从宫口扩张 3 cm 开始至宫口开全称活跃期。初产妇活跃期正常约需 4 小时,最大时限 8 小时,超过 8 小时称活跃期延长。

活跃期停滞:进入活跃期后,宫口扩张无进展达 2 小时以上,称活跃期停滞。

第二产程延长:第二产程初产妇超过 2 小时,经产妇超过 1 小时尚未分娩,称第二产程延长。

第二产程停滞:第二产程达 1 小时胎头下降无进展,称第二产程停滞。

胎头下降延缓:活跃期晚期至宫口扩张 9~10 cm,胎头下降速度每小时少于 1 cm,称胎头下降延缓。

胎头下降停滞:活跃期晚期胎头停留在原处不下降达 1 小时以上,称胎头下降停滞。

以上 7 种产程进展异常,可以单独存在,也可以合并存在。当总产程超过 24 小时称滞产。

(3)对产妇的影响:由于产程延长可出现疲乏无力,肠胀气,排尿困难等,影响子宫收缩,严重时可引起脱水,酸中毒,低钾血症;由于第二产程延长,可导致组织缺血,水肿,坏死,形成膀胱阴道瘘或尿道阴道瘘;胎膜早破以及多次肛查或阴道检查增加感染机会;产后宫缩乏力影响胎盘剥离,娩出和子宫壁的血窦关闭,容易引起产后出血。

(4)对胎儿的影响:协调性宫缩乏力容易造成胎头在盆腔内旋转异常,使产程延长,增加手术产机会,对胎儿不利。不协调性宫缩乏力,不能使子宫壁完全放松,对子宫胎盘循环影响大,胎儿在子宫内缺氧,容易发生胎儿窘迫。胎膜早破易造成脐带受压或脱垂,造成胎儿窘迫甚至胎死宫内。

(二)护理诊断

1.疼痛

腹痛,与不协调性子宫收缩有关。

2.有感染的危险

与产程延长、胎膜破裂时间延长有关。

3.焦虑

与担心自身和胎儿健康有关。

4.潜在并发症

胎儿窘迫,产后出血。

（三）护理目标

(1)疼痛减轻,焦虑减轻,情绪稳定。

(2)未发生软产道损伤、产后出血和胎儿缺氧。

(3)新生儿健康。

（四）护理措施

首先配合医生寻找原因,估计不能经阴道分娩者遵医嘱做好剖宫产术准备。或阴道分娩过程中应做好助产的准备。估计能经阴道分娩者应实施下列护理措施。

1.加强产时监护,改善产妇全身状况

加强产程观察,持续胎儿电子监护。第一产程应鼓励产妇多进食,必要时静脉补充营养;避免过多使用镇静药物,注意及时排空直肠和膀胱。

2.协助医生加强宫缩

(1)协调性宫缩乏力应实施下列措施:①人工破膜:宫口扩张 3 cm 或 3 cm 以上,无头盆不称,胎头已衔接者,可行人工破膜。②缩宫素静脉滴注:适用于协调性宫缩乏力,宫口扩张3 cm,胎心良好,胎位正常,头盆相称者。使用方法和注意事项如下:取缩宫素 2.5 U 加入 5％葡萄糖液 500 mL 内,使每滴糖液含缩宫素 0.33 mU,从 4～5 滴/分即 12～15 mU/分,根据宫缩强弱进行调整,通常不超过 30～40 滴,维持宫缩为间歇时间 2～3 分钟,持续时间 40～60 秒。对于宫缩仍弱者,应考虑到酌情增加缩宫素剂量。在使用缩宫素时,必须有专人守护,严密观察,应注意观察产程进展,监测宫缩、听胎心率及测量血压。

(2)不协调性宫缩乏力应调节子宫收缩,恢复其极性。要点是:①给予强镇静剂哌替啶 100 mg,或安定 10 mg 静脉推注,不协调性宫缩多能恢复为协调性宫缩。②在宫缩恢复为协调性之前,严禁应用缩宫素。③若经处理,不协调性宫缩未能得到纠正,或伴有胎儿窘迫征象,或伴有头盆不称,均应行剖宫产术。④若不协调性宫缩已被控制,但宫缩仍弱时,可用协调性宫缩乏力时加强宫缩的各种方法处理。

3.预防产后出血及感染

破膜 12 小时以上应给予抗生素预防感染。当胎儿前肩娩出时,给予缩宫素 10～20 U 静脉滴注,使宫缩增强,促使胎盘剥离与娩出及子宫血窦关闭。

4.详尽评估新生儿

（五）护理教育

应对孕妇进行产前教育,使孕妇了解分娩是生理过程,增强其对分娩的信心。分娩前鼓励多进食,必要时静脉补充营养;避免过多使用镇静药物,注意检查有无头盆不称等,均是预防宫缩乏力的有效措施;注意及时排空直肠和膀胱,必要时可行温肥皂水灌肠及导尿。

三、子宫收缩过强

（一）护理评估

1.协调性子宫收缩过强（急产）

子宫收缩的节律性,对称性和极性均正常,仅子宫收缩力过强、过频。若产道无阻力,宫口迅速开全,分娩在短时间内结束,总产程不足 3 小时,称急产。经产妇多见。

对产妇及胎儿新生儿的影响：宫缩过强过频，产程过快，可致初产妇宫颈，阴道以及会阴撕裂伤；接产时来不及消毒可致产褥感染；胎儿娩出后子宫肌纤维缩复不良，易发生胎盘滞留或产后出血；宫缩过强，过频影响子宫胎盘血液循环，胎儿在宫内缺氧，易发生胎儿窘迫，新生儿窒息甚至死亡；胎儿娩出过快，胎头在产道内受到的压力突然解除，可致新生儿颅内出血；接产时来不及消毒，新生儿易发生感染；若坠地可致骨折、外伤。

2.不协调性子宫收缩过强

由于分娩发生梗阻或不适当地应用缩宫素，粗暴地进行阴道内操作或胎盘早剥血液浸润子宫肌层等因素造成。引起宫颈内口以上部分的子宫肌层出现强直性痉挛性收缩，宫缩间歇期短或无间歇。产妇烦躁不安，持续性腹痛，拒按。胎位触不清，胎心听不清。有时可出现病理缩复环，血尿等先兆子宫破裂征象。子宫壁局部肌肉呈痉挛性不协调性收缩形成的环状狭窄，持续不放松，称子宫痉挛性狭窄环。狭窄环可发生在宫颈，宫体的任何部分，多在子宫上下段交界处，也可在胎体某一狭窄部，以胎颈，胎腰处常见。

（二）护理措施

（1）有急产史的孕妇，在预产期前1～2周不应外出远走，以免发生意外，有条件应提前住院待产。临产后不应灌肠，提前做好接产及抢救新生儿窒息的准备。胎儿娩出时，勿使产妇向下屏气。若急产来不及消毒及新生儿坠地者，新生儿应肌内注射维生素 K_1 10 mg预防颅内出血，并尽早肌内注射精制破伤风抗毒素1500 U。产后仔细检查软产道，若有撕裂应及时缝合。若属未消毒的接产，应给予抗生素预防感染。

（2）确诊为强直性宫缩，应及时给予宫缩抑制剂，如25％硫酸镁20 mL加入5％葡萄糖液20 mL内缓慢静脉推注（不少于5分钟）。若属梗阻性原因，应立即行剖宫产术。若仍不能缓解强直性宫缩，应行剖宫产术。

（3）子宫痉挛性狭窄环，应认真寻找导致子宫痉挛性狭窄环的原因，及时纠正，停止一切刺激，如禁止阴道内操作，停用缩宫素等。若无胎儿窘迫征象，给予镇静剂，也可给予宫缩抑制剂，一般可消除异常宫缩。

（4）经上述处理，子宫痉挛性狭窄环不能缓解，宫口未开全，胎先露部高，或伴有胎儿窘迫征象，均应立即行剖宫产术。若胎死宫内，宫口已开全，可行乙醚麻醉，经阴道分娩。

（李晓红）

第九节　胎位异常

一、概要

胎位异常是造成难产的常见因素之一。最常见的异常胎位为臀位，占3％～4％。本节仅介绍持续性枕后位、枕横位、臀先露、肩先露。

（一）持续性枕后位、枕横位

在分娩过程中，胎头以枕后位或枕横位衔接。在下降过程中，胎头枕部因强有力宫缩绝大多数能向前转，转成枕前位自然分娩。仅有5％～10％胎头枕骨持续不能转向前方，直至分娩后期仍位于母体骨盆后方或侧方,致使分娩发生困难者,称持续性枕后位或持续性枕横位。国外报道发病率均为5%左右。

(二)臀先露

臀先露是最常见的异常胎位,占妊娠足月分娩总数的3%~4%,多见于经产妇。臀先露以骶骨为指示点,有骶左前、骶左横、骶左后、骶右前、骶右横、骶右后6种胎位。根据胎儿两下肢所取姿势,分为3类:单臀先露或腿直臀先露,最多见;完全臀先露或混合臀先露,较多见;不完全臀先露或足位,较少见。

(三)肩先露

胎体纵轴与母体纵轴相垂直为横产式。胎体横卧于骨盆入口之上,先露部为肩,称肩先露,又称横位,占妊娠足月分娩总数的0.25%,是一种对母儿最不利的胎位。胎儿极小或死胎浸软极度折叠后才能自然娩出外,正常大小的足月胎儿不可能从阴道自产。根据胎头在母体左或右侧和胎儿肩胛朝向母体前或后方,有肩左前、肩左后、肩右前、肩右后4种胎位。

二、护理评估

(一)病史

骨盆形态、大小异常是发生持续性枕后位、枕横位的重要原因。胎头俯屈不良、子宫收缩乏力、头盆不称、前置胎盘、膀胱充盈、子宫下段宫颈肌瘤等均可影响胎头内旋转,形成持续性枕横位或枕后位。

肩先露与臀先露发生原因相似有:①胎儿在宫腔内活动范围过大,如羊水过多、经产妇腹壁松弛以及早产儿羊水相对过多,胎儿容易在宫腔内自由活动形成臀先露。②胎儿在宫腔内活动范围受限,如子宫畸形、胎儿畸形等。③胎头衔接受阻,如狭窄骨盆,前置胎盘易发生。

(二)身心状况与检查

1.持续性枕后位、枕横位

(1)表现:临产后胎头衔接较晚及俯屈不良,常导致协调性宫缩乏力及宫口扩张缓慢,产妇自觉肛门坠胀及排便感,致使宫口尚未开全时过早使用腹压。持续性枕后位常致活跃期晚期及第二产程延长。

(2)腹部检查:在宫底部触及胎臀,胎背偏向母体后方或侧方,在对侧明显触及胎儿肢体。若胎头已衔接,有时可在胎儿肢体侧耻骨联合上方扪到胎儿颏部。胎心在脐下一侧偏外方听得最响亮,枕后位时因胎背伸直,前胸贴近母体腹壁,胎心在胎儿肢体侧的胎胸部位也能听到。

(3)肛门检查或阴道检查:当肛查宫口部分扩张或开全时,若为枕后位,感到盆腔后部空虚,查明胎头矢状缝位于骨盆斜径上。前囟在骨盆右前方,后囟(枕部)在骨盆左后方则为枕左后位,反之为枕右后位。查明胎头矢状缝位于骨盆横径上,后囟在骨盆左侧方,则为枕左横位,反之为枕右横位。当出现胎头水肿,颅骨重叠,囟门触不清时,需行阴道检查借助胎儿耳郭及耳屏位置及方向判定胎位,若耳郭朝向骨盆后方,诊断为枕后位;若耳郭朝向骨盆侧方,诊断为枕横位。

(4)B超检查:根据胎头颜面及枕部位置,能准确探清胎头位置以明确诊断。

(5)危害:①对产妇的影响有:胎位异常导致继发性宫缩乏力,使产程延长,常需手术助产,容易发生软产道损伤,增加产后出血及感染机会。若胎头长时间压迫软产道,可发生缺血坏死脱落,形成生殖道瘘。②对胎儿的影响有:第二产程延长和手术助产机会增多,常出现胎儿窘迫和新生儿窒息,使围生儿死亡率增高。

2.臀先露

(1)表现:孕妇常感肋下有圆而硬的胎头。常致宫缩乏力,宫口扩张缓慢,产程延长。

(2)腹部检查:子宫呈纵椭圆形,胎体纵轴与母体纵轴一致。在宫底部可触到圆而硬,按压时有浮球感的胎头。若未衔接,在耻骨联合上方触到不规则,软而宽的胎臀,胎心在脐左(或右)上方听得最清楚。衔接后,胎臀位于耻骨联合之下,胎心听诊以脐下最明显。

(3)肛门检查及阴道检查肛门检查时,触及软而不规则的胎臀或触到胎足、胎膝(图 11-4、图 11-5)。

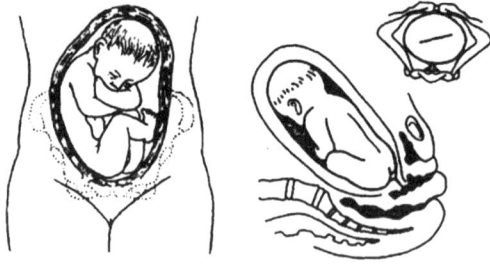

图 11-4　臀先露检查

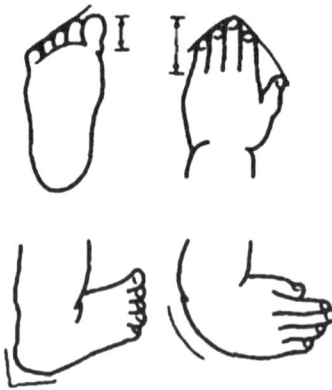

图 11-5　胎手与胎足的鉴别

(4)B超检查:可明确诊断,能准确探清臀先露类型以及胎儿大小,胎头姿势等。

(5)危害:①对产妇的影响有:容易发生胎膜早破或继发性宫缩乏力,使产后出血与产褥感染的机会增多,容易造成宫颈撕裂甚至延及子宫下段。②对胎儿及新生儿的影响有:胎臀高低不平,对前羊膜囊压力不均匀,常致胎膜早破,发生脐带脱垂是头先露的 10 倍,脐带受压可致胎儿窘迫甚至死亡;胎膜早破,使早产儿及低体重儿增多。后出胎头牵出困难,常发生新生儿窒息,臂丛神经损伤及颅内出血。

3.肩先露

(1)表现:分娩初期,因先露部高,不能紧贴子宫下段及宫颈内口,缺乏直接刺激,容易发生宫缩乏力;由于先露部不能紧贴骨盆入口,致前后羊水沟通,当宫缩时,宫颈口处胎膜所承受的压力很大,胎肩对宫颈压力不均,容易发生胎膜破裂及脐带脱垂。破膜后羊水迅速外流,胎儿上肢或脐带容易脱出,导致胎儿窘迫甚至死亡。羊水流出后,胎体紧贴宫壁,宫缩转强,胎肩被挤入盆腔,胎臀可脱出于阴道口外,而胎头和胎体则被阻于骨盆入口之上,称为忽略性横位。此时由于羊水流失殆尽,子宫不断收缩,上段愈来愈厚,下段异常伸展变薄,出现"病理性缩复环",可导致子宫破裂。由于失血、感染及水电解质发生紊乱等,可严重威胁产妇生命,多数胎儿因缺氧而死亡。有时破膜后,分娩受阻,子宫呈麻痹状态,产程延长,常并发严重宫腔感染。

(2)腹部检查:外形呈横椭圆形,子宫底部较低,耻骨联合上方空虚,在腹部一侧可触到大而硬的胎头,对侧为臀,胎心在脐周两旁最清晰。子宫呈横椭圆形,子宫长度低于妊娠周数,子宫横径宽。宫底部及耻骨联合上方较空虚,在母体腹部一侧触到胎头,另侧触到胎臀。肩前位时,胎背朝向母体腹壁,触之宽大平坦;肩后位时,胎儿肢体朝向母体腹壁,触及不规则的小肢体。胎心在脐周两侧最清楚。根据腹部检查多能确定胎位。

(3)肛门检查或阴道检查:在临产初期,先露部较高,不易触及,当宫口已扩开。由于先露部不能紧贴骨盆入口,致前后羊水沟通,当宫缩时,宫颈口处胎膜所承受的压力很大,易发生胎膜破裂及脐带或胎臂脱垂。胎膜未破者,因胎先露部浮动于骨盆入口上方,肛查不易触及胎先露部。若胎膜已破,宫口已扩张者,阴道检查可触到肩胛骨或肩峰,肋骨及腋窝。肩胛骨朝向母体前或后方,可决定肩前位或肩后位。例如,胎头在母体右侧,肩胛骨朝向后方,则为肩右后位。胎手若已脱出于阴道口外,可用握手法鉴别是胎儿左手或右手。

(4)B超检查:能准确探清肩先露,并能确定具体胎位。

三、护理诊断

(一)恐惧
与分娩结果未知及手术有关。

(二)有新生儿受伤的危险
与胎儿缺氧及手术产有关。

(三)有感染的危险
与胎膜早破有关。

(四)潜在并发症
产后出血、子宫破裂、胎儿窘迫。

四、护理目标

(1)产妇恐惧感减轻,积极配合医护工作。
(2)孕产妇及新生儿未出现因护理不当引起并发症。
(3)产妇与家属对胎儿夭折能正确面对。

五、护理措施

(一)及早发现异常并纠正
妊娠期加强围生期保健,宣传产前检查,妊娠发现胎位异常者,配合医师进行纠正。28 周以前臀位多能自行转成头位,可不予处理。30 周以后仍为臀位者,应设法纠正。常用的矫正方法有以下几种。

1.胸膝卧位
让孕妇排空膀胱,松解裤带,做胸膝卧位姿势,每天 2 次,每次 15 分钟,使胎臀离开骨盆腔,有助于自然转正。为了方便进行早晚各做一次为宜,连做 1 周后复查。

2.激光照射或艾灸至阴穴

激光照射至阴穴,左右两侧各照射 10 分钟,每天 1 次,7 次为 1 个疗程,有良好效果。也可用艾灸条,每天 1 次,每次 15~20 分钟,5 次为 1 个疗程。1 周后复查 B 超。

3.外转胎位术

现已少用。腹壁较松子宫壁不太敏感者,可试外倒转术,将臀位转为头位。倒转时切勿用力过猛,亦不宜勉强进行,以免造成胎盘早剥。倒转前后均应仔细听胎心音。

(二)执行医嘱,协助做好不同方式分娩的一切准备

1.持续性枕后位、枕横位

在骨盆无异常,胎儿不大时,可以试产。试产时应严密观察产程,注意胎头下降,宫口扩张程度,宫缩强弱及胎心有无改变。

第一产程:①潜伏期:需保证产妇充分营养与休息。若有情绪紧张,睡眠不好可给予哌替啶或地西泮。②活跃期宫口开大 3~4 cm,产程停滞除外头盆不称可行人工破膜;若产力欠佳,静脉滴注缩宫素。在试产过程中,出现胎儿窘迫征象,应行剖宫产术结束分娩。

第二产程:若第二产程进展缓慢,初产妇已近 2 小时,经产妇已近 1 小时,应行阴道检查。当胎头双顶径已达坐骨棘平面或更低时,可先行徒手将胎头枕部转向前方;若转成枕前位有困难时,也可向后转成正枕后位,再以产钳助产。若以枕后位娩出时,需作较大的会阴后一斜切开。若胎头位置较高,疑有头盆不称,需行剖宫产术,中位产钳禁止使用。

第三产程:因产程延长,容易发生产后宫缩乏力,胎盘娩出后应立即静脉注射或肌内注射子宫收缩剂,以防发生产后出血。有软产道裂伤者,应及时修补。新生儿应重点监护。产后应给予抗生素预防感染。

2.臀先露

臀位分娩的关键在于胎头能否顺利娩出,儿头娩出的难易,与胎儿与骨盆的大小以及与宫颈是否完全扩张有直接关系。对疑有头盆不称、高龄初产妇及经产妇屡有难产史者,均应仔细检查骨盆及胎儿的大小,常规作 B 超以进一步判断胎儿大小,排除胎儿畸形。未发现异常者,可从阴道分娩,如有骨盆狭窄或相对头盆不称(估计胎儿体重≥3500 g),或足先露、胎膜早破、胎儿宫内窘迫、脐带脱垂者,以剖宫取胎为宜。因此应根据产妇年龄,胎产次,骨盆类型,胎儿大小,胎儿是否存活,臀先露类型以及有无合并症,于临产初期做出正确判断,决定分娩方式。

(1)择期剖宫产的指征:狭窄骨盆,软产道异常,胎儿体重≥3500 g,胎儿窘迫,高龄初产,有难产史,不完全臀先露等,均应行剖宫产术结束分娩。

(2)决定经阴道分娩的处理。

第一产程:待产时应耐心等待,做好产妇的思想工作,以解除顾虑,产妇应侧卧,不宜站立走动,少作肛查,不灌肠,尽量避免胎膜破裂。勤听胎心音,一旦破膜,应立即听胎心。若胎心变慢或变快,应行肛查,必要时行阴道检查,了解有无脐带脱垂。若有脐带脱垂,胎心尚好,宫口未开全,为抢救胎儿,需立即行剖宫产术。若无脐带脱垂,可严密观察胎心及产程进展。若出现协调性宫缩乏力,应设法加强宫缩。

臀位接产的关键在于儿头的顺利娩出,而儿头的顺利娩出有赖于产道,特别是宫颈是否充分扩张。胎膜破裂后,当宫口开大 4~5 cm 时,儿臀或儿足出现于阴道口时,消毒外阴之后,用一消毒巾盖住,每次阵缩用手掌紧紧按住使之不能立即娩出,使用"堵"外阴方法。此法有利于后出胎头的顺利娩出。在"堵"的过程中,应每隔 10~15 分钟听胎心一次,并注意宫口是否开全。宫口

已开全再堵易引起胎儿窘迫或子宫破裂。宫口近开全时,要做好接产和抢救新生儿窒息的准备。"堵"时用力要适当,忌用暴力,直到胎臀显露于阴道口,检查宫口确已开全为止。"堵"的时间一般需 0.5～1.0 小时,初产妇有时需堵 2～3 小时。

第二产程:臀位阴道分娩,有自然娩出、臀位助产及臀位牵引等 3 种方式。自然分娩系胎儿自行娩出;臀位助产系胎臀及胎足自行娩出后,胎肩及胎头由助产者牵出;臀位牵引系胎儿全部由助产者牵引娩出,为手术的一种,应有一定适应证。后者对胎儿威胁较大。接产前,应导尿排空膀胱。初产妇应作会阴切开术。3 种分娩方式分述如下:①自然分娩:胎儿自然娩出,不作任何牵拉。极少见,仅见于经产妇,胎儿小,宫缩强,骨盆腔宽大者。②臀助产术:当胎臀自然娩出至脐部后,胎肩及后出胎头由接产者协助娩出。脐部娩出后,一般应在 2～3 分钟娩出胎头,最长不能超过 8 分钟。后出胎头娩出有主张用单叶产钳,效果佳。③臀牵引术:胎儿全部由接产者牵拉娩出,此种手术对胎儿损伤大,一般情况下应禁止使用。

第三产程:产程延长易并发子宫收缩乏力性出血。胎盘娩出后,应肌内注射缩宫素或麦角新碱,防止产后出血。行手术操作及有软产道损伤者,应及时检查并缝合,给予抗生素预防感染。

3.肩先露

妊娠期发现肩先露应及时矫正。可采用胸膝卧位,激光照射(或艾灸)至阴穴。上述矫正方法无效,应试行外转胎位术转成头先露,并包扎腹部以固定胎头。若行外转胎位术失败,应提前住院决定分娩方式。

分娩期应根据产妇年龄、胎产次、胎儿大小、骨盆有无狭窄、胎膜是否破裂、羊水留存量、宫缩强弱、宫颈口扩张程度、胎儿是否存活、有无并发感染及子宫先兆破裂等决定分娩方式。

(1)足月活胎,对于有骨盆狭窄、经产妇有难产史、初产妇横位估计经阴道分娩有困难者,应于临产前行择期剖宫产术结束分娩。

(2)初产妇,足月活胎,临产后应行剖宫产术。如系经产妇,宫缩不紧,胎膜未破,仍可试外倒转术,若外倒转失败,也可考虑剖宫产。

(3)破膜后,立即做阴道检查,了解宫颈口扩张情况、胎方位及有无脐带脱垂等。如胎心好,宫颈口扩张不大,特别是初产妇有脐带脱垂,估计短时期内不可能分娩者,应即剖宫取胎。如系经产妇,宫颈口已扩张至 5 cm 以上,胎膜破裂不久,可在全麻麻醉下试做内倒转术,使横位变为臀位,待宫口开全后再行臀位牵引术。如宫口已近开全或开全,倒转后即可作臀牵引。

(4)破膜时间过久,羊水流尽,子宫壁紧贴胎儿,胎儿存活,已形成忽略性横位时,应立即剖宫取胎。如胎儿已死,可在宫颈口开全后做断头术,出现先兆子宫破裂或子宫破裂征象,无论胎儿死活,均应立即行剖宫产术。如宫腔感染严重,应同时切除子宫。

(5)胎儿已死,无先兆子宫破裂征象,若宫口近开全,在全麻下行断头术或碎胎术。

(6)胎盘娩出后应常规检查阴道、宫颈及子宫下段有无裂伤,并及时作必要的处理。如有血尿,应放置导尿管,以防尿瘘形成。产后用抗生素预防感染。

(7)临时发现横位产及无条件就地处理者,可给度冷丁 100 mg 或冬眠灵 50 mg,设法立即转院,途中尽量减少颠簸,以防子宫破裂。

(李晓红)

第十节 羊 水 栓 塞

羊水栓塞(amniotic fluid embolism，AFE)是指在分娩过程中，羊水突然进入母体血循环而引起的急性肺栓塞、休克和弥散性血管内凝血(DIC)、肾衰竭和猝死的严重分娩并发症。其起病急、病情凶险，是造成孕产妇死亡的重要原因之一，发生于足月分娩者死亡率高达 70%～80%。也可发生在妊娠早、中期的流产，但病情较轻，死亡率较低。

一、病因

羊水栓塞是由污染羊水中的有形物质(胎儿毳毛、角化上皮、胎脂、胎粪)进入母体血循环引起。通常有以下几个原因。

(1)羊膜腔内压力增高(子宫收缩过强)，胎膜与宫颈壁分离或宫颈口扩张引起宫颈黏膜损伤时，静脉血窦开放，羊水进入母体血循环。

(2)宫颈裂伤、子宫破裂、前置胎盘、胎盘早剥或剖宫产术中羊水通过病理性开放的子宫血窦进入母体血循环。

(3)羊膜腔穿刺或钳刮术时子宫壁损伤处静脉窦也可以成为羊水进入母体通道。

二、病理生理

近年来研究认为，羊水栓塞主要是变态反应。羊水进入母体循环后，通过阻塞肺小血管，引起变态反应而导致凝血机制异常，使机体发生一系列的病理生理变化。

(一)肺动脉高压

羊水内的有形物质如胎儿毳毛、胎脂、胎粪、角化上皮细胞等直接形成栓子。一方面，羊水的有形物质激活凝血系统，使小血管内形成广泛的血栓而阻塞肺小血管，反射性引起迷走神经兴奋，使肺小血管痉挛加重。另一方面，羊水内有形物质经肺动脉进入肺循环，阻塞小血管，引起肺内小支气管痉挛，支气管内分泌物增加，使肺通气、换气量减少，反射性地引起肺小血管痉挛，肺小管阻塞而引起肺动脉压增高，导致急性右心衰竭，继而发生呼吸和循环功能衰竭、休克，甚至死亡。

(二)过敏性休克

羊水中有形物质成为致敏原，作用于母体，引起变态反应所导致的过敏性休克，多在羊水栓塞后立即出现血压骤降甚至消失，甚至心、肺功能衰竭的表现。

(三)弥散性血管内凝血(DIC)

妊娠时母体血液呈高凝状态。羊水中含有大量促凝物质可激活母体凝血系统，进入母血循环后，在血管内产生大量的微血栓，消耗大量的凝血因子和纤维蛋白原，从而导致 DIC。同时纤维蛋白原下降时，可激活纤溶系统，由于大量凝血物质的消耗和纤溶系统的激活，产妇血液系统由高凝状态转变为纤溶亢进，血液不凝固，极易发生严重的产后出血及失血性休克。

(四)急性肾衰竭

由于休克和 DIC，导致肾脏急剧缺血，进一步发生肾衰竭。

三、临床表现

(一)症状

羊水栓塞起病急骤、来势凶险,多发生于分娩过程中,尤其发生在胎儿娩出前后的短时间内。临床经过可分为以下 3 个阶段。

1.急性休克期

在分娩过程中。尤其是刚破膜不久,产妇突感寒战、烦躁不安、气急、恶心、呕吐等先兆症状,继而出现呛咳、呼吸困难、发绀、抽搐、昏迷,迅速出现循环衰竭,进入休克或昏迷状态。病情严重者仅在数分钟内死亡。

2.出血期

患者渡过呼吸、循环衰竭和休克而进入凝血功能障碍阶段,表现为难以控制的大量出血,血液不凝,身体其他部位出血如切口渗血、全身皮肤黏膜出血、血尿、消化道大出血或肾脏出血,产妇可死于出血性休克。

3.急性肾衰竭

后期存活的患者出现少尿、无尿和尿毒症的症状。主要为循环功能衰竭引起的肾脏缺血,DIC 早期形成的血栓堵塞肾内小血管,引起肾脏缺血、缺氧,导致肾脏器质性损害。

(二)体征

心率增快,血压骤降,肺部听诊可闻及湿啰音。全身皮肤黏膜有出血点及淤斑,阴道流血不止,切口渗血不凝。

四、处理原则

及时处理,立即抢救,抗过敏,纠正呼吸、循环系统衰竭和改善低氧血症,抗休克,防止 DIC 和肾衰竭的发生。

五、护理

(一)护理评估

1.病史

评估发生羊水栓塞临床表现的各种诱因,有无胎膜早破或人工破膜,前置胎盘或胎盘早剥,宫缩过强或强直性宫缩,中期妊娠引产或钳刮术,羊膜腔穿刺术等病史。

2.身心状况

胎膜破裂后,胎儿娩出后或手术中产妇突然出现寒战、呛咳、气急、烦躁不安、尖叫、呼吸困难、发绀、抽搐、出血不凝、不明原因休克等症状和体征,血压下降或消失,应考虑为羊水栓塞,立即进行抢救。

3.辅助检查

(1)血涂片查找羊水有形物质:采集下腔静脉血,镜检见到羊水有形成分可确诊。

(2)床旁胸部 X 线摄片:可见肺部双侧弥漫性点状、片状浸润影,沿肺门分布,伴轻度肺不张和右心扩大。

(3)床旁心电图或心脏彩色多普勒超声检查:提示有心房、有心室扩大,ST 段下降。

(4)若患者死亡,行尸检时,可见肺水肿、肺泡出血。心内血液查到有羊水有形物质,肺小动脉或毛细血管有羊水有形成分栓塞,子宫或阔韧带血管内查到羊水有形物质。

（二）护理诊断

(1)气体交换受损:与肺血管阻力增加、肺动脉高压、肺水肿有关。

(2)组织灌注无效:与弥散性血管内凝血及失血有关。

(3)有胎儿窘迫的危险:与羊水栓塞、母体血循环受阻有关。

（三）护理目标

(1)实施抢救后,患者胸闷、气急、呼吸困难等症状有所改善。

(2)患者心率、血压恢复正常,出血量减少,肾功能恢复正常。

(3)新生儿无生命危险。

（四）护理措施

1.羊水栓塞的预防

加强产前检查,及时注意有无诱发因素,及时发现前置胎盘、胎盘早剥等并发症并予以积极处理。严密观察产程进展情况,正确掌握缩宫素的使用方法,防止宫缩过强。严格掌握人工破膜的指征和时间,宜在宫缩间歇期行人工破膜术,破口要小,并注意控制羊水流出的速度。

2.配合医生,并积极抢救患者

(1)吸氧:最初阶段是纠正缺氧。给予患者半卧位,加压给氧,必要时给予气管插管或者气管切开,减轻肺水肿,改善脑缺氧。

(2)抗过敏:根据医嘱,尽快给予大剂量肾上腺糖皮质激素抗过敏、解除痉挛,保护细胞。可予地塞米松 20～40 mg 静脉推注,以后根据病情可静脉滴注维持。氢化可的松 100～200 mg 加入 5%～10% 葡萄糖注射液 50～100 mL 快速静脉滴注,后予 300～800 mg 加入 5% 葡萄糖注射液 250～500 mL 静脉滴注,日用上限可达 500～1 000 mg。

(3)缓解肺动脉高压:解痉药物能改善肺血流灌注,预防有心衰竭所致的呼吸循环衰竭。首选盐酸罂粟碱,30～90 mg 加入 25% 葡萄糖注射液 20 mL 缓慢推注,能松弛平滑肌,扩张冠状动脉、肺和脑动脉,降低小血管阻力。与阿托品合用扩张小动脉效果更佳。其次使用阿托品,阿托品能阻断迷走神经反射所导致的肺血管和支气管痉挛。1 mg 阿托品加入 10%～25% 葡萄糖注射液 10 mL,每 15～30 分钟静脉推注1次。直至症状缓解,微循环改善为止。第三,使用氨茶碱。氨茶碱具有松弛支气管平滑肌、解除肺血管痉挛的作用,250 mg 氨茶碱加入 25% 葡萄糖注射液 20 mL 缓慢推注。第四,酚妥拉明为 α 肾上腺素能抑制剂,能解除肺血管痉挛,降低肺动脉阻力,消除肺动脉高压。可用 5～10 mg 加入 10% 葡萄糖注射液100 mL静脉滴注。

(4)抗休克:①补充血容量、使用升压药物:扩容常使用低分子右旋糖酐静脉滴注,并且补充新鲜的血液和血浆。在抢救过程中,监测中心静脉压,了解心脏负荷情况,并据此调节输液量和输液速度。升压药物可用多巴胺 20 mg 加入 5% 葡萄糖溶液 250 mL 静脉滴注,随时根据血压调节滴速。②纠正酸中毒:根据血氧分析和血清电解质结果,判断是否存在酸中毒。一旦发现,5% 碳酸氢钠 250 mL 静脉滴注。及时应用可纠正休克和代谢失调,并根据血清电解质,及时纠正电解质紊乱。③纠正心衰消除肺水肿:使用毛花苷 C 或毒毛花苷 K 静脉滴注。同时使用呋塞米静脉推注,有利于消除肺水肿,防止急性肾衰竭。

(5)防治 DIC:DIC 阶段应早期抗凝,补充凝血因子,及时输注新鲜血液和血浆、纤维蛋白原等;应用肝素钠,尤其在羊水栓塞时其血液呈高凝状态时短期内使用。用药过程中监测出凝血时间,如使用肝素过量(凝血时间＞30 分钟),则出现出血倾向,如伤口渗血、血肿、阴道流血不止等,可用鱼精蛋白对抗。

DIC 晚期纤溶时期,抗纤溶可使用氨基己酸、氨甲苯酸、氨甲环酸抑制纤溶激活酶,使纤溶酶原不被激活,从而抑制纤维蛋白溶解。抗纤溶的同时补充纤维蛋白原和凝血因子,防止大出血。

(6)预防肾衰竭:抢救的同时注意尿量,如补足血容量后仍然少尿或无尿,需要及时使用呋塞米等利尿剂,预防与治疗肾衰竭。

(7)预防感染:使用肾毒性较小的抗生素防止感染。

(8)产科处理:第一产程发病的产妇应立即考虑行剖宫产终止妊娠,去除病因。第二产程发病者,及时行阴道助产结束分娩,并且密切观察出血量、出凝血时间等,如果发生产后出血不止,应及时配合医生,做好子宫切除术的准备。

3.提供心理支持

如果在发病抢救过程中,产妇神志清醒,应给予产妇鼓励,安抚其紧张和恐惧的心理,使其配合医生抢救;对于家属要表示理解和抚慰,向家属解释产妇的病情,争取家属的支持和配合。在产妇病情稳定的情况下,可允许家属探视并且陪伴产妇,同时,病情稳定的康复期,可与产妇和家属一起制定康复计划,适时地给予相应的健康教育。

(李晓红)

第十一节　子宫破裂

子宫破裂是指在分娩期或妊娠晚期子宫体部或子宫下段发生破裂。是产科严重的并发症,若不及时诊治,可随时威胁母儿生命。

根据子宫破裂发生的时间可分为妊娠期破裂和分娩期破裂;根据子宫破裂发生的部位可分为子宫体部破裂和子宫下段破裂;根据子宫破裂发生的程度可分为完全性破裂和不完全性破裂。完全破裂是指子宫壁的全层破裂,导致宫腔内容物进入腹腔,破裂常发生于子宫下段。不完全破裂是指子宫内膜、肌层部分或全部破裂,而浆膜层完整,常发生于子宫下段,宫腔与腹腔不相通,而往往在破裂侧进入阔韧带之间,形成阔韧带血肿。

一、病因

(一)梗阻性难产

它是引起子宫破裂最常见的原因。骨盆狭窄、头盆不称、软产道阻塞(发育畸形、瘢痕或肿瘤等),胎位异常(肩先露、额先露),胎儿异常(巨大胎儿、胎儿畸形)等,均可以导致胎先露部下降受阻,子宫上段为克服产道阻力而强烈收缩,使子宫下段过分伸展变薄超过最大限度,而发生子宫破裂。

(二)瘢痕子宫

剖宫产、子宫修补术、子宫肌瘤剔除术等都会使术后子宫肌壁留有瘢痕,于妊娠晚期或者临产后因子宫收缩牵拉及宫腔内压力增高而致子宫瘢痕破裂。宫体部瘢痕多于妊娠晚期发生自发破裂,多为完全破裂;子宫下段瘢痕破裂多发生于临产后,为不完全破裂。前次手术后伴感染或愈合不良者,发生子宫破裂概率更大。

（三）宫缩剂使用不当

分娩前肌内注射缩宫素或过量静脉滴注缩宫素,使用前列腺素栓剂及其他子宫收缩药物使用不当,均可导致子宫收缩过强,造成子宫破裂。多产、高龄、子宫畸形或发育不良、多次刮宫史、宫腔感染等都会增加子宫破裂的概率。

（四）手术创伤

多发生于不适当或粗暴的阴道助产手术,如宫颈口未开全时行产钳或臀牵引术,强行剥离植入性胎盘或严重粘连胎盘,行毁胎术、穿颅术时器械、胎儿骨片伤及子宫等情况均可导致子宫破裂。

二、临床表现

子宫破裂多发生于分娩期,通常是个逐渐发展的过程,可分为先兆子宫破裂和子宫破裂两个阶段。其症状与破裂发生的时间、部位、范围、出血量、胎儿及子宫肌肉收缩情况有关。

（一）先兆子宫破裂

子宫病理性缩复环形成、下腹部压痛、胎心率异常、血尿,是先兆子宫破裂的四大主要表现。

1.症状

常见于产程长、有梗阻性难产因素的产妇。产妇通常在临产过程中,当宫缩愈强。但胎儿下降受阻,产妇表现为烦躁不安、疼痛难忍、下腹部拒按、呼吸急促、脉搏加快,同时膀胱受压充血,出现排尿困难及血尿。

2.体征

因胎先露部下降受阻,子宫收缩过强,子宫体部肌肉增厚变短,子宫下段肌肉变薄拉长,在两者间形成环状凹陷,称为病理性缩复环。可见该环逐渐上升至脐平或脐上,压痛明显（图 11-6）。因子宫收缩过强过频,胎儿可能触不清,胎心率先加快后减慢或听不清,胎动频繁。

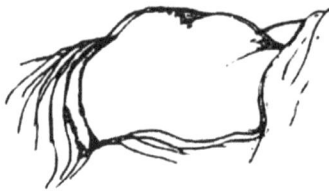

图 11-6　病理性缩复环

（二）子宫破裂

1.症状

产妇突感下腹部撕裂样剧痛,子宫收缩停止,腹部稍感舒适。后因血液、羊水进入腹腔,出现全腹持续性疼痛,伴有面色苍白、冷汗淋漓、脉搏细速、呼吸急促等现象。

2.体征

产妇全腹压痛、反跳痛,腹壁下可扪及胎体,子宫位于侧方,胎心胎动消失。阴道出血可见鲜血流出,下降中的胎儿先露部消失,扩张的宫颈口回缩,部分产妇可扪及子宫下段裂口及宫颈。若为子宫不完全破裂者,上述体征不明显,仅在不全破裂处有压痛、腹痛,若破裂口累及两侧子宫血管,可致急性大出血或形成阔韧带内血肿,查体时可在子宫一侧扪及逐渐增大且有压痛的包块。

三、处理原则

(一)先兆子宫破裂

立即抑制宫缩,使用麻醉药物或者肌内注射哌替啶,即刻行剖宫产终止妊娠。

(二)子宫破裂

在输血、输液、吸氧等抢救休克的同时,无论胎儿是否存活,都尽快做好剖宫产的准备,进行手术治疗。根据产妇全身状况、破裂的部位和程度、破裂的时间、有无感染征象等决定手术方法。

四、护理

(一)护理评估

1.病史

收集产妇既往有无与子宫破裂相关的病史,如子宫手术瘢痕、剖宫产史;此次妊娠有无出现高危因素,如胎位不正、头盆不称等;临产期间有无滥用缩宫素。

2.身心状况

评估产妇目前的临床表现和生命体征、情绪变化。如宫缩的强度、间隔时间、腹部疼痛的性质,有无排尿困难、有无血尿、有无出现病理性缩复环,同时监测胎儿宫内情况,了解有无出现胎儿窘迫征象。产妇精神状态有无烦躁不安、恐惧、焦虑、衰竭等现象。

3.辅助检查

(1)腹部检查:可了解产妇腹部疼痛的部位和体征,从而判断子宫破裂的阶段。

(2)实验室检查:血常规检查可了解有无白细胞计数升高、血红蛋白下降等感染、出血征象;同时尿常规检查可了解有无肉眼血尿。

(3)超声检查:可协助发现子宫破裂的部位和胎儿的位置。

(二)护理诊断

1.疼痛

与产妇出现强直行宫缩、子宫破裂有关。

2.组织灌注无效

与子宫破裂后出血量多有关。

3.预感性悲哀

与担心自身预后和胎儿可能死亡有关。

(三)护理目标

(1)及时补充血容量,产妇低血容量予以纠正。

(2)能够抑制强直性子宫收缩,产妇疼痛略有缓解。

(3)产妇情绪能够得到安抚和平稳。

(四)护理措施

1.预防子宫破裂

向孕产妇宣教,做好计划生育工作,避免多次人工流产,减少多产。认真做好产前检查,如有瘢痕子宫、产道异常者提前入院待产。正确处理产程,严密观察产程进展,尽早发现先兆子宫破裂的征象并进行及时处理。严格掌握使用缩宫素的指征和禁忌证,避免滥用,滴注缩宫素时应有专人看护并记录,从小剂量起,逐渐增加,严防发生过强宫缩。

2.先兆子宫破裂的护理

密切观察产程进展,注意胎儿心率变化。待产时,如果宫缩过强过频,下腹部压痛明显,或出现病理性缩复环时,及时报告医生,停止缩宫素等一切操作,严密监测产妇生命体征,根据医嘱使用抑制宫缩药物。

3.子宫破裂的护理

迅速开放静脉通路,短时间内补充液体、输血,补足血容量,同时吸氧、保暖,纠正酸中毒,进行抗休克处理,根据医嘱做好手术前各项准备,严密监测产妇生命体征、24小时出入量,各种实验室检查结果,评估出血量,根据医嘱使用抗生素防止感染。

4.心理支持

协助医生根据产妇的情况,向产妇及家属解释病情治疗计划,取得家属的支持和产妇的配合。如果出现胎儿死亡的产妇,要努力开解其悲伤的心情,鼓励其说出内心感受,为其提供安静的环境,同时给予关心和生活上的护理,努力帮助其接受现实,调整情绪,为产妇提供相应的产褥期休养计划,做好关于其康复的各种宣教。

(谷春杰)

第十二节　产　后　出　血

产后出血是指胎儿娩出后24小时内失血量超过500 mL。它是分娩期的严重并发症。居我围产妇死亡原因首位。其发病率占分娩总数2%～3%,其中80%以上在产后2小时内发生产后出血。

一、病因

临床上产后出血的主要原因有子宫收缩乏力、胎盘因素、软产道裂伤及凝血功能障碍等,这些病因可单一存在,也可互相影响,共同并存。

(一)子宫收缩乏力

子宫收缩乏力是产后出血的最主要、最常见的病因,占产后出血总数的70%～80%。

1.全身因素

产妇对分娩有恐惧心理,精神高度紧张;产程过长,造成产妇体力衰竭;产妇合并慢性全身性疾病;临产后过多地使用镇静剂、麻醉剂或子宫收缩抑制剂。

2.局部因素

(1)子宫过度膨胀,肌纤维过度伸展:多胎妊娠、巨大儿、羊水过多等。

(2)子宫肌水肿或渗血:前置胎盘、胎盘早剥、妊娠期高血压、宫腔感染等。

(3)宫肌壁损伤:剖宫产史、子宫肌瘤剔除术后、急产等。

(4)子宫病变:子宫肌瘤、子宫畸形等。

(二)胎盘因素

1.胎盘滞留

胎盘大多在胎儿娩出后15分钟内娩出,如30分钟后胎盘仍不娩出,胎盘剥离面血窦不能关闭而导致产后出血。常见于膀胱充盈,使已剥离的胎盘滞留宫腔;宫缩剂使用不当,使剥离后的胎盘嵌顿于宫腔内;第三产程时过早牵拉脐带或挤压宫底,影响胎盘正常剥离。胎盘剥离不全部位血窦开放而出血。

2.胎盘粘连或胎盘植入

胎盘绒毛仅穿入子宫壁表层为胎盘粘连。胎盘绒毛穿入子宫壁肌层为胎盘植入。部分性胎盘粘连或植入表现为胎盘部分剥离,部分未剥离,导致子宫收缩不良,已剥离面的血窦开放而致出血。完全性胎盘粘连或植入因胎盘未剥离而无出血。

3.胎盘部分残留

当部分胎盘小叶、胎膜或副胎盘残留于宫腔时,影响子宫收缩而出血。

（三）软产道裂伤

常因为急产、子宫收缩过强、产程进展过快、软产道未经充分扩张、软产道组织弹性差、巨大儿分娩、会阴助产不当、未做会阴侧切或会阴侧切切口过小等,在胎儿娩出时可致软产道撕裂。

（四）凝血功能障碍

任何原因引起的凝血功能异常均可导致产后出血。

(1)妊娠合并凝血功能障碍性疾病:如血小板减少症、白血病、再生障碍性贫血、重症肝炎等。

(2)妊娠并发症导致凝血功能障碍:如重度妊娠期高血压疾病、胎盘早剥、死胎、羊水栓塞等均可影响凝血功能,从而发生弥散性血管内凝血(DIC),导致子宫大量出血。

二、临床表现

产后出血主要表现为阴道大量流血及失血性休克导致的相关症状和体征。

（一）症状

产后出血产妇会出现休克症状,面色苍白、冷汗淋漓、口渴、心慌、头晕、烦躁、畏寒、寒战,甚至表情淡漠、呼吸急促,很快会陷入昏迷状态。

胎儿娩出后立即出现鲜红色的阴道流血,应为软产道裂伤;胎儿娩出数分钟后出现暗红色阴道流血,可能是胎盘因素引起;胎盘娩出后见阴道流血较多,可能为子宫收缩乏力或胎盘、胎膜残留;胎儿娩出后阴道持续流血并且有出血不凝的现象,可能发生凝血功能障碍;如果产妇休克症状明显,但阴道流血量不多,可能发生软产道裂伤而造成阴道壁血肿,此类产妇会有尿频或明显的肛门坠胀感。

（二）体征

产妇会出现脉压缩小、血压下降、脉搏细速,子宫收缩乏力和胎盘因素所致产后出血的产妇,子宫轮廓不清、触不到宫底,按摩后子宫可收缩变硬,停止按摩子宫又变软,按摩子宫时会有大量出血。如有宫腔积血或胎盘滞留,宫底可升高,按摩子宫并挤压宫底部等刺激宫缩时,可使胎盘或者积血排出。若腹部检查宫缩较好、子宫轮廓清晰,但阴道流血不止,可考虑为软产道裂伤或凝血功能障碍所致。

三、处理原则

针对出血原因,迅速止血,补充血容量。纠正失血性休克。同时防止感染。

四、护理评估

(一)病史

评估产妇有无与产后出血相关的病史。例如,孕前有无出血性疾病,有无重症肝炎,有无子宫肌壁损伤史,有无多次人流史,有无产后出血史。孕期产妇有无妊娠合并妊娠期高血压疾病、前置胎盘、胎盘早剥、多胎妊娠,产妇有无合并内科疾病。分娩期产妇有无过多使川镇静剂,情绪是否稳定,是否产程过长或者急产,有无产妇衰竭、有无软产道裂伤等情况。

(二)身心状况

评估产妇产后出血所导致症状和体征的严重程度。产后出血发生初期,产妇有代偿功能,症状、体征可能不明显,待机体出现失代偿情况,可能很快进入休克期,并且容易发生感染。当产妇合并有内科疾病时,可能出血不多,也会很快进入休克状态。

(三)辅助检查

1.评估产后出血量

注意阴道流血是否凝固,同时估计出血量。通常有以下 3 种方法:①称重法:失血量(mL)＝[胎儿娩出后所有使用纱布、敷料总重(g)－使用前纱布、敷料总重(g)]/1.05(血液比重 g/mL)。②容积法:用产后接血容器收集血液后,放入量杯测量失血量。③面积法:可按接血纱布血湿面积粗略估计失血量。

2.测量生命体征和中心静脉压

观察血压下降的情况;呼吸短促,脉搏细速,体温开始低于正常后升高,通过观察体温情况来判断有无感染征象。中心静脉压测定结果若低于 1.96×10^{-2} kPa 提示右心房充盈压力不足,即血容量不足。

3.实验室检查

抽取产妇血进行生化指标化验,如血常规、出凝血时间、凝血酶原时间、纤维蛋白原测定等。

五、护理诊断

(1)潜在并发症:出血性休克。

(2)有感染的危险:与出血过多、机体抵抗力下降有关。

(3)恐惧:与出血过多、产妇担心自身预后有关。

六、护理目标

(1)及时补充血容量,产妇生命体征尽快恢复平稳。

(2)产妇无感染症状发生,体温、血常规指标等正常。

(3)产妇能理解病情,并且预后无异常。

七、护理措施

(一)预防产后出血

1.妊娠期

加强孕前及孕期保健,如有凝血功能障碍等相关疾病的产妇,应积极治疗后再孕,定期接受产检,及时治疗高危妊娠。对有产后出血危险的高危妊娠者,应提早入院,住院待产。

2.分娩期

第一产程严密观察产妇的产程进展,鼓励产妇进食和休息,防止疲劳和产妇衰竭,同时合理使用宫缩剂,防止产程延长或急产,适当使用镇静剂以保证产妇休息。第二产程严格执行无菌技术,指导产妇正确使用腹压;严格掌握会阴切开的时机,保护会阴,避免胎儿娩出过快,胎儿娩出后立即使用宫缩剂,以加强子宫收缩,减少出血。第三产程时,不可过早牵拉脐带,挤压子宫,待胎盘剥离征象出现后及时协助胎盘娩出,并仔细检查胎盘、胎膜,软产道有无裂伤或血肿。若阴道出血量多,应查明原因,及时处理。

3.产后观察

产后2小时产妇仍于产房观察,80%的产后出血发生在这一期间。注意观察产妇子宫收缩,恶露的色、质、量,会阴切口处有无血肿,定时测量产妇的生命体征,发现异常,及时处理。督促产妇及时排空膀胱,以免因膀胱充盈影响宫缩致产后出血。尽可能进行早接触、早吸吮,可刺激子宫收缩,减少阴道出血量。重视产妇主诉,同时对有高危因素的产妇,保持静脉通畅。做好随时急救的准备。

(二)针对出血原因,积极止血,纠正失血性休克,防止感染

1.子宫收缩乏力

子宫收缩乏力所致产后出血,可加强子宫收缩,通过使用宫缩剂、按摩子宫、宫腔填塞或结扎血管等方法止血。

(1)使用宫缩剂:胎儿、胎盘娩出后即刻使用宫缩剂促进子宫收缩。可用缩宫素肌内注射或静脉滴注,卡前列甲酯栓纳肛、地诺前列酮宫肌内注射射等均可促进子宫收缩,用药前注意产妇有无禁忌证。

(2)按摩子宫:胎盘娩出后。一手置于产妇腹部。触摸子宫底部,拇指在前,其余四指在后,均匀而有节律地按摩子宫,促使子宫收缩,直至子宫收缩正常为止(图11-7)。如效果不佳,可采用腹部-阴道双手压迫子宫方法。一手在子宫体部按摩子宫体后壁。另一手戴无菌手套深入阴道握拳置于阴道前穹窿处,顶住子宫前壁,两手相对紧压子宫,均匀而有节律地按摩,不仅可以刺激子宫收缩且可压迫子宫内血窦,减少出血(图11-8)。

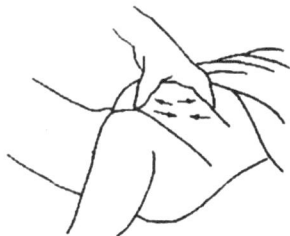

图 11-7　按摩子宫

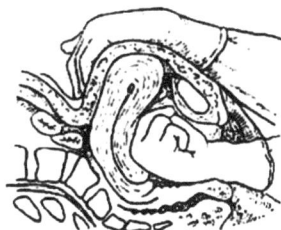

图 11-8　腹部-阴道双手压迫子宫

(3)宫腔填塞:一种是宫腔纱条填塞法:应用无菌纱布条填塞宫腔,有明显的局部止血作用,适用于子宫全部松弛无力,以及经过子宫按摩、应用宫缩剂仍然无效者。术者用卵圆钳将无菌纱布条送入宫腔内,自宫底由内向外填紧宫腔。压迫止血,助手在腹部固定子宫。一般于24小时后取出纱条,填塞纱条后要严密观察子宫收缩情况,观察生命体征,警惕填塞不紧,若留有空隙,可造成隐匿性出血,以及宫腔内继续出血、积血而阴道不流血的假象。24小时后取出纱条,取出

前应先使用宫缩剂。另一种是宫腔填塞气囊(图11-9)。宫腔纱布条填塞可能会造成填塞不均匀、填塞不紧等情况而造成隐性出血,纱条填塞无效时或可直接使用宫腔气囊填塞。在气泵的作用下向气球囊充气配合止血辅料对子宫腔进行迅速止血,它对宫腔加压均匀,并且止血效果较好,操作简单,便于抢救时能及时使用。

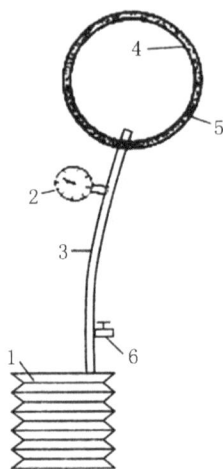

气囊球4外球面上设置有止血敷料5,硅胶管3一端固定连接气球囊4,另一端连接气泵1,硅胶管3上设置有压力显示表2和放气开关6

图11-9　宫腔填塞气囊

(4)结扎盆腔血管:如遇子宫收缩乏力、前置胎盘等严重产后出血的产妇,上述处理无效时,可经阴道结扎子宫动脉上行支或结扎髂内动脉。

(5)动脉栓塞:在超声提示下,行股动脉穿刺插入导管至髂内动脉或子宫动脉,注入吸收性明胶海绵栓塞动脉。栓塞剂可于2~3周自行吸收,血管恢复畅通,但需要在产妇生命体征平稳时进行。

(6)子宫切除:如经积极抢救无效者,危及产妇生命,根据医嘱做好全子宫切除术的术前准备。

2.胎盘因素

怀疑有胎盘滞留时应立即做阴道检查或宫腔探查,做好必要的刮宫准备。胎盘已剥离者,可协助产妇排空膀胱,牵拉脐带,按压宫底,协助胎盘娩出。若胎盘部分剥离、部分粘连时,可徒手进入宫腔,协助剥离胎盘后取出。若胎盘部分残留者,徒手不能取出胎盘,使用大刮匙刮取残留胎盘;胎盘植入者,不可强行剥离,做好子宫切除的准备。

3.软产道裂伤

应及时准确地进行修复缝合。如果出现血肿,则需要切开血肿、清除积血、缝合止血,同时补充血容量,必要时可置橡皮引流。

4.凝血功能障碍

排除以上各种因素后,根据血生化报告,针对不同病因治疗,及时补充新鲜全血,补充血小板、纤维蛋白原,或凝血酶原复合物、凝血因子等。如果发生弥散性血管内凝血应进行抗凝与抗纤溶治疗。积极抢救。

5.失血性休克

对失血量多的产妇,其休克程度与出血量、出血速度和产妇自身状况有关。在抢救的同时,尽可能正确地判断出血量,判断出血程度,并补充相同的血量为原则,止血治疗的同时进行休克抢救。建立有效的静脉通路,测量中心静脉压,根据医嘱补充晶体和胶体,纠正低血压。给予产妇安静的环境,平卧,吸氧并保暖,纠正酸中毒,同时观察产妇的意识状态、皮肤颜色、生命体征和尿量。根据医嘱使用广谱抗生素防止感染。

（三）健康指导

（1）产后出血后,产妇抵抗力下降、活动无耐力,医护人员应主动给予产妇关心,使其增加安全感,并且帮助产妇进行生活护理,鼓励产妇说出内心感受,针对产妇的情况,逐步改善饮食,纠正贫血,逐步增加活动量,促进预后。

（2）指导产妇加强营养和适度活动等自我保健知识,同时宣教关于自我观察子宫复旧和恶露情况,自我护理会阴伤口、功能锻炼等方法,指导其定时产后检查,随时根据医生的检查结果调节产后自我恢复的方案。向产妇提供产后避孕指导,产褥期禁止盆浴,禁止性生活。晚期产后出血可能发生于分娩 24 小时之后,于产褥期发生大量出血,也可能发生于产后 1～2 周,应予以高度警惕。

（谷春杰）

第十三节　妊娠合并贫血

一、概述

妊娠合并贫血（pregnancy complicated with anemia）是妊娠期常见并发症之一。当红细胞计数$<3.5\times10^{12}$/L,或血红蛋白<100 g/L,或红细胞压积在 0.30 以下时,可诊断为妊娠合并贫血。其中以缺铁性贫血最常见,其次是由于叶酸或维生素 B_{12} 缺乏引起的巨幼红细胞性贫血。

（一）贫血对妊娠的影响

轻度贫血一般影响不大,但中、重度贫血可降低孕妇的抵抗力,对出血的耐受力降低,分娩及剖宫产手术风险增高,严重可导致贫血性心脏病、产后出血、失血性休克、产褥感染等并发症,危及孕产妇生命,还可导致子宫缺血,影响胎儿的正常发育,胎儿可出现子宫内发育迟缓、窘迫、死胎、早产、新生儿窒息等。

（二）妊娠对贫血的影响

妊娠期会出现生理性贫血;因胎儿对铁剂的需求量增加,贫血会加重。

二、护理评估

（一）健康史

（1）孕前有无月经过多、寄生虫病或消化道疾病等慢性失血史。

（2）有无妊娠呕吐或慢性腹泻、双胎、铁剂吸收不良、偏食等导致营养不良和缺铁病史。

（二）身体状况

1.症状评估

了解孕妇有无面色苍白、头晕、眼花、耳鸣、心慌、气短、乏力、食欲不振、腹胀等贫血症状；了解有无手趾及脚趾麻木、健忘、表情淡漠、易出血、易感染等特殊症状。

2.护理检查

可见皮肤黏膜苍白、指甲脆薄、毛发干燥、口腔炎及舌炎等。

3.辅助检查

（1）血象检查：缺铁性贫血为小细胞低色素性贫血；巨幼红细胞性贫血呈大细胞性贫血；再生障碍性贫血以全血细胞减少为特征。

（2）血清铁浓度测定：血清铁$<6.5\ \mu mol/L$。

（3）叶酸、维生素 B_{12} 测定：血清叶酸$<6.8\ nmol/L$ 或红细胞叶酸$<227\ nmol/L$。

（4）骨髓检查：缺铁性贫血示红细胞系增生，分类见中、晚幼红细胞增多，含铁血黄素及铁颗粒减少或消失；巨幼红细胞性贫血骨髓红细胞系明显增生，可见典型的巨幼红细胞；再生障碍性贫血示多部位增生减低，有核细胞少。

（三）心理-社会状况

孕妇因担心胎儿及自身健康而焦虑。

（四）处理要点

积极纠正贫血，预防感染，防止胎儿生长受限、胎儿宫内窘迫及产后出血等并发症发生。

三、护理问题

（一）知识缺乏

与缺乏妊娠合并贫血的保健知识及服用铁剂相关的知识有关。

（二）活动无耐力

与贫血引起的疲倦有关。

（三）有胎儿受伤的危险

与母体贫血，供应胎儿氧及营养物质不足有关。

四、护理措施

（一）一般护理

（1）合理安排活动与休息，避免因头晕、乏力而发生摔倒等意外；加强孕期营养，补充高铁、高蛋白质、高维生素C的食物。

（2）住院期间加强口腔、外阴、尿道的卫生清洁；接生过程严格无菌操作，产后做好会阴护理，按医嘱给予抗生素预防感染。

（二）病情观察

观察治疗后症状改善情况，注意体温变化及胎动、胎心变化，有异常及时报告处理。

（三）对症护理

（1）补充铁剂：硫酸亚铁 0.3 g，每天 3 次，同时服维生素 C 300 mg 或 10%稀盐酸 0.5～2.0 mL 促进铁吸收，宜饭后服用。

（2）补充叶酸：巨幼红细胞性贫血者可每天口服叶酸 15 mg，同服维生素 B_{12} 至贫血改善。

（3）输血：多数病人无需输血，若血红蛋白＜60 g/L，需剖宫产及再生障碍性贫血病人可少量、多次输浓缩红细胞或新鲜全血，输液速度宜慢。

（4）产科处理：如果胎儿情况良好，宜选择经阴道分娩，分娩时应尽量减少出血，防止产程延长、产妇疲乏，必要时可行阴道助产以缩短第二产程。产后应用宫缩剂防止产后出血，并给予广谱抗生素预防感染。此外，贫血极严重或有其他并发症者不宜哺乳。

（四）心理护理

告知孕妇，贫血是可以改善的，只要积极治疗可防止胎儿损伤，减少思想顾虑，缓解不安情绪。

（五）健康指导

（1）孕前应积极治疗失血性疾病，如月经过多、寄生虫病等。

（2）注意孕期营养，多吃木耳、紫菜、动物肝脏、豆制品等含铁丰富的食物，12 周起应适当补充铁剂，服铁剂时禁忌饮浓茶；抗酸药物影响铁剂效果，应避免服用。

（3）定期产检，发现贫血及时纠正。

妊娠合并症是妊娠期常见的疾病，妊娠与这些内、外科疾病相互影响，严重者甚至引起孕产妇和新生儿死亡，所以在妊娠期要加强相关疾病的筛查及诊断，及时治疗，必要时终止妊娠；而分娩期则要根据产妇的病情严重程度选择适宜的分娩方式，加强产程的监护，减少产时及产后出血，预防产褥感染。新生儿应及早检查，及时治疗。

（谷春杰）

第十四节　妊娠合并心脏病

一、概述

妊娠合并心脏病（pregnancy complicated with heart disease）是严重的妊娠合并症，在我国孕产妇死因中居第二位。妊娠期、分娩期及产褥期均可使心脏病者的心脏负担加重而诱发心力衰竭，是造成孕产妇死亡的主要原因之一，因此产科工作者必须高度重视。目前，先天性心脏病居妊娠合并心脏病原因的首位，其次是风湿性心脏病。

（一）妊娠期、分娩期及产褥期对心脏病的影响

1.妊娠期

妊娠期孕妇血容量自孕 6～8 周逐渐增加，至孕 32～34 周达高峰，比非孕期增加 30%～45%，随着血容量增加，心排血量增加，心率加快，心脏负担加重。妊娠晚期，子宫增大，膈肌上升，使心脏向左上方移位，致大血管扭曲，心脏负担进一步加重。

2.分娩期

此期心脏负担最重。第一产程：宫缩一次，有 250～500 mL 血液被挤至体循环，回心血量增加，心脏负担增加。第二产程：宫缩强度进一步加强，加之产妇屏气用力，腹肌及骨骼肌收缩，使肺循环压力及腹压增加，内脏血液大量涌向心脏，此期心脏负担最重。第三产程：胎儿娩出后，腹压骤减，大量血液向内脏血管灌注，回心血量骤减；胎儿、胎盘娩出后，子宫迅速缩小，胎盘循环停止,子宫血窦内大量的血液进入体循环,回心血量骤增,造成血流动力学急剧改变,使心脏负担加重,诱发心脏病孕妇出现心力衰竭。

3.产褥期

产后 3 日内仍是心脏负担较重时期,除宫缩使部分血液进入体循环外,妊娠期产妇组织内潴留的液体也回到体循环,使血容量再度增加,诱发心力衰竭。

由此可知,妊娠32~34周、分娩期及产褥期的最初 3 日内,心脏负担加重,是心脏病孕妇最易发生心力衰竭的危险时期,应加强监护。

(二)心脏病对妊娠的影响

心脏病不影响受孕,但较重的心脏病病人妊娠后心功能恶化,易致流产、早产、死胎、胎儿生长受限、胎儿宫内窘迫及新生儿窒息发生率明显增高,围生儿死亡率是正常妊娠的 2~3 倍。

二、护理评估

(一)健康史

(1)妊娠前有无心脏病和风湿热的病史,既往心脏病的治疗经过及心功能状态等。

(2)有无劳力性呼吸困难、夜间端坐呼吸、咯血、胸闷、胸痛等心功能异常的症状。

(3)了解有无妊娠期高血压疾病、重度贫血、上呼吸道感染等诱发心力衰竭的因素。

(二)身体状况

1.症状评估

心脏病孕妇心功能分级如下。

(1)Ⅰ级:一般体力活动不受限制。

(2)Ⅱ级:一般体力活动稍受限制,活动后心悸、轻度气短,休息时无症状。

(3)Ⅲ级:一般体力活动显著受限制,休息时无不适,轻微日常工作即感不适、心悸、呼吸困难或既往有心力衰竭史者。

(4)Ⅳ级:一般体力活动严重受限制,不能进行任何活动,休息时仍有心悸、呼吸困难等心力衰竭表现。

早期心力衰竭表现如下:①轻微活动后出现胸闷、心悸、气短;②休息时心率每分钟超过 110 次,呼吸每分钟超过 20 次;③夜间常因胸闷而坐起呼吸或到窗口呼吸新鲜空气;④肺底部出现少量持续性湿啰音,咳嗽后不消失。

2.护理检查

可有以下体征:①Ⅱ级或Ⅲ级以上收缩期杂音;②舒张期杂音;③严重心律失常;④心脏扩大。

3.辅助检查

(1)心电图:心电图提示心律失常或心肌损害。

(2)X 线检查:显示心脏扩大,个别心腔扩大。

(3)超声心动图检查:显示心肌肥厚、瓣膜运动异常、心内结构畸形。

(4)产科 B 超检查:了解胎儿的大体情况及生物物理评分。

(5)胎儿电子监护仪:预测子宫内胎儿储备能力,评估胎儿健康。

(三)心理-社会状况

病人常因担心妊娠期间病情加重影响胎儿发育,而感到紧张、恐惧不安,也担心自己无法承受妊娠和分娩带来的风险而出现生命危险。分娩时,恐惧、害怕、宫缩痛及缺氧,使病人烦躁不安,不易与医护合作。

（四）处理要点

根据心功能分级确定是否能妊娠,不宜妊娠者应及时终止妊娠;可妊娠者需加强妊娠期检查及监测。妊娠晚期提前选择适宜的分娩方式,心功能较好、胎位正常、子宫颈条件良好者可行阴道分娩;而心功能分级Ⅲ～Ⅳ级、胎儿偏大、产道异常或有其他并发症者应选择剖宫产。产褥期注意休息及预防感染,心功能Ⅲ级以上者不宜哺乳。

三、护理问题

（一）焦虑

与担心母儿安危有关。

（二）自理能力缺陷

与心功能不全需卧床休息有关。

（三）活动无耐力

与心排血量下降有关。

（四）潜在并发症

心力衰竭、感染或洋地黄中毒。

四、护理措施

（一）一般护理

(1)列入高危妊娠门诊,加强产前检查,及时了解心脏功能及胎儿情况,发现心力衰竭立即入院治疗。

(2)休息:每天保证至少10小时睡眠时间,采取左侧卧位或半卧位。

(3)饮食:高蛋白质、高维生素、低盐、低脂饮食,多吃水果和蔬菜,预防便秘,每周体重增长不超过0.5 kg。

(4)预防心力衰竭:除加强上述各项护理外,还要预防和及时治疗感染、贫血、妊娠期高血压疾病等影响心功能的因素。

（二）病情观察

监测心率、呼吸、液体出入量及胎动计数,如有发热、心悸、气促、咳嗽、水肿等不适及时报告医生。

（三）对症护理

1.妊娠期

(1)终止妊娠:心功能Ⅲ～Ⅳ级不宜妊娠者,应于孕12周前行人工流产;妊娠12周以上者在控制心力衰竭的基础上行引产术;妊娠已达28周以上者,引产风险太大,应在内科生配合下严密监护,积极防治心力衰竭,使之度过妊娠期与分娩期。

(2)心力衰竭防治:注意休息,营养科学合理。妊娠早期不主张预防性使用洋地黄,早期心力衰竭者可给予地高辛治疗以减少药物的毒性反应;而妊娠晚期治疗原则是待心力衰竭控制后及早剖宫产结束妊娠,挽救生命。

2.分娩期

(1)分娩方式的选择:心功能Ⅲ～Ⅳ级且有产科指征者,宜选择剖宫产,术时上半身抬高30°,以防出现仰卧位低血压综合征;不宜再妊娠者,同时行输卵管结扎术。而心功能Ⅰ～Ⅱ级且胎儿不大且胎位正常、子宫颈条件好者,可在严密监护下经阴道试产。

(2)第一产程:专人护理,积极与产妇沟通,消除紧张情绪;指导病人深呼吸或按摩腹部以减轻因宫缩引起的腹部不适;充分休息,保存体力,适当镇静;注意控制输液速度,避免增加心脏负担;监测母儿情况及产程进展,做好剖宫产术前准备。

(3)第二产程:避免屏气用力,会阴侧切下行阴道助产,缩短第二产程。

(4)第三产程:胎儿娩出后,产妇腹部用沙袋加压,防止腹压骤降,诱发心力衰竭。应用缩宫素防止产后出血,但禁用麦角新碱,因其可升高静脉压诱发心力衰竭。必要时输血、输液。

3.产褥期

产后3日仍是发生心力衰竭的危险期,要求产妇充分卧床休息1～2周;心功能Ⅲ～Ⅳ级者不宜哺乳,及时回乳并指导家属人工喂养;常规应用抗生素至产后1周。

(四)心理护理

加强心理安慰,避免孕妇情绪紧张和过度激动,保持平稳豁达心情。

(五)健康指导

(1)心功能达Ⅲ级或以上、有心力衰竭史者不宜妊娠,指导选择有效避孕方法或绝育。

(2)按产妇心功能情况的不同,帮助制订家庭康复计划,指导婴儿的喂养及护理。教会产妇心功能自我监护方法。

(3)出院后注意休息,保持情绪稳定,避免过度劳累。

(谷春杰)

第十二章

重症医学科护理

第一节　急性冠状动脉综合征

急性冠状动脉综合征(acute coronary syndrome,ACS)是冠状动脉在原有病变的基础上,由于血栓形成或痉挛而极度狭窄甚至完全闭塞,冠脉血流急剧减少,心肌严重缺血,而导致的一组症候群。在临床上主要包括不稳定心绞痛(unstable angina pectoris,UAP)、急性 ST 段升高性心肌梗死、急性非 ST 段升高性心肌梗死(non-ST elevation myocardial infarction,NSTEMI)这三类疾病。急性冠脉综合征具有发病急、病情变化快、病死率高的特点,所以患者来诊后均需进行监护,以达到最大限度降低患者住院病死率,这对急诊护理抢救工作提出了新的挑战。

一、概述

(一)概念

ACS 是指急性心肌缺血引起的一组临床症状。ACS 根据心电图表现可以分为无 ST 段抬高和 ST 段抬高型两类。无 ST 段抬高的 ACS 包括不稳定性心绞痛(UA)和无 ST 段抬高的心肌梗死(NSTEMI)。冠状动脉造影和血管镜研究的结果揭示,UA/NSTEMI常常是由于粥样硬化块破裂,进而引发一系列导致冠状动脉血流减少的病理过程所致。许多试验表明,溶栓治疗有益于 ST 段抬高型 ACS,而无 ST 段抬高者溶栓治疗则未见益处。因此,区别两者并不像以前那样重要了,而将两者一并讨论。

UA 主要由三种表现形式,即静息时发生的心绞痛、新发生的心绞痛和近期加重的心绞痛。新发生的心绞痛疼痛程度必须达加拿大心脏学会(CCS)心绞痛分级至少Ⅲ级方能定义为 UA,新发生的慢性心绞痛疼痛程度仅达 CCS 心绞痛分级Ⅰ～Ⅱ者并不属于 UA 的范畴。在临床上经常使用 Braunwald 对 UA 的分类,它有助于进行危险度分层和指导临床治疗,具体见表 12-1。

另外,变异性心绞痛是由冠状动脉痉挛所致,是 UA 的一种特殊表现形式。

(二)病理生理

ACS 的病理生理基础是由于心肌需氧和供氧的失衡而导致的心肌相对供血不足,主要由5 个方面的原因所导致。

(1)不稳定粥样硬化斑块破溃后继发的血栓形成造成相应冠脉的不完全性阻塞,是 ACS 最常见的原因,由血小板聚集和斑块破裂碎片产生的微栓塞是导致 ACS 中心肌标志物释放的主要原因。

表 12-1　Braunwald 不稳定心绞痛的临床分型

	A.有加重心肌缺血的心外因素（继发性不稳定心绞痛）	B.无加重心肌缺血的心外因素（原发性不稳定心绞痛）	C.急性心肌梗死后两周内发生（心梗后不稳定心绞痛）
Ⅰ.初发严重心绞痛或恶化型心绞痛,无静息痛	ⅠA	ⅠB	ⅠC
Ⅱ.过去一月内发生静息痛,但48 小时内无发作(亚急性静息痛)	ⅡA	ⅡB	ⅡC
Ⅲ.48 小时内的静息痛(急性静息痛)	ⅢA	ⅢB	ⅢC

(2)冠脉存在动力性的梗阻,如变异性心绞痛,这种冠脉局部的痉挛是由于血管平滑肌和/或内皮细胞的功能障碍引起,动力性的血管梗阻还可以由室壁内的阻力小血管收缩导致;另外一种少见的情况是心肌桥的存在,即冠脉有一段走行于心肌内,当心肌收缩时,会产生挤奶效应导致心脏收缩期冠脉受挤压而产生管腔狭窄。

(3)由内膜增生而非冠脉痉挛或血栓形成而导致的严重冠脉狭窄,这种情况多见于进展期的动脉粥样硬化或经皮穿刺冠脉介入治疗(PCI)后的再狭窄。

(4)冠脉的炎症反应(某些可能与感染有关,如肺炎衣原体和幽门螺旋杆菌),与冠脉的狭窄、斑块的不稳定及血栓形成密切相关,特别是位于粥样硬化斑块肩部被激活的巨噬细胞和 T 淋巴细胞可分泌基质金属蛋白酶(MMP),可导致斑块变薄和易于破裂。

(5)继发性 UAP,这类患者有着冠脉粥样硬化导致的潜在狭窄,日常多表现为慢性稳定型心绞痛,但一些外来的因素可导致心肌耗氧量的增加而发生 UAP,如发热、心动过速、甲亢、低血压、贫血等情况。

冠状动脉粥样斑块破裂、崩溃是 ACS 的主要原因。斑块破裂后,血管内皮下基质暴露,血小板聚集、激活,继而激活凝血系统形成血栓,阻塞冠状动脉;此外,粥样斑块在致炎因子作用下,可发生炎细胞的聚集和激活,被激活的炎细胞释放细胞因子,激活凝血系统,并刺激血管痉挛,其结果是使冠状血流减少,心肌因缺血、缺氧而损伤,甚至坏死。心肌损伤坏死后,一方面心脏的收缩、舒张功能受损,心脏的射血能力降低,易发生心力衰竭;另一方面,缺血部位心肌细胞静息电位和动作电位均发生改变,与正常心肌细胞之间出现电位差,同时因心梗时患者交感神经兴奋性增高,心肌组织应激性增强,极易出现各种期前收缩、传导阻滞甚至室颤等心律失常。

二、临床表现

(一)症状

UAP 引起的胸痛的性质与典型的稳定型心绞痛相似,但程度更为剧烈,持续时间长达 20 分钟以上,严重者可伴有血流动力学障碍,出现晕厥或晕厥前状态。原有稳定型心绞痛出现疼痛诱发阈值的突然降低;心绞痛发作频率的增加;疼痛放射部位的改变;出现静息痛或夜间痛;疼痛发作时出现新的伴随症状如恶心、呕吐、呼吸困难等;原来可以使疼痛缓解的方法(如舌下含化硝酸甘油)失效,以上皆提示不稳定心绞痛的发生。

老年患者及伴有糖尿病的患者可不表现为典型的心绞痛症状而表现为恶心、出汗和呼吸困难,还有一部分患者无胸部的不适而仅表现为下颌、耳部、颈部、上臂或上腹部的不适,孤立新出现的或恶化的呼吸困难是 UAP 中心绞痛等同发作最常见的症状,特别是在老年患者。

(二)体征

UAP 发作或发作后片刻,可以发现一过性的第三心音或第四心音及乳头肌功能不全所导致的收缩期杂音,还可能出现左室功能异常的体征,如双侧肺底的湿啰音、室性奔马律,严重左室功能异常的患者可以出现低血压和外周低灌注的表现。此外,体格检查还有助于发现一些导致继发性心绞痛的因素,如肺炎、甲亢等。

(三)心电图

在怀疑 UA 发作的患者,ECG 是首先要做的检查,ECG 正常并不排除 UA 的可能,但 UA 发作时 ECG 无异常改变的患者预后相对较好。如果胸痛伴有两个以上的相邻导联出现 ST 的抬高≥1 mm,则为 STEMI,宜尽早行心肌再灌注治疗。胸痛时 ECG 出现 ST 段压低≥1 mm、症状消失时 ST 的改变恢复是一过性心肌缺血的客观表现,持续性的 ST 段压低伴或不伴胸痛相对特异性差。

相应导联上的 T 波持续倒置是 UA 的一种常见 ECG 表现,这多反映受累的冠脉病变严重,胸前导联上广泛的 T 波深倒(≥2 mm)多提示 LAD 的近端严重病变。因陈旧心梗 ECG 上遗有 Q 波的患者,Q 波面向区域的心肌缺血较少引起 ST 的变化,如果有变化常表现为 ST 段的升高。

胸痛发作时 ECG 上 ST 的偏移(抬高或压低)和/或 T 波倒置通常随着症状的缓解而消失,如果以上 ECG 变化持续 12 小时以上,常提示发生非 Q 波心梗。心绞痛发作时非特异性的 ECG 表现有 ST 段的偏移≤0.5 mm 或 T 波倒置≤2 mm。孤立的 Ⅲ 导联 Q 波可能是正常,特别是在下壁导联复极正常的情况下。

在怀疑缺血性胸痛的患者,要特别注意排除其他一些引起 ST 段和 T 波变化的情况,在 ST 段抬高的患者,应注意是否存在左室室壁瘤、心包炎、变异性心绞痛、早期复极、预激综合征等情况。中枢神经系统事件及三环类抗抑郁药或吩噻嗪可引起 T 波的深倒。

在怀疑心肌缺血的患者,动态的心电图检查或连续的心电监护至为重要,因为 Holter 显示 85%～90% 的心肌缺血不伴有心绞痛症状,此外,还有助于检出 AMI,特别是在联合连续测定血液中的心脏标志物的情况下。

(四)生化标志物

既往心脏酶学检查特别是肌酸激酶(CK)和肌酸激酶同工酶(CK-MB)是区分 UA 和 AMI 的手段,对于 CK 和 CK-MB 轻度升高不够 AMI 诊断标准的仍属于 UA 的范畴。新的心脏标志物肌钙蛋白 I(TnI)和肌钙蛋白 T(TnT)对于判断心肌的损伤,较 CK 和 CK-MB 更为敏感和特异,时间窗口更长,既往诊为 UA 的患者,有 1/5～1/4 TnI 或 TnT 的升高,这部分患者目前属于 NSTEMI 的范畴,预后较真正的 UA 患者(TnI/TnT 不升高者)要差。肌红蛋白检查也有助于发现早期的心梗,敏感性高而特异性低,阴性结果有助于排除 AMI 的诊断。

(五)核素心肌灌注显像

在怀疑 UA 的患者,在症状持续期 MIBI 注射行心肌核素静息显像发现心肌缺血的敏感性及特异性均高,表现为受累心肌区域的核素充盈缺损,发作期过后核素检查发现心肌缺血的敏感性降低。症状发作期间行核素心肌显像的阴性预测值很高,但是急性静息显像容易遗漏一部分ACS患者(大约占5%),因此不能仅凭一次核素检查即作出处理决定。

三、诊断

(一)危险分层

1.高危患者

(1)心绞痛的类型和发作方式:静息性胸痛,尤其既往48小时内有发作者。

(2)胸痛持续时间:持续胸痛20分钟以上。

(3)发作时硝酸甘油缓解情况:含硝酸甘油后胸痛不缓解。

(4)发作时的心电图:发作时动态性的ST段压低≥1 mm。

(5)心脏功能:心脏射血分数<40%。

(6)既往患心肌梗死,但心绞痛是由非梗死相关血管所致。

(7)心绞痛发作时并发心功能不全(新出现的S_3音、肺底啰音)、二尖瓣反流(新出现的收缩期杂音)或血压下降。

(8)心脏TnT(TnI)升高。

(9)其他影响危险因素:分层的因素还有高龄(>75岁)、糖尿病、CRP等炎性标志物或冠状动脉造影发现是三支病变或者左主干病变。

2.低危患者

特征:①没有静息性胸痛或夜间胸痛;②症状发作时心电图正常或者没有变化;③肌钙蛋白不增高。

(二)UAP诊断

UAP诊断依据:①有不稳定性缺血性胸痛,程度在CCSⅢ级或以上。②明确的冠心病证据:心肌梗死、PTCA、冠脉搭桥、运动试验或冠脉造影阳性的病史;陈旧心肌梗死心电图表现;与胸痛相关的ST-T改变。③除外急性心肌梗死。

四、治疗

(一)基本原则

首先对UAP/NSTEMI患者进行危险度分层。低危患者通常不需要做冠状动脉造影,合适的药物治疗及危险因素的控制效果良好。治疗药物主要包括阿司匹林、肝素(或低分子肝素)、硝酸甘油和β-受体阻滞剂,所有的患者都应使用阿司匹林。血小板糖蛋白Ⅱb/Ⅲa受体阻滞剂(GBⅡb/Ⅲa受体阻滞剂)不适用于低危患者。低危患者的预后一般良好,出院后继续服用阿司匹林和抗心绞痛药物。

高危患者通常最终都要进入导管室,虽然冠脉造影的最佳时机还未统一。目前针对UAP/NSTEMI,存在两种不同的治疗策略,一种为早期侵入策略,即对冠脉血管重建术无禁忌证的患者在可能的情况下尽早行冠脉造影和据此指导的冠脉血管重建治疗;另一种为早期保守治疗策略,在充分的药物治疗的基础上,仅对有再发心肌缺血者或心脏负荷试验显示为高危的患者(不管其对药物治疗的反应如何)进行冠脉造影和相应的冠脉血管重建治疗。

近来多数学者倾向于早期侵入策略,其理由是该策略可以迅速确立诊断,低危者可以早期出院,高危者则可以得到有效的冠脉血管重建治疗。没有条件进行介入治疗的社区医院,早期临床症状稳定的患者保守治疗可以作为 UAP/NSTEMI 的首选治疗,但对于最初保守治疗效果不佳的患者应该考虑适时地进行急诊冠状动脉造影,必要时需介入治疗。在有条件的医院,高危 UAP/NSTEMI 患者可早期进行冠状动脉造影,必要时行 PCI/CABG。在早期冠状动脉造影和 PCI/CABG 之后,静脉应用血小板 GPⅡb/Ⅲa 受体阻滞剂可能会使患者进一步获益,并且不增加颅内出血的并发症。

（二）一般处理

所有患者都应卧床休息开放静脉通道并进行心电、血压、呼吸的连续监测,床旁应配备除颤器。对于有发绀、呼吸困难或其他高危表现的患者应该给予吸氧。并通过直接或间接监测血氧水平确保有足够的血氧饱和度。若动脉血氧饱和度降低至＜90％时,应予间歇高流量吸氧。手指脉搏血氧测定是持续监测血氧饱和度的有效手段,但对于无低氧危险的患者可不进行监测。应定期记录 18 导联心电图以判断心肌缺血程度、范围的动态变化。酌情使用镇静剂。

（三）抗血栓治疗

抗血小板和抗凝治疗是 UAP/NSTEMI 治疗中的重要一环,它有助于改变病情的进展和减少心肌梗死、心肌梗死复发和死亡。联合应用阿司匹林、肝素和一种血小板Ⅱb/Ⅲa 受体阻滞剂代表着最高强度的治疗,适用于有持续性心肌缺血表现和其他一些具有高危特征的患者及采用早期侵入措施治疗的患者。

抗血小板治疗应尽早,目前首选药物仍为阿司匹林。在不稳定性心绞痛患者症状出现后尽快给予服用,并且应长期坚持。对因过敏或严重的胃肠反应而不能使用阿司匹林的患者,可以使用噻吩吡啶类药物(氯吡格雷或噻氯吡啶)作为替代。在阿司匹林或噻吩吡啶药物抗血小板治疗的基础上应该加用普通肝素或皮下注射低分子肝素。有持续性缺血或其他高危的患者,以及计划行经皮冠状动脉介入(PCI)的患者,除阿司匹林和普通肝素外还应加用一种血小板 GPⅡb/Ⅲa 受体阻滞剂。对于在其后 24 小时内计划做 PCI 的不稳定心绞痛患者,也可使用阿昔单抗治疗 12～24 小时。

（四）抗缺血治疗

1.硝酸酯类药物

本类药物可扩张静脉血管、降低心脏前负荷和减少左心室舒张末容积,从而降低心肌氧耗。另外,硝酸酯类扩张正常的和硬化的冠状动脉血管,且抑制血小板的聚集。对于 UAP 患者,在无禁忌证的情况下均应给予静脉途径的硝酸酯类药物。根据反应逐步调整剂量。应使用避光的装置以 10 μg/min 的速率开始持续静脉滴注,每 3～5 分钟递增 10 μg/min,出现头痛症状或低血压反应时应减量或停药。

硝酸酯类血流动力学效应的耐受性呈剂量和时间依赖性,无论何种制剂在持续 24 小时治疗后都会出现耐药性。对于需要持续使用静脉硝酸甘油 24 小时以上者,可能需要定期增加滴注速率以维持疗效。或使用不产生耐受的硝酸酯类给药方法(较小剂量和间歇给药)。当症状已经控制后,可改用口服剂型治疗。静脉滴注硝酸甘油的耐药问题与使用剂量和时间有关,使用小剂量间歇给药的方案可最大限度地减少耐药的发生。对需要 24 小时静脉滴注硝酸甘油的患者应周期性的增加滴速维持最大的疗效。一旦患者症状缓解且在 12～24 小时内无胸痛及其他缺血的表现,应减少静脉滴注的速度而转向口服硝酸酯类药物或使用皮肤贴剂。在症状完全控制达数小时的患者,应试图给予患者一个无硝酸甘油期以避免耐药的产生,对于症状稳定的患者,不宜持续 24 小时静脉滴注硝酸甘油,可换用口服或经皮吸收型硝酸酯类制剂。另一种减少耐药发生的方法是联用一种巯基提供剂如卡托普利或 N-乙酰半胱氨酸。

2.β 受体阻滞剂

β 受体阻滞剂的作用可因交感神经张力、左室壁应力、心脏的变力性和变时性的不同而不同。β 受体阻滞剂通过抑制交感神经张力、减少斑块张力达到减少斑块破裂的目的。因此,β 受体阻滞剂不仅可在 AMI 后减少梗死范围,而且可有效地降低 UAP 演变成为 AMI 的危险性。

3.钙通道阻滞剂

钙通道阻滞剂并不是 UAP 治疗中的一线药物,随机临床试验显示,钙通道阻滞剂在 UAP 治疗中的主要作用是控制症状,钙通道阻滞剂对复发的心肌缺血和远期死亡率的影响,目前认为短效的二氢吡啶类药物如硝苯地平单独用于急性心肌缺血反而会增加死亡率。

4.血管紧张素转换酶抑制剂(ACEI)

ACEI 可以减少急性冠状动脉综合征患者、近期心肌梗死或左心室收缩功能失调患者、有左心室功能障碍的糖尿病患者,以及高危慢性冠心病患者的死亡率。因此,ACS 患者及用 β 受体阻滞剂与硝酸酯类不能控制的高血压患者若无低血压,均应联合使用 ACEI。

(五)介入性治疗

UAP/NSTEMI 中的高危患者早期(24 小时以内)干预与保守治疗基础上加必要时紧急干预比较,前者明显减少心肌梗死和死亡的发生,但早期干预一般应该建立在使用血小板糖蛋白 Ⅱb/Ⅲa 受体阻滞剂和/或口服氯吡格雷的基础之上。

冠状动脉造影和介入治疗(PCI)的适应证:①顽固性心绞痛,尽管充分的药物治疗,仍反复发作胸痛。②尽管充分的药物治疗,心电图仍有反复的缺血发作。③休息时心电图 ST 段压低,心脏标志物(肌钙蛋白)升高。④临床已趋稳定的患者出院前负荷试验有严重缺血征象,如最大运动耐量降低,不能以其他原因解释者;低做功负荷下几个导联出现较大幅度的 ST 段压低;运动中血压下降;运动中出现严重心律失常或运动负荷同位素心肌显像示广泛或者多个可逆的灌注缺损。⑤超声心动图示左心室功能低下。⑥既往患过心肌梗死,现有较长时间的心绞痛发作者。

五、护理措施

患者到达急诊科,护士是第一个接待者,护士必须在获得检查数据和医师做出诊断之前,选择必要的紧急处置措施。急诊护士尤其应在 ACS 综合征患者给予适时、有效的治疗方面发挥作用。护士需要在医疗资源有限的环境下,在患者床边判定紧急情况,减少延误。作为急诊护士还要具备心脏病护理技术,能处置 AMI,用电子微量注射泵进行输液,识别心律失常和准确处理严重心脏危象。

(一)病情观察

(1)ACS 患者病情危重、变化迅速、随时都可能出现严重的并发症。

(2)要认真细致地观察患者的精神状况、面色、意识、呼吸,注意有无出冷汗、四肢末梢发凉等。

(3)经常询问患者有无胸痛、胸闷,并注意伴随的症状和程度,尤其是夜间。

(4)常规持续心电、血压监护严密观察心率(律)、心电图示波形态变化,对各种心律失常及时识别,并报告医师及时处理。

(5)有低血压者给予血压监护直到血压波动在正常范围。

（6）有心力衰竭者给血氧饱和度监测，以保证血氧饱和度在 95％～99％。

（7）急性心肌梗死患者还要定时进行心电图检查和心肌酶的检测，了解急性心肌梗死的演变情况。

（8）在监护期间，应注意患者有无出血倾向。观察患者的皮肤、黏膜、牙龈有无出血。观察尿的颜色。询问有无腹痛、腰痛、头痛现象。对行尿激酶溶栓治疗的急性心肌梗死患者，更应严密观察。

（二）病情评估

ACS 的患者常需急诊入院，将患者送入监护室后，急诊科护士迅速地评估患者是否有高度危险性或低度危险性非常重要。根据评估情况严格按照急诊护理路径，迅速采取相应措施。

1.危险评估

迅速地评估患者是否有高度或低度危险的 ACS，这是当今对护士的最大挑战：①有研究表明约 33％的 AMI 的患者在发病初期无胸痛的表现，然而这些被延迟送入医院的患者有更高的危险性，因为无典型胸痛的患者很少能及时得到溶栓、血管成形术或阿司匹林、β 受体阻滞剂、肝素等药物治疗。②在美国每年大约 460 万具有急性冠脉局部缺血症状的患者来到急诊科，其中只有大约 25％的患者确诊后被允许入院。③在急诊科疑为 ACS 的患者中，只有约 1/3 有真的病变。

急诊护理决定性的作用在于快速完成对患者的评估，并且在早期对 ACS 高危人群提供及时的紧急看护照顾，使病情缓解。据统计，在美国每年有 100 万人发生 AMI，约 25％的患者在到达急诊科前死亡。那些到达医院的患者仍有死亡可能。

2.Antman 危险评分量表

2002 年 Antman 等建立了早期危险评估的 7 分危险评分量表。

（1）年龄＞65 岁。

（2）存在 3 个以上冠心病危险因素。

（3）既往血管造影证实有冠状动脉阻塞。

（4）胸痛发作时心电图有 ST 段改变。

（5）24 小时内有 2 次以上心绞痛发作。

（6）7 天内应用了阿司匹林。

（7）心肌坏死标记物升高。

具有上述危险因素的患者出现死亡、心肌梗死或须需血管重建的负性心脏事件的可能性增高。评分越高危险性越大，且这些患者从低分子肝素、血小板 GPⅡb/Ⅲa 受体阻滞剂和心脏介入等治疗中获益也越大。这一评分系统简单易行，使早期对患者进行客观的危险分层成为可能，有利于指导临床对患者进行及时正确的治疗。

（三）急救护理

1.早期干预原则

在急诊情况下，一旦胸痛患者明确了 ACS 的诊断，快速和有效的干预即迅速开始。1999 年在美国心脏病学会（ACC）和美国心脏联合会（AHA）制定的 ACS 治疗指南中曾推荐患者应在发病10 分钟内到达急诊科，对所有不稳定心绞痛患者给予吸氧、静脉输液、连续的心电图（ECG）监护。并依据临床表现将患者分为高度危险、中度危险和低度危险。高度危险患者严格管理，低度危险患者必须按监护程序治疗，并定期随访，急诊护士和医师必须精确地估定患者的危险层次。

2.干预时间分期

近来国外有学者将早期干预分为 4 个节段,称为 4Ds。

时间 0(症状,Symptom):症状开始时间点,它代表着冠状动脉闭塞的时间,虽然它是个比较好的指标,但不是完美的时间点。

时间 1(门口,Door):患者入急诊科的时间点。

时间 2(资料,Data):患者进行初步检查及心电图等材料的时间点。

时间 3(决定,Decision):决定是否进行溶栓治疗或进一步检查。

时间 4(药物,Drug):开始用药物或治疗的时间点。

其中时间 1~2:6~11 分钟;2~3:20~22 分钟;3~4:20~37 分钟。

GISSI-2 研究中,不足 30% 的患者在症状发生后 3 小时才得到治疗。平均耽搁时间在 3~5 小时,其主要原因是以下几点。

(1)患者本身的耽搁:患者在就医问题上耽搁时间是延误时间的一个主要因素,其原因多在患者发病初期症状较轻、未意识到病情的严重性,或地处偏僻,交通不便。

(2)运送患者的过程:患者发病后运送至医院途中,也要耽搁一些时间,据估计一般为30分钟到数小时。

(3)医院内耽搁:患者到达医院以后耽搁时间是相当普遍的。在多数研究中,从患者到达医院至实施溶栓治疗,平均耽搁45~90 分钟。

在症状发作不到 1 小时内接受治疗的患者 6 周病死率为 3.2%;在症状发作 4 小时接受治疗的患者6 周病死率为 6.2%。事实上,非常早期的综合治疗(包括市区及郊区)可减少 50% 心肌梗死的发病率。4Ds 在减少从发病到处理的时间延误方面发挥了积极作用。

3.急诊过程耽搁

ACS 患者急诊就诊耽搁主要原因:①患者到医院接受医师检查时;②对患者胸痛评估时,因为这需要仔细观察;③做 ECG 时;④在当诊断技师不能及时识别 ST 变化,ECG 报告延迟传递到内科医师时。

为避免这些急诊耽搁,有些医院尝试由急诊科护士做 ECG,并直接由医师快速阅读 ECG。还可自行设计护理观察记录文书,既节省了护士书写的时间,又提高了护理质量标准。

4.一般急救措施

(1)立即让患者采取舒适体位,合并心力衰竭者给半卧位。

(2)常规给予吸氧,3~5 L/min。

(3)连接好心电监护电极和测血压的袖带(注意电极位置应避开除颤区域和心电图胸前导联位置)。开启心电监护和无创血压监护,必要时给予血氧饱和度监护。

(4)协助给患者做全导联心电图作为基础心电图,以便对照。

(5)在左上肢和左下肢建立静脉通路,均留置 Y 形静脉套管针(以备抢救和急诊介入手术中方便用药)。

(6)备好急救药品和除颤器。

(7)抗凝疗法:给予嚼服肠溶阿司匹林 100~300 mg,或加用氯吡格雷片 75 mg,1 次/天,皮下注射低分子肝素等。

(8)介入疗法:对于 ACS 患者的治疗尤其是急性心肌梗死,尽快重建血运极为重要,对行急诊 PCI 的患者应迅速做好术前各项准备。

5.急诊冠状动脉介入治疗(PCI)的术前准备

(1)首先向患者及家属介绍介入诊断和治疗的目的、方法、优点。

(2)急查血常规,血凝全套,心肌酶谱,甲、乙、丙肝抗体,抗 HIV 等,术区备皮,做碘过敏皮试。

(3)让患者排空膀胱,必要时留置导尿管。

(4)嚼服肠溶阿司匹林 0.3 g,口服氯吡格雷片 300 mg,备好沙袋、氧气袋,全程监护,护送患者到导管室。

6.急诊 PCI 术后监护

(1)患者返回病房后,护士立即进行心电、血压的监护,注意心率(律)变化。

(2)急诊 PCI 患者术后常规留置动脉鞘管 6～12 小时。嘱患者术侧肢体伸直制动,防止鞘管脱出、折断和术侧肢体的血栓形成。观察术区有无渗血,触摸双侧足背动脉搏动情况,皮肤颜色和肢体温度的变化。协助按摩术侧肢体。

(3)动脉鞘管拔管前向患者说明拔管的简要过程,消除紧张心理。医师拔管时,护士应准备好急救药品,如阿托品、多巴胺等,观察患者心电监护和血压。拔管后,穿刺部位进行加压包扎,观察有无渗血,保持局部清洁无菌,严格交接班并作好记录。

（四）心肌耗氧量与护理

在 ACS 发病的极早期患者心肌脆弱,电活动极不稳定,心脏供血和耗氧量之间的矛盾非常突出。因此在发病早期,尤其是 24 小时以内,限制患者活动,降低心肌耗氧量,缓解心肌供血和需求之间的矛盾,对保证患者平稳度过危险期,促进心肌恢复,具有非常重要的意义。

1.心肌耗氧量

影响心肌耗氧量的主要因素有心脏收缩功、室壁张力、心肌体积。Katz 提出以二项乘积(double-product,D-P)作为心肌耗氧量的指标,其公式为最大血压乘以心率。由于该指标计算方法简单,可重复性好,临床研究证实其与心肌耗氧量的真实情况相关性好,已被广泛应用于临床。

2.排便动作

各种干预因素都可以引起 D-P 的增加,排便时患者需要屏住呼吸,使膈肌下沉,收缩腹肌,增加腹压,这一使力的动作,加上卧位排便造成的紧张、不习惯等因素,会导致血压升高和心率加快,从而加重心脏负担,使心脏的氧供和氧耗之间失衡,增加心律失常的发生危险。因此在护理中:①必须确实保证 ACS 患者大便通畅,如给予缓泻剂、开塞露等;②另有研究表明,坐位排便的运动强度低于卧位排便,故对无法适应卧位排便的患者在监护的情况下试行坐位排便,以缓解其焦虑情绪;③在患者排便期间还必须加强监护,要有护士在场,以应付可能出现的意外情况。

3.接受探视

患者接受探视时 D-P 增加明显。亲友的来访使患者情绪激动,交感神经兴奋,心脏兴奋性增强,心肌耗氧量增加,尤其是来访者表现的过度紧张和不安时更是如此。因此在护理中:①应尽可能地减少探视的次数。②对来访者应事先进行教育,说明避免患者情绪波动对患者康复的意义。③对经济有困难的患者,应劝其家属暂不谈及经费问题。

4.音乐疗法

曾有研究表明,对心肌梗死及不稳定心绞痛患者进行音乐疗法,可使其情绪稳定,交感神经活动减少,副交感神经活动增强,从而使心肌耗氧量减少。但有些研究没有得出类似的结果,其原因可能是对象和乐曲的选择有问题，很难想象一个乐盲和一个音乐家对同一首曲子会有同样的反映，也很难想象一个人在听到音乐和听到哀乐时会有一样的心情。因此，在进行音乐疗法时应加强针对性。

（孙　辉）

第二节　心源性猝死

一、疾病概述

（一）概念和特点

心源性猝死（sudden cardiac death，SCD）是指由心脏原因引起的急性症状发作后以意识突然丧失为特征的、自然死亡。世界卫生组织将发病后立即或24小时以内的死亡定为猝死，2007年美国ACC会议上将发病1小时内死亡定为猝死。

据统计，全世界每年有数百万人因心源性猝死丧生，占死亡人数的15%～20%。美国每年有约30万人发生心源性猝死，占全部心血管病死亡人数的50%以上，而且是20～60岁男性的首位死因。在我国，心源性猝死也居死亡原因的首位，虽然没有大规模的临床流生病学资料报道，但心源性猝死比例在逐年增高，且随年龄增加发病率也逐渐增高，老年人心源性猝死的概率高达80%～90%。

心源性猝死的发病率男性较女性高，美国Framingham 20年随访冠心病猝死发病率男性为女性的3.8倍；北京市的流行病学资料显示，心源性猝死的男性年平均发病率为10.5/10万，女性为3.6/10万。

（二）相关病理生理

冠状动脉粥样硬化是最常见的病理表现，病理研究显示心源性猝死患者急性冠状动脉内血栓形成的发生率为15%～64%。陈旧性心梗也是心源性猝死的病理表现，这类患者也可见心肌肥厚、冠状动脉痉挛、心电不稳与传导障碍等病理改变。

心律失常是导致心源性猝死的重要原因，通常包括致命性快速心律失常、严重缓慢性心律失常和心室停顿。致命性快速心律失常导致冠状动脉血管事件、心肌损伤、心肌代谢异常和/或自主神经张力改变等因素相互作用，从而引起的一系列病理生理变化，引发心源性猝死，但其最终作用机制仍无定论。严重缓慢性心律失常和心室停顿的电生理机制是当窦房结和/或房室结功能异常时，次级自律细胞不能承担起心脏的起搏功能，常见于病变弥漫累及心内膜下浦肯野纤维的严重心脏疾病。

非心律失常导致的心源性猝死较少，常由心脏破裂、心脏流入和流出道的急性阻塞、急性心脏压塞等原因导致。心肌电机械分离是指心肌细胞有电兴奋的节律活动，而无心肌细胞的机械收缩，是心源性猝死较少见的原因之一。

（三）病因与危险因素

1.基本病因

绝大多数心源性猝死发生在有器质性心脏病的患者。Braunward认为心源性猝死的病因有十大类:①冠状动脉疾病;②心肌肥厚;③心肌病和心力衰竭;④心肌炎症、浸润、肿瘤及退行性变;⑤瓣膜疾病;⑥先天性心脏病;⑦心电生理异常;⑧中枢神经及神经体液影响的心电不稳;⑨婴儿猝死综合征及儿童猝死;⑩其他。

(1)冠状动脉疾病:主要包括冠心病及其引起的冠状动脉栓塞或痉挛等。而另一些较少见的,如先天性冠状动脉异常、冠状动脉栓塞、冠状动脉炎、冠状动脉机械性阻塞等都是引起心源性猝死的原因。

(2)心肌问题和心力衰竭:心肌的问题引起的心源性猝死常在剧烈运动时发生,其机制认为是心肌电生理异常的作用。慢性心力衰竭患者由于其射血分数较低常常引发猝死。

(3)瓣膜疾病:在瓣膜病中最易引发猝死的是主动脉瓣狭窄,瓣膜狭窄引起心肌突发性、大面积的缺血而导致猝死。梅毒性主动脉炎、主动脉扩张引起主动脉瓣关闭不全时引起的猝死也不少见。

(4)电生理异常及传导系统的障碍:心传导系统异常、QT间期延长综合征、不明或未确定原因的室颤等都是引起心源性猝死的病因。

2.主要危险因素

(1)年龄:从年龄关系而言,心源性猝死有两个高峰期,即出生后至6个月内及45～75岁之间。成年人心源性猝死的发病率随着年龄增长而增长,而老年人是成年人心源性猝死的主要人群。随着年龄的增长,高血压、高血脂、心律失常、糖尿病、冠心病和肥胖的发生率增加,这些危险因素促进了心源性猝死的发生率。

(2)冠心病和高血压:在西方国家,心源性猝死约80%是由冠心病及其并发症引起。冠心病患者发生心肌梗死后,左室射血分数降低是心源性猝死的主要因素。高血压是冠心病的主要危险因素,且在临床上两种疾病常常并存。高血压患者左室肥厚、维持血压应激能力受损、交感神经控制能力下降,易出现快速心律失常而导致猝死。

(3)急性心功能不全和心律失常:急性心功能不全患者心脏机械功能恶化时,可出现心肌电活动紊乱,引发心力衰竭患者发生猝死。临床上多种心脏病理类型几乎都是由心律失常恶化引发心源性猝死。

(4)抑郁:其机制可能是抑郁患者交感或副交感神经调节失衡,导致心脏的电调节失调所致。

(5)时间:美国Framingham 38年随访资料显示,猝死发生以7～10时和16～20时为两个高峰期,这可能与此时生活、工作紧张,交感神经兴奋,诱发冠状动脉痉挛,导致心律失常有关。

(四)临床表现

心源性猝死可分为四个临床时期:前驱期、终末事件期、心搏骤停期与生物学死亡期。

1.前驱期

前驱症状表现形式多样,具有突发性和不可测性,如在猝死前数天或数月,有些患者可出现胸痛、气促、疲乏、心悸等非特异性症状,但也可无任何前驱症状,瞬间发生心脏骤停。

2.终末事件期

终末事件期是指心血管状态出现急剧变化到心搏骤停发生前的一段时间,时间从瞬间到1小时不等。心源性猝死所定义时间多指该时期持续的时间。其典型表现包括:严重胸痛、急性呼吸困难、突发心悸或眩晕等。在猝死前常有心电活动改变,其中以致命性快速心律失常和室性异位搏动为主因室颤猝死者,常先有室性心动过速,少部分以循环衰竭为死亡原因。

3.心搏骤停期

心搏骤停后脑血流急剧减少,患者出现意识丧失,伴有局部或全身的抽搐。心搏骤停刚发生时可出现叹息样或短促痉挛性呼吸,随后呼吸停止伴发绀,皮肤苍白或发绀,瞳孔散大,脉搏消失二便失禁。

4.生物学死亡期

从心搏骤停至生物学死亡的时间长短取决于原发病的性质和复苏开始时间。心搏骤停后4～6分钟脑部出现不可逆性损害,随后经数分钟发展至生物学死亡。心搏骤停后立即实施心肺复苏和除颤是避免发生生物学死亡的关键。

（五）急救方法

1.识别心搏骤停

在最短时间内判断患者是否发生心搏骤停。

2.呼救

在不影响实施救治的同时,设法通知急救医疗系统。

3.初级心肺复苏

初级心肺复苏即基础生命活动支持,包括人工胸外按压、开放气道和人工呼吸,被简称 CBA三部曲。如果具备 AED 自动电除颤器,应联合应用心肺复苏和电除颤。

4.高级心肺复苏

高级心肺复苏即高级生命支持,是在基础生命支持的基础上,应用辅助设备、特殊技术等建立更为有效的通气和血运循环,主要措施包括气管插管、电除颤转复心律、建立静脉通道并给药维护循环等。在这一救治阶段应给予心电、血压、血氧饱和度及呼气末二氧化碳分压监测,必要时还需进行有创血流动力学监测,如动脉血气分析、动脉压、中心动脉压、肺动脉压、肺动脉楔压等。早期电除颤对于救治心搏骤停至关重要,如有条件越早进行越好。心肺复苏的首选药物是肾上腺素,每 3～5 分钟重复静脉推注 1 mg,可逐渐增加剂量到 5 mg。低血压时可使用去甲肾上腺素、多巴胺、多巴酚丁胺等,抗心律失常药物常用胺碘酮、利多卡因、β 受体阻滞剂等。

5.复苏后处理

处理原则是维护有效循环和呼吸功能,特别是维持脑灌注,预防再次发生心搏骤停,维护水电解质和酸碱平衡,防治脑水肿、急性肾衰竭和继发感染等,其中重点是脑复苏提高营养补充。

（六）预防

1.识别高危人群、采用相应预防措施

对高危人群,针对其心脏基础疾病采用相应的预防措施能减少心源性猝死的发生率,如对冠心病患者采用减轻心肌缺血、预防心梗或缩小梗死范围等措施;对急性心梗、心梗后充血性心衰的患者应用 β 受体阻滞剂;对充血性心衰患者应用血管紧张素转换酶抑制剂。

2.抗心律失常

胺碘酮在心源性猝死的二级预防中优于传统的Ⅰ类抗心律失常药物。抗心律失常的外科手术治疗对部分药物治疗效果欠佳的患者有一定的预防心源性猝死的作用。近年研究证明,埋藏式心脏复律除颤器(implantable cardioverter defibrillator,ICD)能改善一些高危患者的预后。

3.健康知识和心肺复苏技能的普及

高危人群尽量避免独居,对其及家属进行相关健康知识和心肺复苏技能的普及。

二、护理评估

(一)一般评估

(1)识别心搏骤停:当发现无反应或突然倒地的患者时,首先观察其对刺激的反应,并判断有无呼吸和大动脉搏动。判断心搏骤停的指标包括:意识突然丧失或伴有短阵抽搐;呼吸断续,喘息,随后呼吸停止;皮肤苍白或明显发绀,瞳孔散大,大小便失禁;颈、股动脉搏动消失;心音消失。

(2)患者主诉:胸痛、气促、疲乏、心悸等前驱症状。

(3)相关记录:记录心搏骤停和复苏成功的时间。

(4)复苏过程中须持续监测血压、血氧饱和度,必要时进行有创血流动力学监测。

(二)身体评估

1.头颈部

轻拍肩部呼叫,观察患者反应、瞳孔变化情况、气道内是否有异物。手指于胸锁乳突肌内侧沟中检测颈总动脉搏动(耗时不超过 10 秒)。

2.胸部

视诊患者胸廓起伏,感受呼吸情况,听诊呼吸音判断自主呼吸恢复情况。

3.其他

观察全身皮肤颜色及肢体活动情况,触诊全身皮肤温湿度等。

(三)心理-社会因素

复苏后应评估患者的心理反应与需求,家庭及社会支持情况,引导患者正确配合疾病的治疗与护理。

(四)辅助检查结果评估

(1)心电图:显示心室颤动或心电停止。

(2)各项生化检查情况和动脉血气分析结果。

(五)常用药物治疗效果的评估

1.血管升压药的评估要点

(1)用药剂量和速度、用药的方法(静脉滴注、注射泵/输液泵泵入)的评估与记录。

(2)血压的评估:患者意识是否恢复,血压是否上升到目标值,尿量、肤色和肢端温度的改变等。

2.抗心律失常药的评估要点

(1)持续监测心电,观察心律和心率的变化,评估药物疗效。

(2)不良反应的评估:应观察用药后不良反应是否发生,如使用胺碘酮可能引起窦性心动过缓、低血压等现象,使用利多卡因可能引起感觉异常、窦房结抑制、房室传导阻滞等。

三、主要护理诊断/问题

(一)循环障碍

与心脏收缩障碍有关。

(二)清理呼吸道无效

与微循环障碍、缺氧和呼吸形态改变有关。

（三）潜在并发症

脑水肿、感染、胸骨骨折等。

四、护理措施

（一）快速识别心搏骤停，正确及时进行心肺复苏和除颤

心源性猝死抢救成功的关键是快速识别心搏骤停和启动急救系统，尽早进行心肺复苏和复律治疗。快速识别是进行心肺复苏的基础，而及时行心肺复苏和尽早除颤是避免发生生物学死亡的关键。

（二）合理饮食

多摄入水果、蔬菜和黑鱼等易消化的清淡食物，可通过改善心律变异性预防心源性猝死。

（三）用药护理

应严格按医嘱用药，并注意观察常用药的疗效和毒副作用，发现问题及时处理等。

（四）心理护理

复苏后部分患者会对曾发生的猝死产生明显的恐惧和焦虑心情，应帮助患者正确评估所面对情况，鼓励患者和积极参与治疗和护理计划的制订，使之了解心源性猝死的高危因素和救治方法。帮助患者建立良好有效的社会支持系统，帮助患者克服恐惧和焦虑的情绪。

（五）健康教育

1.高危人群

对高危人群，如冠心病患者应教会患者及家属了解心源性猝死早期出现的症状和体征，做到早发现、早诊断、早干预。教会家属基本救治方法和技能，患者外出时随身携带急救物品和救助电话，以方便得到及时救助。

2.用药原则

按时、正确服用相关药物，让患者了解常用药物不良反应及自我观察要点。

五、急救效果的评估

（1）患者意识清醒。

（2）患者恢复自主呼吸和心跳。

（3）患者瞳孔缩小。

（4）患者大动脉搏动恢复。

（孙　辉）

第三节　心源性休克

心源性休克是指由于严重的心脏泵功能衰竭或心功能不全导致心排血量减少，各重要器官和周围组织灌注不足而发生的一系列代谢和功能障碍综合征。

一、临床表现

多数心源性休克患者在出现休克之前有相应心脏病史和原发病的各种表现，如急性肌梗死

患者可表现严重心肌缺血症状,心电图可能提示急性冠状动脉供血不足,尤其是广泛的前壁心肌梗死;急性心肌炎者则可有相应感染史,并有发热、心悸、气短及全身症状,心电图可有严重心律失常;心脏手术后所致的心源性休克,多发生于手术1周内。

心源性休克目前国内外比较一致的诊断标准如下。

(1)收缩压低于12.0 kPa(90 mmHg)或原有基础血压降低4.0 kPa(30 mmHg),非原发性高血压患者一般收缩压小于10.7 kPa(80 mmHg)。

(2)循环血量减少:①尿量减少,常少于20 mL/h;②神志障碍、意识模糊、嗜睡、昏迷等;③周围血管收缩,伴四肢厥冷、冷汗、皮肤湿凉、脉搏细弱快速、颜面苍白或发绀等外周循环衰竭表现。

(3)纠正引起低血压和低心排血量的心外因素(低血容量、心律失常、低氧血症、酸中毒等)后,休克依然存在。

二、诊断

(1)有急性心肌梗死、急性心肌炎、原发或继发性心肌病、严重的恶性心律失常、具有心肌毒性的药物中毒、急性心脏压塞及心脏手术等病史。

(2)早期患者烦躁不安、面色苍白、诉口干、出汗,但神志尚清;后逐渐表情淡漠、意识模糊、神志不清直至昏迷。

(3)体检心率逐渐增快,常>120次/分。收缩压<10.6 kPa(80 mmHg),脉压<2.7 kPa(20 mmHg)严重时血压测不出。脉搏细弱,四肢厥冷,肢端发绀,皮肤出现花斑样改变。心音低钝,严重者呈单音律。尿量<17 mL/h,甚至无尿。休克晚期出现广泛性皮肤、黏膜及内脏出血,即弥散性血管内凝血,以及多器官衰竭。

(4)血流动力学监测提示心脏指数降低、左室舒张末压升高等相应的血流动力学异常。

三、检查

(1)血气分析。

(2)弥散性血管内凝血的有关检查:血小板计数及功能检测、出凝血时间、凝血酶原时间、凝血因子Ⅰ、各种凝血因子和纤维蛋白降解产物(FDP)。

(3)必要时做微循环灌注情况检查。

(4)血流动力学监测。

(5)胸部X线片、心电图,必要时做动态心电图检查,条件允许时行床旁超声心动图检查。

四、治疗

(一)一般治疗

(1)绝对卧床休息,有效止痛,由急性心肌梗死所致者给予吗啡3~5 mg或派替啶50 mg,静脉注射或皮下注射,同时予地西泮、苯巴比妥。

(2)建立有效的静脉通道,必要时行深静脉插管。留置导尿管监测尿量。持续心电、血压、血氧饱和度监测。

(3)氧疗:持续吸氧,氧流量一般为4~6 L/min,必要时行气管插管或气管切开、人工呼吸机辅助呼吸。

（二）补充血容量

首选低分子右旋糖苷 250～500 mL 静脉滴注,或 0.9％氯化钠液、平衡液 500 mL,静脉滴注,最好在血流动力学监护下补液严格控制滴速,前 20 分钟内快速补液 100 mL,如中心静脉压上升不超过 0.2 kPa（1.5 mmHg）,可继续补液直至休克改善,或输液总量达 500～750 mL。无血流动力学监护条件者可参照以下指标进行判断:诉口渴,外周静脉充盈不良,尿量＜30 mL/h,尿比重＞1.02,中心静脉压＜0.8 kPa（6 mmHg）,则表明血容量不足。

（三）血管活性药物的应用

首选多巴胺或与间羟胺联用,从 2～5 μg/（kg·min）开始渐增剂量,在此基础上根据血流动力学资料选择血管扩张剂:①肺充血而心排血量正常,肺毛细血管嵌顿压＞2.4 kPa（18 mmHg）,而心脏指数＞2.2 L/（min·m²）时,宜选用静脉扩张剂,如硝酸甘油 15～30 μg/min,静脉滴注或泵入,并可适当利尿。②心排血量低且周围灌注不足,但无肺充血,即心脏指数＜2.2 L/（min·m²）,肺毛细血管嵌顿压＜2.4 kPa（18 mmHg）而肢端湿冷时,宜选用动脉扩张剂,如酚妥拉明 100～300 μg/min,静脉滴注或泵入,必要时增至 1 000～2 000 μg/min。③心排血量低且有肺充血及外周血管痉挛,即心脏指数＜2.2 L/（min·m²）,肺毛细血管嵌顿压＜2.4 kPa（18 mmHg）而肢端湿冷时,宜选用硝普钠,10 μg/min 开始,每 5 分钟增加5～10 μg/min,常用量为 40～160 μg/min,也有高达 430 μ/min 才有效。

（四）正性肌力药物的应用

1.洋地黄制剂

一般在急性心肌梗死的 24 小时内,尤其是 6 小时内应尽量避免使用洋地黄制剂,在经上述处理休克无改善时可酌情使用毛花苷 C 0.2～0.4 mg,静脉注射。

2.拟交感胺类药物

对心排血量低,肺毛细血管嵌顿压不高,体循环阻力正常或低下,合并低血压时选用多巴胺,用量同前;而心排血量低,肺毛细血管嵌顿压高,体循环血管阻力和动脉压在正常范围者,宜选用多巴酚丁胺5～10 μg/（kg·min）,亦可选用多培沙明 0.25～1.00 μg/（kg·min）。

3.双异吡啶类药物

常用氨力农 0.5～2.0 mg/kg,稀释后静脉注射或静脉滴注,或米力农 2～8 mg,静脉滴注。

（五）其他治疗

1.纠正酸中毒

常用 5％碳酸氢钠或摩尔乳酸钠,根据血气分析结果计算补碱量。

2.激素应用

早期（休克 4～6 小时内）可尽早使用糖皮质激素,如地塞米松 10～20 mg 或氢化可的松 100～200 mg,必要时每 4～6 小时重复 1 次,共用 1～3 天,病情改善后迅速停药。

3.纳洛酮

首剂 0.4～0.8 mg,静脉注射,必要时在 2～4 小时后重复 0.4 mg,继以 1.2 mg 置于 500 mL 液体内,静脉滴注。

4.机械性辅助循环

经上述处理后休克无法纠正者,可考虑主动脉内气囊反搏（IABP）、体外反搏、左室辅助泵等机械性辅助循环。

5.原发疾病治疗

如急性心肌梗死患者应尽早进行再灌注治疗,溶栓失败或有禁忌证者应在 IABP 支持下进行急诊冠状动脉成形术;急性心脏压塞者应立即心包穿刺减压;乳头肌断裂或室间隔穿孔者应尽早进行外科手术修补等。

6.心肌保护

1,6-二磷酸果糖 5~10 g/d,或磷酸肌酸 2~4 g/d,酌情使用血管紧张素转换酶抑制剂等。

（六）防治并发症

1.呼吸衰竭

包括持续氧疗,必要时呼气末正压给氧,适当应用呼吸兴奋剂,如尼可刹米 0.375 g 或洛贝林 3~6 mg,静脉注射;保持呼吸道通畅,定期吸痰,预防感染等。

2.急性肾衰竭

注意纠正水、电解质紊乱及酸碱失衡,及时补充血容量,酌情使用利尿剂如呋塞米 20~40 mg,静脉注射。必要时可进行血液透析、血液滤过或腹膜透析。

3.保护脑功能

使用脱水剂及糖皮质激素,合理使用兴奋剂及镇静剂,适当补充促进脑细胞代谢药,如脑活素、胞磷胆碱、三磷酸腺苷等。

4.防治弥散性血管内凝血（DIC）

休克早期应积极应用低分子右旋糖苷、阿司匹林、双嘧达莫等抗血小板及改善微循环药物。有 DIC 早期指征时应尽早使用肝素抗凝,首剂 3 000~6 000 U,静脉注射,后续以 500~1 000 U/h,静脉滴注,监测凝血时间调整用量,后期适当补充消耗的凝血因子。对有栓塞表现者可酌情使用溶栓药如小剂量尿激酶(25 万~50 万 U)或链激酶。

五、护理

（一）急救护理

（1）护理人员熟练掌握常用仪器、抢救器材及药品。

（2）各抢救用物定点放置、定人保管、定量供应、定时核对、定期消毒,使其保持完好备用状态。

（3）患者一旦发生晕厥,应立即就地抢救并通知医师。

（4）应及时给予吸氧,建立静脉通道。

（5）按医嘱准、稳、快地使用各类药物。

（6）若患者出现心脏骤停,立即进行心、肺、脑复苏。

（二）护理要点

1.给氧用面罩或鼻导管给氧

面罩要严密,鼻导管吸氧时,导管插入要适宜,调节氧流量 4~6 L/min,每天更换鼻导管一次,以保持导管通畅。如发生急性肺水肿时,立即给患者端坐位,两腿下垂,以减少静脉回流,同时加用 30％乙醇吸氧,降低肺泡表面张力,特别是患者咳大量粉红色泡沫样痰时,应及时用吸引器吸引,保持呼吸道通畅,以免发生窒息。

2.建立静脉输液通道

迅速建立静脉通道。护士应建立静脉通道 1~2 条。在输液时,输液速度应控制,应当根据心率、血压等情况,随时调整输液速度,特别是当液体内有血管活性药物时,更应注意输液通畅,避免管道滑脱、输液外渗。

3.尿量观察

记录单位时间内尿量的观察,是对休克病情变化及治疗有十分重要意义的指标。如果患者6小时无尿或每小时少于20～30 mL,说明肾小球滤过量不足,如无肾实质变说明血容量不足。相反,每小时尿量大于30 mL,表示微循环功能良好,肾血灌注好,是休克缓解的可靠指标。如果血压回升,而尿量仍很少,考虑发生急性肾功衰竭,应及时处理。

4.血压、脉搏、外周循环的观察

血压变化直接标志着休克的病情变化及预后,因此,在发病几小时内应严密观察血压,15～30分钟一次,待病情稳定后1～2小时观察一次。若收缩压下降到10.7 kPa(80 mmHg)以下,脉压小于2.7 kPa(20 mmHg)或患者原有高血压,血压的数值较原血压下降4.0 kPa(30 mmHg)以上,要立即通知医师迅速给予处理。

脉搏的快慢取决于心率,其节律是否整齐,也与心搏节律有关,脉搏强弱与心肌收缩力及输出量有关。所以休克时脉搏在某种程度上反映心脏功能,同时,临床上脉搏的变化,往往早于血压变化。

心源性休克由于心排血量减少,外周循环灌注量减少,血流留滞,末梢发生发绀,尤其以口唇、黏膜及甲床最明显,四肢也因血运障碍而冰冷,皮肤潮湿。这时,即使血压不低,也应按休克处理。当休克逐步好转时,外周循环得到改善,发绀减轻,四肢转温。因此,末梢的变化也是休克病情变化的一个标志。

5.心电监护的护理患者入院后

立即建立心电监护,通过心电监护可及时发现致命的室速或室颤。当患者入院后一般监测24～48小时,有条件可直到休克缓解或心律失常纠正。常用标准Ⅱ导进行监测,必要时描记心电记录。在监测过程中,要严密观察心律、心率的变化。对于频发室早(每分钟5个以上)、多源性室早、室早呈二联律、三联律、室性心动过速、R-on-T、R-on-P(室早落在前一个P波或T波上),立即报告医师,积极配合抢救,准备各种抗心律失常药,随时做好除颤和起搏的准备,分秒必争,以挽救患者的生命。

最后,还必须做好患者的保温工作,防止呼吸道并发症和预防压疮等方面的基础护理工作。

(孙　辉)

第四节　心力衰竭

心力衰竭是由于心脏器质性或功能性疾病损害心室充盈和射血能力而引起的一组临床综合征。心力衰竭(简称心衰)是一种渐进性疾病,其主要临床表现是呼吸困难、疲乏和液体潴留,但不一定同时出现。绝大多数情况下是指各种心脏疾病引起心肌收缩力下降,使心排血量不能满足机体代谢需要,器官、组织血液灌注减少,出现肺循环和/或体循环静脉淤血的临床综合征。少数情况下心肌收缩力尚可使心排血量维持正常,但异常增高的左心室充盈压使肺静脉回流受阻,导致肺循环淤血。心力衰竭按发展速度可分为急性心衰和慢性心衰,以慢性居多;按发生的部位可分为左心、右心和全心衰竭;按左室射血分数是否正常可分为射血分数降低和射血分数正常两类,替代了以往收缩性心力衰竭和舒张性心力衰竭的概念。

一、慢性心力衰竭

慢性心力衰竭是大多数心血管疾病的最终归宿,也是最主要的死亡原因。在西方国家,引起慢性心力衰竭的基础心脏病以高血压、冠心病为主;在我国,过去以心瓣膜病为主,如今冠心病和高血压也已成为心力衰竭的最常见病因,瓣膜病和心肌病位于其后。

（一）病因

1.基本病因

(1)原发性心肌损害。①缺血性心肌损害:冠心病心肌缺血和/或心肌梗死是最常见的原因。②心肌炎和心肌病:各种类型的心肌炎和心肌病均可导致心衰,其中病毒性心肌炎及原发性扩张型心肌病最多见。③心肌代谢障碍性疾病:最常见于糖尿病心肌病,而维生素 B_1 缺乏和心肌淀粉样变性等均属罕见。

(2)心脏负荷过重。①压力负荷(后负荷)过重:心脏收缩期射血阻力增加,常见原因有高血压、主动脉瓣狭窄、肺动脉高压、肺动脉瓣狭窄等。②容量负荷(前负荷)过重:心脏舒张期所承受的容量负荷增加,常见于主动脉瓣或肺动脉瓣关闭不全、房间隔缺损、室间隔缺损、动脉导管未闭等。③伴有全身血容量增多或循环血容量增多的疾病如慢性贫血、甲状腺功能亢进等,心脏的容量负荷也必然增加。

2.诱因

据统计有 $80\%\sim90\%$ 的慢性心力衰竭是在原有心脏病的基础上,由一些增加心脏负荷的因素所诱发,常见的诱发因素有以下几种。

(1)感染:呼吸道感染是最常见、最重要的诱因,其次为感染性心内膜炎、全身感染等。

(2)心律失常:心房颤动是诱发心力衰竭的重要因素,亦可见于其他各种类型的快速性心律失常和严重的缓慢性心律失常。

(3)血容量增加:摄入钠盐过多,输液或输血过多、过快等。

(4)生理或心理压力过大:过度体力活动或情绪激动、妊娠和分娩、愤怒等。

(5)其他:合并贫血和甲状腺功能亢进,不恰当停用洋地黄类药物或降压药及原有心脏病变加重等,也可成为发生心力衰竭的诱因。

（二）心功能分级

1.NYHA 心功能分级

(1) Ⅰ级:患者有心脏病,但体力活动不受限制。平时一般的体力活动不引起疲劳、心悸、呼吸困难或心绞痛等症状。

(2) Ⅱ级:体力活动稍受限制。休息时无自觉症状,但平时一般的体力活动会引起疲劳、心悸、呼吸困难或心绞痛,休息后很快缓解。

(3) Ⅲ级:体力活动明显受限。休息时尚无症状,但一般的轻体力活动就会引起疲劳、心悸、呼吸困难或心绞痛,休息较长时间方可缓解。

(4) Ⅳ级:患者有心脏病,体力活动能力完全丧失,休息时仍可存在心力衰竭症状或心绞痛,进行任何体力活动都会使症状加重。

2.ACC/AHA 心功能分级

(1)A 期:有发生心力衰竭的高危险因素但无心脏结构异常或心衰表现。

(2)B 期:有心肌重塑或心脏结构的异常,但无心衰表现。

(3)C 期:目前或既往有心力衰竭表现,包括射血分数降低和射血分数正常两类。

(4)D 期:即难治性终末期心力衰竭。尽管采用了优化的药物治疗,患者症状仍未改善或迅速复发,典型表现为休息或轻微活动即有症状(包括明显的疲劳感),不能完成日常活动,常有心性恶病质表现,并且需要再次和/或延长住院接受强化治疗。

(三)临床表现

1.左心衰竭

左心衰竭临床上最常见,主要表现为肺循环静脉淤血和心排血量降低。

(1)症状:①呼吸困难是左心衰竭最重要和最常见的症状。劳力性呼吸困难最早出现,开始多发生在较重的体力活动时,休息后缓解,随着病情的进展,轻微体力活动时即可出现。发生机制是运动使回心血量增加,左心房压力升高,加重了肺淤血,引起呼吸困难的运动量随心衰程度加重而减少;夜间阵发性呼吸困难是指患者入睡后突然因憋气而惊醒,被迫坐起,轻者端坐休息后可缓解,重者可有哮鸣音,称之为心源性哮喘。此为左心衰竭的典型表现。发生机制有睡眠平卧血液重新分布使肺血量增加,夜间迷走神经张力增高,小支气管收缩,横膈高位,肺活量减少等;端坐呼吸是严重心力衰竭的表现。当肺淤血达到一定程度时,患者不能平卧,因平卧时回心血量增多,且膈肌上抬,使呼吸更为困难。高枕卧位、半卧位甚至端坐位方能使呼吸困难减轻;急性肺水肿是左心衰呼吸困难最严重的形式。②咳嗽也是较早发生的症状,咳嗽多在体力劳动或夜间平卧时加重,同时可咳出白色浆液性泡沫状痰,偶见痰中带血丝,当肺淤血明显加重或有肺水肿时,可咳粉红色泡沫痰。发生机制为肺泡和支气管黏膜淤血所致。肺静脉因长期慢性淤血致压力升高,导致肺循环和支气管血液循环之间形成侧支,在支气管黏膜下形成扩张的血管,一旦破裂可引起大咯血。③低心排血量症状,如疲劳、乏力、头晕、嗜睡、心悸、发绀等,其原因主要是由于心排血量降低,器官、组织灌注不足及代偿性心率加快所致。④严重左心衰竭时肾血流量明显减少,患者可出现少尿,血尿素氮、肌酐升高,并可有肾功能不全的相关症状。

(2)体征:①呼吸加快、交替脉,血压一般正常,有时脉压减小,皮肤黏膜苍白或发绀。②由于肺毛细血管压增高,液体可渗出至肺泡而出现湿性啰音。开始两肺底闻及湿性啰音,有时伴哮鸣音,随病情加重,湿性啰音可遍及全肺。③除基础心脏病的固有体征外,多数患者有左心室增大,心率加快,心尖区可闻及舒张期奔马律,肺动脉瓣区第二心音亢进,亦可出现心律失常。

2.右心衰竭

单纯右心衰竭较少见,右心衰竭主要表现为体循环静脉淤血。

(1)症状。①胃肠道症状:食欲缺乏、恶心、呕吐、腹胀、便秘及上腹疼痛等症状,是右心衰竭最常见的症状,主要是由于胃肠道淤血引起。②劳力性呼吸困难:右心衰竭可由左心衰竭发展而来,单纯性右心衰多由先天性心脏病或肺部疾病所致,两者均可有明显的呼吸困难。

(2)体征。①水肿:是右心衰的典型体征。水肿首先发生在身体的最低垂的部位,起床活动患者,足、踝及胫骨前水肿较明显,尤以下午为甚,为对称性压陷性水肿。卧床患者,则以骶部和大腿内侧水肿较显著。右心衰严重者,可呈全身性水肿。②颈静脉征:颈外静脉充盈、怒张,是右心衰竭的主要体征,并可出现明显搏动。肝颈静脉返流征阳性则更具有特征性。③肝脏体征:肝因淤血肿大常伴有压痛。持续慢性右心衰可引起心源性肝硬化,晚期可出现肝功能受损、黄疸及大量腹水。④心脏体征:除基础心脏病的相应体征外,单纯右心衰竭的患者,剑突下可见明显搏动,可闻及右室舒张期奔马律,亦可因三尖瓣相对关闭不全出现收缩期吹风样杂音。

3.全心衰竭

左、右心衰的临床表现同时存在。全心衰竭时,肺淤血可因右心衰竭、右心排血量减少而减轻,故表现为呼吸困难减轻而发绀加重。

（四）护理目标

患者的呼吸困难减轻,血气分析维持在正常范围;心排血量增加;水肿、腹水减轻或消失;活动耐力增强;无感染及洋地黄中毒和电解质紊乱发生,或一旦发生,能得以及时发现和控制。

（五）护理措施

1.一般护理

(1)休息与活动:休息包括体力和精神休息两个方面,良好的休息可减轻心脏负担,但长期卧床易发生静脉血栓形成甚至肺栓塞,同时也使消化功能降低,肌肉萎缩。因此,应根据心衰患者的病情轻重安排休息。心功能Ⅰ级时,不限制一般的体力活动,积极参加体育锻炼,但避免剧烈运动及重体力劳动;心功能Ⅱ级时,适当限制体力活动,增加午睡时间,强调下午多休息,停止比较剧烈的运动,保证充足的睡眠;心功能Ⅲ级时,严格限制一般的体力活动,每天有充分的休息时间,但日常生活可自理或在他人协作下自理;心功能Ⅳ级时,绝对卧床休息,生活由他人照顾。定时改变体位,防止发生压疮。为防止长期卧床引起静脉血栓形成甚至肺栓塞,便秘、虚弱、直立性低血压的发生,可根据患者病情安排床上肢体运动、床边活动等。

(2)饮食:给予低盐、低热量、高蛋白、高维生素的清淡易消化饮食,避免产气的食物及浓茶、咖啡或辛辣刺激性食物,戒烟、酒;多吃蔬菜、水果,少量多餐,不宜过饱,肥胖者更要适当限制饮食。限制水分和钠盐的摄入,根据患者的具体情况决定每天的饮水量,通常一半量在用餐时摄取,另一半量在两餐之间摄取。必要时行口腔护理,以减轻口渴感。食盐一般限制在每天 5 g 以下,告诉患者及家属低盐饮食的重要性并督促其执行。中度心衰每天摄入量为 2.5～3.0 g,重度心力衰竭控制在 1 g 以下。除了低盐饮食外,还要控制腌制品、发酵的点心、味精、酱油、海产品、罐头、皮蛋、啤酒、碳酸饮料等含钠量高的食品。可用糖、醋、蒜调味以增进食欲。但在应用强效排钠利尿剂时,不宜过分严格限盐,以免引起低钠血症。

(3)排便的护理:指导患者养成每天按时排便的习惯,预防便秘。排便时切忌过度用力,以免增加心脏负荷,甚至诱发严重的心律失常。长期卧床的患者定期变换体位,腹部做顺时针方向的按摩,或每天收缩腹肌数次,必要时使用缓泻剂。

2.病情观察

密切观察患者呼吸困难程度,给氧后发绀情况,肺部啰音的变化、水肿变化情况、血气分析和血氧饱和度等,控制输液量及速度,滴速以 15～30 滴/分为宜,防止输液过多过快。详细记录24 小时液体出入量,准确测量体重并记录。

3.吸氧

一般采用持续吸氧,流量 2～4 L/min,随时清除鼻腔分泌物,保持输氧管通畅。同时观察患者呼吸频率、节律、深度的改变,随时评估呼吸困难的改善情况并做好记录。

4.用药护理

慢性心力衰竭有非药物治疗和药物治疗,前者如休息、限钠盐、吸氧、去除诱因、避免刺激、加强营养等,后者包括利尿剂(治疗心力衰竭最常用的药物)、血管扩张剂、正性肌理药物和其他如血管紧张素转换酶抑制剂(ACEI)、抗醛固酮制剂、β受体阻滞剂等。

(1)洋地黄类药物:①向患者讲解洋地黄类药物治疗的必要性及洋地黄中毒的表现。②给药前应检查心率、心律情况,若心率低于60次/分,或发生节律改变,应暂停给药,并通知医师。③静脉注射用药宜稀释后缓慢注射,一般需10~15分钟。注射后注意观察心率、心律改变及患者反应。④毒性反应的观察及护理。胃肠道症状最常见,表现为食欲缺乏、恶心、呕吐;神经精神症状,常见有头痛、乏力、烦躁、易激动;视觉异常,表现为视物模糊、黄视、绿视等。心脏表现主要有心律失常,常见室性期前收缩呈二联律或三联律、心动过缓、房室传导阻滞等各种类型的心律失常。用药后注意观察疗效及有无上述毒性反应,发现异常时应及时报告医师,并进行相应的处理。⑤洋地黄中毒的处理包括停用洋地黄、补充钾盐、纠正心律失常。立即停用洋地黄是治疗洋地黄中毒的首要措施。可口服或静脉补充氯化钾、门冬氨酸钾镁,停用排钾利尿剂。若有快速性心律失常,可用利多卡因或苯妥英钠。若心动过缓可用阿托品静脉注射或临时起搏器。地高辛中毒可用抗地高辛抗体。

(2)利尿剂:①应用利尿剂前测体重,时间尽量在早晨或日间,以免夜间频繁排尿而影响患者休息;用药后准确记录液体出入量,以判断利尿效果。②观察各类利尿剂的不良反应。噻嗪类利尿剂主要不良反应有电解质紊乱(低钾、低钠、低氯)、高尿酸血症及高血糖;襻利尿剂主要不良反应有水与电解质紊乱、消化道症状、听力障碍等;潴钾利尿剂主要不良反应有胃肠道反应、嗜睡、乏力、皮疹等,不宜同时服用钾盐,高钾血症者禁用。

(3)β受体阻滞剂:β受体阻滞剂可产生心肌收缩力减弱、心率减慢、房室传导时间延长、支气管痉挛、低血糖、血脂升高的不良反应。因此,应监测患者的心音、心率、心律和呼吸,定期查血糖、血脂。

(4)非洋地黄类正性肌力药物和ACEI 长期应用非洋地黄类正性肌力药物可引起心律失常;应用ACEI,可出现低血压、高血钾、干咳、肾功能减退等。故应严密观察病情变化,发现异常及时处理。

5.心理护理

对有焦虑的心衰患者应鼓励患者说出焦虑的感受及原因。加强与患者的沟通,建立良好的护患关系。指导患者进行自我心理调整,减轻焦虑,如放松疗法、转移注意力等,保持积极乐观、轻松愉快的情绪,增强战胜疾病的信心。

6.健康指导

(1)疾病知识指导:指导患者积极治疗原发病,注意避免心力衰竭的诱发因素,如感染(尤其是呼吸道感染)、心律失常、过度劳累、情绪激动、饮食不当等。注意保暖,防止受凉感冒,保持乐观情绪。

(2)活动指导:合理休息与活动,活动应循序渐进,活动量以不出现心悸、气急为原则。保证充足的睡眠。适当活动有利于提高心脏储备力,提高活动耐力,改善心理状态和生活质量。

(3)饮食指导:坚持合理饮食,进食低盐、低脂、低热量、高蛋白、高维生素、清淡易消化的饮食;少量多餐,每餐不宜过饱,多食蔬菜、水果,防止便秘。戒烟、酒;避免浓茶、咖啡及辛辣刺激性食物。

(4)自我监测指导:教会患者及家属自我监测脉搏,观察病情变化,若足踝部出现水肿,突然气急加重、夜尿增多、体重增加,有厌食饱胀感,提示心衰复发。

(5)用药指导:指导患者及家属强心剂、利尿剂等药物服用方法、剂量、不良反应及注意事项。

定期复查,如有不适,及时复诊。

（六）护理评价

患者的呼吸困难得到改善;水肿、腹水减轻或消失,体重减轻,皮肤保持完整;能说出低盐饮食的重要性和服用利尿剂的注意事项;活动耐力增强;体液、电解质、酸碱维持平衡;无感染及洋地黄中毒发生或得到控制。

二、急性心力衰竭

急性心力衰竭是指由于急性心脏病变引起心排血量急剧下降,甚至丧失排血功能,导致组织器官灌注不足和急性淤血的综合征。临床上以急性左心衰竭较常见,主要表现为急性肺水肿,严重者伴心源性休克。为临床上最常见的急危重症之一,抢救是否及时合理与预后密切相关。

（一）病因

1.急性弥漫性心肌损害

急性弥漫性心肌损害常见于急性广泛前壁心肌梗死、乳头肌梗死断裂、急性心肌炎等引起心肌收缩无力,心排血量急剧下降。

2.急性心脏后负荷增加

急性心脏后负荷增加常见于高血压危象、严重瓣膜狭窄、心室流出道梗阻等。

3.急性心脏前负荷增加

急性心脏前负荷增加常见于急性心肌梗死或感染性心内膜炎引起的瓣膜损害、腱索断裂所致瓣膜急性反流、室间隔破裂穿孔等,以及静脉输血、输液过多或过快。

4.心律失常

心律失常常见于原有心脏病的基础上出现快速性（心率＞180 次/分）或缓慢性（心率＜35 次/分）心律失常。

（二）临床表现

1.症状

急性左心衰竭患者病情发展常极为迅速且十分危重。临床表现为突发严重呼吸困难,呼吸频率达30～40 次/分,端坐呼吸,面色灰白、发绀、极度烦躁、大汗淋漓,同时频繁咳嗽,咳出大量白色或粉红色泡沫样痰。极重者可因脑缺氧而致神志模糊。

2.体征

发病刚开始可有一过性血压升高,病情如不缓解,血压可持续下降甚至休克。听诊时两肺满布湿啰音和哮鸣音,心率增快,心尖区第一心音减弱,可闻及舒张期奔马律,肺动脉瓣区第二心音亢进。如不及时抢救,可导致心源性休克而死亡。

（三）护理目标

患者呼吸困难和缺氧改善,情绪逐渐稳定。

（四）护理措施

1.减轻呼吸困难,改善缺氧

(1)体位:立即将患者扶起坐在床边,两腿下垂或半卧位于床上,以减少回心血量、减轻水肿。同时注意防止患者坠床跌伤。

(2)氧疗:给予高流量吸氧,6～8 L/min,并通过20％～30％的乙醇湿化,以降低肺泡内泡沫的表面张力使泡沫消散,增加气体交换面积。通过氧疗将血氧饱和度维持在 95％～98％水平。

对于病情特别严重者可用面罩呼吸机持续加压给氧,一方面可使气体交换加强,另一方面也可对抗组织液向肺泡内渗透。也可加用50%的乙醇湿化,以降低肺泡内泡沫的表面张力,使泡沫破裂,改善通气功能。

(3)迅速建立两条静脉通道,遵医嘱正确使用药物,观察药物疗效与不良反应。

(4)其他:可采用四肢轮流三肢结扎、静脉放血、气囊暂时阻塞下腔静脉、高渗腹膜透析及高位硬膜外麻醉等疗法,以减轻回心血量,改善心功能。

(5)病情观察:严密观察患者的呼吸频率、节律、深度,判断呼吸困难的程度;观察咳嗽的情况、痰的颜色和量、肺内啰音的变化;心率、心律、心音有无异常;患者皮肤的颜色及意识的变化。

2.心理护理

(1)急性期避免在患者面前讨论病情,以减少误解。护理人员在抢救时应镇静,态度热情,操作熟练、忙而不乱,安慰、鼓励患者,以增强其治疗疾病的信心,减轻恐惧与焦虑。

(2)缓解期分析产生恐惧的原因,鼓励患者说出内心的感受。指导患者进行自我放松,如深呼吸、放松疗法等。向患者解释恐惧对心脏的不利影响,使患者主动配合,保持情绪稳定。

3.健康指导

(1)向患者及家属讲解急性左心衰竭的病因及诱因,鼓励患者积极配合治疗原发病,避免诱发因素。定期复诊。

(2)在静脉输液前嘱患者主动告诉护士自己有心脏病史,以便护士在输液时控制输液量及滴速。

(五)护理评价

患者的缺氧得到改善,表现为动脉血气分析值正常,血氧饱和度>90%,呼吸平稳;未发生心源性休克,表现为生命体征平稳;患者对医疗护理的反应表现出平静和信任。

(孙　辉)

第五节　高血压急症

高血压急症是指短时间内(数小时或数天)血压明显升高,舒张压>16.0 kPa(120 mmHg)和/或收缩压>24.0 kPa(180 mmHg),伴有重要器官组织,如心脏、脑、肾、眼底、大动脉的严重功能障碍或不可逆性损害。高血压急症可以发生在高血压患者,表现为高血压危象或高血压脑病;也可发生在其他许多疾病过程中,主要在心、脑血管病急性阶段,如脑出血、蛛网膜下腔出血、缺血性脑卒中、急性左侧心力衰竭伴肺水肿、不稳定型心绞痛、急性主动脉夹层和急、慢性肾衰竭等情况时。

单纯的血压升高并不构成高血压急症,血压的高低也不代表患者的危重程度;是否出现靶器官损害及哪个靶器官受累不仅是高血压急症诊断的关键,也直接决定治疗方案的选择。及时正确处理高血压急症,可在短时间内使病情缓解,预防进行性或不可逆性靶器官损害,降低死亡率。根据降压治疗的紧迫程度,高血压急症可分为紧急和次急两类。前者需要采用静脉途径给药,在几分钟到1小时内迅速降低血压;后者需要在几小时到24小时内降低血压,可使用快速起效的口服降压药。

一、发病机制

长期高血压及伴随的危险因素引起小动脉中层平滑肌细胞增生和纤维化,中动脉、大动脉粥样硬化,管壁增厚和管腔狭窄,导致重要靶器官,如心、脑、肾缺血。在此基础上或在其他许多疾病过程中,因紧张、疲劳、情绪激动、突然停服降压药、嗜铬细胞瘤阵发性高血压发作等诱因,小动脉发生强烈痉挛,血压急剧上升,使重要靶器官缺血加重而产生严重功能障碍或不可逆性损害;或由于过高的血压突破了脑血流自动调节范围,脑组织血流灌注过多引起脑水肿、脑功能障碍。

妊娠时子宫胎盘血流灌注减少,使前列腺素在子宫合成减少,从而促使肾素分泌增加,通过血管紧张素系统使血压升高。

二、临床表现

(一)高血压脑病

高血压脑病常见于急性肾小球肾炎,亦可见于其他原因高血压,但在醛固酮增多症和嗜铬细胞瘤者少见。常表现为剧烈头痛、烦躁、恶心、呕吐、抽搐、昏迷、暂时局部神经体征。舒张压常≥18.7 kPa(130 mmHg),眼底几乎均能见到视网膜动脉强烈痉挛,脑脊液压力可高达 3.9 kPa(400 mmH$_2$O),蛋白增加。经有效的降压治疗,症状可迅速缓解,否则将导致不可逆脑损害。

(二)急进型或恶性高血压

此类多见于中青年,血压显著升高,舒张压持续≥18.7 kPa(130 mmHg),并有头痛、视力减退、眼底出血、渗出和视盘水肿;肾损害突出,持续蛋白尿、血尿与管型尿;若不积极降压治疗,预后很差,常死于肾衰竭、脑卒中、心力衰竭。病理上以肾小球纤维样坏死为特征。

(三)急性脑血管病

急性脑血管病包括脑出血、脑血栓形成和蛛网膜下腔出血。

(四)慢性肾疾病合并严重高血压

原发性高血压可以导致肾小球硬化和肾功能损害。在各种原发或继发性肾实质疾病中,包括各种肾小球肾炎、糖尿病肾病、红斑狼疮肾炎、梗阻性肾病等,出现肾性高血压者可达80%～90%,是继发性高血压的主要原因。随着肾功能损害加重,高血压的出现率、严重程度和难治程度也加重。

(五)急性左侧心力衰竭

高血压是急性心力衰竭最常见的原因之一。

(六)急性冠脉综合征(ACS)

血压升高引起内膜受损而诱发血栓形成致 ACS。

(七)主动脉夹层

主动脉内的血液经内膜撕裂口流入囊样变性的中层,形成血肿,随血流压力的驱动,逐渐在主动脉中层内扩展。临床特点为急性起病,突发剧烈胸、背部疼痛和休克,以及血肿压迫相应的主动脉分支血管时出现的脏器缺血症状。多见于中老年患者,约 3/4 的患者有高血压。超高速CT 和 MRI 能明确诊断,必要时行主动脉造影。一旦诊断明确,立即进行解除疼痛、降低血压、减慢心率的治疗。

(八)子痫

先兆子痫是指以下三项中有两项者:血压＞21.3/14.7 kPa(160/110 mmHg);尿蛋白≥3 g/24 h;

伴水肿、头痛、头晕、视物不清、恶心、呕吐等自觉症状。子痫指妊娠高血压综合征的孕产妇发生抽搐。辅助检查为血液浓缩、血黏度升高、重者肌酐升高、凝血机制异常,眼底可见视网膜痉挛、水肿、出血。

(九)嗜铬细胞瘤

嗜铬细胞瘤可产生和释放大量去甲肾上腺素和肾上腺素,常见的肿瘤部位在肾上腺髓质,也可在其他具有嗜铬组织的部位,如主动脉分叉、胸腹部交感神经节等。临床表现为血压急剧升高,伴心动过速、头痛、苍白、大汗、麻木、手足发冷。发作持续数分钟至数小时。通过发作时尿儿茶酚胺代谢产物香草基杏仁酸(VMA)和血儿茶酚胺的测定可以确诊。

高血压次急症也称为高血压紧迫状态,指血压急剧升高而尚无靶器官损害。允许在数小时内将血压降低,不一定需要静脉用药。包括急进型或恶性高血压无心、肾和眼底损害、先兆子痫、围术期高血压等。

三、诊断与评估

(一)诊断依据

(1)原发性高血压病史。

(2)血压突然急剧升高。

(3)伴有心功能不全、高血压脑病、肾功能不全、视盘水肿、渗出、出血等靶器官严重损害。

(二)评估

发生高血压急症的患者基础条件不同,临床表现形式各异,要决定合适的治疗方案,有必要早期对患者进行评估,做出危险分层,针对患者的具体情况制订个体化的血压控制目标和用药方案。

在病情诊断及评估中,简洁但完整的病史收集有助于了解高血压的持续时间和严重性、并发症情况及药物使用情况;需要明确患者是否有心血管、肾、神经系统疾病病史,检查是否有靶器官损害的相关征象;进行必要的辅助检查:血电解质、尿常规、ECG、检眼镜等。根据早期评估选择适当的急诊检查,如胸部 X 线片、脑部 CT 等。一旦发现患者有靶器官急性受损的迹象,就应该进行紧急治疗,绝不能一味等待检查结果。

四、治疗原则

(一)迅速降低血压

选择适宜有效的降压药物静脉滴注,在监测下将血压迅速降至安全水平,以预防进行性或不可逆性靶器官损害,避免使血压下降过快或过低,导致局部或全身灌注不足。

(二)降压目标

高血压急症降压治疗的第一个目标是在 30～60 分钟将血压降到一个安全水平。由于患者基础血压水平各异,合并的靶器官损害不一,这一安全水平必须根据患者的具体情况决定。指南建议:①1 小时内使平均动脉血压迅速下降但不超过 25%。一般掌握在近期血压升高值的 2/3 左右。但注意对于临床的一些特殊情况,如主动脉夹层和急性脑血管病患者等,血压控制另有要求。②在达到第一个目标后,应放慢降压速度,加用口服降压药,逐步减慢静脉给药的速度,逐渐将血压降低到第二个目标。在以后的 2～6 小时将血压降至 21.3/13.3 kPa(160/100 mmHg),根据患者的具体病情适当调整。③如果这样的血压水平可耐受和临床情况稳定,在以后 24～48 小时逐步降低血压达到正常水平,即高血压急症血压控制的第三步。

五、常见高血压急症的急诊处理

(一)高血压脑病

高血压脑病临床处理的关键一方面要考虑将血压降低到目标范围内,另一方面要保证脑血流灌注,尽量减少颅内压的波动。脑动脉阻力在一定范围内直接随血压变化而变化,慢性高血压时,该设定点也相应升高,迅速、过度降低血压可能降低脑血流量,造成不利影响。因而降压治疗以静脉给药为主,1 小时内将收缩压降低 20%~25%,血压下降幅度不可超过 50%,舒张压一般不低于 14.7 kPa(110 mmHg)。在治疗时要同时兼顾减轻脑水肿、降颅压,避免使用降低脑血流量的药物。迅速降压过去首选硝普钠,起始量 20 μg/min,视血压和病情可逐渐增至 200~300 μg/min。但硝普钠可能引起颅内压增高,并影响脑血流灌注,以及可能产生蓄积中毒,在用药时需对患者进行密切监护。现多用尼卡地平、拉贝洛尔等。其中尼卡地平不仅能够安全平稳地控制血压,同时还能较好的保证脑、心脏、肾等重要脏器的血供。尼卡地平急诊应用于高血压急症时,以静脉泵入为主,剂量为每分钟 0.5~6.0 μg/kg,起始量每分钟 0.5 μg/kg,达到目标血压后,根据血压调节点滴速度。拉贝洛尔 50 mg,缓慢静脉注射,以后每隔 15 分钟重复注射,总剂量不超过 300 mg,或给初始量后以 0.5~2.0 mg/min 的速度静脉滴注。对合并有冠心病、心功能不全者可选用硝酸甘油。颅压明显升高者应加用甘露醇、利尿剂。一般禁用单纯受体阻滞剂、可乐定和甲基多巴等。二氮嗪可反射性地使心率增快,并可增加心搏量和升高血糖,故有冠心病、心绞痛、糖尿病者慎用。

(二)急性脑血管病

高血压患者在出现急性脑血管病时,脑部血流的调节机制进一步紊乱,特别是急性缺血性脑卒中患者,几乎完全依靠平均动脉血压的增高来维持脑组织的血液灌注。因而在严重高血压合并急性脑血管病的治疗中,需首先把握的一个原则就是无害原则,避免血流灌注不足。急性脑卒中期间迅速降低血压的风险和好处并不清楚,因此,一般不主张对急性脑卒中患者采用积极的降压治疗。在病情尚未稳定或改善的情况下,宜将血压控制在中等水平[约 21.3/13.3 kPa(160/100 mmHg)],血压下降不要超过 20%。治疗时避免使用减少脑血流灌注的药物,可选用尼卡地平、拉贝洛尔、卡托普利等。联合使用血管紧张素转换酶抑制剂(ACEI)和噻嗪类利尿剂有利于减少脑卒中发生率。

1.脑梗死

许多脑梗死患者在发病早期,其血压均有不同程度的升高,且其升高的程度与脑梗死病灶大小及是否患有高血压有关。脑梗死早期的高血压处理取决于血压升高的程度及患者的整体情况和基础血压来定。如收缩压在 24.0~29.3 kPa(180~220 mmHg)或舒张压在 14.7~16.0 kPa(110~120 mmHg),一般不急于降压治疗,但应严密观察血压变化;如血压>29.3/16.0 kPa(220/120 mmHg),或伴有心肌缺血、心衰、肾功能不全及主动脉夹层等,或考虑溶栓治疗的患者,则应给予降压治疗。根据患者的具体情况选择合适的药物及合适剂量。如尼卡地平 5 mg/h 作为起始量静脉滴注,每 5 分钟增加 2.5 mg/h 至满意效果,最大 15 mg/h。拉贝洛尔 50 mg,缓慢静脉注射,以后每隔 15 分钟重复注射,总剂量不超过 300 mg,或给初始量后以 0.5~2.0 mg/min 的速度静脉滴注。效果不满意者可谨慎使用硝普钠。β受体阻滞剂可使脑血流量降低,急性期不宜用。

2.脑出血

脑出血时血压升高是颅内压增高情况下保持正常脑血流的脑血管自动调节机制,脑出血患者合并严重高血压的治疗方案目前仍有争论,降压可能影响脑血流量,导致低灌注或脑梗死,但持续高血压可使脑水肿恶化。一般认为,在保持呼吸道通畅,纠正缺氧,降低颅内压后,如血压≥26.7/14.7 kPa(200/110 mmHg)时,才考虑在严密血压监测下使用经静脉降压药物进行治疗,使血压维持在略高于发病前水平或 24.0/14.0 kPa(180/105 mmHg)左右;收缩压在 22.7～26.7 kPa(170～200 mmHg)或舒张压在 13.3～14.7 kPa(100～110 mmHg),暂不必使用降压药,先脱水降颅压,并严密观察血压情况,必要时再用降压药。可选择 ACEI、利尿剂、拉贝洛尔等。钙通道阻滞剂能扩张脑血管、增加脑血流,但可能增高颅内压,应慎重使用。α 受体阻滞剂往往出现明显的降压作用及明显的直立性低血压,应避免使用。在调整血压的同时,防止继续出血、保护脑组织、防治并发症,需要时采取手术治疗。

(三)急性冠脉综合征

急性冠脉综合征包括不稳定性心绞痛和心肌梗死,其治疗目标在于降低血压、减少心肌耗氧量,但不可影响到冠脉灌注压,从而减少冠脉血流量。血压控制的目标是使其收缩压下降10％～15％。治疗时首选硝酸酯类药物,如硝酸甘油,开始时以 5～10 μg/min 速率静脉滴注,逐渐增加剂量,每 5～10 分钟增加5～10 μg/min。早期联合使用其他降血压药物治疗,如 β 受体阻滞剂、ACEI、α₁ 受体阻滞剂,必要时还可配合使用利尿剂和钙通道阻滞剂。另外,配合使用镇痛、镇静药等。特别是尼卡地平能增加冠状动脉血流、保护缺血心肌,静脉滴注能发挥降压和保护心脏的双重效果。拉贝洛尔能同时阻断 α₁ 和 β 受体,在降压的同时能减少心肌耗氧量,也可选用。心肌梗死后的患者可选用 ACEI、β 受体阻滞剂和醛固酮拮抗药。此外,原发病的治疗如溶栓、抗凝、血管再通等也非常重要,对 ST 段抬高的患者溶栓前应将血压控制在 20.0/12.0 kPa(150/90 mmHg)以下。

(四)急性左侧心力衰竭

急性左侧心力衰竭主要是由收缩期高血压和缺血性心脏病导致的。严重高血压伴急性左侧心力衰竭治疗的主要手段是通过静脉用药,迅速降低心脏的前后负荷。在应用血管扩张药迅速降低血压的同时,配合使用强效利尿剂,尽快缓解患者的缺氧和高度呼吸困难。就心脏功能而言,应力求将血压降到正常水平。血压被控制的同时,心力衰竭亦常得到控制。血管扩张药可选用硝普钠、硝酸甘油、酚妥拉明等,广泛心肌缺血引起的急性左侧心力衰竭,首选硝酸甘油。在降压的同时以吗啡 3～5 mg 静脉缓注,必要时每隔 15 分钟重复 1 次,共 2～3 次,老年患者酌减剂量或改为肌内注射;呋塞米 20～40 mg 静脉注射,2 分钟内推完,4 小时后可重复 1 次;并予吸氧、氨茶碱等。洋地黄仅在心脏扩大或心房颤动伴快速心室率时应用。

(五)急性主动脉夹层

3/4 的主动脉夹层患者有高血压,血压增高是病情进展的重要诱因。治疗目标为通过扩张血管、减缓心动过速、抑制心脏收缩、降低血压及左心室射血速度、降低血流对动脉的剪切力,从而阻止夹层血肿的扩展。主动脉夹层在升主动脉及有并发症者尽快手术治疗;主动脉夹层病变局限在降主动脉者应积极内科治疗。患者应绝对卧床休息,严密监测生命体征和血管受累征象,给予有效止痛、迅速降压、镇静和吸氧,忌用抗凝或溶栓治疗。疼痛剧烈患者立即静脉使用较大剂量的吗啡或哌替啶。不论患者有无收缩期高血压,都应首先静脉应用 β 受体阻滞剂来减弱心肌收缩力,减慢心率,降低左心室射血速度。如普萘洛尔0.5 mg 静脉注射,随后每 3～5 分钟注射

1～2 mg,直至心率降至60～70次/分。心率控制后,如血压仍然很高,应加用血管扩张药。降压的原则是在保证脏器足够灌注的前提下,迅速将血压降低并维持在尽可能低的水平。一般要求在30分钟内将收缩降至13.3 kPa(100 mmHg)左右。如果患者不能耐受或有心、脑、肾缺血情况,也应尽量将血压维持在16.0/10.7 kPa(120/80 mmHg)以下。治疗首选硝普钠或尼卡地平静脉滴注。其他常用药物有乌拉地尔、艾司洛尔、拉贝洛尔等。必要时加用血管紧张素Ⅱ受体拮抗剂、ACEI或小剂量利尿剂,但要注意ACEI类药物可引起刺激性咳嗽,可能加重病情。肼苯达嗪和二氮嗪因有反射性增快心率,增加心排血量作用,不宜应用。主动脉大分支阻塞患者,因降压后使缺血加重,不宜采用降压治疗。

(六)子痫和先兆子痫

妊娠急诊患者的处理需非常小心,因为要同时顾及母亲和胎儿的安全。在加强母儿监测的同时,治疗时需把握三项原则:镇静防抽搐、止抽搐;积极降压;终止妊娠。

(1)镇静防抽搐、止抽搐:常用药物为硫酸镁,肌内注射或静脉给药,用药时监测患者血压、尿量、腱反射、呼吸,避免发生中毒反应。镇静药可选用冬眠1号或地西泮。

(2)积极降压:当血压升高>22.7/14.7 kPa(170/110 mmHg)时,宜静脉给予降压药物,控制血压,以防脑卒中及子痫发生。究竟血压应降至多少合适,目前尚无一致意见。注意避免血压下降过快、幅度过大,影响胎儿血供。保证分娩前舒张压在12.0 kPa(90 mmHg)以上,否则会增加胎儿死亡风险。紧急降压时可静脉滴注尼卡地平、拉贝洛尔或肼苯达嗪。尼卡地平是欧洲妊娠血压综合征治疗的首选药,它的胎盘转移率低,长时间使用对胎儿也无不良影响,能在有效降压的同时,延长妊娠,有利于改善胎儿结局,尤其适用于先兆子痫患者使用。另外,尼卡地平有针剂和口服两种剂型,适合孕产妇灵活应用。但应注意其可能抑制子宫收缩而影响分娩,在与硫酸镁合用时应小心产生协同作用。肼苯达嗪常用剂量为40 mg加于5%葡萄糖溶液500 mL,静脉滴注,0.5～10.0 mg/h。血压稳定后改为口服药物维持。ACEI、血管紧张素Ⅱ受体拮抗剂可能对胎儿产生不利影响,禁用;利尿剂可进一步减少血容量,加重胎儿缺氧,除非存在少尿情况,否则不宜使用利尿剂;硝普钠可致胎儿氰化物中毒亦为禁忌。

(3)结合患者病情和产科情况,适时终止妊娠。

(七)特殊人群高血压急症的处理

1.老年性高血压急症

老年人患高血压比例较高,容易出现靶器官损害,甚至是多个靶器官损害,高血压急症的发展速度较快,危险度更高。降压治疗可减少老年患者的心脑血管病及死亡率。但是老年高血压患者血压波动大,控制效果差。另外,老年患者多有危险因素和复杂的基础疾病,因而在遵循一般处理原则的同时,须格外注意以下几点:①降压不要太快,尤其是对于体质较弱者。②脏器的低灌注对老年患者的危害更大,建议血压控制目标为收缩压降至20.0 kPa(150 mmHg),如能耐受可进一步降低。舒张压若<9.3 kPa(70 mmHg)可能产生不利影响。③大多数患者的药物初始剂量宜降低,注意药物不良反应。④常需要两种或更多药物控制血压。由于尼卡地平具有脏器保护功能的优势,对于老年人高血压急症,建议优先使用。⑤注意原有的和药物治疗后出现的直立性低血压。

2.肾功能不全患者

治疗原则为在强效控制血压的同时,避免对肾功能的进一步损害,通常需要联合用药,根据患者的具体情况选择合适的降压药物。血压一般以降至20.0/12.0 kPa(150/90 mmHg)为宜,第1小时使平均动脉压下降10%,第2小时下降10%～15%,在12小时内使平均动脉压下降约25%。选用增加或不减少肾血流量的降压药,首选ACEI和血管紧张素Ⅱ受体拮抗剂,常与钙通道阻滞剂、小剂量利尿剂、β受体阻滞剂联合应用;避免使用有肾毒性的药物;经肾排泄或代谢的降压药,剂量应控制在常规用量的1/3～1/2。病情稳定后建议长期联合使用降压药,将血压控制在<17.3/10.7 kPa(130/80 mmHg)。

六、常用于高血压急症的药物评价

高血压急症的降压治疗除了选择起效迅速、作用持续时间短、停药后作用消失较快、不良反应小的静脉用药外,为增强降压作用、减少不良反应、保护重要脏器血流,以及出于特殊人群的需要,常须联合使用口服降压药,并且在血压控制后逐步减少静脉用药,转而用口服降压药物长期维持治疗。选择药物时应充分权衡血压与组织灌注、心脏负荷、血管损害、出凝血等的关系,合理控制降压的幅度与速度,考虑各种降压药物的作用和不良反应。

临床上用于降低血压的药物主要分为钙通道阻滞剂、ACEI、血管紧张素Ⅱ受体拮抗剂、α受体阻滞剂、β受体阻滞剂、利尿剂及其他降压药7类,其中,常用于高血压急症的静脉注射药物为硝普钠、尼卡地平、乌拉地尔、二氮嗪、肼苯达嗪、拉贝洛尔、艾司洛尔、酚妥拉明等。其他药物则根据患者的具体情况酌情配合使用,如紧急处理时可选用硝酸甘油、卡托普利等舌下含服;ACEI、血管紧张素Ⅱ受体拮抗剂对肾功能不全的患者有很好的肾保护作用;α受体阻滞剂可用于前列腺增生的患者;在预防卒中和改善左心室肥厚方面,血管紧张素Ⅱ受体拮抗剂均优于β受体阻滞剂;心力衰竭时须采用利尿剂联合使用ACEI、β受体阻滞剂、血管紧张素Ⅱ受体拮抗剂等药物。部分常用药物比较如下。

(一)硝普钠

硝普钠能直接扩张动脉和静脉,降压作用迅速,停药后效果持续时间短,可用于各种高血压急症。但是由于快速降低血压的同时也带来一系列不良反应,从而使硝普钠在临床的应用具有一定的局限性。如其控制血压呈剂量依赖性,同时还可以降低脑血流量,增加颅内压;对心肌供血的影响可引起冠脉缺血,增加急性心肌梗死早期的死亡率。静脉滴注时须密切观察血压,以免过度降压,造成器官组织血流灌注不足。长期或大剂量应用时可导致血中氰化物蓄积中毒,引起急性精神病和甲状腺功能低下等。小儿、冠状动脉或脑血管供血不足、肝肾或甲状腺功能不全者禁用;代偿性高血压、动静脉并联、主动脉狭窄和孕妇禁用。高血压急症伴急性冠状动脉综合征、高血压脑病、急性脑血管病或严重肾功能不全者使用时应谨慎。

(二)尼卡地平

尼卡地平为二氢吡啶类钙通道阻滞剂,是世界上第一个取得抗高血压适应证的钙通道阻滞剂。尼卡地平主要扩张动脉,降低心脏后负荷,对椎动脉、冠状动脉、肾动脉和末梢小动脉的选择性远高于心肌,在降低血压的同时,能改善脑、心脏、肾的血流量,并对缺血心肌具有保护作用。另外,它还具有利尿作用,也不影响肺部的气体交换。基于以上机制,尼卡地平在治疗高血压急症时具有以下特点:降压作用起效迅速、效果显著、血压控制过程平稳、血压波动性小;能有效保护靶器官;不易引起血压的过度降低,用量调节简单、方便;不良反应少且症状轻微,停药后不易出现反跳,长期用药也不会产生耐药性,安全性很好。与硝普钠相比降压效果上近似,而其安全性及对靶器官的保护作用明显优于硝普钠,因而尼卡地平不仅是治疗高血压的一线药物,也是急诊科在处理大多数高血压急症的理想选择。

（三）乌拉地尔

乌拉地尔为选择性 α_1 受体阻滞剂，具有外周和中枢双重降压作用，起效快，效果显著，不影响心率，无反跳现象，对嗜铬细胞瘤引起的高血压危象有特效。暂不提倡与 ACEI 类药物合用；主动脉峡部狭窄、哺乳期妇女禁用；妊娠妇女仅在绝对必要的情况下方可使用；老年患者需慎用，初始剂量宜小，在脏器供血维持方面欠佳。

（四）拉贝洛尔

拉贝洛尔对 α_1 和 β 受体均有阻断作用，能减慢心率，减少心排血量，减小外周血管阻力。其降压作用温和，效果持续时间较长。特别适用于妊娠高血压。充血性心力衰竭、房室传导阻滞、心率过缓或心源性休克、肺气肿、支气管哮喘、脑出血禁用；肝、肾功能不全、甲状腺功能低下等慎用。

（五）艾司洛尔

艾司洛尔选择性 β_1 受体阻滞剂，起效快，作用时间短。能减慢心率，减少心排血量，降低血压，特别是收缩压。支气管哮喘、严重慢性阻塞性肺病、窦性心动过缓、二至三度房室传导阻滞、难治性心功能不全、心源性休克及对本品过敏者禁用。

七、急救护理

（一）保持安静

绝对卧床休息，半卧位。减少患者搬动，教会患者缓慢改变体位。避免一切不良刺激和不必要的活动。消除紧张恐惧心理、稳定情绪，必要时按医嘱使用镇静药。

（二）保持呼吸道通畅

吸氧 $4\sim5$ L/min，如呼吸道分泌物较多，患者呼吸功能较差，应用吸引器吸出。呕吐时头偏向一侧，防止误吸导致窒息。

（三）建立有效静脉通路

立即建立静脉通路，迅速按医嘱使用降压药及时降低血压。降低血管阻力，解除血管的痉挛状态。一般首选硝普钠，应避光静脉注射，以微量泵控制注入速度，缓慢降压。$4\sim6$ 小时更换 1 次，持续静脉注射一般不超过 72 小时，以免发生硫氰酸盐中毒，严重肝、肾疾病患者应慎用。

（四）密切监测病情变化

严密观察血压变化，尤其在更换药物或改变给药速度时，降压不宜过快或过低，应在短时间内把血压降至安全范围，并不要将血压降至完全正常水平，以免造成脑供血不足和肾血流量下降，如出现出汗、不安、头痛、心悸、胸骨后疼痛等血管过度扩张现象，应立即停止用药。也可选用硝酸甘油、硝苯地平舌下含服；制止抽搐用地西泮肌内注射或静脉注射；降低颅内压、减轻脑水肿用呋塞米或甘露醇快速静脉滴注。

严密观察脉搏、呼吸、心率、血压、神志、瞳孔、尿量变化，如发现异常，随时与医师联系。准确记录24 小时液体出入量。

（五）提供保护性护理

患者意识不清时应加床栏以防止坠床；发生抽搐时用牙垫置于上、下磨牙间防止唇舌咬伤；避免屏气用力呼气或用力排便；保持周围安静，减少噪声的刺激。

（六）饮食护理

合理饮食，给予低盐、低脂、低胆固醇、清淡饮食，少量多餐，避免过饱及刺激性食物。适当控制能量,多食含维生素和蛋白质食物,增加蔬菜、水果、高膳食纤维食物的摄入,限烟酒,达到减轻心脏负荷、防止水钠潴留、预防便秘、降低血压的效果。

（七）心理护理

长期的抑郁或情绪激动、急剧而强烈的精神创伤可使交感-肾上腺素活性增强,血压升高,因此,保持良好的心理状态非常重要。可通过了解患者性格特征及有关社会心理因素进行心理疏导,说明本病需长期甚至终身治疗,取得患者的充分理解和配合,教会患者训练自我控制能力,消除紧张恐惧心理、安定情绪,保持最佳的心理状态。

（八）康复护理

指导并鼓励患者坚持非药物治疗,如给予低盐、低脂、低胆固醇和富含维生素食物,少量多餐,适当控制总热量;减肥、控制体重;合理安排休息和活动,保证充足的睡眠,参加适当的体育锻炼和劳动,避免重体力劳动、精神过度紧张和情绪激动等诱发因素。帮助患者建立长期治疗的思想准备,按时遵医嘱服药。定期门诊随访,教会患者及家属测量血压,病情变化时随时就医。

（孙　辉）

第六节　重症心律失常

心律失常是指心脏冲动的频率、节律、起源部位、传导速度或激动次序的异常。正常心脏冲动起源于窦房结,先后经结间束、房室结、希氏束、左和右束支及浦肯野纤维至心室。心律失常的发生是由于多种原因引起心肌细胞的自律性、兴奋性、传导性改变,导致心脏冲动形成和/或传导异常。临床上根据发作时心率的快慢,可将心律失常分为快速心律失常和缓慢心律失常。前者包括期前收缩、心动过速、心房颤动、心室颤动等,后者包括窦性缓慢心律失常、房室传导阻滞等。心律失常发生在无器质性心脏病者,大多病程短,可自行恢复,对血流动力学无明显影响,一般不增加心血管死亡危险性。发生于严重器质性心脏病或离子通道病的心律失常,病程较长,常有严重血流动力学障碍,可诱发心绞痛、休克、心力衰竭、昏厥甚至猝死,称重症心律失常。常见的病因为急性冠脉综合征、陈旧性心肌梗死、慢性充血性心力衰竭（射血分数<40%）、各类心肌病、长QT间期综合征、预激综合征等。

心律失常的诊断应从详尽采集病史入手,病史通常能提供对诊断有用的线索。心电图检查是诊断心律失常最重要的一项无创性检查技术,应记录 12 导联心电图,并记录清楚显示 P 波导联的心电图长条以备分析,通常选择 V_1 或 Ⅱ 导联。系统分析应包括:心房与心室节律是否规则,频率各为多少,PR 间期是否恒定,P 波与 QRS 波群是否正常,P 波与 QRS 波群的相互关系等。在确定心律失常类型后,对重症心律失常患者,在院前和院内对其进行急救时首先要判断有无严重血流动力学障碍,并建立静脉通道,给予吸氧、心电监护,使用电击复律和/或抗心律失常药物迅速纠正心律失常。在血流动力学稳定、心律失常已纠正的情况下再分析、判断导致心律失常的病因和诱因,并给予相应的处理。

一、阵发性室上性心动过速

阵发性室上性心动过速,简称室上速,是一种阵发性、规则而快速的异位心律。根据起搏点部位及发生机制的不同,包括窦房折返性心动过速、心房折返性心动过速、自律性房性心动过速、房室结内折返性心动过速等。此外,利用隐匿性房室旁路逆行传导的房室折返性心动过速习惯上也归属于室上性心动过速的范畴。由于心动过速发作时频率很快,P波往往埋伏于前一个T波中,不易判定起搏点的部位,故常统称为阵发性室上性心动过速。在全部室上速患者中,房室结内折返性心动过速和房室折返性心动过速占90%以上。

（一）病因

阵发性室上性心动过速常见于正常的青年,情绪激动、疲劳或吸食烟酒过量常可诱发。亦可见于各种心脏病患者,如冠心病、风湿性心脏病、慢性肺源性心脏病、甲状腺功能亢进性心脏病等。

（二）发病机制

折返是阵发性室上性心动过速发生的主要机制。由触发活动、自律性增高引起者为数甚少。在房室结存在双径路、房室间存在隐匿性房室旁路、窦房结细胞群之间存在功能性差异、心房内三条结间束或心房肌的传导性能不均衡或中断的情况下,两条传导性和不应期不一致的传导通路如形成折返环。其中,一条传导通路出现单向传导阻滞时,适时的期前收缩或程序刺激在非阻滞通路上传导的时间使单向传导阻滞的通路脱离不应期,冲动在折返环中沿着一定的方向在折返环中运行,即可形成阵发性室上性心动过速。

（三）临床表现

心动过速发作突然起始与终止,持续时间长短不一。症状包括心悸、胸闷、焦虑不安、头晕,少数患者可出现晕厥、心绞痛、心力衰竭、休克。症状轻重取决于发作时心室率快速的程度、持续时间及有无血流动力学障碍,亦与原发病的严重程度有关。体检心尖区第一心音强度恒定,心律绝对规则。

（四）诊断

1.心电图特征

(1)心率150～250次/分,节律规则。

(2)QRS波群形态与时限正常,发生室内差异性传导或原有束支传导阻滞时,QRS波群形态异常。

(3)P波形态与窦性心律时不同,且常与前一个心动周期的T波重叠而不易辨认。

(4)ST段轻度下移,T波平坦或倒置(图12-1)。

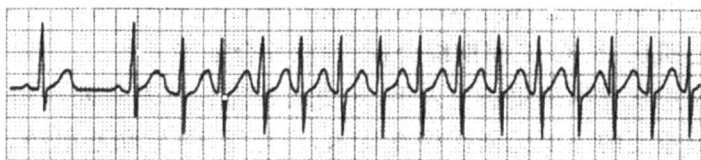

图12-1 阵发性室上性心动过速

2.评估

(1)判断有无严重的血流动力学障碍、缺氧、二氧化碳潴留和电解质紊乱。

(2)判断有无器质性心脏病、心功能状态和发作的诱因。

(3)询问既往有无阵发性心动过速发作,每次发作的持续时间、主要症状及诊治情况。

（五）急诊处理

在吸氧、心电监护、建立静脉通路后,根据患者基础的心脏状况、既往发作的情况、有无血流动力学障碍及对心动过速的耐受程度做出处理。

1.同步直流电复律

当患者有严重的血流动力学障碍时,须行紧急电击复律。抗心律失常药物治疗无效亦应施行电击复律。能量一般选择 100～150 J。电击复律时如患者意识清楚,应给予地西泮 10～30 mg 静脉注射。应用洋地黄者不应电复律治疗。

2.刺激迷走神经

如患者心功能与血压正常,可先尝试刺激迷走神经的方法。颈动脉窦按摩(患者取仰卧位,先行右侧,每次 5～10 秒,切不可两侧同时按摩,以免引起脑缺血)、Valsalva 动作(深吸气后屏气、再用力作呼气)、诱导恶心、将面部浸没于冰水中等方法可使心动过速终止。

3.腺苷与钙通道阻滞剂

首选治疗药物为腺苷 6～12 mg,静脉注射,时间 1～2 秒。腺苷起效迅速,不良反应有胸部压迫感、呼吸困难、面部潮红、窦性心动过缓、房室传导阻滞等。由于其半衰期短于 6 秒,不良反应即使发生亦很快消失。如腺苷无效可改用维拉帕米,首次 5 mg 稀释后静脉注射,时间 3～5 分钟,无效间隔 10 分钟再静脉注射 5 mg。亦可使用地尔硫草 0.25～0.35 mg/kg。上述药物疗效达 90% 以上。如患者合并心力衰竭、低血压或为宽 QRS 波心动过速,尚未明确室上性心动过速的诊断时,不应选用钙通道阻滞剂,宜选用腺苷静脉注射。

4.洋地黄与 β 受体阻滞剂

毛花苷 C 0.4～0.8 mg,稀释后静脉缓慢注射,以后每 2～4 小时静脉注射 0.2～0.4 mg,24 小时总量在 1.6 mg 以内。目前洋地黄已较少应用,但对伴有心功能不全患者仍为首选。

β 受体阻滞剂也能有效终止心动过速,但应避免用于失代偿的心力衰竭患者,并以选用短效 β 受体阻滞剂(如艾司洛尔)较为合适,剂量 50～200 $\mu g/(kg \cdot min)$。

5.普罗帕酮

1～2 mg/kg(常用 70 mg),稀释后静脉注射,无效间隔 10～20 分钟再静脉注射 1 次,一般静脉注射总量不超过 280 mg。由于普罗帕酮有负性肌力作用及抑制传导系统作用,且个体间存在较大差异,对有心功能不全者禁用,对有器质性心脏病、低血压、休克、心动过缓者等慎用或禁用。

6.其他

合并低血压者可应用升压药物,通过升高血压反射性地兴奋迷走神经,终止心动过速。可选用间羟胺 10～20 mg 或甲氧明 10～20 mg,稀释后缓慢静脉注射。有器质性心脏病或高血压者不宜使用。

二、室性心动过速

室性心动过速简称室速,是指连续 3 个或 3 个以上的室性期前收缩,频率＞100 次/分所构成的快速心律失常。

(一)病因

室速常发生于各种器质性心脏病,以缺血性心脏病为最常见;其次为心肌病、心力衰竭、二尖瓣脱垂、瓣膜性心脏病等;其他病因包括代谢紊乱、电解质紊乱、长 QT 间期综合征、Brugada 综合征、药物中毒等。少数室速可发生于无器质性心脏病者,称为特发性室速。

（二）发病机制

1.折返

折返形成必须具备两条解剖或功能上相互分离的传导通路、部分传导途径的单向阻滞和另一部分传导缓慢这三个条件。心室内的折返可为大折返、微折返。前者具有明确的解剖途径；后者为发生于小块心肌甚至于细胞水平的折返，是心室内的折返最常见的形式。心肌的缺血、低血钾及代谢障碍等引起心室肌细胞膜电位改变，动作电位时间、不应期、传导性的非均质性，使心肌电活动不稳定而诱发室速。

2.自律性增高

心肌缺血、缺氧、牵张过度均可使心室异位起搏点 4 相舒张期除极坡度增加、降低阈电位或提高静息电位的水平，使心室肌自律性增高而诱发室速。

3.触发活动

由后除极引起的异常冲动的发放。常由前一次除极活动的早期后除极或延迟后除极所诱发。它可见于局部儿茶酚胺浓度增高、心肌缺血-再灌注、低血钾、高血钙及洋地黄中毒时。

（三）临床表现

室速临床症状的轻重视发作时心脏基础病变、心功能状态、频率及持续时间等不同而异，而有很大差别。非持续性室速的患者通常无症状。持续性室速常伴有明显的血流动力学障碍与心肌缺血。临床症状包括心悸、气促、低血压、心绞痛、少尿、晕厥等。听诊心律轻度不规则，第一、二心音分裂。室速发生房室分离时，颈静脉搏动出现间歇性 a 波，第一心音响度及血压随每次心搏而变化；室速伴有房颤时，则第一心音响度变化和颈静脉搏动间歇性 a 波消失。部分室速蜕变为心室颤动而引起患者猝死。

（四）诊断与鉴别诊断

1.心电图特征

（1）3 个或 3 个以上的室性期前收缩连续出现。

（2）QRS 波群宽大、畸形，时间＞0.12 秒，ST-T 波方向与 QRS 波群主波方向相反。

（3）心室率通常为 100～250 次/分，心律规则，但亦可不规则。

（4）心房独立活动与 QRS 波群无固定关系，形成房室分离；偶尔个别或所有心室激动逆传夺获心房。

（5）通常发作突然开始。

（6）心室夺获与室性融合波：室速发作时少数室上性冲动可下传心室，产生心室夺获，表现为在 P 波之后提前发生一次正常的 QRS 波群。室性融合波的 QRS 波群形态介于窦性与异位心室搏动之间，其意义为部分夺获心室。心室夺获与室性融合波的存在对确立室速的诊断有重要价值（图 12-2）。

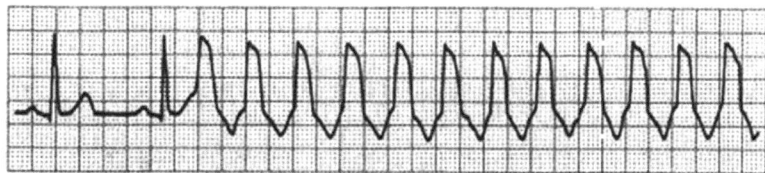

图 12-2　室性心动过速

2.室速的分类

(1)按室速发作持续时间的长短分类:①持续性室速,发作时间30秒以上,或室速发作时间未达30秒,但出现严重的血流动力学异常,须药物或电复律始能终止。②非持续性室速,发作时间短于30秒,能自行终止。

(2)按室速发作时QRS波群形态不同分类:①单形性室速,室速发作时,QRS波群形态一致。②多形性室速,室速发作时,QRS波群形态呈2种或2种以上形态。

(3)按室速发作时血流动力学的改变分类:①血流动力学稳定性室速。②血流动力学不稳定性室速。

(4)按室速持续时间和形态的不同分类:①单形性持续性室速。②单形性非持续性室速。③多形性持续性室速。④多形性非持续性室速。

3.鉴别诊断

室速与阵发性室上性心动过速伴束支传导阻滞或室内差异性传导或合并预激综合征的心电图十分相似,但各自的临床意义及治疗完全不同,因此应进行鉴别。

(1)阵发性室上性心动过速伴室内差异性传导:室速与阵发性室上性心动过速伴室内差异性传导酷似,均为宽QRS波群心动过速,二者应仔细鉴别。下述诸点有助于阵发性室上性心动过速伴室内差异性传导的诊断:①每次心动过速均由期前发生的P波开始。②P波与QRS波群相关,通常呈1:1房室比例。③刺激迷走神经可减慢或终止心动过速。

(2)预激综合征伴心房颤动:预激综合征患者发生心房颤动,冲动沿旁道下传预激心室表现为宽QRS波,沿房室结下传表现为窄QRS波,有时二者融合QRS波介于二者之间。当室率较快时易与室速混淆。下述诸点有助于预激综合征伴心房颤动的诊断。①心房颤动发作前后有预激综合征的心电图形。②QRS时限>0.20秒,且由于预激心室程度不同QRS时限可有差异。③心律明显不齐,心率>200次/分。④心动过速QRS波中有预激综合征心电图形时有利于预激综合征伴心房颤动的诊断。

4.评估

(1)判断血流动力学状态、有无脉搏:当心电图显示为室性心动过速或宽QRS波心动过速时,首先要判断患者血流动力学是否稳定、有无脉搏。

(2)确定室速的类型、持续时间。

(3)判断有无器质性心脏病、心功能状态和发作的诱因。

(4)判断QT间期有无延长、是否合并低血钾和洋地黄中毒等。

(五)急诊处理

室速的急诊处理原则:对非持续性的室速发作,无症状、无晕厥史、无器质性心脏病者无须治疗;对持续性室速发作,无论有无器质性心脏病均应迅速终止发作,积极治疗原发病;对非持续性室速发作,有器质性心脏病患者亦应积极治疗。

1.吸氧

室性心动过速的患者,常有器质性心脏病,发作时间长时即有明显缺氧,应该注意氧气吸入。

2.直流电复律

无脉性室速、多形性室速应视为同心室颤动,立即进行复苏抢救和非同步直流电复律,首次单相波能量为360J,双相波能量为150J或200J。伴有低血压、休克、呼吸困难、肺水肿、心绞痛、晕厥或意识丧失等严重血流动力学障碍的单形性持续性室性心动过速者,首选同步直流电复律;药物治疗无效的单形性持续性室性心动过速者,也应行同步直流电复律。首次单相波能量为100 J,如不成功,可增加能量。如血流动力学情况允许应予短时麻醉。洋地黄中毒引起的室性心动过速者,不宜用电复律,应给予药物治疗。

3.抗心律失常药物的使用

(1)胺碘酮:静脉注射胺碘酮基本不诱发尖端扭转性室速,也不加重或诱发心衰。适用于血流动力学稳定的单形性室速、不伴 QT 间期延长的多形性室速、未能明确诊断的宽 QRS 心动过速、电复律无效或电复律后复发的室速、普鲁卡因胺或其他药物治疗无效的室速。在合并严重心功能受损或缺血的患者,胺碘酮优于其他抗心律失常药,疗效较好,促心律失常作用低。首剂静脉用药 150 mg,用 5%葡萄糖溶液稀释后,于 10 分钟注入。首剂用药 10～15 分钟后仍不能转复,可重复静脉注射 150 mg。室速终止后以 1 mg/min 速度静脉滴注 6 小时,随后以 0.5 mg/min速度维持给药,原则上第一个 24 小时不超过 1.2 g,最大可达 2.2 g。第二个 24 小时及以后的维持量一般推荐 720 mg/24 小时。静脉胺碘酮的使用剂量和方法要因人而异,使用时间最好不要超过3～4 天。静脉使用胺碘酮的主要不良反应是低血压和心动过缓,减慢静脉注射速度、补充血容量、使用升压药或正性肌力药物可以预防,必要时采用临时起搏。

(2)利多卡因:近年来,发现利多卡因对起源自正常心肌的室速终止有效率低;终止器质性心脏病或心衰中室速的有效率不及胺碘酮和普鲁卡因胺;急性心肌梗死中预防性应用利多卡因,室颤发生率降低,但死亡率上升;此外终止室速、室颤复发率高;因此,利多卡因已不再是终止室速、室颤的首选药物。首剂用药 50～100 mg,稀释后 3～5 分钟内静脉注射,必要时间隔 5～10 分钟后可重复 1 次,至室速消失或总量达 300 mg,继以 1～4 mg/min 的速度维持给药。主要不良反应有嗜睡、感觉迟钝、耳鸣、抽搐、一过性低血压等。禁忌证有高度房室传导阻滞、严重心衰、休克、肝功能严重受损等。

(3)苯妥英钠:它能有效地消除由洋地黄过量引起的延迟性后除极触发活动,主要用于洋地黄中毒引起的室性和房性快速心律失常。也可用于长 QT 间期综合征所诱发的尖端扭转性室速。首剂用药100～250 mg,以注射用水 20～40 mL 稀释后 5～10 分钟内静脉注射,必要时每隔5～10 分钟重复静脉注射 100 mg,但 2 小时内不宜超过 500 mg,1 天不宜超过 1 000 mg。治疗有效后改口服维持,第二、三天维持量 100 mg,5 次/天;以后改为每 6 小时 1 次。主要不良反应有头晕、低血压、呼吸抑制、粒细胞减少等。禁忌证有低血压、高度房室传导阻滞(洋地黄中毒例外)、严重心动过缓等。

(4)普罗帕酮:1～2 mg/kg(常用 70 mg)稀释后以 10 mg/min 静脉注射,无效间隔10～20 分钟再静脉注射 1 次,一般静脉注射总量不超过 280 mg。由于普罗帕酮有负性肌力作用及抑制传导系统作用,且个体间存在较大差异,对有心功能不全者禁用,对有器质性心脏病、低血压、休克、心动过缓者等慎用或禁用。

(5)普鲁卡因胺:100 mg 稀释后 3～5 分钟内静脉注射,每隔 5～10 分钟重复 1 次,直至心律失常被控制或总量达 1～2 g,然后以 1～4 mg/min 的速度维持给药。为避免普鲁卡因胺产生的低血压反应,用药时应有另外一个静脉通路,可随时滴入多巴胺,保持在推注普鲁卡因胺过程中血压不降。用药时应有心电图监测。应用普鲁卡因胺负荷量时可产生 QRS 增宽,如超过用药前50%则提示已达最大耐受量,不可继续使用。

（六）特殊类型的室性心动过速

1.尖端扭转性室速

本病是多形性室速的一个特殊类型,因发作时 QRS 波群的振幅与波峰呈周期性改变,宛如围绕等电位线连续扭转而得名。往往连续发作 3～20 个冲动,间以窦性冲动,反复出现,频率 200～250 次/分(图 12-3)。在非发作期可有 QT 间期延长。当室性期前收缩发生在舒张晚期、落在前面 T 波的终末部分可诱发室速。由于发作时频率过快可伴有血流动力学不稳定的症状,甚至心脑缺血表现,持续发作控制不满意可恶化为心室颤动和猝死。临床见于先天性长 QT 间期综合征、严重的心肌损害和代谢异常、电解质紊乱(如低血钾或低血镁)、吩噻嗪和三环类抗抑郁药及抗心律失常药物(如奎尼丁、普鲁卡因胺或丙吡胺)的使用时。

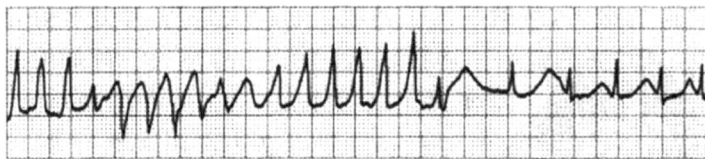

图 12-3　尖端扭转性室速

药物终止尖端扭转性室速时,首选硫酸镁,首剂 2 g,用 5% 葡萄糖溶液稀释至 40 mL 缓慢静脉注射,时间 3～5 分钟,然后以 8 mg/min 的速度静脉滴注。ⅠA 类和Ⅲ类抗心律失常药物可使 QT 间期更加延长,故不宜应用。先天性长 QT 间期综合征治疗应选用 β 受体阻滞剂。对于基础心室率明显缓慢者,可起搏治疗,联合应用 β 受体阻滞剂。药物治疗无效者,可考虑左颈胸交感神经切断术,或置入埋藏式心脏复律除颤器。

2.加速性室性自主心律

本病又称非阵发性室速、缓慢型室速。心电图常表现为连续发生 3～10 个起源于心室的 QRS 波群,心室率通常为 60～110 次/分。心动过速的开始与终止呈渐进性,跟随于一个室性期前收缩之后,或当心室异位起搏点自律性高于窦性频率时发生。由于心室与窦房结两个起搏点轮流控制心室节律,融合波常出现于心律失常的开始与终止时,心室夺获亦很常见。

加速性室性自主心律常发生于心脏病患者,特别是急性心肌梗死再灌注期间、心脏手术、心肌病、风湿热与洋地黄中毒。发作短暂或间歇。患者一般无症状,亦不影响预后。通常无须治疗。

三、心房扑动

心房扑动简称房扑,是一种快速而规则、药物难以控制的心房异位心律,较心房颤动少见。

（一）病因

心房扑动常发生于器质性心脏病,如风湿性心脏病、冠心病、高血压性心脏病、心肌病等。此外,肺栓塞,慢性充血性心力衰竭,二、三尖瓣狭窄与反流导致心房扩大,亦可出现心房扑动。其他病因有甲状腺功能亢进症、乙醇中毒、心包炎等,亦可见于一些无器质性心脏病的患者。

（二）发病机制

心脏电生理研究表明,房扑系折返所致。因这些折返环占领了心房的大部分区域,故称之为大折返。下腔静脉至三尖瓣环间的峡部常为典型房扑折返环的关键部位。围绕三尖瓣环呈逆钟向折返的房扑最常见,称典型房扑(Ⅰ型);围绕三尖瓣环呈顺钟向折返的房扑较少见,称非典型房扑(Ⅱ型)。

（三）临床表现

心房扑动往往有不稳定的倾向,可恢复为窦性心律或进展为心房颤动,亦可持续数月或数年。按摩颈动脉窦能突然成比例减慢心房扑动者的心室率,停止按摩后又恢复至原先心室率水平。令患者运动、施行增加交感神经张力或降低迷走神经张力的方法,可促进房室传导,使心房扑动的心室率成倍数增加。

房扑患者常有心悸、呼吸困难、乏力或胸痛等症状。有些房扑患者症状较为隐匿,仅表现为活动时乏力。如房扑伴有极快的心室率,可诱发心绞痛、心力衰竭。体检可见快速的颈静脉扑动。房室传导比例发生改变时,第一心音强度也随之变化。未得到控制且心室率极快的房扑,长期发展会导致心动过速性心肌病。

（四）诊断

1.心电图特征

(1)反映心房电活动的窦性P波消失,代之以规律的锯齿状扑动波称为F波,扑动波之间的等电位线消失,在Ⅱ、Ⅲ、aVF或V₁导联最为明显,典型房扑在Ⅱ、Ⅲ、aVF导联上的扑动波呈负向,V₁导联上的扑动波呈正向,移行至V₆导联时则扑动波演变成负向波。心房率为250～350次/分。非典型房扑,表现为Ⅱ、Ⅲ、aVF导联上的正向扑动波和V₁导联上的负向扑动波,移行至V₆导联时则扑动波演变正向扑动波,心房率为340～430次/分。

(2)心室率规则或不规则,取决于房室传导比例是否恒定。当心房率为300次/分,未经药物治疗时,心室率通常为150次/分(2:1房室传导)。使用奎尼丁、普罗帕酮等药物,心房率减慢至200次/分以下,房室传导比例可恢复1:1,导致心室率显著加速。预激综合征和甲状腺功能亢进症并发房扑,房室传导比例如为1:1,可产生极快的心室率。不规则的心室率是由于房室传导比例发生变化,如2:1与4:1传导交替所致。

(3)QRS波群呈室上性,时限正常。当合并预激综合征、室内差异性传导和束支传导阻滞时,QRS波增宽、畸形(图12-4)。

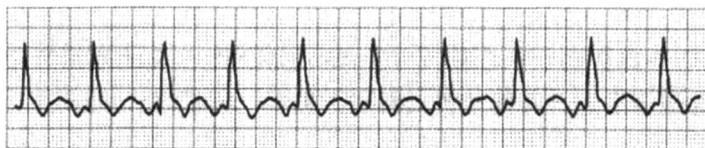

图12-4　心房扑动

2.评估

(1)有无严重的血流动力学障碍。

(2)判断有无器质性心脏病、心功能状态和发作的诱因。

(3)判断房扑的持续时间。

（五）急诊处理

心房扑动常发生于器质性心脏病,在吸氧、心电监护、建立静脉通路后,根据患者基础的心脏状况、有无血流动力学障碍做出处理。房扑急诊处理的目的是在对原发病进行治疗的基础上将其转复为窦性心律,预防复发或单纯减慢心率以缓解临床症状。

1.心律转复

(1)直流电同步复律:是终止房扑最有效的方法。房扑发作时有严重的血流动力学障碍或出现心衰,应首选直流电复律;对持续性房扑药物治疗无效者,亦宜用电复律。大多数房扑仅需50 J的单相波或更小的双相波电击,即能成功地将房扑转复为窦性心律。成功率为95％～100％。

(2)心房快速起搏:适用于电复律无效者,或已应用大剂量洋地黄不适宜复律者。成功率为70％～80％。对典型房扑(Ⅰ型)效果较好而非典型房扑(Ⅱ型)无效。对于房扑伴1∶1传导或旁路前向传导,由于快速心房起搏可诱发快速心室率甚至心室颤动,故为心房快速起搏禁忌。将电极导管插至食管的心房水平,或经静脉穿刺插入电极导管至右心房处,以快于心房率10～20次/分开始,当起搏至心房夺获后突然终止起搏,常可有效地转复房扑为窦性心律。当初始频率不能终止房扑时,在原来起搏频率基础上增加10～20次/分,必要时重复上述步骤。终止房扑最有效的起搏频率一般为房扑频率的120％～130％。

(3)药物复律:对房扑复律有效的药物有以下几种。①伊布利特:转复房扑的有效率为38％～76％,转复时间平均为30分钟。研究证实,其复律成功与否与房扑持续时间无关。严重的器质性心脏病、QT间期延长或有窦房结病变的患者,不应给予伊布利特治疗。②普罗帕酮:急诊转复房扑的成功率为40％。③索他洛尔:1.5 mg/kg转复房扑成功率远不如伊布利特。

2.药物控制心室率

对血流动力学稳定的患者,首先以降低心室率为治疗目的。

(1)洋地黄制剂:是房扑伴心功能不全患者的首选药物。可用毛花苷 C 0.4～0.6 mg,稀释后缓慢静脉注射,必要时于 2 小时后再给 0.2～0.4 mg,使心率控制在 100 次/分以下后改为口服地高辛维持。房扑大多数先转为房颤,如继续使用或停用洋地黄过程中,可能恢复窦性心律;少数从心房扑动转为窦性心律。

(2)钙通道阻滞剂:首选维拉帕米 5～10 mg,稀释后缓慢静脉注射,偶可直接复律,或经房颤转为窦性心律,口服疗效差。静脉应用地尔硫䓬亦能有效控制房扑的心室率。主要不良反应为低血压。

(3)β受体阻滞剂:可减慢房扑之心室率。

(4)对于房扑伴1∶1房室传导,多为旁道快速前向传导。可选用延缓旁道传导的普罗帕酮、胺碘酮、普鲁卡因胺等,禁用延缓房室传导、增加旁道传导而加快室率的洋地黄和维拉帕米等。

3.药物预防发作

多非利特、氟卡尼、胺碘酮均可用于预防发作。但ⅠC类抗心律失常药物治疗房扑时必须与β受体阻滞剂或钙通道阻滞剂合用,原因是ⅠC类抗心律失常药物可减慢房扑频率,并引起1∶1房室传导。

4.抗凝治疗

新近观察显示,房扑复律过程中栓塞的发生率为1.7％～7.0％,未经充分抗凝的房扑患者直流电复律后栓塞风险为 2.2％。房扑持续时间超过 48 小时的患者,在采用任何方式的复律之前均应抗凝治疗。只有在下列情况下才考虑心律转复:患者抗凝治疗达标(INR值为 2.0～3.0)、房扑持续时间少于 48 小时或经食管超声未发现心房血栓。食管超声阴性者,也应给予抗凝治疗。

四、心房颤动

心房颤动亦称心房纤颤,简称房颤,指心房丧失了正常的、规则的、协调的、有效的收缩功能而代之以 350～600 次/分的不规则颤动,是一种十分常见的心律失常。绝大多数见于器质性心脏病患者,可呈阵发性或呈持续性。在人群中的总发病率约为 0.4％,65 岁以上老年人发病率为 3％～5％,80 岁后发病率可达 8％～10％。合并房颤后心脏病病死率增加 2 倍,如无适当抗凝,脑卒中增加 5 倍。

(一)病因

房颤常发生于原有心血管疾病者,常见于风湿性心脏病、冠心病、高血压性心脏病、甲状腺功能亢进、缩窄性心包炎、心肌病、感染性心内膜炎及慢性肺源性心脏病等。房颤发生在无心脏病变的中青年,称为孤立性房颤。老年房颤患者中部分是心动过缓-心动过速综合征的心动过速期表现。

(二)发病机制

目前得到公认的是多发微波折返学说和快速发放冲动学说。多发微波折返学说认为多发微波以紊乱方式经过心房,互相碰撞、再启动和再形成,并有足够的心房组织块来维持折返。快速发放冲动学说认为左右心房、肺静脉、腔静脉、冠状静脉窦等开口部位,或其内一定距离处(存在心房肌袖)有快速发放冲动灶,驱使周围心房组织产生心房颤动,由多发微波折返机制维持,快速发放冲动停止后心房颤动仍会持续。

(三)临床表现

房颤时心房有效收缩消失,心排血量比窦性心律时减少 25％ 或更多。症状的轻重与患者心功能和心室率的快慢有关。轻者可仅有心悸、气促、乏力、胸闷;重者可致急性肺水肿、心绞痛、心源性休克甚至昏厥。阵发性房颤者自觉症状常较明显。房颤伴心房内附壁血栓者,可引起栓塞症状。房颤的典型体征是第一心音强弱不等,心律绝对不规则,脉搏短绌。

(四)诊断

1.心电图特点

(1)各导联中正常 P 波消失,代之以形态、间距及振幅均绝对不规则的心房颤动波(f 波),频率350～600 次/分,通常在Ⅱ、Ⅲ、aVF 或 V_1 导联较为明显。

(2)RR 间期绝对不规则,心室率较快;但在并发完全性房室传导阻滞或非阵发性交界性心动过速时,RR 规则,此时诊断依靠 f 波的存在。

(3)QRS 波群呈室上性,时限正常。当合并预激综合征、室内差异性传导和束支传导阻滞时,QRS 波群增宽、畸形,此时心室率又很快时,极易误诊为室速,食管导联心电图对诊断很有帮助。

(4)在长 RR 间期后出现的短 RR 间期,其 QRS 波群呈室内差异性传导(常为右束支传导阻滞型)称为 Ashman 现象;差异传导连续发生时称为蝉联现象(图 12-5)。

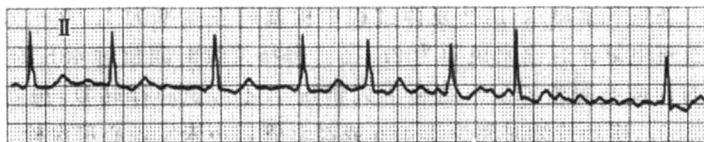

图 12-5　心房颤动

2.房颤的分类

(1)阵发性房颤:持续时间<7 天(通常在 48 小时内),能自行终止,反复发作。

(2)持续性房颤:持续时间>7 天,或以前转复过,非自限性,反复发作。

(3)永久性房颤:终止后又复发,或患者无转复愿望,持久发作。

3.评估

(1)根据病史和体格检查确定患者有无器质性心脏病、心功能不全、电解质紊乱,是否正在使用洋地黄制剂。

(2)心电图中是否间歇出现或持续存在δ波,如存在则表明为 WPW,洋地黄制剂和维拉帕米为禁忌药物。

(3)紧急复律是否有益处,如快速心室率所致的心肌缺血、肺水肿、血流动力学不稳定。

(4)复律后是否可维持窦律,如甲状腺疾病、左心房增大、二尖瓣疾病。

(5)发生栓塞并发症的危险因素有哪些,即是否需要抗凝治疗。

(五)急诊处理

房颤急诊处理的原则及目的:①恢复并维持窦性心律;②控制心室率;③抗凝治疗预防栓塞并发症。

1.复律治疗

(1)直流电同步复律:急性心肌梗死、难治性心绞痛、预激综合征等伴房颤患者,如有严重血流动力学障碍,首选直流电同步复律,初始能量 200 J。初始电复律失败,保持血钾在 4.5～5.0 mmol/L,30 分钟静脉注射胺碘酮 300 mg(随后 24 小时静脉滴注 900～1 200 mg),尝试进一步除颤。血流动力学稳定、房颤时心室率快(＞100 次/分),用洋地黄难以控制,或房颤反复诱发心力衰竭或心绞痛,药物治疗无效,也须尽快施行电复律。

(2)药物复律:房颤发作在 7 天内的患者药物复律的效果最好。大多数这样的患者房颤是第一次发作,不少患者发作后 24～48 小时可自行复律。房颤时间较长的患者(＞7 天)很少能自行复律,药物复律的成功率也大大减少。复律成功与否和房颤的持续时间的长短、左心房大小及年龄有关。已证实有效的房颤复律药物有胺碘酮、普罗帕酮、氟卡尼、伊布利特、多非利特、奎尼丁。①普罗帕酮:用于≤7 天的房颤患者,单剂口服 450～600 mg,转复有效率可达 60% 左右。但不能用于 75 岁以上的老年患者、心力衰竭、病态窦房结综合征、束支传导阻滞、QRS≥0.12 秒、不稳定心绞痛、6 个月内有过心肌梗死、二度以上房室传导阻滞者等。②胺碘酮:可静脉或口服应用。口服用药住院患者 1.2～1.8 g/d,分次服,直至总量达 10 g,然后以 0.2～0.4 g/d 维持;门诊患者 0.6～0.8 g/d,分次服,直至总量达 10 g 后 0.2～0.4 g/d 维持。静脉用药者为 30～60 分钟内静脉注射 5～7 mg/kg,然后以 1.2～1.8 g/d 持续静脉滴注或分次口服,直至总量达 10 g 后以 0.2～0.4 g/d 维持。转复有效率为 20%～70%。③伊布利特:适用于 7 天左右的房颤。1 mg 静脉注射 10 分钟,若 10 分钟后未能转复可重复 1 mg。应用时必须行心电监护 4 小时。转复有效率为 20%～75%。

2.控制心室率

(1)短期迅速控制心室率:血流动力学稳定的患者最初治疗目标是迅速控制心室率,使患者心室率≤100 次/分,保持血流动力学稳定,减轻患者症状,以便赢得时间,进一步选择最佳治疗方案。初次发作且在 24～48 小时的急性房颤或部分阵发性患者心室率控制后,可能自行恢复为窦性心律。②毛花苷 C:是伴有心力衰竭、肺水肿患者的首选药物。0.2～0.4 mg,稀释后缓慢静脉注射,必要时于 2～6 小时后可重复使用,24 小时内总量一般不超过 1.2 mg。若近期曾口服洋地黄制剂者,可在密切观察下给毛花苷 C 0.2 mg。②钙通道阻滞剂:地尔硫革 15 mg,稀释后静脉注射,时间 2 分钟,必要时 15 分钟后重复 1 次,继以 15 mg/h 维持,调整静脉滴注速度,使心室率达到满意控制。维拉帕米 5～10 mg,稀释后静脉注射,时间 10 分钟,必要时 30～60 分钟后重复 1 次。应注意这两种药物均有一定的负性肌力作用,可导致低血压,维拉帕米更明显,伴有明显心力衰竭者不用维拉帕米。③β 受体阻滞剂:普萘洛尔 1 mg 静脉注射,时间 5 分钟,必要时每 5 分钟重复 1 次,最大剂量至 5 mg,维持剂量为每 4 小时 1～3 mg;或美托洛尔 5 mg 静脉注射,时间 5 分钟,必要时每 5 分钟重复 1 次,最大剂量 10～15 mg;艾司洛尔 0.25～0.5 mg/kg 静脉注射,时间＞1 分钟,继以 50 μg/(kg·min)静脉滴注维持。低血压与心力衰竭者忌用 β 受体阻滞剂。

上述药物应在心电监护下使用,心室率控制后应继续口服该药进行维持。地尔硫草或 β 受体阻滞剂与毛花苷 C 联合治疗能更快控制心室率,且毛花苷 C 的正性肌力作用可减轻地尔硫草和 β 受体阻滞剂的负性肌力作用。

特殊情况下房颤的药物治疗。①预激综合征伴房颤:控制心室率避免使用 β 受体阻滞剂、钙通道阻滞剂、洋地黄制剂和腺苷等,因这些药物延缓房室结传导、房颤通过旁路下传使心室率反而增快。对心功能正常者,可选用胺碘酮、普罗帕酮、普鲁卡因胺或伊布利特等抗心律失常药物,使旁路传导减慢从而降低心室率,恢复窦律。胺碘酮用法:150 mg(3～5 mg/kg),用 5% 葡萄糖溶液稀释,于 10 分钟注入。首剂用药 10～15 分钟后仍不能转复,可重复 150 mg 静脉注射。继以 1.0～1.5 mg/min 速度静脉滴注 1 小时,以后根据病情逐渐减量,24 小时总量不超过 1.2 g。②急性心肌梗死伴房颤:提示左心功能不全,可静脉注射毛花苷 C 或胺碘酮以减慢心室率,改善心功能。③甲状腺功能亢进症伴房颤:首先予积极的抗甲状腺药物治疗。应选用非选择性 β 受体阻滞剂(如卡维地洛)。④急性肺疾病或慢性肺部疾病伴房颤:应纠正低氧血症和酸中毒,尽量选择钙通道阻滞剂控制心室率。

(2)长期控制心室率:持久性房颤的治疗目的为控制房颤过快的心室率,可选用 β 受体阻滞剂、钙通道阻滞剂或地高辛。但应注意这些药物的禁忌证。

3.维持窦性心律

房颤心律转复后要用药维持窦性心律。除伊布利特外,用于复律的药物也用于转复后维持窦律,因此,常用普罗帕酮、胺碘酮和多非利特,还可使用阿奇利特、索他洛尔。

4.预防栓塞并发症

慢性房颤(永久性房颤)患者有较高的栓塞发生率。过去有栓塞病史、瓣膜病、高血压、糖尿病、老年患者、左心房扩大、冠心病等使发生栓塞的危险性增大。存在以上任何一种情况,均应接受长期抗凝治疗。口服华法林,使凝血酶原时间国际标准化比率(INR)维持在 2.0～3.0,能安全而有效的预防脑卒中的发生。不宜应用华法林的患者以及无以上危险因素的患者,可改用阿司匹林(每天 100～300 mg)。房颤持续时间不超过 2 天,复律前无须做抗凝治疗。否则应在复律前接受 3 周的华法林治疗,待心律转复后继续治疗 4 周。紧急复律治疗可选用静脉注射肝素或皮下注射低分子肝素,复律后仍给予 4 周的抗凝治疗。在采取上述治疗的同时,要积极寻找房颤的原发疾病和诱发因素,给予相应处理。对房颤发作频繁、心室率很快、药物治疗无效者可施行射频消融、外科手术等。

五、心室扑动与心室颤动

心室扑动和心室颤动是最严重的心律失常,简称室扑和室颤。前者心室有快而微弱的收缩,后者心室各部分肌纤维发生快而不协调的颤动,对血流动力学的影响等同于心室停搏。室扑常为室颤的先兆,很快即转为室颤。而室颤则是导致心脏性猝死的常见心律失常,也是临终前循环衰竭的心律改变。原发性室颤为无循环衰竭基础上的室颤,常见于冠心病,及时电除颤可逆转。在各种心脏病的终末期发生的室扑和室颤,为继发性室扑和室颤,预后极差。

（一）病因

各种器质性心脏病及许多心外因素均可导致室扑和室颤,以冠心病、原发性心肌病、瓣膜性心脏病、高血压性心脏病为最常见。原发性室颤则好发于急性心肌梗死、心肌梗死溶栓再灌注后、原发性心肌病、病态窦房结综合征、心肌炎、触电、低温、麻醉、低血钾、高血钾、酸碱平衡失调、奎尼丁、普鲁卡因胺、锑剂和洋地黄等药物中毒、长 QT 间期综合征、Brugada 综合征、预激综合征合并房颤等。

（二）发病机制

室颤可以被发生于心室易损期的期前收缩所诱发,即"R-on-T"现象。然而,室颤也可在没有"R-on-T"的情况下发生,故有理论认为当一个行进的波正面碰到解剖障碍时可碎裂产生多个子波,后者可以单独存在并作为高频率的兴奋起源点触发室颤。多数学者认为,心室肌结构的不均一是形成自律性增高和折返的基质,而多个研究都提示起源于浦肯野系统的触发活动在室颤发生起始阶段的重要作用。

（三）诊断

1.临床特点

典型的表现为阿-斯(Adams-Stokes)综合征:患者突然抽搐,意识丧失,面色苍白,几次断续的叹息样呼吸之后呼吸停止;此时心音、脉搏、血压消失,瞳孔散大。部分患者阿-斯综合征表现不明显即已猝然死亡。

2.心电图

(1)心室扑动:正常的 QRS-T 波群消失,代之以连续、快速、匀齐的大振幅波动,频率150～250 次/分,一般在发生心室扑动后,常迅速转变为心室颤动,但也可转变为室性心动过速,极少数恢复窦性心律。室扑与室性心动过速的区别在于后者 QRS 与 T 波能分开,波间有等电位线,且 QRS 时限不如室扑宽。

(2)心室颤动:QRS-T 波群完全消失,代之以形状不同、大小各异、极不均匀的波动,频率250～500 次/分,开始时波幅尚较大,以后逐渐变小,终于消失。室颤与室扑的区别在于前者波形及节律完全不规则,且电压极小(图 12-6)。

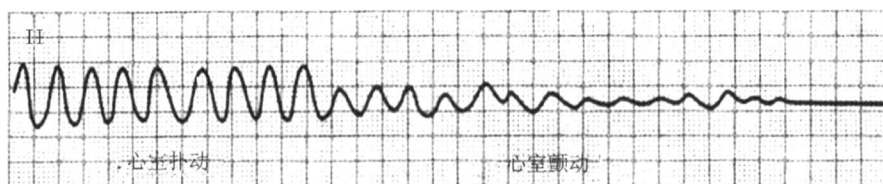

图 12-6　心室扑动与心室颤动

3.临床分型

(1)据室颤波振幅分型。①粗颤型:室颤波振幅＞0.5 mV,多见于心肌收缩功能较好的患者,心肌蠕动幅度相对粗大有力,张力较好,对电除颤效果好。②细颤型:室颤波振幅＜0.5 mV,多见于心肌收缩功能较差的情况。对电除颤疗效差。

(2)据室颤前心功能分型。①原发性室颤:又称非循环衰竭型室颤。室颤前无低血压、心力衰竭或呼吸衰竭,循环功能相对较好。室颤的发生与心肌梗死等急性病变有关。除颤成功率为80%。②继发性室颤:又称循环衰竭型室颤。室颤前常有低血压、心力衰竭或呼吸衰竭,常同时存在药物、电解质紊乱等综合因素,除颤成功率低(<20%)。③特发性室颤:室颤发生前后均未发现器质性心脏病,室颤常突然发生,多数来不及复苏而猝死,部分自然终止而幸存。室颤幸存者常有复发倾向,属于单纯的心电疾病。④无力型室颤:又称临终前室颤。临终患者有50%可出现室颤,室颤波频率慢,振幅低。

（四）急诊处理

1.非同步直流电击除颤

心室扑动或心室颤动一旦发生,紧急给予非同步直流电击除颤1次,单相波能量选择360 J,双相波选择150~200 J。电击除颤后不应检查脉搏、心律,应立即进行胸外心脏按压,2分钟或5个30：2按压/通气周期后如仍然是室颤,再予除颤1次。

2.药物除颤

2~3次电击后仍为室颤首选胺碘酮静脉注射,无胺碘酮或有QT间期延长,可使用利多卡因,并重复电除颤。

3.病因处理

由严重低血钾引起的室颤反复发作,应静脉滴注大量氯化钾,一般用2~3 g氯化钾溶于5%葡萄糖溶液500 mL内,在监护下静脉滴注,最初24小时内常需给氯化钾10 g左右,持续到心电图低血钾表现消失为止。由锑剂中毒引起的室颤反复发作,可反复用阿托品1~2 mg,静脉注射或肌内注射,同时亦需补钾。由奎尼丁或普鲁卡因胺引起的室颤不宜用利多卡因,须用阿托品或异丙肾上腺素治疗。

4.复苏后处理

若经以上治疗心脏复跳,但仍有再次骤停的危险,并可能继发脑、心、肾损害,从而发生严重并发症和后遗症。因此,应积极的防治发生心室颤动的原发疾病,维持有效的循环和呼吸功能及水、电解质和酸碱平衡,防治脑水肿、急性肾衰竭和继发感染。

六、房室传导阻滞

房室传导阻滞又称房室阻滞,是指房室交界区脱离了生理不应期后、冲动从心房传至心室的过程中异常延迟、传导部分中断或完全被阻断。房室传导阻滞可为暂时性或持久性。根据心电图上的表现分三度:一度房室传导阻滞,指PR间期延长,如心率>50次/分且无明显症状,一般不需要特殊处理,但在急性心肌梗死时要观察发展变化;二度房室传导阻滞指心房冲动有部分不能传入心室,又分为Ⅰ型(莫氏Ⅰ型即文氏型)与Ⅱ型(莫氏Ⅱ型);三度房室传导阻滞指房室间传导完全中断,可引起严重临床后果,要积极治疗。

二度以上的房室传导阻滞,由于心搏脱漏,可有心动过缓及心悸、胸闷等症状;高度或完全性房室传导阻滞时严重的心动过缓可致心源性晕厥,须急诊抢救治疗。

（一）病因

正常人或运动员可发生二度Ⅰ型房室传导阻滞,与迷走神经张力增高有关,常发生于夜间。导致房室传导阻滞的常见病变为急性心肌梗死、冠状动脉痉挛、病毒性心肌炎、心肌病、急性风湿热、钙化性主动脉瓣狭窄、心脏肿瘤(特别是心包间皮瘤)、原发性高血压、心脏手术、电解质紊乱、黏液性水肿等。

（二）发病机制

一度及二度Ⅰ型房室传导阻滞,阻滞部位多在房室结,病理改变多不明显,或仅有暂时性房室结缺血、缺氧、水肿、轻度炎症。二度Ⅱ型及三度房室传导阻滞,病理改变广泛而严重,且常持久存在,包括传导系统的炎症或局限性纤维化、急性前壁心肌梗死及希氏束、左右束支分叉处或双侧束支坏死、束支的广泛纤维性变。先天性完全性房室传导阻滞,可见房室结或希氏束的传导组织完全中断或缺如。

（三）临床表现

一度房室传导阻滞常无自觉症状。二度房室传导阻滞由于心搏脱漏,可有心悸、乏力等症状,亦可无症状。三度房室传导阻滞的症状决定于心室率的快慢与伴随病变,症状包括疲倦、乏力、头晕、晕厥、心绞痛、心力衰竭。如合并室性心律失常,患者可感到心悸不适。当一度、二度突然进展为三度房室传导阻滞,因心室率过缓,每分钟心排血量减少,导致脑缺血,患者可出现暂时性意识丧失,甚至抽搐,称为阿-斯综合征,严重者可引起猝死。往往感觉疲劳、软弱、胸闷、心悸、气短或晕厥,听诊心率缓慢规律。

一度房室传导阻滞,听诊时第一心音强度减弱。二度Ⅰ型房室传导阻滞的第一心音强度逐渐减弱并有心搏脱漏。二度Ⅱ型房室传导阻滞亦有间歇性心搏脱漏,但第一心音强度恒定。三度房室传导阻滞的第一心音强度经常变化。第二心音可呈正常或反常分裂,间或听到响亮亢进的第一心音。凡遇心房与心室同时收缩,颈静脉出现巨大的a波(大炮波)。

（四）诊断

1.心电图特征

(1)一度房室传导阻滞:每个心房冲动都能传导至心室,仅PR间期>0.20秒,儿童>0.18秒(图12-7)。房室传导束的任何部位传导缓慢,均可导致PR间期延长。如QRS波群形态与时限正常,房室传导延缓部位几乎都在房室结,极少数在希氏束。QRS波群呈现束支传导阻滞图形者,传导延缓可能位于房室结和/或希氏束-浦肯野系统。希氏束电图记录可协助确定部位。

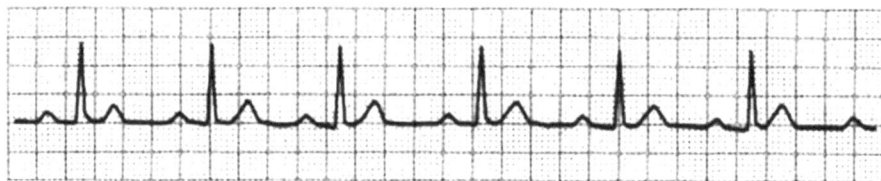

图12-7　一度房室传导阻滞

(2)二度Ⅰ型房室传导阻滞:是最常见的二度房室传导阻滞类型。表现为PR间期随每一心搏逐次延长,直至一个P波受阻不能下传心室,QRS波群脱漏,如此周而复始;PR间期增量逐次减少;脱漏前的PR间期最长,脱漏后的PR间期最短;脱漏前RR间期逐渐缩短,且小于脱漏后的RR间期(图12-8)。最常见的房室传导比率为3∶2和5∶4。在大多数情况下,阻滞位于房室结,QRS波群正常,极少数位于希氏束下部,QRS波群呈束支传导阻滞图形。二度Ⅰ型房室传导阻滞很少发展为三度房室传导阻滞。

(3)二度Ⅱ型房室传导阻滞:PR间期固定,可正常或延长,QRS波群呈周期性脱漏,房室传导比例可为2∶1、3∶1、3∶2、4∶3、5∶4等。房室传导比例呈3∶1或3∶1以上者称为高度房室传导阻滞。当QRS波群增宽、形态异常时,阻滞位于希氏束-浦肯野系统。若QRS波群正常,阻滞可能位于房室结(图12-9)。

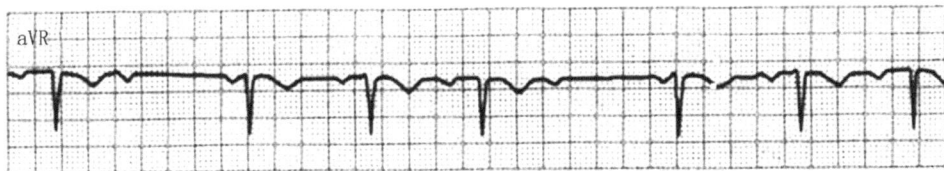

图 12-8　二度Ⅰ型房室传导阻滞

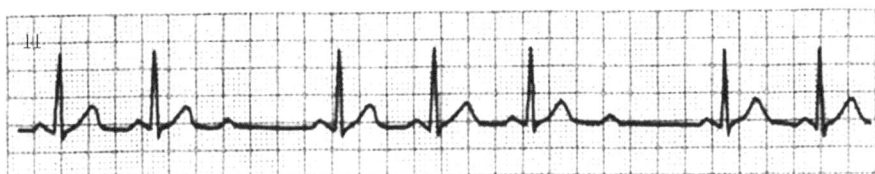

图 12-9　二度Ⅱ型房室传导阻滞

(4)三度房室传导阻滞:又称完全性房室传导阻滞。全部 P 波不能下传,P 波与 ORS 波群无固定关系,形成房室脱节。PP 间期＜RR 间期。心室起搏点在希氏束分叉以上或之内为房室交界性心律,QRS 波群形态与时限正常,心室率 40～60 次/分,心律较稳定;心室起搏点在希氏束以下,心室率 30～40 次/分,心律常不稳定(图 12-10)。

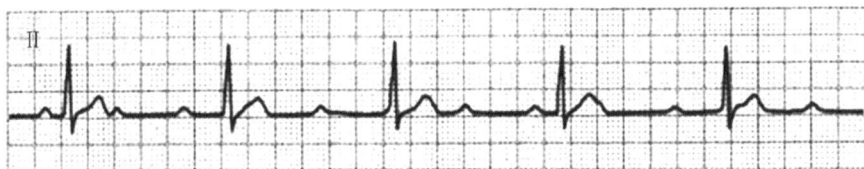

图 12-10　三度房室传导阻滞

2.评估

(1)据病史、体格检查、实验室和其他检查判断有无器质性心脏病、心功能状态和诱因。

(2)判断血流动力学状态。

(五)急诊处理

病因治疗主要针对可逆性病因和诱因。如急性感染性疾病控制感染,洋地黄中毒的治疗和电解质紊乱的纠正等。应急治疗可用药物和电起搏。

1.二度Ⅰ型房室传导阻滞

二度Ⅰ型房室传导阻滞常见于急性下壁心肌梗死,阻滞是短暂的。若心室率＞50 次/分,无症状者不必治疗,可先严密观察,注意勿发展为高度房室传导阻滞。当心室率＜50 次/分,有头晕、心悸症状者可用阿托品 0.5～1.0 mg,静脉注射,或口服麻黄碱 25 mg,3 次/天。异丙肾上腺素 1～2 mg 加入生理盐水 500 mL,静脉滴注,根据心室率调节滴速。

2.二度Ⅱ型房室传导阻滞

二度Ⅱ型房室传导阻滞可见于急性前壁心肌梗死,病变范围较广泛,常涉及右束支、左前分支、左后分支或引起三度房室传导阻滞,病死率极高。经用上述药物治疗不见好转,须安装临时起搏器。

3.洋地黄中毒的治疗

洋地黄中毒可停用洋地黄;观察病情,非低钾者一般应避免补钾;静脉注射阿托品;试用抗地高辛抗体。

4.药物应急治疗的选择

(1)异丙肾上腺素:为肾上腺能β受体兴奋药。兴奋心脏高位节律点窦房结和房室结,增快心率,加强心肌的收缩力,改善传导功能,提高心律的自律性,适用于三度房室传导阻滞伴阿-斯综合征急性发作、病态窦房结综合征。心肌梗死、心绞痛患者禁用或慎用。

(2)肾上腺素:兴奋α受体及β受体,可增强心肌收缩力,增加心排血量,加快心率;扩张冠状动脉,增加血流量,使周围小血管及内脏血管收缩(对心、脑、肺血管收缩作用弱);松弛平滑肌,解除支气管及胃肠痉挛;可兴奋心脏的高位起搏点及心脏传导系统,故心脏停搏时肾上腺素是首选药物。可用于二度或三度房室传导阻滞者。

(3)麻黄碱:为间接及直接兼有作用的拟肾上腺素药,对α受体、β受体有兴奋作用,升压作用弱而持久,有加快心率作用,适用于二度或三度房室传导阻滞症状较轻的患者。

(4)阿托品:主要是解除迷走神经对心脏的抑制作用,使心率加快。适用于治疗各种类型的房室传导阻滞、窦性心动过缓、病态窦房结综合征。

(5)肾上腺皮质激素:具有消炎、抗过敏、抗内毒素、抑制免疫反应,减轻机体对各种损伤的病理反应,有利于房室传导改善,适用于炎症或水肿等引起的急性获得性完全性心脏传导阻滞。5%碳酸氢钠或11.2%乳酸钠,除能纠正代谢性酸中毒外,还有兴奋窦房结的功能。适用于酸中毒、高血钾所致完全性房室传导阻滞及心脏停搏。

5.起搏

起搏适用于先天性或慢性完全性心脏传导阻滞。通常选用永久按需起搏器,急性获得性完全性心脏传导阻滞可选用临时按需起搏器。

七、重症心律失常的护理

(一)护理目标

(1)及时发现并记录严重心律失常,提供诊断依据。

(2)保障最佳治疗契机,提高抢救成功率。

(3)有效配合紧急电除颤、起搏等治疗。

(4)减轻患者身体、心理的不适。

(二)护理措施

1.严密监测病情

发生严重心律失常时立即连续监测心率、心律、血压、呼吸变化。当突发心室纤颤时,心脏有效机械收缩骤停,血液循环中断,脑供血停止,立即出现意识丧失、全身抽搐、呼吸微弱或喘息样呼吸以致呼吸停止、心音及大动脉搏动消失、全身发绀、瞳孔散大、神经反射消失、心电图正常QRS波群消失,代之以不规则的连续快速极不均匀的颤动波。即使是无心电监护的条件下,患者一旦出现上述表现,首先应考虑为室颤发生,是最紧急的恶性心律失常。若发现其他快速或缓慢心律失常,患者出现血压下降、意识不清、抽搐等症状时,均应迅速做好抢救准备,建立静脉通道,备好除颤器、临时起搏器、心律失常药物及其他抢救药品,配合医师开始抢救及复苏。

心律失常发作时的心电图是确诊心律失常的重要依据,因此护士在协助医师抢救的同时,立即记录体表心电图,紧急情况下从监护导联或者连接肢体导联记图,最好记录Ⅱ或V₁导联的长图,对临床诊断有重要帮助。恶性心律失常具有突发性、复杂多变性、致死性等特点,护士要掌握心电图的基本知识,识别恶性心律失常的前兆心电图表现,如急性心肌梗死患者出现短阵室速或有多源、频发室性早搏、室性早搏"R-on-T"者;预激综合征伴发房颤且心室率较快者;心房扑动2∶1传导伴心功能较差、有可能突然发生1∶1下传而引发阿-斯综合征;快速房颤心室率大于180次/分等均属危险征兆,必须立即通知医师尽快处理,避免病情进展或发生猝死。

2.紧急电复律的护理

凡血流动力学不稳定的快速性心律失常均应电复律。护士要熟练掌握电复律操作流程,反复模拟练习,强化操作过程,建立自信心,遇到紧急情况要沉着、冷静、准确做出判断,通知值班医师。保证在紧急情况下协助或准确无误地使用除颤器,提高心源性猝死等突发事件的抢救成功率。

(1)除颤器准备:连接电源或使用直流电,开机,电极板涂导电膏,选择非同步或同步,选择能量,充电。非同步电复律仅适用于心室颤动或扑动,后者是电复律的紧急指标,能量360 J。同步电复律适用于心房颤动、心房扑动、室上性及室性心动过速等的复律。复律电量:心房颤动(房颤)150~250 J,心房扑动(房扑)、室性心动过速(室速)100~150 J;室上性心动过速50~100 J。

(2)患者准备:使要实施紧急电复律的患者仰卧于木板床上,暴露前胸,解开衣领,心室颤动者立即电击复律。对清醒患者实施紧急电复律时,建立静脉通道,按医嘱给予镇静药或诱导麻醉药如咪达唑仑、地西泮、氯胺酮等,记录心电图和各项生命体征的数据,解释到位。备抢救车,吸氧、吸痰装置,气管插管装置。

(3)电复律后护理:立即记录全导联心电图,记录神志、心率、心律、血压、呼吸、瞳孔、皮肤及肢体活动情况,注意有无局部皮肤灼伤,可对症处理。连续监护和卧床休息至少24小时。神志不清时头转向一侧,防止呕吐物误吸。清醒后2小时内禁食。遵医嘱给予抗心律失常药物,以维持窦性心律。

(4)维护电复律机:用后检查,保证机器各部件完好,保持预充电状态,接线板连线要充足,确保不受地点限制。每天检查并交接班。做好使用、检查、送修情况登记,定位放置。

3.刺激迷走神经终止心动过速的护理配合

确诊为阵发性室上性心动过速时,可首先采用刺激迷走神经的方法终止发作。在进行颈动脉窦按摩、按压眼球时,为避免发生低血压、心脏停搏等意外,护士先将患者置平卧位并心电图监测,开通静脉通道,做好抢救准备。

4.抗心律失常药物护理

护士要熟悉常用抗心律失常药物的分类、作用、不良反应、用量、用法,用药过程中要密切观察心律、心率、血压的变化,严格掌握配药浓度和注药速度,避免操作不当导致的不良反应。抗心律失常药物有致心律失常作用,即服用治疗量或亚治疗量抗心律失常药物后引起用药前没有的新的心律失常或使原有的心律失常恶化,因此,在用药后应注意观察疗效和不良反应。

Vaughn Williams分类法将抗心律失常药物分四大类:Ⅰ类是细胞钠通道阻滞剂,抑制心房、心室及浦肯野纤维快反应组织的传导速度,可再分为Ⅰa、Ⅰb和Ⅰc三个亚类,分别以奎尼丁、利多卡因和普罗帕酮为代表性药物;Ⅱ类为肾上腺素能β受体阻滞剂;Ⅲ类延长心脏复极过程,延长动作电位时程和不应期,胺碘酮为代表性药物;Ⅳ类为钙通道阻滞剂,以维拉帕米、地尔硫䓬为代表性药物。

Ⅰ类药物增加病死率主要由于其致心律失常作用,如 QT 间期≥0.55 秒,QRS 间期大于原有的 150%,是停药指征。对有器质性心脏病者应用时,要特别慎重,尽量采用短期少量用药,并进行严密心电监护,注意观察有无 QT 间期延长、新出现心律失常尤其是室性早搏及室内传导阻滞,注意防止和纠正低钾血症,及时处理心肌缺血,控制合并的严重高血压等,避免发生严重不良反应;Ⅲ类抗心律失常药胺碘酮每分子含 2 个碘原子,胺碘酮脱碘后每天释放 6 mg 游离碘进入血循环,比日常摄入量高 20～40 倍,容易造成甲状腺功能损害,胺碘酮导致的心动过缓也很常见;Ⅲ类药物索他洛尔、多非利特和伊布利特会引起尖端扭转性室速,当患者有低钾血症、心动过缓或肾功能异常时,护士要加倍注意观察其心电图和症状的变化。

5.临时起搏器的护理

临时性心脏起搏可通过经静脉、经食道、经胸壁等途径来实现。经静脉临时心脏起搏是目前最常用的方法,用于紧急抢救心脏停搏和严重心动过缓患者。

(1)临时起搏的途径:通常采用经皮穿刺股静脉、颈内静脉、锁骨下静脉路径,在 X 线透视下(紧急或不具备条件时用心电图引导)的引导下将起搏电极送入起搏心腔(右心室心尖),最后连接电极导线近端与起搏器,起搏心内膜。临床上采用股静脉途径最多,此时下肢活动略受限制,但电极不易发生移位。

(2)临时起搏适用的临床情况:各种原因引起的心脏停搏导致的阿-斯综合征;急性心肌梗死合并房室传导阻滞或严重的缓慢心律失常药物治疗无效时;某些室速的转复;预防性临时起搏等。

(3)安置临时性起搏器的护理,包括术前护理、术后护理及停用临时性起搏器的护理。

1)术前护理。①物品准备:静脉置管穿刺包(内有必需的无菌扩张管、外套管、导引钢丝等);起搏电极(5～7 F 的双极电极)。提前做好电路导通、阻抗测试及消毒工作。体外携带式临时起搏器,注意电源更新。准备急救药物及设备。②患者准备。给清醒患者讲解手术过程、术后注意事项,消除紧张、恐惧、焦虑等不良情绪,使患者配合治疗。根据穿刺部位备皮。如行经胸壁起搏,电极放置前要清洁并擦干皮肤,如有胸毛应用剪除,不必剃刮,保证电极与皮肤的良好接触。③检查确认是否签署手术知情同意书。

2)术后护理:①护士要明确临时起搏设定的频率,该起搏方式应有的心电图表现,并记录 12 导联心电图。持续监护心电变化,观察心率、心律、起搏信号,及时发现并报告医师处理与起搏相关的或其他的心律失常。②随时观察脉冲发生器与电极导线的连接是否可靠,定时遵医嘱测定起搏参数并调整,以免发生起搏及感知障碍。③固定好体外的起搏电极,防止意外脱落或移位。固定电极时避免任何张力。锁骨下静脉入路,用托板保持上肢伸直,股静脉入路不能下床步行。鼓励患者卧床 24～48 小时,平卧或左侧卧位。起搏器电极与皮肤之间予以衬垫,预防皮肤破损。④体外起搏器固定在患者身体上或者床上,外用硅胶套包裹,起到绝缘作用。各种操作前事先将其安置好,以免参数被意外碰触而改变。⑤定时观察穿刺部位有无红、肿、压痛、分泌物。穿刺部位每天消毒,更换覆盖的无菌敷料,保持局部干燥,预防感染。每天 4 次测量体温,如有体温升高立即通知医师。⑥确保用电安全,所有使用的电器要接地良好,避免电干扰。保证患者床单位干燥。

3)停用临时性起搏器:由股静脉插入的导管一般不宜超过 2 周,防止引起静脉血栓。拔除后轻压伤口 10～15 分钟,预防出血。放置永久性的起搏电极后,临时电极不宜立即拔除,观察病情稳定后再去除,以免急需时使用。

6.永久起搏器的护理

永久人工心脏起搏器植入术是将人工心脏起搏器脉冲发生器永久埋藏在患者皮下组织内,发放脉冲电流刺激心脏,使之兴奋和收缩,以代替心脏起搏点,控制心脏按脉冲电流的频率有效地搏动。永久心脏起搏器由脉冲发生器、电极及导线、电源3部分组成。

永久人工心脏起搏器植入术常用于各种原因引起的心脏起搏或传导功能障碍,如病态窦房结综合征、窦性心动过缓、高度或完全性房室传导阻滞等缓慢性心律失常。近年来也用于肥厚性心肌病、慢性难治性心力衰竭等的治疗。

(1)永久心脏起搏器植入术的术前护理,包括术前教育与术前准备。

1)术前教育:①向患者及家属介绍起搏器植入术的目的、治疗价值和安全性,术中需要配合的地方、可能出现的不适及术后注意事项。②向患者简要介绍导管室的环境、麻醉方法、手术过程、手术医师等,并告诉患者在清醒状态下接受手术。安排导管室护士术前访视,增强与患者沟通,消除其紧张情绪。③指导患者适应床上用餐、排便,训练床上排便。④患者因担心手术意外、起搏器失灵、术中的危险性等产生焦虑心情,护士配合医师主动与患者交流沟通,给予精神上的安慰。向患者介绍手术的重要性和技术的成熟性,鼓励患者配合手术。

2)术前准备:①遵医嘱留取术前常规检查标本,查血、尿、粪常规及出凝血时间、肝功能、肾功能、乙肝5项等,协助患者外出做超声心动图、心电图、胸部X线片等检查。②遵医嘱停用口服阿司匹林、华法林5~7天。③皮肤清洁准备,预防切口感染。部位包括左侧颈部、左肩、左胸部、左上臂、手术部位20 cm范围、会阴部、左大腿内侧。④做好抗生素药物过敏试验并做好记录。⑤术前4~6小时禁食、禁水,避免术中呕吐。停用低分子肝素等抗凝剂。⑥术前用镇静剂,使情绪安定。⑦患者去导管室后更换消毒被服,紫外线消毒床单位和病室空气消毒。

(2)永久心脏起搏器植入术的术中护理配合:①导管室要提前消毒,患者进入前设定好适宜的室温。②备齐各种急救药品。检查除颤器、临时起搏器的状态及性能,使之处于备用状态。校准生理记录仪。备齐术后监护仪等设备。③亲切迎接患者,减轻其紧张感,脱去多余衣物。术前即刻描记全导联心电图以备案。建立静脉通道。连接监护。④植入起搏器过程中,护士巡视监护,时刻注意患者的生命体征,密切心电、血压监护,记录患者的心率、心律。电极到达心室时刺激室壁可引起室早、室速甚至室颤,此时要加强监护,一旦出现意外及时处理。⑤配合临时性起搏器的连接、遵医嘱设置参数和启用。⑥配合永久起搏器参数的测定。

(3)永久心脏起搏器植入术后护理:①保持水平体位安置患者至床上,连续心电监护,监测心率变化,注意起搏器的感知功能是否正常,有无异常心律。记录全导心电图,术后3天内每6小时描记1次心电图,观察起搏心电图波形有无改变、脉冲信号、脉冲信号与QRS波群的关系,如果只有脉冲信号而其后无宽大畸形的左束支传导阻滞型的波形,提示阈值升高、电极移位或阻抗增加,应即刻报告医师,及时处理。观察体温变化,每2小时测量体温1次,一旦有发热立即报告医师。②注意用于患者的各种电子医疗仪器接地良好。③局部伤口处沙袋压迫4~6小时。每天观察伤口有无红、肿、热、痛、分泌物等发炎征象,按无菌原则更换敷料。④起搏器安置后早期电极导管移位90%发生于术后1周内,发生的原因之一与患者起床活动过早有关。因此,患者术后体位护理非常重要。患者术后48小时内取平卧或略向左侧卧位,其间患侧肩肘关节制动,最好用绷带固定,卧床期间腕关节以下包括手指可以活动,健侧肢体和双下肢活动、颈项活动不受限制,卧床期间护士协助生活护理,协助患者每2小时深呼吸、咳嗽1次。48小时后可抬高头部或半卧位,72小时后逐渐下床活动。术后第一次下床要有护士协助,动作宜缓慢,防止摔倒,下床活动幅度不宜过大。⑤术后 1 周协助医师检测起搏器的感知功能和起搏等各项参数,如电流、电阻、能量、阈值等。

(4)永久心脏起搏器植入术后健康指导:由于起搏器是植入体内的电子设备,可能受外界的干扰发生故障,危及患者生命,护士必须做好起搏器的相关指导。

1)告知患者术后可进行一般性运动,但应避免造成胸部冲击和剧烈的甩手、外展等动作的运动,如打网球、举重、从高处往下跳,以免电极导线发生移位、断裂。

2)避免接近高压电区及强磁场如大功率发电机、变电站、电台发射器、理疗用的微波治疗仪、电刀、电钻、磁共振检查等。但家庭用电一般不影响起搏器工作,告诉患者电视机、收音机、洗衣机、微波炉、电饭煲、电冰箱、吸尘器、电动剃须刀等电器可照常使用。手提电话使用时要距离起搏器 15 cm 以外(用植入起搏器的对侧肢体)。嘱患者一旦接触某种环境或电器后出现胸闷、头晕等不适应立即离开现场或不再使用该电器。

3)告知患者及家属植入起搏器的设定频率,学会自测脉搏,指导患者每天早晚各测脉搏 1 次,并注意与起搏器设定频率是否一致。若脉搏比原起搏心率少并且感觉胸闷、心悸、头晕、乏力、黑蒙等应立即来医院就诊;如果脉搏与设置起搏心率一致,但患者出现心悸、头晕、易疲劳、活动耐力下降、血管搏动等不适,要警惕起搏器综合征,也应就诊。

4)外出时要携带起搏器识别卡,注明姓名、住址、联系人电话、起搏器型号、生产商、植入日期、植入医院地址、医师姓名和电话、起搏器设定频率、工作方式等,以便发生起搏器失灵等突发事件时,及时联络处理。另外,就医或通过机场安全门时,将识别卡展示给医师或检查人员,便于进行医源性的预防措施或解除金属警报以通过检查。

5)保持局部清洁、干燥,局部体表隆起处须用棉垫保护皮肤。衣着应宽大,患侧不宜过紧,以免皮损引起感染。嘱患者如发现伤口有渗液、红肿、起搏器外突等异常情况应立即就医。

6)强调术后定期复查的重要性,与医师共同制定复查时间表。出院后 1、3、6 个月各随访 1 次,测试起搏功能,以后每半年随访 1 次。告知患者及家属起搏器使用年限,接近有效期时出现脉搏减少是电池耗竭的预兆,应随时来院检测、更换起搏器。

7.射频消融术的护理

射频消融术(radiofrequency catheter ablation,RFCA)是目前临床治疗快速性心律失常的最有效的方法。RFCA 是通过放入心脏的射频导管头端的电极,释放射频电能,在导管头端与局部心肌之间,这种低电压高频电能转化为热能,使靶点组织温度升高、细胞水分蒸发、产生局部凝固坏死,从而消除病灶,根治快速心律失常。具有疗效好、创伤小、复发率低的特点。

(1)RFCA 的适应证:适用于各种机制的室上性心动过速;房性心动过速;特发性室速;持续性心房颤动;预激综合征合并阵发性心房颤动和快速心室率;发作频繁、心室率不易控制的典型房扑;发作频繁、心室率不易控制的非典型房扑等。

(2)RFCA 的基本方法:首先进行心内电生理检查,明确诊断和确定合适的消融靶点,选用大头导管引入射频电流。消融左侧房室旁路时,大头导管经股动脉逆行置入;消融右侧房室旁路或改良房室结时,大头导管经股静脉置入,到达靶点并放电消融。

(3)术前护理。①协助完善术前检查:安排尽快完成血、尿、便常规和常规生化(血糖、肝功能、肾功能,必要时查心肌肌酶谱等),凝血功能 4 项、肝炎病毒标志物、抗 HIV、梅毒等化验及胸片、12 导联心电图、心脏超声等检查,必要时做动态心电图、运动负荷心电图等检查。给患者讲解术前检查的意义,取得配合。②术前患者准备:术前指导护士简单介绍手术过程及术中可能的不适、须患者配合的事项。告知患者手术医师、麻醉方式。安排导管室护士术前访视患者。条件许可安排患者参观导管室环境。通过术前指导降低患者紧张和恐惧感。术前1~2天练习床上排便。遵医嘱停用所有抗心律失常药物至少5个半衰期。术前晚睡前口服地西泮5 mg,术前30分钟肌内注射地西泮10 mg。术前1天沐浴,双侧腹股沟、会阴部、前上胸部、双侧颈部、腋窝备皮。检查双侧足背动脉搏动情况并记录。术前禁食、禁水6小时,术前30分钟排空大小便。确认手术协议书签字手续完善(患者及家属共同签字)后,更换消毒病员服,备好病历、沙袋、平车,护送患者入导管室。③环境准备:患者去导管室后,紫外线消毒床单位和病室空气消毒。准备好心电监护仪。

(4)术中护理配合。①亲切迎接患者,帮助摆好体位。测血压、心率、心律和呼吸频率等,记录一份12导联心电图,录入患者基本资料,连接电生理仪,保证接地良好。准确安放背部电极板。②导管室物品准备。备好消融导管、各种电极导管、急救药物、肝素、生理盐水,多导电生理仪、射频仪、除颤器、心电图机、血压计及负压吸引器等。确保物品齐备、抢救物品处于备用状态。③术中观察:手术开始后经常询问患者有无不适,安抚患者。密切观察生命体征、一般情况、体表及心内电图。多巡视,鼓励患者说出不适,解答患者疑虑,发现异常及时提醒医师处理。密切注意医师操作进程和意图,主动进行配合,及时发现病情变化或设备异常。在射频消融放电时,应特别密切监护生命体征,观察患者反应,并告知患者此时心前区可能有烧灼感或者刺痛,如果疼痛难忍要及时通知医护人员。详细记录放电次数、时间、功率、电流、阻抗值、温度等参数,防止房室传导阻滞发生。如阻抗迅速升高,说明局部组织烧焦、碳化,应立即通知医师停止放电。密切观察X线影像有无心影扩大、心脏搏动显著减弱、肺脏有无压缩或胸腔液平等,及时发现心脏压塞并发症。出现严重心律失常协助抢救。对于手术时间较长的患者,要注意是否因出汗而脱水,注意补液速度。对于全身麻醉的患者,要注意保障呼吸道通畅,密切观察呼吸情况和血氧饱和度的变化。④手术结束后再次记录1份12导联心电图。帮助医师局部包扎固定,检查静脉通路并妥善固定。将患者移动到运送床或担架上,护送其回病房。

(5)术后护理:①患者回病室后持续心电监护24~48小时,密切观察患者神志、血压、心律、心率、呼吸等变化。少数患者偶有发作心动过速的感觉,心电图显示窦性心动过速,心率可达100次/分左右,在很短时间内可以恢复正常,无需处理。②观察穿刺部位有无出血、穿刺侧肢体温度及颜色、足背动脉搏动情况,并记录。穿刺动脉时沙袋加压6小时,穿刺静脉者沙袋加压4小时,术后绝对卧床12小时,术后72小时内避免剧烈活动,防止穿刺部位出血。穿刺侧肢体给予被动按摩,防止动脉血栓及下肢静脉血栓形成。帮助患者取舒适卧位。③密切观察患者有无胸痛、胸闷及呼吸困难,及时发现心脏压塞、房室传道阻滞等并发症。有异常症状和心电变化及时报告医师检查和处理。④遵医嘱常规应用抗生素3~4天。

(孙　辉)

第七节　主动脉夹层动脉瘤

主动脉夹层动脉瘤(dissecting aortic aneurysm,DAA)又叫主动脉夹层血肿(简称主动脉夹层),是主动脉内膜撕裂、血液进入动脉壁中层所形成的血肿或血流旁路,男性发病率是女性的

2～3倍。DAA如未得到及时有效的治疗死亡率极高,有58%死亡于24小时以内,仅30%～35%的患者可过渡为慢性。

一、病因与发病机制

任何破坏中层弹性或肌肉成分完整性的疾病都可使主动脉易患夹层分离。中层胶原及弹性硬蛋白变性所致的中层退行性变是首要的易患因素。囊性中层退行病变是多种遗传性结缔组织缺陷(马方综合征和Ehlers Danlos综合征)的内在特点。年龄增长和高血压可能是中层退行病变两个重要因素。主动脉夹层的好发年龄为60～70岁。某些其他先天性心血管畸形,如主动脉瓣单瓣畸形和主动脉缩窄也易并发主动脉夹层。另外,动脉内导管术及主动脉球囊反搏等诊疗操作也可能引起主动脉夹层。

主动脉夹层开始于主动脉内膜撕裂,血液穿透病变中层,将中层平面一分为二,主动脉壁即出现夹层。由于管腔压力不断推动,分离过程沿主动脉壁推进,典型的为顺行推进,即被主动脉血流向前的力推动,有时也可见从内膜撕裂处逆向推进。主动脉壁分离层之间被血液充盈的空间成为一个假腔,剪切力可能导致内膜进一步撕裂,为假腔内的血流提供出口或额外的进口。假腔可由于血液充盈而扩张,引起内膜突入真腔内,使血管腔狭窄变形。

二、分类

绝大多数主动脉夹层起源于升主动脉和/或降主动脉。主动脉夹层有三种主要的分类方法,对累及的主动脉的部位及范围进行定义(表12-2,图12-11)。考虑预后及治疗的不同,所有这三种分类方法都是基于主动脉夹层是否累及升主动脉而定。一般而言,夹层分离累及升主动脉有外科手术指征,而对那些未累及升主动脉的夹层分离可考虑药物保留治疗。

表12-2 常用的主动脉夹层分类方法

分类	起源和累及的主动脉范围
DeBakey分类法	
Ⅰ型	起源于升主动脉,扩展至主动脉弓或其远端
Ⅱ型	起源并局限于升主动脉
Ⅲ型	起源于降主动脉沿主动脉向远端扩展
Stanford分类法	
A型	所有累及升主动脉的夹层分离
B型	所有不累及升主动脉的夹层分离
解剖描述分类法	
近端	包括DeBakeyⅠ型和Ⅱ型,Stanford法A型
远端	包括DeBakeyⅢ型,Stanford法B型

三、诊断

(一)临床表现特点

1.症状

急性主动脉夹层最常见的症状是剧烈疼痛,而慢性夹层分离多数可能并无疼痛。典型的疼痛突然发生,开始时即为剧痛。患者主诉疼痛呈撕裂、撕扯或刀刺样。当夹层分离沿主动脉伸展时,疼痛可沿着夹层分离的走向逐步向其他部位转移。疼痛部位对判断主动脉夹层的部位有帮助,因为局部的症状通常反应累及的主动脉。如胸痛只在前胸部,或最痛之处在前胸部,提示夹层绝大多数累及升主动脉。如胸痛只在肩胛之间,或最痛之处在肩胛之间,则绝大部分累及降主动脉。颈、喉、颌、面部的疼痛强烈提示夹层累及升主动脉。另外,疼痛在背部的任何部位,或腹部和下肢,强烈提示累及降主动脉。

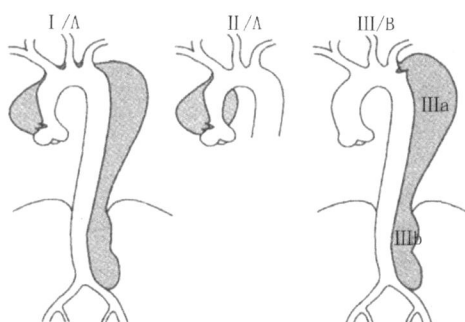

图 12-11 主动脉夹层分类

Ⅰ/A:DeBakeyⅠ型/StanfordA 型;Ⅱ/A:DeBakeyⅡ型/StanfordA 型;Ⅲ/B:DeBakeyⅢ型/StanfordB 型

其他一些不常见情况包括充血性心力衰竭、晕厥、脑血管意外、缺血性周围神经病变、截瘫、猝死等。急性充血性心力衰竭几乎均由近端主动脉夹层所致的严重主动脉瓣反流引起。无神经定位体征的晕厥占主动脉夹层的 4%～5%,一般须紧急外科手术。

2.体征

在一些患者中,单纯的体检结果就足以提示诊断,而在另外一些情况下,即使存在广泛的主动脉夹层,相应的体征也不明显。远端主动脉夹层患者 80% 以上存在高血压,但在近端主动脉夹层患者中高血压较少见。近端主动脉夹层患者与远端主动脉夹层患者相比更易发生低血压。低血压通常是由于心脏压塞、胸腔或腹腔内动脉破裂所致。与主动脉夹层相关的最典型体征如脉搏短缺、主动脉反流杂音、神经系统表现更多见于近端夹层分离。急性胸痛伴脉搏短缺(减弱或缺如)强烈提示主动脉夹层。近端主动脉夹层分离中的 50% 有脉搏短缺,而远端主动脉夹层中只占 15%。

主动脉瓣反流是近端主动脉夹层的重要并发症,一些患者可听到主动脉瓣反流杂音。与近端主动脉夹层相关的主动脉瓣膜反流杂音常呈乐音样,胸骨右缘比胸骨左缘听诊更清晰。根据反流的严重程度不同,可能存在其他主动脉瓣关闭不全的周围血管征象,如水冲脉和脉压增宽。

许多疾病的表现可酷似主动脉夹层,包括急性心肌梗死或严重心肌缺血,非主动脉夹层引起的急性主动脉反流,非夹层分离引起的胸主动脉瘤、腹主动脉瘤、心包炎、肌肉骨骼痛或纵隔肿瘤。

(二)实验室和其他辅助检查特点

临床上,一旦诊断已怀疑主动脉夹层,必须迅速并准确地确定诊断。目前可用的诊断方法包括主动脉造影、造影增强 CT 扫描、磁共振成像(MRI)、经胸或经食管的心脏超声。

1.胸部 X 线片

最常见的异常是主动脉影变宽,占患者的 80%～90%,局限性的膨出往往出现于病变起源部位。一些患者可出现上纵隔影变宽。如见主动脉内膜钙化影,则可估测主动脉壁的厚度,正常为 2~3 mm,如主动脉壁厚度增加到 10 mm 以上,高度提示主动脉夹层。虽然绝大多数患者有一种或多种胸部 X 线片的异常表现,但相当部分患者胸片改变不明显。因此,正常的胸部 X 线片绝不能排除主动脉夹层。

2.主动脉造影

逆行主动脉造影是主动脉夹层的最可靠诊断技术,如考虑行手术治疗或血管内支架治疗,术前须行主动脉造影。血管造影诊断主动脉夹层的直接征象包括主动脉双腔或分离内膜片,提示夹层分离的间接征象包括主动脉腔变形、主动脉壁变厚、分支血管异常,以及主动脉瓣反流。主动脉造影的主要优点在于能明确主动脉夹层和累及的分支血管范围,也能显示主动脉夹层的一些主要并发症,如假腔内血栓和主动脉瓣反流。

3.计算机体层摄影(CT)

增强 CT 扫描时,如发现内膜片分割或以造影剂密度差来区分的两个明显的主动脉腔时即可诊断主动脉夹层。与主动脉造影不同,CT 扫描的优点在于它是无创的,但需要使用静脉内造影剂。CT 还有助于识别假腔内的血栓,发现心包积液。但 CT 扫描不能可靠地发现有无主动脉瓣反流和分支血管病变。

4.磁共振成像(MRI)

MRI 特别适用于诊断主动脉夹层,能显示主动脉夹层的真假腔、内膜的撕裂位置、剥离的内膜片和可能存在的血栓等。MRI 是无创性检查,也不须使用静脉内造影剂从而避免了离子辐射。虽然 MRI 以其高度的准确性成为目前无创性诊断主动脉夹层的主要标准,但它存在一些缺点,如对已植入起搏器、血管夹、人工金属心脏瓣膜和人工关节患者禁忌。MRI 也仅提供有限的分支血管图像,不能可靠地识别主动脉瓣反流的存在。另外,由于显影所需时间较长,急性主动脉夹层患者行 MRI 有风险。

5.超声心动图(UCG)

UCG 对诊断升主动脉夹层具有重要意义,且易识别并发症(如心包积血、主动脉瓣关闭不全和胸腔积血等)。在 M 型超声中可见主动脉根部扩大,夹层分离处主动脉壁由正常的单条回声带变成两条分离的回声带。在二维超声中可见主动内分离的内膜片呈内膜摆动征,主动脉夹层形成主动脉真假双腔征。有时可见心包或胸腔积液。多普勒超声不仅能检出主动脉夹层管壁双重回声之间的异常血流,而且对主动脉夹层的分型、破口定位及主动脉瓣反流的定量分析都具有重要的诊断价值。经食管超声心动图(TEE)克服了经胸廓 UCG 的一些局限性。它可以采用更高频率的超声检查,从而提供更好的解剖细节。

几种影像方法都各有其特定的优缺点。在选择时,必须考虑各种检查的准确性、安全性和可行性(表 12-3)。

表 12-3　几种影像学方法诊断主动脉夹层的性能

诊断性能	ANGIO	CT	MRI	TEE
敏感性	++	++	+++	+++
特异性	+++	+++	+++	++/+++
内膜撕裂部位	++	+	+++	+
有无血栓	+++	++	+++	+

诊断性能	ANGIO	CT	MRI	TEE
有无主动脉关闭不全	＋＋＋	－	＋	＋＋＋
心包积液	－	＋＋	＋＋＋	＋＋＋
分支血管累积	＋＋＋	＋	＋＋	＋
冠状动脉累及	＋＋	－	－	＋＋

注:＋＋＋极好,＋＋好,＋一般,－无法检测。ANGLO:主动脉造影;CT:计算机体层摄影;MRI:磁共振成像;TEE:经食管超声心动图。

四、治疗

治疗主动脉夹层的主要目的在于阻止夹层分离的进展。那些致命的并发症并不是内膜撕裂本身,而是随之而来的主动脉夹层的并发症,如分离主动脉破裂、急性主动脉瓣关闭不全、急性心包压塞等。如果不进行及时、适当的治疗,主动脉夹层有很高的死亡率。

(一)紧急内科处理

所有高度怀疑有急性主动脉夹层的患者必须予以监护。首要的治疗目的在于解除疼痛并将收缩压降至 13.3~14.7 kPa(100~110 mmHg)[平均动脉压为 8.0~9.3 kPa(60~70 mmHg)]。无论是否存在疼痛和高血压,均应使用 β 受体阻滞剂以降低血压变化率(dp/dt$_{max}$)。对可能要进行手术的患者要避免使用长效降压药物,以免使术中血压控制变得复杂。疼痛本身可以加重高血压和心动过速,可静脉注射吗啡以缓解疼痛。

硝普钠对紧急降低动脉血压十分有效。开始滴速 20 μg/min,然后根据血压反应调整滴速,最高可达 800 μg/min。当单独使用时,硝普钠可能升高 dp/dt$_{max}$,这一作用可能潜在地促进夹层分离的扩展。因此,同时使用足够剂量的 β 受体阻滞剂十分必要。

为了迅速降低 dp/dt$_{max}$,应静脉内剂量递增地使用 β 受体阻滞剂,直至出现满意的 β 受体阻滞效应(心率 60~70 次/分)。超短效 β 受体阻滞剂艾司洛尔对动脉血压不稳定准备行手术治疗的患者十分有用,因为如果需要可随时停用。当存在使用 β 受体阻滞剂的禁忌证,如窦缓、二度或三度房室传导阻滞、充血性心力衰竭、气管痉挛,应当考虑使用其他降低动脉压和 dp/dt$_{max}$ 的药物,如钙通道阻滞剂。

当分离的内膜片损害一侧或双侧肾动脉时,可引起肾素大量释放,导致顽固性高血压。在这种情况下可静脉内注射血管紧张素转化酶(ACE)抑制剂。

如果患者血压正常而非高血压,可单独使用 β 受体阻滞剂降低 dp/dt$_{max}$,如果存在禁忌证,可选择使用非二氢吡啶类钙阻滞剂,如地尔硫䓬或维拉帕米。

如果有可疑主动脉夹层的患者表现为严重低血压,提示可能存在心脏压塞或主动脉破裂,应快速扩容。如果迫切需要升压药治疗顽固性低血压,可使用去甲肾上腺素。

治疗后一旦患者情况稳定,应立即进行诊断检查。如果病情不稳定,优先使用 TEE,因为它能在急诊室或重症监护病房床边操作而不需停止监护和治疗。如果一个高度可疑夹层分离的患者病情变得极不稳定,很可能发生了主动脉破裂或心脏压塞,患者应立即送往手术室而不是进行影像学诊断。在这种情况下可使用术中 TEE 确定诊断,同时指导手术修补。

(二)心脏压塞的处理

急性近端主动脉夹层经常伴有心脏压塞,这是患者死亡的最常见原因之一。心脏压塞往往是主动脉夹层患者低血压的常见原因。在这种情况下,在等待外科手术修补时通常应进行心包穿刺以稳定病情。

(三)外科手术治疗

主动脉夹层的手术指征见表 12-4。应该尽可能在患者就诊之初决定是否手术,因为这将帮助选择何种诊断检查方法。手术目的包括切除最严重的主动脉病变节段,切除内膜撕裂部分,通过缝合夹层分离动脉的近端和远端以闭塞假腔的入口。下列因素增加患者的手术风险:高龄、伴随其他严重疾病(特别是肺气肿)、动脉瘤破裂、心脏压塞、休克、心肌梗死、脑血管意外等。

表 12-4　主动脉夹层外科手术和药物治疗的指征

手术指征	药物治疗指征
1.急性近端夹层分离	1.无并发症的远端夹层分离
2.急性远端夹层分离伴下列情况之一	2.稳定的孤立的主动脉弓夹层分离
・重要脏器进行性损害	3.稳定的慢性夹层分离
・主动脉破裂或接近破裂	
・主动脉瓣反流	
・夹层逆行进展至升主动脉	
・马方综合征并发夹层分离	

(四)血管内支架技术

使用血管内介入技术可治疗主动脉夹层的高危患者。如夹层分离累及肾动脉或内脏动脉时手术死亡率超过 50%,血管内支架置入可降低死亡率。带膜支架植入血管隔绝术主要适用于 stanford B 型夹层。

五、急救护理

(一)护理目标

(1)密切注意病情变化,维持生命体征稳定性。

(2)协助患者迅速进入诊疗程序,适应监护室环境,挽救患者生命。

(3)做好各项基础护理,增加患者舒适感。

(4)加强心理护理,增强患者战胜疾病的信心。

(5)加强术后监护,提高患者生存质量。

(6)帮助患者及家庭了解疾病,掌握自护知识。

(二)护理措施

1.密切注意病情变化

严密监测患者呼吸、血压、脉搏的变化及颈静脉充盈度、外周循环情况,持续心电图监护,观察患者心电图、心率、心律的变化。严格记录液体出入量,备好抢救药品、物品等,做好心肺复苏等应急准备。

(1)休克的观察和护理:注意休克的特殊性。在急性发病期约有 1/3 的患者出现面色苍白、出汗、四肢皮肤湿冷、脉搏快而弱和呼吸急促等休克现象。休克早期患者血压反而升高,这种情况下有效地降压、止痛是治疗休克的关键。

（2）血肿压迫症状的观察：夹层动脉瘤可向近段扩展，影响主动脉瓣的功能和冠状动脉血流，导致急性左心衰竭、急性心肌缺血甚至急性心肌梗死。因此要经常听诊心脏杂音，严密监测心电图，观察有无 P 波和 ST 段改变，及早发现冠状动脉供血不足和缺血征象。

（3）神经系统的观察：夹层动脉瘤向远段扩展，影响主动脉弓的三大分支。任何一支发生狭窄，均可引起脑部或上肢供血不足，出现偏瘫甚至昏迷。注意观察患者意识、肢体活动情况。

（4）泌尿系统和胃肠道的观察：夹层动脉瘤向远段发展，可延及腹主动脉下端，累及肠系膜上动脉或肾动脉，引起器官供血不足和缺血症状。每 1~2 小时观察 1 次尿量、尿色、性状，准确记录 24 小时液体出入量；并观察有无便秘、便血、呕血、腹痛。

（5）下肢及脏器功能观察：部分主动脉夹层动脉瘤患者因夹层隔膜阻塞主动脉分支开口，往往会引起肢体及重要器官急性缺血，必须密切观察肢体的皮温、皮色、动脉搏动情况，有无腹痛、腹胀情况，密切观察患者的肌酐、尿素氮及尿量变化。

（6）周围血管搏动观察：本病发病后数小时常出现周围动脉阻塞现象，经常检查四肢动脉（桡、股、足背动脉）和颈动脉搏动情况，观察搏动是否有消失现象或双侧足背动脉是否对称。

2.协助患者迅速进入诊疗程序

（1）确诊为夹层动脉瘤的患者即入急诊监护室，绝对卧床休息，镇痛，吸氧，进行心电监护及血压监测，迅速建立静脉通道，确保静脉降压药物的使用。

（2）疼痛的护理：剧烈的疼痛为 DAA 发病时最明显的症状。注意疼痛的性质、部位、时间及程度。DAA 疼痛的高峰时间一般较急性心肌梗死早，并为持续性、撕裂样尖锐疼痛或跳痛，有窒息甚至伴濒死感。动脉夹层撕裂部位不同，疼痛的部位及放射方向各异。疼痛一般是沿着血管夹层分离的走向放射至头颈、胸腹、背部等引起疼痛。疼痛缓解是夹层血肿停止扩展和治疗显效的重要指标，如果疼痛减轻后又再出现，提示夹层动脉瘤继续扩展；疼痛突然加重则提示血肿有破裂趋势；血肿溃入血管腔，疼痛可骤然减轻。因此，疼痛性质及部位的改变都是病情变化的重要标志。护士一旦发现立即测量生命体征，同时报告医师处理。本病引起的疼痛用一般镇痛药效果较差，可遵医嘱给予吗啡 5~10 mg，哌替啶 50~100 mg，肌内注射，同时嘱患者疼痛处忌拍打、按压、热敷。使用吗啡等镇痛药物，注意观察呼吸、血压，呕吐时防止窒息、误吸。

（3）严密监测血压，避免其过高或过低。迅速建立静脉通路，同时每 5~10 分钟测量血压，血压明显升高可增加主动脉管壁压力，易导致血管瘤破裂。护士遵医嘱及时、准确地给予静脉降压药物，根据血压调整给药量。病情平稳后继续遵医嘱给予硝普钠等药物，每 30~60 分钟测量 1 次血压。同时积极予以镇痛治疗，提供舒适的环境，保证患者能够得到充分的休息和稳定的心理状态，从而减少诱发血压升高的因素。另外，夹层动脉瘤影响主动脉弓的三大分支，导致上肢供血不足，可出现受累侧上肢脉搏减弱，血压降低。因此测量血压应该双侧对比，避免提供错误信息。

（4）安全护送患者病情稳定时，应及时遵医嘱送患者做必要的检查（CT、MRI）以进一步确诊，或及时送患者入 CCU 继续治疗，而主动脉夹层患者在运送途中常因路上车床推动引起的振动会发生病情突变，因此在运送患者前，应做好充分的准备。

3.加强基础护理

（1）患者应绝对卧床休息，避免情绪激动，以免交感神经兴奋，导致心率加快、血压升高，加重血肿形成。床上用餐、大小便。避免体位突然改变，避免引起腹压升高的因素如震动性咳嗽、屏气等。

（2）饮食以粗纤维、低脂、易消化、营养丰富的流质、半质饮食或软食为主，少量多餐，每餐不宜过饱。

（3）保持大便通畅，预防便秘。主动脉夹层动脉瘤患者发病急性期常常是绝对卧床休息，大部分患者由于活动减少或不习惯床上大小便而引起便秘。便秘时，由于用力排便使腹压增加导致血压增高易引起夹层动脉血肿的破裂，所以在急性期，常采用如下的护理措施：指导患者养成按时排便的习惯；合理调节饮食，每天补充足够的水分，多食新鲜的水果、蔬菜及粗纤维食物；按摩、热敷下腹部，促进肠蠕动。常规给予缓泻剂，如酚酞等口服，以保证每天排便 1 次。

（4）病室整洁、安静通风，保持合适温湿度，限制探视。

4.心理护理

剧烈疼痛感受及该病起病突然、进展迅速、病情凶险、特殊的住院监护环境、绝对卧床的限制，均使患者紧张、无助，易产生恐惧、焦虑心理。护理人员要避免只忙于抢救而忽略患者的感受。对于意识清楚的患者，用和蔼的语言安慰、体贴患者，消除患者的紧张、恐惧情绪，增强患者的信任和安全感，树立战胜疾病的信心。可将 Orem 护理系统理论中的支持教育、部分补偿性护理，用于主动脉夹层动脉瘤患者的护理，给患者提供情感支持，以启发患者乐观期待，淡化对预后的忧虑。同时，给予患者信息支持，使他们获得疾病治疗及护理知识，从被动接受治疗、护理转为主动参与治疗、护理，帮助他们形成新的生活方式，为回归家庭、社会及提高生存质量打下良好的基础。

5.加强术后监护，提高患者生存质量

（1）术后出血的观察：因为转机时间长，凝血功能破坏，吻合口张力过大，主动脉压力过高而发生手术创面及人造血管吻合口渗血或裂开，如不及时处理可导致休克、缺血性肾衰竭、心律失常等。术后应派专人护理，持续心电、血压监测，常规使用止血药，随时观察引流液的量、颜色、性质，定时挤压胸管，保持引流管在位通畅。如引流液超过 100 mL/h，连续 2 小时或短期内引流出大量鲜红色血液，要警惕活动性出血的可能并及时向医师报告病情的变化。值班护士必须严格记录液体出入量，保持液体出入量平衡，特别是尿量的观察。

（2）循环系统的观察与护理：术中失血、心肌创伤都会导致术后患者血容量不足、心肌收缩无力、血管扩张改变，植入的人造血管渗血及大量利尿剂的使用均使血容量更加不足，因此要尽快补充血容量，以提高心室充盈度，增加心排量。值班护士必须严格记录液体出入量，保持液体出入量平衡，特别是尿量的观察。动脉瘤患者术后大部分表现为高动力状态，心率快，血压高，术后尽早使用血管扩张剂减轻血管阻力，首选药物硝普钠，使动脉平均压维持正常较低水平，以防止高血压所致的吻合口出血或破裂。同时适量应用正性肌力药物如多巴胺或毛花苷 C 强心，用药期间严密观察血压。

（3）神经系统的观察：手术经股动脉插管逆行转机，阻断主动脉时间较长，术后吻合口及移植血管内血栓形成易导致脑组织缺血，也可因血供恢复后引起脑组织缺血、再灌注损伤等引起神志异常和肢体功能障碍，出现昏迷、抽搐、偏瘫等，因此，护理方面要特别注意患者术后神志是否清醒，瞳孔大小，双侧是否对称，对光反射以及有无病理反射；肢体的感觉、运动功能有无障碍。

（4）呼吸道的护理：术后常规应用呼吸机辅助呼吸，由于术后早期需充分镇静，故辅助时间应适当延长。每 30 分钟听肺部呼吸音 1 次，如有痰鸣音，及时吸痰。定时监测血气，根据血气结果，调整呼吸机参数。严禁使用呼气末正压（PEEP），以减少胸腔内压力，使吻合口承受最小压力。拔除气管插管后，给予面罩吸氧，鼓励咳嗽、排痰，无肺部并发症。咳嗽时不宜过于剧烈，以免增加吻合口张力。

（5）消化系统的观察：夹层动脉瘤或腹部主动脉手术可累及腹腔动脉、肠系膜动脉，引起消化道出血、坏死。临床表现为便血、肠梗阻、腹痛等症状。故应注意有无发热、恶心、食欲下降、黄疸等症状。还应注意胃液的颜色、量和性状，听诊肠鸣音，监测腹围的变化。

（6）预防感染：术后遵医嘱进行抗菌治疗，预防感染，伤口敷料遵循外科换药原则，严格执行无菌操作，监测体温变化，如有异常及时向医师汇报。病情稳定后，尽早拔除体内各种管道，减少异物感染机会。另一方面，给予患者高热量、高蛋白饮食，以促进吻合口愈合。

6.介入手术后的护理

（1）术后患者返回CCU，严密监测生命体征的变化，特别是血压、心率、血氧饱和度、尿量等。

（2）术后护理同时应注意切口护理，由于术中应用抗凝剂，术后应严密观察切口出血、渗血情况，动脉穿刺口加压包扎止血，用1kg沙袋放在右侧股动脉处压迫止血8小时。观察伤口有无血肿或瘀斑及感染。若发现敷料浸润，要及时更换敷料。术后3周内避免剧烈活动，以利于血管内、外膜的生长。

（3）肢体血供的观察及护理：术中在支架释放后有可能将左锁骨下动脉封堵，导致左上肢缺血。带膜支架也可能封堵脊椎动脉，影响脊髓供血导致截瘫。因此，应密切注意监测患者上下肢的血压、动脉搏动（桡动脉、足背动脉）、皮肤颜色及温度，同时注意患者的肢体感觉、运动及排便情况。

（三）健康教育

1.宣传、教育

在疾病的不同阶段根据患者的文化程度做好有关知识的宣传和教育，讲解急性期绝对卧床休息的意义和必要性，让患者知晓需控制血压，警惕瘤体破裂，若出现突发胸、背、腰、腹剧烈疼痛应及时报告，以便医务人员立即采取有效降压止痛措施。

2.活动和休息

本病急性期应严格卧床休息。提供舒适安静的环境以利于患者休息，指导患者平卧位休息，预防体位改变的血压变化对动脉瘤的不利压力，不可活动过度，最重要的是防止跌倒。由于跌倒可致动脉瘤破裂，所以降低环境中跌倒的潜在危险因素很重要。恢复期患者生命体征稳定后可逐步开展床上、床边活动，并嘱避免剧烈咳嗽、活动过度和情绪波动等。

3.用药

嘱患者严格按医嘱用药，按时服药，不要随意增减药物剂量及种类。行主动脉瓣置换术者须终身服用华法林。服药过程中，须定期抽血监测凝血酶，以指导用药剂量。

4.观察病情

教育患者自己观察病情变化，如有背痛、胸痛、肢体活动障碍时，及时报告医护人员。密切观察血压变化，保持血压的稳定状态，并指导患者掌握自测血压的方法。另外须密切观察有无出血倾向，如牙龈出血、血尿、皮肤瘀斑等，如有不适随时就诊。

5.饮食

由于夹层动脉瘤的患者多与动脉硬化有关，因此饮食治疗是必要的。嘱患者采用低盐、低脂、低胆固醇饮食，不宜过饱，并戒烟、酒，多食新鲜水果、蔬菜及富含粗纤维的食物，以保持大便通畅。

6.预防感冒

及时增减衣服,冬春季节尽量避免到人群集中的场所。

7.心理护理

不管患者是否接受外科手术治疗,多会害怕和恐惧夹层动脉瘤的破裂及其可能死亡的后果。护士评估患者对其潜在危险性的理解程度,鼓励患者改变高危行为,密切配合医护人员,避免动脉瘤的破裂。评估患者的焦虑程度,向患者解释治疗原则,因焦虑可导致血流动力学改变,必要时可遵医嘱使用镇静剂。指导患者学会自我调整心理状态,调控不良情绪。

8.出院指导

指导患者出院后仍以休息为主,活动量要循序渐进。

9.复查

出院后1个月内来院复查1～2次,出现情况随时来院复查。

（孙　辉）

第十三章

中医康复科护理

第一节　毫针疗法及护理

一、毫针的构造、规格、检查

（一）毫针的构造

毫针分为针尖、针身、针根、针柄、针尾五个部分（图 13-1）。

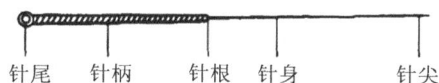

图 13-1　毫针的构造

针尖亦称针芒，是针身的尖端锋锐部分；针身亦称针体，是针尖至针柄间的主体部分；针根是针身与针柄连接的部分；针柄是针根至针尾的部分；针尾亦称针顶，是针柄的末端部分。

（二）毫针的规格

毫针的规格，是以针身的直径和长度区分的。

毫针的长度规格见表 13-1。

毫针的粗细规格见表 13-2。

表 13-1　毫针的长度规格表

	规格（寸）	0.3	1	1.5	2	2.5	3	4	4.5	5	6
	针身长度（mm）	15	25	40	50	65	75	100	115	125	150
针柄长	长柄（mm）	25	35	40	40	40	40	55	55	55	56
	中柄（mm）	—	30	35	35	—	—	—	—	—	—
	短柄（mm）	20	25	25	30	30	30	40	40	40	40

表 13-2　毫针的粗细规格表

号数	26	27	28	29	30	31	32	33	34	35
直径（mm）	0.45	0.42	0.38	0.34	0.32	0.30	0.28	0.26	0.24	0.22

一般临床以粗细为 28～32 号(0.38～0.28 mm),长短为 1～3 寸(25～75 mm)的毫针最为常用。

(三)毫针的检查

1.检查针尖

主要检查针尖有无卷毛或钩曲现象。

2.检查针身

主要检查针身有无弯曲或斑剥现象。

二、针刺法的练习

针刺法的练习,主要包括指力练习、手法练习和实体练习。

(一)指力练习

用松软的纸张,折叠成长约 8 cm、宽约 5 cm、厚 2～3 cm 的纸块,用线如"井"字形扎紧,做成纸垫。练针时,左手平执纸垫,右手拇、示、中三指持针柄,如持笔状地持 1.0～1.5 寸毫针,使针尖垂直地抵在纸块上,然后右手拇指与示、中指交替捻动针柄,并渐加一定的压力,待针穿透纸垫后另换一处,反复练习。纸垫练习主要是锻炼指力和捻转的基本手法(图 13-2)。

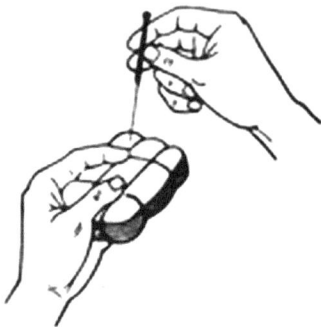

图 13-2　纸垫练习法

(二)手法练习

手法的练习主要在棉团上进行。

取棉团,用棉线缠绕,外紧内松,做成直径为 6～7 cm 的圆球,外包白布一层缝制即可练针。可练习提插、捻转、进针、出针等各种毫针操作手法。做提插练针时,以执笔式持针,将针刺入棉球,在原处做上提下插的动作,要求深浅适宜,幅度均匀,针身垂直。在此基础上,可将提插与捻转动做配合练习,要求提插幅度上下一致,捻转角度来回一致,操作频率快慢一致,达到动作协调、得心应手、运用自如、手法熟练的程度(图 13-3)。

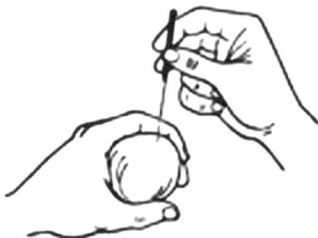

图 13-3　棉团练习法

（三）实体练习

通过纸垫、棉团练针掌握了一定的指力和手法后，可以在自己身上进行试针练习，亲身体会指力的强弱、针刺的感觉、行针的手法等。自身练针时，要求能逐渐做到进针无痛或微痛，针身挺直不弯，刺入顺利，提插、捻转自如，指力均匀，手法熟练。同时仔细体会指力与进针、手法与得气的关系及持针手指的感觉和受刺部位的感觉。

三、针刺前的准备

（一）针具选择

选择针具时，应根据患者的性别、年龄、形体的肥瘦、体质的强弱、病情的虚实、病变部位的表里深浅和腧穴所在的部位，选择长短、粗细适宜的针具。《灵枢·官针》曰："九针之宜，各有所为，长短大小，各有所施也。"

（二）体位选择

针刺时，患者体位的选择原则是要有利于腧穴的正确定位，便于针灸的施术操作和较长时间的留针而不致疲劳。临床常用体位主要有以下几种。

1.仰卧位

仰卧位指患者身体平卧于床，头面、胸腹朝上的体位。适宜于取头、面、胸、腹部腧穴和上、下肢部腧穴（图13-4）。

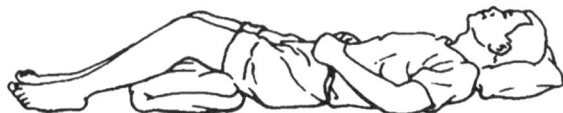

图13-4　仰卧位

2.侧卧位

侧卧位指患者身体一侧着床，头面、胸腹朝向一侧的体位。适宜于取身体侧面少阳经腧穴和上、下肢部分腧穴（图13-5）。

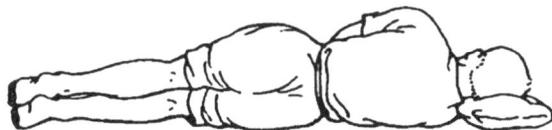

图13-5　侧卧位

3.俯卧位

俯卧位指患者身体俯伏于床，头面、胸腹朝下的体位。适宜于取头、项、脊背、腰骶部腧穴和下肢背侧及上肢部分腧穴（图13-6）。

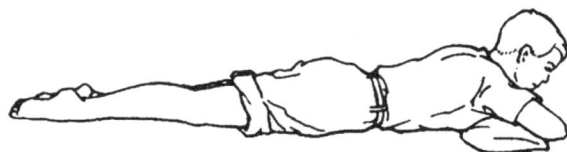

图13-6　俯卧位

4.仰靠坐位

仰靠坐位指患者身体正坐,背靠于椅,头后仰,面朝上的体位。适宜于取前头、颜面和颈前等部位的腧穴(图13-7)。

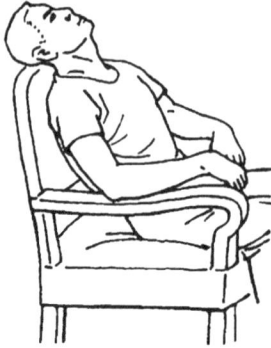

图 13-7　仰靠坐位

5.俯伏坐位

俯伏坐位指患者身体正坐,两臂屈伏于案上,头前倾或伏于臂上,面部朝下的体位。适宜于取后头和项、背部的腧穴(图13-8)。

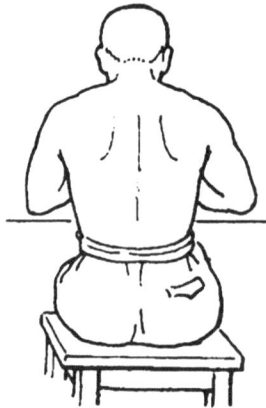

图 13-8　俯伏坐位

6.侧伏坐位

侧伏坐位指患者身体正坐,两臂侧屈伏于案上,头侧伏于臂,面部朝向一侧的体位。适宜于取头部的一侧、面颊及耳前后部位的腧穴(图13-9)。

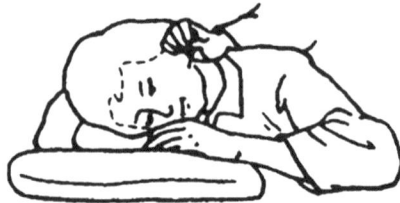

图 13-9　侧伏坐位

在临床上除上述常用体位外,对某些腧穴则应根据腧穴的具体不同要求采取不同的体位。

同时也应注意根据处方所取腧穴的位置,尽可能用同一种体位针刺取穴。如因治疗要求和某些腧穴定位的特点而必须采用两种不同体位时,应根据患者的体质、病情等具体情况灵活掌握。对初诊、精神紧张或年老、体弱、病重的患者,有条件时应尽量采取卧位,以防患者感到疲劳或晕针等。

(三)消毒

针刺治病要有严格的无菌观念,切实做好消毒工作。针刺前的消毒范围包括针具器械、医者的双手、患者的施术部位、治疗室用具等。

1.针具器械消毒

目前国内外在有条件的地区提倡使用一次性针具,对于普通针具、器械的消毒以高压蒸汽灭菌法较常用。

(1)高压蒸汽灭菌法:将毫针等针具用布包好,放在密闭的高压蒸汽锅内灭菌。一般在 $1.0\sim1.4$ kg/cm^2 的压力,$115\sim123$ ℃的高温下,保持 30 分钟以上,可达到消毒灭菌的要求。

(2)药液浸泡消毒法:将针具放入 75％乙醇内浸泡 $30\sim60$ 分钟,取出用消毒巾或消毒棉球擦干后使用。也可置于器械消毒液内浸泡,如 84 消毒液,可按规定浓度和时间进行浸泡消毒。直接和毫针接触的针盘、针管、针盒、镊子等,可用 2％戊二醛溶液浸泡 $15\sim20$ 分钟后,达到消毒目的时才能使用。经过消毒的毫针,必须放在消毒过的针盘内,并用消毒巾或消毒纱布遮盖好。

(3)环氧乙烷气体消毒法:根据国际 ISO 标准,提倡使用环氧乙烷气体消毒。一般多采用小型环氧乙烷灭菌器。灭菌条件为温度 $55\sim60$ ℃,相对湿度 $60％\sim80％$,浓度800 mg/L,时间 6 小时。

已消毒的毫针,应用时只能一针一穴,不能重复使用。

2.医者手指消毒

针刺前,医者应先用肥皂水将手洗刷干净,待干,再用 75％乙醇棉球擦拭后,方可持针操作。持针施术时,医者应尽量避免手指直接接触针身,如某些刺法需要触及针身时,必须用消毒干棉球作隔物,以确保针身无菌。

3.针刺部位消毒

在患者需要针刺的穴位皮肤上用 75％乙醇棉球擦拭消毒,或先用 2％碘酊涂擦,稍干后,再用 75％乙醇棉球擦拭脱碘。擦拭时应从腧穴部位的中心点向外绕圈消毒。当穴位皮肤消毒后,切忌接触污物,保持洁净,防止重新污染。

4.治疗室内的消毒

针灸治疗室内的消毒,包括治疗台上的床垫、枕巾、毛毯、垫席等物品,要按时换洗晾晒,如采用一人一用的消毒垫布、垫纸、枕巾则更好。治疗室也应定期消毒净化,保持空气流通,环境卫生洁净。

四、进针法

针刺操作时,一般应双手协同操作,紧密配合。《难经·七十八难》说:"知为针者信其左,不知为针信其右"。《标幽赋》更进一步阐述其义:"左手重而多按,欲令气散;右手轻而徐入,不痛之因。"临床上一般用右手持针操作,主要是拇、示、中指夹持针柄,其状如持笔(图 13-10),故右手称为刺手。左手爪切按压所刺部位或辅助针身,故称左手为押手。

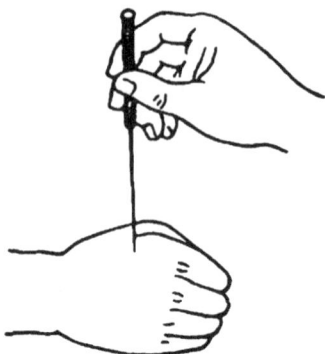

图 13-10 持针姿势

刺手的作用：刺手的作用主要是掌握针具，施行手法操作；进针时，运指力于针尖，而使针刺入皮肤，行针时便于左右捻转、上下提插和弹震刮搓及出针时的手法操作等。

押手的作用：押手的作用主要是固定腧穴的位置，夹持针身协助刺手进针，使针身有所依附，保持针垂直，力达针尖，以利于进针、减少疼痛和协助调节、控制针感。

临床常用进针方法有以下几种。

（一）单手进针法

单手进针法多用于较短的毫针。右手拇、示指持针，中指端紧靠穴位，指腹抵住针体中部，当拇、示指向下用力时，中指也随之屈曲，将针刺入，直至所需的深度（图 13-11）。此法三指并用，尤适宜于双穴同时进针。此外，还有用拇、示指夹持针体，中指尖抵触穴位，拇、示指所夹持的针沿中指尖端迅速刺入，不施捻转。针入穴位后，中指即离开应针之穴，此时拇、示、中指可随意配合，施行补泻。

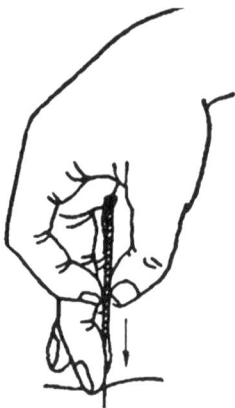

图 13-11 基本单手进针法

（二）双手进针法

1.指切进针法

指切进针法又称爪切进针法，用左手拇指或示指端切按在腧穴位置的旁边，右手持针，紧靠左手指甲面将针刺入腧穴（图 13-12）。此法适用于短针的进针。

2.夹持进针法

夹持进针法或称骈指进针法，即用左手拇、示二指持捏消毒干棉球，夹住针身下端，将针尖固定在所刺腧穴的皮肤表面，右手捻动针柄，将针刺入腧穴（图 13-13）。此法适用于长针的进针。

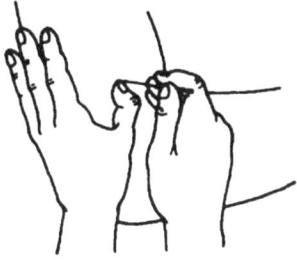

图 13-12　指切进针法

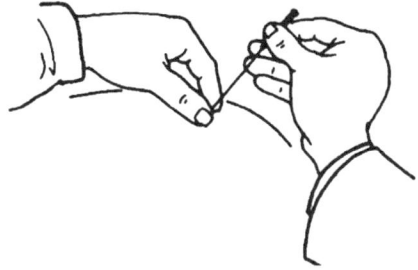

图 13-13　夹持进针法

临床上也有采用插刺进针的,即单用右手拇、示二指夹持消毒干棉球,夹住针身下端,使针尖露出2~3分,对准腧穴的位置,将针迅速刺入腧穴,然后将针捻转刺入一定深度,并根据需要适当配合押手行针。

3.舒张进针法

用左手拇、示二指将针刺入腧穴部位的皮肤向两侧撑开,使皮肤绷紧,右手持针,使针从左手拇、示二指的中间刺入。此法主要用于皮肤松弛部位的腧穴(图 13-14)。

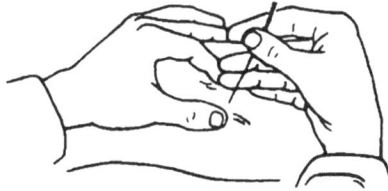

图 13-14　舒张进针法

4.提捏进针法

用左手拇、示二指将针刺入腧穴部位的皮肤提起,右手持针,从捏起的上端将针刺入。此法主要用于皮肉浅薄部位的腧穴,如印堂穴(图 13-15)。

(三)针管进针法

针管进针法即备好塑料、玻璃或金属制成的针管,针管长度比毫针短2~3分,以便露出针柄。针管的直径,以能顺利通过针尾为宜。进针时左手持针管,将针装入管内,针尖与针管下端平齐,置于应刺的腧穴上,针管上端露出针柄2~3分,用右手示指叩打针尾或用中指弹击针尾,即可使针刺入,然后退出针管,再运用行针手法(图 13-16)。

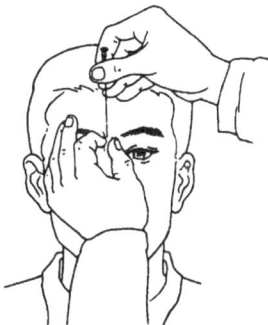

图 13-15　提捏进针法

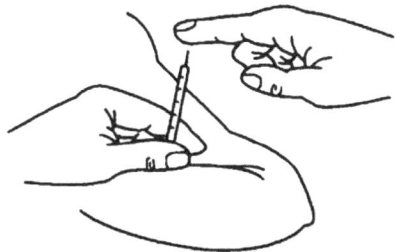

图 13-16　针管进针法

五、针刺的方向、角度和深度

(一)针刺的方向

针刺的方向是指进针时针尖对准的某一方向或部位,一般依经脉循行的方向、腧穴的部位特点和治疗的需要而定。

1.依循行定方向

依循行定方向即根据针刺补泻的需要,为达到迎随补泻的目的,在针刺时结合经脉循行的方向,或顺经而刺,或逆经而刺。一般认为,当行补法时,针尖与经脉循行的方向一致;行泻法时,针尖与经脉循行的方向相反。

2.依腧穴定方向

为保证针刺安全,根据腧穴所在部位的特点,某些部位必须朝向某一特定方向或部位。如针刺哑门穴时,针尖应朝向下颌方向缓慢刺入;针刺廉泉穴时,针尖应朝向舌根方向缓慢刺入;针刺背部的某些腧穴,针尖要朝向脊柱等。

3.依病情方向

依病情方向即根据病情的治疗需要,为使针刺的感应到达病变所在的部位,针刺时针尖应朝向病所,以使气至病所。

(二)针刺的角度

针刺的角度是指进针时针身与皮肤表面所形成的夹角(图 13-17),一般分为以下 3 种。

1.直刺

针身与皮肤表面成 90°左右垂直刺入。此法适用于人体大部分腧穴。

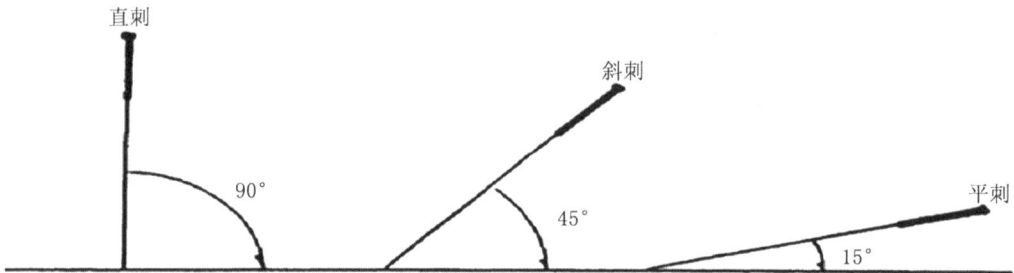

图 13-17　针刺的角度

2.斜刺

针身与皮肤表面成 45°左右倾斜刺入。此法适用于肌肉浅薄处或内有重要脏器,或不宜直刺、深刺的腧穴。

3.平刺

针身与皮肤表面成 15°左右沿皮刺入,又称横刺、沿皮刺。此法适用于皮薄肉少部位的腧穴,如头部腧穴。

(三)针刺的深度

临床常根据患者的体质、年龄、病情、部位等方面确定进针的深度。

(1)年龄:年老体弱,气血衰退;小儿娇嫩,稚阴稚阳,均不宜深刺。中青年身强体壮者,可适当深刺。

（2）体质：形瘦体弱者宜浅刺；形盛体强者宜深刺。

（3）病情：阳证、新病宜浅刺；阴证、久病宜深刺。

（4）部位：头面、胸腹及皮薄肉少处的腧穴宜浅刺；四肢、臀、腹及肌肉丰满处的腧穴宜深刺。

六、行针与得气

毫针进针后，为使患者产生针刺感应，或进一步调整针感的强弱以及使针感向某一方向扩散、传导而采取的操作方法，称为行针，亦称运针。行针手法包括基本手法和辅助手法两类。

（一）基本手法

行针的基本手法是毫针刺法的基本动作，古今临床常用的主要有提插法和捻转法两种。两种基本手法临床施术时既可单独应用，又可配合应用。

1.提插法

将针刺入腧穴一定深度后，施以上提下插的操作手法。针由浅层向下刺入深层的操作谓之插，从深层向上引退至浅层的操作谓之提，如此反复地上下纵向运动的行针手法，称为提插法（图 13-18）。提插幅度的大小、层次的变化、频率的快慢和操作时间的长短，应根据患者的体质、病情、腧穴部位和针刺目的等不同灵活掌握。使用提插法时，指力一定要均匀一致，幅度不宜过大，一般以 3～5 分为宜；频率不宜过快，每分钟 60 次左右，保持针身垂直，不改变针刺角度、方向和深度。一般认为行针时提插的幅度大，频率快，刺激量就大；反之，提插的幅度小，频率慢，刺激量就小。

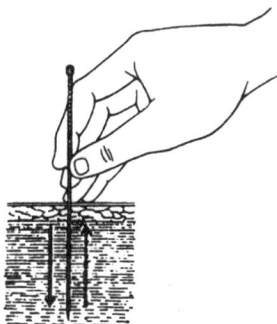

图 13-18　提插法

2.捻转法

将针刺入腧穴一定深度后，施以向前向后捻转动作的操作手法。这种使针在腧穴内反复前后来回旋转的行针手法，称为捻转法（图 13-19）。捻转角度的大小、频率的快慢、时间的长短等，需根据患者的体质、病情、腧穴的部位、针刺目的等具体情况而定。使用捻转法时，指力要均匀，角度要适当，一般应掌握在 180°左右，不能单向捻针，否则针身易被肌纤维等缠绕，引起局部疼痛和导致滞针而出针困难。一般认为捻转角度大，频率快，刺激量大；捻转角度小，频率慢，刺激量小。

（二）辅助手法

行针的辅助手法是行针基本手法的补充，是为了促使得气和加强针刺感应的操作手法。临床常用的行针辅助手法有以下几种。

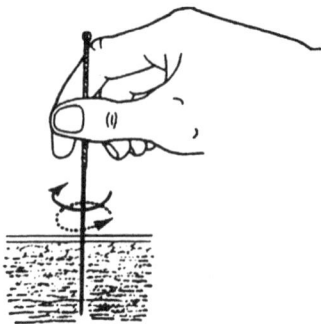

图 13-19　捻转法

1.循法

针刺不得气时,可以用循法催气。其法是医者用顺着经脉的循行径路,在腧穴的上下部轻柔地按揉或叩打(图 13-20)。《针灸大成·三衢杨氏补泻》指出:"凡下针,若气不至,用指于所属部分经络之路,上下左右循之,使气血往来,上下均匀,针下自然气至沉紧。"说明此法能推动气血,激发经气,促使针后易于得气。

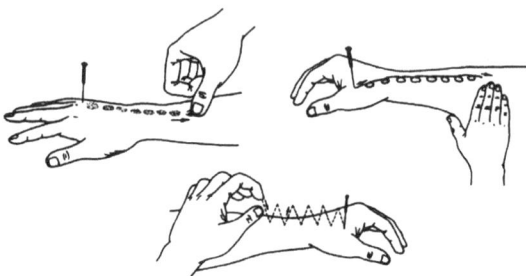

图 13-20　循法

2.弹法

弹法是指在留针过程中,以手指轻弹针尾或针柄,使针体微微振动,以加强针感,助气运行的方法(图 13-21)。《针灸问对》曰:"如气不行,将针轻弹之,使气速行。"本法有催气、行气的作用。

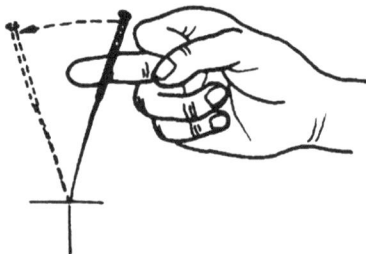

图 13-21　弹法

3.刮法

刮法是指毫针刺入一定深度后,经气未至,以拇指或示指的指腹抵住针尾,用拇指、示指或中指指甲,由下而上或由上而下频频刮动针柄,促使得气的方法。本法在针刺不得气时用之可激发经气,如已得气者可以加强针刺感应的传导和扩散(图 13-22)。

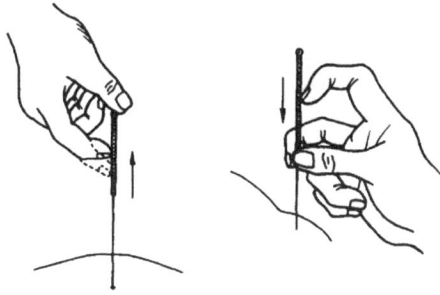

图 13-22　刮法

4.摇法

摇法是指毫针刺入一定深度后,手持针柄,将针轻轻摇动,以行经气的方法。《针灸问对》有"摇以行气"的记载。其法有二:一是直立针身而摇,以加强得气的感应;二是卧倒针身而摇,使经气向一定方向传导(图 13-23)。

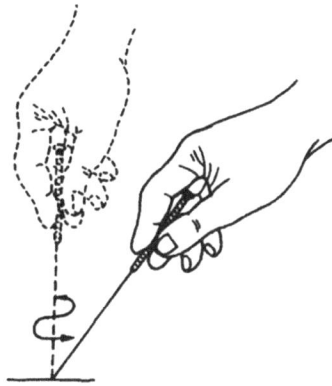

图 13-23　摇法

5.飞法

针后不得气者,用右手拇、示指执持针柄,细细捻搓数次,然后张开两指,一搓一放,反复数次,状如飞鸟展翅,故称飞法(图 13-24)。《医学入门·杂病穴法》载:"以大指次指捻针,连搓三下,如手颤之状,谓之飞。"本法的作用在于催气、行气,并使针刺感应增强。

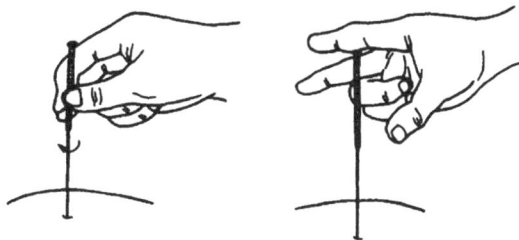

图 13-24　飞法

6.震颤法

震颤法是指针刺入一定深度后,右手持针柄,用小幅度、快频率的提插手法,使针身轻微震颤的方法。本法可促使针下得气,增强针刺感应(图 13-25)。

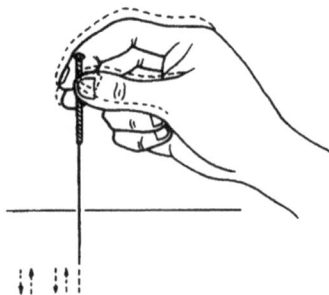

图 13-25　震颤法

（三）得气

古称气至，近称针感，是指毫针刺入腧穴一定深度后，施以提插或捻转等行针手法，使针刺部位获得经气感应，谓之得气。

针下是否得气，可以从两个方面分析判断。一是患者对针刺的感觉和反应，另一是医者对刺手指下的感觉。针刺腧穴得气时，患者的针刺部位有酸胀、麻重等自觉反应，有时出现热、凉、痒、痛、抽搐、蚁行等感觉，或呈现沿着一定的方向和部位传导、扩散现象。少数患者还会出现循经性肌肤震颤等反应，有的还可见到针刺腧穴部位的循经性皮疹带或红、白线等现象。当患者有自觉反应的同时，医者的刺手亦能体会到针下沉紧、涩滞或针体颤动等反应。若针刺后未得气，患者无任何特殊感觉或反应，医者刺手亦感觉针下空松、虚滑。正如窦汉卿《标幽赋》所说："轻滑慢而未来，沉涩紧而已至……气之至也，如鱼吞钩饵之浮沉；气未至也，如闲处幽堂之深邃。"这是对得气与否所作的最形象的描述。

得气与否及气至的迟速，不仅直接关系针刺的治疗效果，而且可以借此推测疾病的预后。《灵枢·九针十二原》说："刺之要，气至而有效"。临床上一般是得气迅速时疗效较好，得气较慢时效果就差，若不得气时就可能无治疗效果。《金针赋》也说："气速效速，气迟效迟"。在临床上若刺之而不得气时，要分析经气不至的原因。或因取穴定位不准确，手法运用不当，或为针刺角度有误，深浅失度，对此就应重新调整腧穴的针刺部位、角度、深度，运用必要的针刺手法，以促使得气。如患者病久体虚，正气虚惫，以致经气不足；或因其他病理因素，感觉迟钝、丧失而不易得气时，可采用行针催气，或留针候气，或用温针，或加艾灸，以助经气的来复，而促使得气。若用上法而仍不得气者，多属正气衰竭，当考虑配合或改用其他治疗方法。临床上常可见到，初诊时针刺得气较迟或不得者，经过针灸等方法治疗后，逐渐出现得气较速或有气至现象，说明机体正气渐复，疾病向愈。

七、针刺补泻

《灵枢·九针十二原》说："虚实之要，九针最妙，补泻之时，以针为之。"《备急千金要方·用针略例》指出："凡用针之法，以补泻为先"。可见针刺补泻是针刺治病的一个重要环节，也是毫针刺法的核心内容。

补法，泛指能鼓舞正气，使低下的功能恢复正常的针刺方法；泻法，泛指能疏泄邪气，使亢进的功能恢复正常的针刺方法。针刺补泻是通过针刺腧穴，采用适当的手法激发经气以补益正气、疏泄邪气，调节人体的脏腑经络功能，促使阴阳平衡而恢复健康的方法。古代医家在长期的医疗实践中，创造和总结出不少针刺补泻手法，现择要简述如下。

（一）单式补泻手法

1.捻转补泻

针下得气后,捻转角度小,用力轻,频率慢,操作时间短者为补法;捻转角度大,用力重,频率快,操作时间长者为泻法。也有以左转时角度大,用力重者为补;右转时角度大,用力重者为泻。

2.提插补泻

针下得气后,先浅后深,重插轻提,提插幅度小,频率慢,操作时间短者为补法;先深后浅,轻插重提,提插幅度大,频率快,操作时间长者为泻祛。

3.疾徐补泻

进针时徐徐刺入,少捻转,疾速出针者为补法;进针时疾速刺入,多捻转,徐徐出针者为泻法。

4.迎随补泻

进针时针尖随着经脉循行去的方向刺入为补法;针尖迎着经脉循行来的方向刺入为泻法。

5.呼吸补泻

患者呼气时进针,吸气时出针为补法;吸气时进针,呼气时出针为泻法。

6.开阖补泻

出针后迅速揉按针孔为补法;出针时摇大针孔而不揉按为泻法。

7.平补平泻

进针得气后,施以均匀的提插、捻转手法,适用于虚实不明显或虚实夹杂的病证。

（二）复式补泻手法

1.烧山火法

将针刺入腧穴应刺深度的上 1/3（天部）,得气后行捻转补法或紧按慢提九数;再将针刺入中 1/3（人部）,如上施术;然后将针刺入下 1/3（地部）,如上施术;继之退至浅层,称为一度。如此反复操作数度,使针下产生热感。在操作过程中,可配合呼吸补法。多用于治疗冷痹顽麻、虚寒性疾病等（图 13-26）。

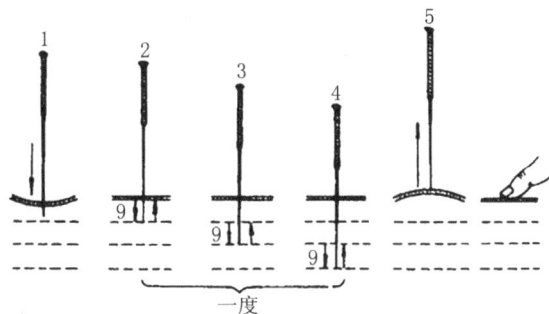

图 13-26　烧山火法

2.透天凉法

先将针刺入腧穴应刺深度的下 1/3（地部）,得气后行捻转泻法或紧提慢按六数;再将针紧提至中 1/3（人部）,如上施术;然后将针紧提至上 1/3（天部）,如上施术,称为一度。如此反复操作数度,使针下产生凉感。在操作过程中,可配合呼吸泻法。多用于治疗热痹、急性痈肿等实热性疾病（图 13-27）。

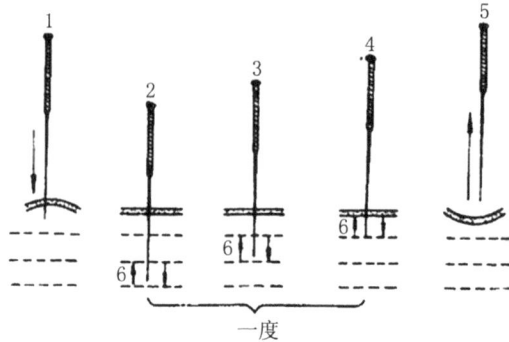

图 13-27　透天凉法

（三）影响针刺补泻效应的因素

1.机体所处的功能状态

在不同的病理状态下,针刺可以产生不同的调整作用(即补泻效果)。当机体处于虚惫状态而呈虚证时,针刺可以起到扶正补虚的作用。若机体处于虚脱状态时,针刺还可以起到回阳固脱的作用;当机体处于邪盛状态而呈实热、邪闭的实证时,针刺可以起到清热启闭、祛邪泻实的作用。例如,胃肠功能亢进而痉挛疼痛时,针刺可解痉止痛;胃肠功能抑制而蠕动缓慢、腹胀纳呆时,针刺可加强胃肠蠕动,提高消化功能,消除腹胀、增进食欲。大量的临床实践和实验研究表明,针刺当时的机体功能状态,是产生针刺补泻效果的主要因素。

2.腧穴作用的相对特异性

腧穴的主治功用不仅具有普遍性,而且具有相对特异性。人体不少腧穴,如关元、气海、命门、膏肓、背俞等穴,都能鼓舞人体正气,促使功能旺盛,具有强壮作用,适宜于补虚益损。此外,很多腧穴,如水沟、委中、十二井、十宣等穴,都能疏泄病邪,抑制人体功能亢进,具有祛邪作用,适宜于祛邪泻实。当施行针刺补泻时,必须结合腧穴作用的相对特异性,才能产生针刺补泻的效果。

3.针具及手法轻重因素

影响针刺补泻因素与使用的针具粗细、长短,刺入的角度、深度,行针时的幅度、频率等有直接关系。一般来说,粗毫针的指力要重,刺激量大;细毫针用的指力较轻,刺激量就小。毫针刺入腧穴的角度、深度不同,其刺激的轻重程度也不同,一般直刺、深刺的刺激量要大些,平刺、浅刺的刺激量要小些。行针时的幅度、频率不同,与针刺手法轻重密切相关。提插幅度大、捻转角度大、频率快者,其刺激量就大。反之,其刺激量就小。

八、留针与出针

（一）留针法

留针指将针刺入腧穴施术后,使针留置穴内。留针的目的是为了加强针刺的作用和便于继续行针施术。留针的方法有静留针和动留针两种。静留针法指在留针过程中不再行针;动留针法指在留针过程中作间歇性行针。一般病证只要针下得气而施以适当的补泻手法后,即可出针或留针10～20分钟。但对一些特殊病证,如急性腹痛、破伤风、角弓反张、寒性、顽固性疼痛或痉挛性病证,须适当延长留针时间,有时留针可达数小时,以便在留针过程中作间歇性行针,以增强、巩固疗效。在临床上留针与否或留针时间的长短,不可一概而论,应根据患者具体病情而定。

（二）出针法

出针又称起针、退针，指将针拔出的方法。在施行针刺手法或留针达到预定针刺目的和治疗要求后，即可出针。

出针的方法，一般以左手拇、示二指持消毒干棉球轻轻按压于针刺部位，右手持针做轻微地小幅度捻转，并将针缓慢提至皮下（不可单手用力过猛），静留片刻，然后出针。出针时，依补泻的不同要求，分别采取疾出或徐出以及疾按针孔或摇大针孔的方法出针。出针后，除特殊需要外，都要用消毒棉球轻压针孔片刻，以防出血或针孔疼痛。

当针退出后，要仔细查看针孔是否出血，询问针刺部位有无不适感，检查核对针数有否遗漏，还应注意有无晕针延迟反应现象。

九、针刺意外的护理与预防

（一）晕针

在针刺过程中患者出现头晕目眩、面色苍白、胸闷心慌、恶心，甚至四肢厥冷、出冷汗、脉搏微弱或神志昏迷、血压下降、大便失禁等晕厥现象，称为晕针。

1.原因

多见于初次接受治疗的患者，可因精神紧张，体质虚弱，过度劳累、饥饿，或大汗、大泻、大失血后，或体位不适，或操作者手法过重，刺激量过大而引起。

2.护理

立即停止针刺，将针迅速取出。患者平卧，头部放低，松开衣带，注意保暖。清醒者给饮温开水或糖水，即可恢复。如已发生晕厥，用指掐或针刺急救穴，如水沟、素、内关、足三里，灸百会、关元、气海等穴。若症状仍不缓解，可配合其他急救措施。

3.预防

对初次接受针治者，要做好解释工作，消除恐惧、紧张心理；正确选取舒适持久的体位，尽量采用卧位，选穴宜少，手法要轻；对劳累、饥饿、大渴的患者，应嘱其休息、进食、饮水后再予针治；针刺过程中，应随时注意观察患者的神色，询问其感觉，有头晕心慌时应停止操作或起针，让患者卧床休息。此外，应注意室内空气流通，消除过冷、过热等因素。

（二）滞针

在针刺入腧穴后，操作者感觉针下涩滞，捻转、提插、出针均感困难，而患者则感觉疼痛的现象。

1.原因

患者精神紧张，针刺后局部肌肉强烈挛缩，或因行针时捻转角度过大过快和持续单向捻转等，而致肌纤维缠绕针身所致。

2.护理

嘱患者消除紧张，使局部肌肉放松，操作者揉按穴位四周，或弹动针柄。如仍不能放松时，可在附近再刺一针，以宣散气血、缓解痉挛，将针起出。若因单向捻针而致者，须反向将针捻回。

3.预防

对精神紧张及初诊者，应先做好解释工作，消除顾虑。进针时应避开肌腱，行针手法宜轻巧，捻转角度不宜过大过快，避免连续单向捻转。

（三）弯针

弯针是指进针时或将针刺入腧穴后,针身在体内发生弯曲的现象。

1.原因

进针手法不熟练,用力过猛过快;或针下碰到坚硬组织;或因患者在留针过程中改变了体位;或因针柄受外力碰撞;或因滞针处理不当。

2.护理

发生弯针后,切忌用力捻转、提插。应顺着针弯曲的方向将针慢慢退出,若患者体位改变,则应嘱患者恢复原来的体位,使局部肌肉放松,再行退针。

3.预防

操作者手法要熟练,指力要轻巧,避免进针过猛、过速。患者的体位要舒适,留针期间不得随意变动体位。针刺部位和针柄不得受外物碰压。

（四）断针

又称折针,是指针体折断在人体内。

1.原因

多由于针具质量差,或针身、针根有剥蚀损伤,术前疏于检查;或针刺时将针身全部刺入,行针时强力提插、捻转;或留针时患者体位改变;或遇弯针、滞针未及时正确处理,并强力抽拔;或因外物碰压。

2.护理

嘱患者不要惊慌,保持原有体位,以免残端向深层陷入。若断针尚有部分露于皮肤之外,可用镊子或血管钳拔出。若断端与皮肤相平,可轻轻下压周围组织,使针体显露,再拔。若折断部分全部深入皮下,须在X线下定位,手术取出。

3.预防

针前仔细检查针具,不符合要求者剔除不用;针身不可全部刺入;避免过猛过强的捻转、提插;针刺和留针时患者不能随意更换体位;发生弯针、滞针时应及时处理,不可强行硬拔。

（五）血肿

血肿是指针刺部位出现的皮下出血而引起肿痛的现象。表现为出针后皮肤青紫或肿起,局部疼痛。

1.原因

针尖弯曲带钩,使皮肉受损,或刺伤血管所致。

2.护理

若微量的皮下出血而出现小块青紫时,一般不必处理,可自行消退。若局部肿胀疼痛较剧,青紫面积大而且影响活动功能时,可先做冷敷止血后,再做热敷,促使瘀血消散吸收。

3.预防

仔细检查针具,熟悉人体解剖部位,针刺时避开血管;针刺手法不宜过重,切忌强力捣针,并嘱患者不可随便移动体位。出针时立即用消毒干棉球揉按压迫针孔。容易出血的穴位有太阳、百会、合谷等。

（六）气胸

1.原因

凡胸背部或锁骨上窝针刺过深或角度不当,均可能造成创伤性气胸。症状表现为胸闷、胸痛、咳嗽,重则呼吸困难、面色苍白、发绀、晕厥等,处理不当可造成死亡。

2.护理

发现气胸后应立即报告医师,让患者卧床或半坐卧位休息,配合医师进行对症处理,如吸氧、输液、观察生命体征,必要时行胸腔穿刺抽气。

3.预防

凡是胸背部或锁骨上窝腧穴均应浅刺或斜刺,切忌刺入过深。

(七)大出血

1.原因

由于腧穴定位不正确,刺入较大动脉,如颈、腹腔、股动脉均可造成大出血。

2.护理

立即用消毒纱布压迫出血部位,同时报告医师进行抢救,观察患者生命体征,必要时输液、输血。

3.预防

进针时避开大血管处。

十、注意事项

(1)患者在饥饿、疲劳、精神高度紧张时不宜立即进行针刺,体弱者(身体瘦弱、气血亏虚)不宜用强刺激。孕妇、妇女行经期尽量不采用针刺法。

(2)针刺时尽量取卧位,进针后立即盖好衣被,以防感冒。

(3)针刺时严格按无菌技术进行操作,一个穴位使用一枚针,防止交叉感染。

(4)针刺时应避开皮肤瘢痕、感染、溃疡、肿瘤部位,有自发出血倾向者不宜针刺。

(5)对胸、胁、腰、背脏腑所居之处的腧穴,以及眼区、项部、脊椎部的腧穴应严格掌握进针的深度、角度,以防止事故的发生。

(6)针刺过程中应随时观察患者全身状态,有无不良反应。

(李　娜)

第二节　耳针疗法及护理

耳针是指在相应的耳穴上采用针刺或其他方法进行刺激以防治疾病的方法。耳穴是指分布在耳郭上与脏腑经络、组织器官、四肢躯干相互沟通的特定区域。当人体发生疾病时,常会在耳穴出现阳性反应,如压痛、变形、变色、结节、丘疹、凹陷、脱屑、电阻降低等,这些反应点是耳针防治疾病的刺激点。耳针治疗范围广泛,操作方便,且对疾病诊断有一定的参考意义。

一、耳穴的定位和主治

为了方便准确取穴,国家标准方案《耳穴名称与部位》按耳的解剖将每个部位划分成若干个区,并依区定穴,共计91个穴位。

(一)耳轮穴位

耳轮分为12个区。耳轮脚为耳轮1区;将耳轮脚切迹到对耳轮下脚上缘之间的耳轮分为

3等份,自下向上依次为耳轮2区、3区、4区;对耳轮下脚上缘到对耳轮上脚前缘之间的耳轮为耳轮5区;对耳轮上脚前缘到耳尖之间的耳轮为耳轮6区;耳尖到耳轮结节上缘为耳轮7区;耳轮结节上缘到耳轮结节下缘为耳轮8区;耳轮结节下缘到轮垂切迹之间的耳轮分为4等份,自上而下依次为耳轮9区、10区、11区和12区。耳轮的穴位定位及主治见表13-3。

表13-3 耳轮穴位定位及主治

穴名	定位	主治
耳中	在耳轮脚处,即耳轮1区	呃逆、荨麻疹、皮肤瘙痒症、小儿遗尿、咯血、出血性疾病
直肠	在耳轮脚棘前上方的耳轮处,即耳轮2区	便秘、腹泻、脱肛、痔疮
尿道	在直肠上方的耳轮处,即耳轮3区	尿频、尿急、尿痛、尿潴留
外生殖器	在对耳轮下脚前方的耳轮处,即耳轮4区	睾丸炎、附睾炎、阴道炎、外阴瘙痒症
肛门	在三角窝前方的耳轮处,即耳轮5区	痔疮、肛裂
耳尖	在耳郭向前对折的上部尖端处,即耳轮6区、7区交界处	发热、高血压病、急性结膜炎、睑腺炎、牙痛、失眠
结节	在耳轮结节处,即耳轮8区	头晕、头痛、高血压病
轮1	在耳轮结节下方的耳轮处,即耳轮9区	发热、扁桃体炎、上呼吸道感染
轮2	在轮1下方的耳轮处,即耳轮10区	发热、扁桃体炎、上呼吸道感染
轮3	在轮2下方的耳转处,即耳轮11区	发热、扁桃体炎、上呼吸道感染
轮4	在轮3下方的耳轮处,即耳轮12区	发热、扁桃体炎、上呼吸道感染

(二)耳舟穴位

将耳舟分为6等份,自上而下依次为耳舟1区、2区、3区、4区、5区、6区,耳舟的穴位定位及主治见表13-4。

表13-4 耳舟穴位定位及主治

穴名	定位	主治
指	在耳舟上方处,即耳舟1区	甲沟炎、手指麻木和疼痛
腕	在指区的下方处,即耳舟2区	腕部疼痛
风溪	在耳轮结节前方,指区与腕区之间,即耳舟1区、2区交界处	荨麻疹、皮肤瘙痒症、过敏性鼻炎
肘	在腕区的下方处,即耳舟3区	肱骨外上髁炎、肘部疼痛
肩	在肘区的下方处,即耳舟4区、5区	肩关节周围炎、肩部疼痛
锁骨	在肩区的下方处,即耳舟6区	肩关节周围炎

(三)对耳轮穴位

对耳轮分为13个区。将对耳轮上脚分为上、中、下3等份,下1/3为对耳轮5区,中1/3为对耳轮4区;再将上1/3分为上、下2等份,下1/2为对耳轮3区;再将上1/2分为前后2等份,后1/2为对耳轮2区,前1/2为对耳轮1区。将对耳轮下脚分为前、中、后3等份,中、前2/3为对耳轮6区,后1/3为对耳轮7区。将对耳轮体从对耳轮上、下脚分叉处至轮屏切迹分为5等份,再沿对耳轮耳甲缘将对耳轮体分为前1/4和后3/4两部分,前上2/5为对耳轮8区,后上2/5为对耳轮9区,前中2/5为对耳轮10区,后中2/5为对耳轮11区,前下1/5为对耳轮12区,后下1/5为对耳轮13区。对耳轮的穴位定位及主治见表13-5。

表 13-5　对耳轮穴位定位及主治

穴名	定位	主治
跟	在对耳轮上脚前上部,即对耳轮 1 区	足跟痛
趾	在耳尖下方的对耳轮上脚后上部,即对耳轮 2 区	甲沟炎、趾部疼痛
踝	在趾、跟区下方处,即对耳轮 3 区	踝关节扭伤
膝	在对耳轮上脚的中 1/3 处,即对耳轮 4 区	膝关节疼痛、坐骨神经痛
髋	在对耳轮上脚的下 1/3 处,即对耳轮 5 区	髋关节疼痛、坐骨神经痛、腰骶部疼痛
坐骨神经	在对耳轮下脚的前 2/3 处,即对耳轮 6 区	坐骨神经痛、下肢瘫痪
交感	在对耳轮下脚末端与耳轮内缘相交处,即对耳轮 6 区前端	胃肠痉挛、心绞痛、胆绞痛、输尿管结石、自主神经功能紊乱
臀	在对耳轮下脚的后 1/3 处,即对耳轮 7 区	坐骨神经痛、臀筋膜炎
腹	在对耳轮体前部上 2/5 处,即对耳轮 8 区	腹痛、腹胀、腹泻、急性腰扭伤、痛经、产后宫缩痛
腰骶椎	在腹区后方,即对耳轮 9 区	腰骶部疼痛
胸	在对耳轮体前部中 2/5 处,即对耳轮 10 区	胸胁疼痛、肋间神经痛、胸闷、乳腺炎
胸椎	在胸区后方,即对耳轮 11 区	胸痛、经前乳房胀痛、乳腺炎、产后泌乳不足
颈	在对耳轮体前部下 1/5 处,即对耳轮 12 区	落枕、颈项疼痛
颈椎	在颈区后方,即对耳轮 13 区	落枕、颈椎综合征

(四)三角窝穴位

将三角窝由耳轮内缘至对耳轮上、下脚分叉处分为前、中、后 3 等份,中 1/3 为三角窝 3 区;再将前1/3分为上、中、下 3 等份,上 1/3 为三角窝 1 区,中、下 2/3 为三角窝 2 区;再将后 1/3 分为上、下 2 等份,上1/2为三角窝 4 区,下 1/2 为三角窝 5 区。三角窝穴位定位及主治见表13-6。

表 13-6　三角窝穴位定位及主治

穴名	定位	主治
角窝前	在三角窝前 1/3 的上部,即三角窝 1 区	高血压病
内生殖器	在三角窝前 1/3 的下部,即三角窝 2 区	痛经、月经不调、白带过多、功能性子宫出血、阳痿、遗精、早泄
角窝中	在三角窝中 1/3 处,即三角窝 3 区	哮喘
神门	在三角窝后 1/3 的上部,即三角窝 4 区	失眠、多梦、戒断综合征、癫痫、高血压病、神经衰弱、痛证
盆腔	在三角窝后 1/3 的下部,即三角窝 5 区	盆腔炎、附件炎

(五)耳屏穴位

耳屏分成 4 区。将耳屏外侧面分为上、下 2 等份,上部为耳屏 1 区,下部为耳屏 2 区;将耳屏内侧面分为上、下 2 等份,上部为耳屏 3 区,下部为耳屏 4 区。耳屏的穴位定位及主治见表 13-7。

(六)对耳屏穴位

对耳屏分为 4 区。由对屏尖及对屏尖至轮屏切迹连线的中点,分别向耳垂上线作两条垂线,将对耳屏外侧面及其后部分成前、中、后 3 区,前为对耳屏 1 区、中为对耳屏 2 区、后为对耳屏 3 区;对耳屏内侧面为对耳屏 4 区。对耳屏的穴位定位及主治见表 13-8。

表 13-7　耳屏穴位定位及主治

穴名	定位	主治
上屏	在耳屏外侧面上 1/2 处,即耳屏 1 区	咽炎、鼻炎
下屏	在耳屏外侧面下 1/2 处,即耳屏 2 区	鼻炎、鼻塞
外耳	在屏上切迹前方近耳轮部,即耳屏 1 区上缘处	外耳道炎、中耳炎、耳鸣
屏尖	在耳屏游离缘上部尖端,即耳屏 1 区后缘处	发热、牙痛、斜视
外鼻	在耳屏外侧面中部,即耳屏 1、2 区之间	鼻前庭炎、鼻炎
肾上腺	在耳屏游离缘下部尖端,即耳屏 2 区后缘处	低血压、风湿性关节炎、腮腺炎、链霉素中毒、眩晕、哮喘、休克
咽喉	在耳屏内侧面上 1/2 处,即耳屏 3 区	声音嘶哑、咽炎、扁桃体炎、失语、哮喘
内鼻	在耳屏内侧面下 1/2 处,即耳屏 4 区	鼻炎、上颌窦炎、鼻衄
屏间前	在屏间切迹前方耳屏最下部,即耳屏 2 区下缘处	咽炎、口腔炎

表 13-8　对耳屏穴位定位及主治

穴名	定位	主治
额	在对耳屏外侧面的前部,即对耳屏 1 区	偏头痛、头晕
屏间后	屏间切迹后方对耳屏前下部,即对耳屏 1 区下缘处	额窦炎
颞	在对耳屏外侧面的中部,即对耳屏 2 区	偏头痛、头晕
枕	在对耳屏外侧面的后部,即对耳屏 3 区	头晕、头痛、癫痫、哮喘、神经衰弱
皮质下	在对耳屏内侧面,即对耳屏 4 区	痛证、间日疟、神经衰弱、假性近视、失眠
对屏尖	在对耳屏游离缘的尖端,即对耳屏 1、2、4 区交点处	哮喘、腮腺炎、睾丸炎、附睾炎、神经性皮炎
缘中	在对耳屏游离缘上,对屏尖与轮屏切迹的中点处,即对耳屏 2、3、4 区交点处	遗尿、内耳性眩晕、尿崩症、功能性子宫出血
脑干	在轮屏切迹处,即对耳屏 3、4 区之间	眩晕、后头痛、假性近视

（七）耳甲穴位

将耳甲用标志点、线分为 18 个区。在耳轮的内缘上,设耳轮脚切迹至对耳轮下脚间中、上 1/3 交界处为 A 点;在耳甲内,由耳轮脚消失处向后作一水平线与对耳轮耳甲缘相交,设交点为 D 点;设耳轮脚消失处至 D 点连线的中、后 1/3 交界处为 B 点;设外耳道口后缘上 1/4 与下 3/4 交界处为 C 点。从 A 点向 B 点作一条与对耳轮耳甲艇缘弧度大体相仿的曲线;从 B 点向 C 点作一条与耳轮脚下缘弧度大体相仿的曲线。

将 BC 线前段与耳轮脚下缘间分成三等分,前 1/3 为耳甲 1 区,中 1/3 为耳甲 2 区,后 1/3 为耳甲 3 区。ABC 线前方,耳轮脚消失处为耳甲 4 区。将 AB 线前段与耳轮脚上缘及部分耳轮内缘间分成 3 等份,后 1/3 为 5 区,中 1/3 为 6 区,前 1/3 为 7 区。将对耳轮下脚下缘前、中 1/3 交界处与 A 点连线,该线前方的耳甲艇部为耳甲 8 区。将 AB 线前段与对耳轮下脚下缘间耳甲 8 区以后的部分,分为前、后 2 等份,前 1/2 为耳甲 9 区,后 1/2 为耳甲 10 区。在 AB 线后段上方的耳甲艇部,将耳甲 10 区后缘与 BD 线之间分成上、下二等分,上 1/2 为耳甲 11 区,下 1/2 为耳甲 12 区。由轮屏切迹至 B 点作连线,该线后方、BD 线下方的耳甲腔部为耳甲 13 区。以耳甲腔中央为圆心,圆心与 BC 线间距离的 1/2 为半径作圆,该圆形区域为耳甲 15 区。过 15 区最高点及最低点分别向外耳门后壁作两条切线,切线间为耳甲 16 区。15、16 区周围为耳甲 14 区。将外耳门的最低点与对耳屏耳甲缘中点相连,再将该线以下的耳甲腔部分为上、下二等分,上 1/2 为耳甲 17 区,下 1/2 为耳甲 18 区。耳甲的穴位定位及主治见表 13-9。

表 13-9　耳甲穴位定位及主治

穴名	定位	主治
口	在耳轮脚下方前 1/3 处,即耳甲 1 区	面瘫、口腔炎、胆囊炎、胆石症、戒断综合征、牙周炎、舌炎
食道	在耳轮脚下方中 1/3 处,即耳甲 2 区	食管炎、食管痉挛
贲门	在耳轮脚下方后 1/3 处,即耳甲 3 区	贲门痉挛、神经性呕吐
胃	在耳轮脚消失处,即耳甲 4 区	胃痉挛、胃炎、胃溃疡、消化不良、恶心呕吐、前额痛、牙痛、失眠
十二指肠	在耳轮脚及耳轮与 AB 线之间的后 1/3 处,即耳甲 5 区	十二指肠溃疡、胆囊炎、胆石症、幽门痉挛
小肠	在耳轮脚及部分耳轮与 AB 线之间的中 1/3 处,即耳甲 6 区	消化不良、腹痛、腹胀、心动过速、心律不齐
大肠	在耳轮脚及部分耳轮与 AB 线之间的前 1/3 处,即耳甲 7 区	腹泻、便秘、咳嗽、牙痛、痤疮
阑尾	在小肠区与大肠区之间,即耳甲 6、7 区交界处	单纯性阑尾炎、腹泻
艇角	在对耳轮下脚下方前部,即耳甲 8 区	前列腺炎、尿道炎
膀胱	在对耳轮下脚下方中部,即耳甲 9 区	膀胱炎、遗尿、尿潴留、腰痛、坐骨神经痛
肾	在对耳轮下脚下方后部,即耳甲 10 区	腰痛、耳鸣、神经衰弱、肾盂肾炎、遗尿、遗精、阳痿、早泄、哮喘、月经不调
输尿管	在肾区与膀胱区之间,即耳甲 9、10 区交界处	输尿管结石绞痛
胰胆	在耳甲艇的后上部,即耳甲 11 区	胆囊炎、胆石症、胆管蛔虫症、偏头痛、带状疱疹、中耳炎、耳鸣、急性胰腺炎
肝	在耳甲艇的后下部,即耳甲 12 区	胁痛、眩晕、经前期紧张症、月经不调、更年期综合征、高血压病、假性近视、单纯性青光眼
艇中	在小肠区与肾区之间,即耳甲 6、10 区交界处	腹痛、腹胀、胆管蛔虫症
脾	在 BD 线下方,耳甲腔的后上部,即耳甲 13 区	腹胀、腹泻、便秘、食欲缺乏、功能性子宫出血、白带过多、内耳眩晕症
心	在耳甲腔正中凹陷处,即耳甲 15 区	心动过速、心律不齐、心绞痛、无脉症、神经衰弱、癔症、口舌生疮
气管	在心区与外耳门之间,即耳甲 16 区	哮喘、支气管炎
肺	在心、气管区周围处,即耳甲 14 区	咳嗽、胸闷、声音嘶哑、皮肤瘙痒症、荨麻疹、便秘、戒断综合征
三焦	在外耳门后下,肺与内分泌区之间,即耳甲 17 区	便秘、腹胀、上肢外侧疼痛、水肿、耳鸣
内分泌	在屏间切迹内,耳甲腔的前下部,即耳甲 18 区	痛经、月经不调、更年期综合征、痤疮、间日疟、甲状腺功能减退或亢进症

（八）耳垂穴位

将耳垂分为9区。在耳垂上线至耳垂下缘最低点之间作两条等距离平行线,于上平行线上引两条垂直等分线,将耳垂分为9个区,上部由前到后依次为耳垂1区、2区、3区;中部由前到后依次为耳垂4区、5区、6区;下部由前到后依次为耳垂7区、8区、9区。耳垂的穴位定位及主治见表13-10。

表 13-10　耳垂穴位定位及主治

穴名	定位	主治
牙	在耳垂正面前上部,即耳垂1区	牙痛、牙周炎、低血压
舌	在耳垂正面中上部,即耳垂2区	舌炎、口腔炎
颌	在耳垂正面后上部,即耳垂3区	牙痛、颞下颌关节炎
垂前	在耳垂正面前中部,即耳垂4区	神经衰弱、牙痛
眼	在耳垂正面中央部,即耳垂5区	急性结膜炎、电光性眼炎、睑腺炎、假性近视
内耳	在耳垂后面正中部,即耳垂6区	内耳性眩晕症、耳鸣、听力减退、中耳炎
面颊	在耳垂正面,眼区与内耳区之间,即耳垂5、6区交界处	周围性面瘫、三叉神经痛、痤疮、扁平疣、面肌痉挛、腮腺炎
扁桃体	在耳垂正面中部,即耳垂7、8、9区	扁桃体炎、咽炎

（九）耳背穴位

将耳背分为5区。分别过对耳轮上、下脚分叉处耳背对应点和轮屏切迹耳背对应点作两条水平线,将耳背分为上、中、下三部,上部为耳背1区,下部为耳背5区;再将中部分为内、中、外三等分,内1/3为耳背2区,中1/3为耳背3区,外1/3为耳背4区。耳背的穴位定位及主治见表13-11。

表 13-11　耳背穴位定位及主治

穴名	定位	主治
耳背心	在耳背上部,即耳背1区	心悸、失眠、多梦
耳背肺	在耳背中内部,即耳背2区	哮喘、皮肤瘙痒症
耳背脾	在耳背中央部,即耳背3区	胃痛、消化不良、食欲缺乏
耳背肝	在耳背中外部,即耳背4区	胆囊炎、胆石症、胁痛
耳背肾	在耳背下部,即耳背5区	头痛、头晕、神经衰弱
耳背沟	在对耳轮沟和对耳轮上、下脚沟处	高血压病、皮肤瘙痒症

（十）耳根穴位

将耳根分为上、中、下3区。耳根穴位定位及主治见表13-12。

表 13-12　耳根穴位定位及主治

穴名	定位	主治
上耳根	在耳根最上处	鼻衄
耳迷根	在耳轮脚后沟的耳根处	胆囊炎、胆石症、胆管蛔虫症、腹痛、腹泻、鼻塞、心动过速
耳根下	在耳根最下处	低血压、下肢瘫痪、小儿麻痹后遗症

二、临床应用

(一)适应范围

耳针在临床上应用十分广泛,不仅用于许多功能性疾病,而且对一部分器质性疾病也有一定的疗效。

1.疼痛性疾病

如各种扭挫伤、头痛和神经性疼痛等。

2.炎性疾病及传染病

如急慢性牙周炎、咽喉炎、扁桃体炎、胆囊炎、肠炎、流感、百日咳、菌痢、腮腺炎等。

3.功能紊乱及内分泌代谢紊乱性疾病

如胃肠神经症、心脏神经症、心律不齐、高血压病、眩晕症、多汗症、月经不调、遗尿、神经衰弱、癔症、甲状腺功能亢进或低下症、糖尿病、肥胖症、围绝经期综合征等。

4.过敏及变态反应性疾病

如荨麻疹、哮喘、过敏性鼻炎、过敏性结肠炎、过敏性紫癜等。

5.其他

耳穴还有催乳、催产、防治输血和输液反应、美容、戒烟、戒毒、延缓衰老、防病保等作用。

(二)选穴原则

耳针处方选穴具有一定的原则,通常有按相应部位选穴、中医辨证选穴、西医学理论选穴和临床经验选穴等四种原则,可以单独使用,亦可配合使用。

1.按相应部位选穴

当机体患病时,在耳郭的相应部位上有一定的敏感点,它便是本病的首选穴位,如胃痛取胃穴,眼病取眼穴,腰痛取腰穴等。

2.按中医辨证选穴

根据脏腑学说的理论,按各脏腑的生理功能和病理反应进行辨证取穴,如耳鸣选肾穴,因肾开窍于耳;皮肤病选肺穴,因肺主皮毛等。根据十二经脉循行和其病候选取穴位,如坐骨神经痛取膀胱或胰胆穴,牙痛取大肠穴等。

3.按西医学理论选穴

耳穴中一些穴名是根据西医学理论命名的,如交感、肾上腺、内分泌等。这些穴位的功能基本上与西医学理论一致,故在选穴时应考虑其功能,如炎性疾病取肾上腺穴,月经不调取内分泌穴,内脏痉挛取交感等。

4.按临床经验选穴

如神门穴有较明显的止痛镇静作用,耳尖穴对外感发热血压偏高者有较好的退热降压效果。另外,临床实践还发现有些耳穴具有治疗本部位以外疾病的作用,如外生殖器穴可以治疗腰腿痛等。

(三)耳穴探查方法

当人体发生疾病时,常会在耳穴出现阳性反应点,如压痛、变形、变色、结节、丘疹、凹陷、脱屑、电阻降低等,这些阳性反应点是诊断和治疗疾病的重要部位。耳郭上的这些反应点通常需要仔细探查后确定,临床常用的耳穴探查方法有以下 3 种。

1.直接观察法

在未刺激耳郭之前,用肉眼或借助于放大镜在自然光线下,由上而下、从内至外观察耳郭上有无变形、变色等征象,如脱屑、水泡、丘疹、充血、硬结、疣赘、软骨增生、色素沉着及血管的形状、颜色的变异等。

2.压痛点探查法

这是目前临床最为常用的探查方法。临床上可用较圆钝的弹簧探棒、毫针柄或火柴棒等以均匀的压力,在与疾病相应的耳郭部从周围逐渐向中心探压;或自上而下、自外而内对整个耳郭进行普查,耐心寻找压痛点。当探棒压迫痛点时,患者会发现皱眉、眨眼、呼痛或躲闪等反应。探查时手法必须轻、慢、均匀。少数患者耳郭上一时测不到压痛点,可用手指按摩一下该区域,而后再测。

3.电测定法

医者根据耳郭反应点的电阻低、导电性高的原理,制成各种小型晶体管良导电测定器,测定耳穴皮肤电阻、电位、电容等变化。探测时,患者手握电极,医者手执探测头,在患者的耳郭上进行探查,当电棒触及电阻低的敏感点(良导点)时,可以通过指示信号、音响或仪表数据等反映出来。电测定法具有操作简便、准确性较高等优点。

(四)耳穴的刺激方法

耳穴的刺激方法较多,目前临床常用压丸法、毫针法、埋针法。此外,还可用艾灸、放血、穴位注射、皮肤针叩刺等方法。

1.压丸法

在耳穴表面贴敷王不留行籽、油菜籽、小米、绿豆、白芥子及特制的磁珠等,并间歇揉按的一种简易疗法。由于本法既能持续刺激穴位,又安全方便,是目前临床上最常用的耳穴刺激方法。现应用最多的是王不留行籽压丸法,可先将王不留行籽贴附在 0.6 cm×0.6 cm 大小的胶布中央,用镊子夹住,贴敷在选用的耳穴上(图 13-28)。每天自行按压 3~5 次,每次每穴按压 30~60 秒,以局部微痛发热为度,3~7 天更换 1 次,双耳交替。

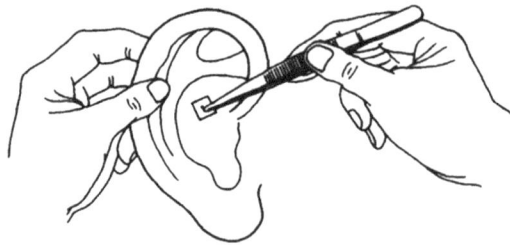

图 13-28　耳穴压丸法

2.毫针法

毫针法是利用毫针针刺耳穴,治疗疾病的一种较常用的方法。其操作程序如下:首先定准耳穴,然后先用2.5%碘酒,再用75%的乙醇脱碘进行严格消毒,待乙醇干后施术。针具选用 26~30 号粗细的0.3~0.5寸长的不锈钢针。进针时,医者左手拇、示二指固定耳郭,中指托着针刺部的耳背,然后用右手拇、示二指持针,用快速插入的速刺法或慢慢捻入的慢刺法进针均可。刺入深度应视患者耳郭局部的厚薄灵活掌握,一般以刺入皮肤 2~3 分,以达软骨后毫针直立不摇晃为准。刺入耳穴后,如局部感应强烈,患者症状往往有即刻减轻感;如局部无针感,应调整针刺的方向、深度和角度。刺激强度和手法依病情、体质、证型、耐受度等综合考虑。耳毫针的留针时间一般 15～30 分钟，慢性病、疼痛性疾病留针时间适当延长。出针时，医者左手托住耳郭，右手迅速将毫针垂直拔出，再用消毒干棉球压迫针眼，以免出血。也可在针刺获得针感后，接上电针仪，采用电针法。通电时间一般以 10～20 分钟为宜。

3.埋针法

埋针法是将皮内针埋入耳穴以治疗疾病的方法，适用于慢性和疼痛性疾病，起到持续刺激、巩固疗效和防止复发的作用。使用时左手固定常规消毒后的耳部，右手用镊子夹住皮内针针柄，轻轻刺入所选耳穴，再用胶布封盖固定（图 13-29）。一般埋患侧耳穴，必要时埋双耳，每天自行按压 3 次，每次留针 3～5 天，5 次为 1 个疗程。

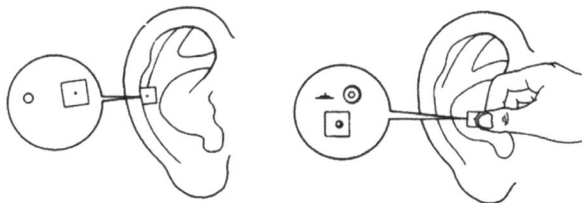

图 13-29　耳穴埋针法

（五）耳针法护理

（1）对初次接受针治者，要做好解释工作，解除恐惧、紧张心理；正确选取舒适持久的体位，尽量采用卧位，选穴宜少，手法要轻；对劳累、饥饿、大渴的患者，应嘱其休息、进食、饮水后再予针治；针刺过程中，应随时注意观察患者的神色，询问其感觉，有头晕心慌时应停止操作或起针，让患者卧床休息。此外，应注意室内空气流通，消除过冷、过热等因素。

（2）严格消毒，防止感染。因耳郭表面凹凸不平，血管丰富，结构特殊，针刺前必须严格消毒，有创面或炎症部位禁针。针刺后如针孔发红、肿胀，应及时涂 2.5％碘酒，防止化脓性软骨膜炎的发生。

（3）耳针刺激比较疼痛，治疗时应注意防止发生晕针，一旦发生应及时处理。

（4）对扭伤和运动障碍的患者，进针后应嘱其适当活动患部，有助于提高疗效。

（5）有习惯性流产的孕妇应禁针。

（6）患有严重器质性病变和伴有严重贫血者不宜针刺，对严重心脏病、高血压病患者不宜行强刺激法。

（李　娜）

第三节　灸法及护理

灸法（moxibustion）是以艾绒为原材料，加工制成艾炷或艾条，点燃后在体表腧穴或患处进行熏灼，借助灸火热力和艾绒药效，通过经络腧穴的传导作用以刺激机体，达到防治疾病目的的一种方法。常用的灸法包括艾条灸、艾炷灸和温针灸。

一、艾条灸

艾条灸(moxa-stick moxibustion)是把艾绒制成艾条,将其一端点燃后对准腧穴或患处进行施灸的一种方法。常用的方法有温和灸、雀啄灸和回旋灸。

(一)目的

借助灸火的热力和艾绒的功效,刺激经络腧穴,达到温经通络、祛风散寒、消肿止痛、扶阳固脱、防病保健等作用。

(二)适应证

慢性虚弱性疾病及风寒湿邪为患的病证,如肢体麻木、风湿痹痛、腹痛、胃痛、呕吐、泄泻、脱肛等。

(三)禁忌证

实热证、阴虚发热者;孕妇的腹部、腰骶部禁灸。

(四)评估

(1)患者年龄、病情、既往史。

(2)女性患者应了解是否处于妊娠期。

(3)患者施灸部位的皮肤情况、对温度的敏感程度。

(4)患者文化程度、目前心理状态及合作程度。

(五)操作准备

1.环境准备

环境整洁,空气清新,光线明亮,温度适宜,注意遮挡。

2.物品准备

治疗盘内放艾条、打火机、小口瓶、弯盘、纱布、治疗单等。

3.护士准备

衣帽整齐,洗手,戴口罩。

4.患者准备

核对患者基本信息,做好解释,以取得患者和/或家属对执行该操作的知情同意。协助患者取安全舒适体位。

(六)操作程序

(1)松解患者衣着,暴露施灸部位,注意保暖,必要时床帘遮挡。根据医嘱选择施灸部位,实施相应的施灸方法。

(2)将艾条的一端点燃,与施灸部位皮肤保持一定距离,进行施灸:①温和灸时将艾条燃端对准确定的腧穴或患处,距离施灸部位皮肤 2～3 cm,以患者局部皮肤有温热感而无灼痛感为宜。一般每个部位灸 10～15 分钟,以局部皮肤出现红晕为度。②雀啄灸时将艾条燃端距离施灸部位皮肤 2～5 cm,如鸟雀啄食般一上一下不停移动,进行反复熏灸。一般每个部位灸 5 分钟左右。③回旋灸时将艾条燃端距离施灸部位皮肤 3 cm 左右,左右来回或旋转移动,反复熏灸。一般每个部位可灸 20～30 分钟。

(3)施灸过程中,注意询问患者有无不适,及时将艾灰弹入弯盘中,防止灼伤皮肤和烧坏衣物。

(4)灸至局部皮肤出现红晕而不起疱为宜。施灸时间应根据不同施灸方法及患者的体质而定。对于小儿或皮肤感觉迟钝的患者,操作者可将手指置于施灸处皮肤两侧,测知患者局部受热程度,以便随时调整施灸距离,防止局部烫伤。

(5)施灸完毕,将燃烧的艾条插入小口瓶中灭火。

(6)后续处理:①用纱布清洁施灸处皮肤。协助患者穿衣,取舒适体位,整理床单位,告知注意事项,酌情开窗通风,再次核对医嘱。②按规定分类处理用物,③洗手,记录。

二、艾炷灸

艾炷灸(moxa-cone moxibustion)是将艾绒制成大小不等的圆锥形艾炷,直接或间接置于腧穴或患处进行施灸的一种方法。艾炷大小可视患者病情及施灸部位而定,小者如麦粒,中者如半截枣核,大者如半截橄榄。每燃尽一个艾炷,称为一壮。

艾炷灸可分为直接灸和间接灸。直接灸可分为瘢痕灸和无瘢痕灸;间接灸分为隔姜灸、隔蒜灸、隔盐灸和隔附子饼灸。本部分重点介绍隔姜灸。

(一)目的

借助灸火的热力和艾绒的功效,使局部产生温热的刺激,并借助姜片的功效,达到散寒止痛、温胃止呕、温经通络、防病保健等作用。

(二)适应证

慢性虚弱性疾病及风寒湿邪为患的病证,如呕吐、腹痛、腹泻、痛经、风寒痹痛、肢体麻木等。临床常灸足三里、中脘、气海、关元、神阙、三阴交等穴位。

(三)禁忌证

实热证、阴虚发热者;孕妇的腹部、腰骶部禁灸。颜面、五官、大血管、关节活动处不宜采用瘢痕灸。

(四)评估

(1)患者年龄、病情、既往史。

(2)女性患者应了解是否处于妊娠期。

(3)患者施灸部位的皮肤情况、对温度的敏感程度。

(4)患者文化程度、目前心理状态及合作程度。

(五)操作准备

1.环境准备

环境整洁,空气流通,光线明亮,温度适宜,注意遮挡。

2.物品准备

治疗盘内放艾炷(根据患者病情及施灸部位准备大小合适的艾炷)、血管钳、打火机、线香、生姜片(切成直径2~3 cm,厚0.2~0.3 cm的薄片,中间用针刺数孔)、弯盘、纱布、治疗单等。

3.护士准备

衣帽整齐,洗手,戴口罩。

4.患者准备

核对患者基本信息,做好解释,以取得患者和/或家属对执行该操作的知情同意。协助患者取安全舒适体位。

（六）操作程序

（1）松解患者衣着,暴露施灸部位,注意保暖,必要时床帘遮挡。根据医嘱选择施灸部位和施灸方法。

（2）将生姜片置于施灸部位,再将艾炷置于姜片上,将艾炷顶端点燃施灸,艾炷燃尽除灰,换炷再灸。

（3）施灸过程中,注意观察施灸部位皮肤的变化,及时询问患者有无灼痛感。

（4）灸至局部皮肤出现红晕而不起疱为宜。施灸壮数视施灸部位及患者病情而定。

（5）施灸完毕,将艾灰置于盛水的弯盘中灭火。

（6）后续处理:①用纱布清洁施灸处皮肤。协助患者穿衣,取舒适体位,整理床单位,告知注意事项,酌情开窗通风,再次核对医嘱。②按规定分类处理用物。③洗手,记录。

三、温针灸

温针灸是将毫针刺法与灸法相结合的一种方法,使艾绒燃烧产生的热力通过毫针针身传入施治部位,达到加强针刺效果的一种治疗方法。

（一）目的

借助针刺和艾绒的功效,使局部产生针感和温热的刺激,达到温通经脉、行气活血、祛寒除痹的作用。

（二）适应证

适用于寒盛湿重,经络壅滞之证,如关节痹痛、肢体麻木、腹痛等。

（三）禁忌证

实热证、阴虚发热者;孕妇的腹部、腰骶部;耳、眼、鼻部禁用。对针刺恐惧者,应慎灸。

（四）评估

（1）患者年龄、病情、既往史。

（2）女性患者应了解是否处于妊娠期。

（3）患者施灸部位的皮肤情况、对疼痛的耐受程度。

（4）患者文化程度、目前心理状态及合作程度。

（五）操作准备

1.环境准备

环境整洁,空气清新,光线明亮,温度适宜,注意遮挡。

2.物品准备

治疗盘内放 1～2 cm 长的艾条段、镊子、打火机、线香、毫针(根据针刺部位及患者病情选择合适的针具)、无菌棉签、75％乙醇、硬纸片、弯盘、纱布、治疗单、利器盒、污物盒及医疗垃圾收集盒等。

（六）操作程序

（1）松解患者衣着,暴露施灸部位,注意保暖,必要时床帘遮挡。根据医嘱选择施灸部位。

（2）消毒施治部位皮肤。

（3）遵医嘱选择相应的进针方法,将毫针刺入施治部位,通过提插、捻转等手法调节针感,得气后留针。

（4）根据施灸部位选择大小适宜的剪口方块硬纸片套在针身周围,紧贴皮肤放置,防止艾灰脱落烫伤皮肤。

（5）将 2 cm 长的艾条段穿插在针柄上，点燃艾条段近皮肤端进行施灸，使热力沿针身传至穴位。针柄上的艾条段必须放置牢固，防止艾条脱落灼伤皮肤或烧坏衣物，同时艾条段不可过大，以免发生弯针或断针。

（6）施灸过程中，注意观察施灸部位皮肤的颜色，及时询问患者有无灼痛感，观察有无针刺意外的发生。艾条段燃尽后换炷再灸，可连续灸 2～5 壮。

（7）施灸完毕，去除艾灰，并将艾灰置于盛水弯盘中灭火，取走硬纸片，起出毫针，用无菌棉签轻按针孔片刻。清点晕针数目，以防遗漏。

（8）后续处理：①用纱布清洁施灸处皮肤。协助患者穿衣，取舒适体位，整理床单位，告知注意事项，酌情开窗通风，再次核对医嘱。②按规定分类处理用物。③洗手，记录。

四、灸法护理

（1）严格掌握禁忌证，凡实证、热证、阴虚发热证，以及面部、大血管和黏膜附近，孕妇胸腹部和腰骶部均不宜灸。

（2）施灸时，严密观察艾条的燃烧情况，防止艾火灼伤皮肤、烧坏衣被，如有发生，应立即采取相应措施。

（3）艾灸后皮肤局部出现水疱时，小型水疱，无需处理，大水疱用无菌注射器抽出疱内液体，并用消毒纱布覆盖，防止感染。

（4）施灸后，患者切忌吹风，宜保暖，协助患者穿好衣服，记录施灸腧穴、壮数、留针时间，以及有无反应等情况并签名。

（李　娜）

第四节　推拿法及护理

推拿疗法又称按摩疗法，是指通过特定手法作用于人体体表的特定部位或穴位的一种治疗方法，具有疏通经络、滑利关节、强筋壮骨、散寒止痛、健脾和胃、消积导滞、扶正祛邪等作用。推拿疗法在我国历史悠久，不但用于治病，还广泛用于预防保健。推拿疗法具有简便易行、行之有效、安全易学等优点。特别是小儿推拿法能免除针药之苦，容易被家长和小儿接受，故在临床护理应用较为广泛。

一、推拿作用原理

推拿属中医的外治法范畴，它是以中医理论为指导，通过运用各种手法作用于人体体表的特定部位，以调节机体的生理活动、病理状况，达到治疗效果的一种治疗方法。

（一）平衡阴阳，调和五行

中医学认为，阴阳失调是疾病发生、发展、变化的根本机制，贯穿于一切疾病的始终。同时，人体是一有机整体，各脏腑器官之间的相互依存、相互制约的关系是用五行规律来阐述的，从而进一步阐明疾病发生和防治的机制。

推拿对内脏功能有明显的调整阴阳平衡、调和五行的作用,是通过经络、气血而达到的,即运用推拿手法在体表局部通经络、行气血、濡筋骨,并借助气血、经络影响到内脏及其他部位而发挥作用的。如肠蠕动亢进者,在腹部和背部进行适当的推拿,可使肠蠕动亢进受到抑制而恢复正常。又如治疗心肾不交所致的失眠证,在心经上掐神门、灵道、通里、少海,拿腋窝以泻心火;在肾经上推涌泉配合揉腰眼,按揉三阴交以滋补肾水,如此可使水火既济,心肾相交,其病可愈。

（二）疏通经络,调畅营卫气血

经络是人体气血运行的通路,可通达表里、贯穿上下。一旦经络失去正常的机能,就会导致气血失调,不能行使正常的营内卫外功能,则变生百病。

推拿手法作用于体表,能激发和调整经气,并通过经络的传导使百脉疏通、脏腑安和,从而达到治疗全身疾病的效果。

（三）活血祛瘀,理筋整复

凡是人体各个关节、筋络肌肉受到外来暴力的撞击、强力扭转、牵拉压迫,或因不慎而跌仆闪挫,或体虚、劳累过度及持续活动、经久积劳等因素所引起的损伤,而无骨折、脱位或皮胀破损的均为伤筋。伤筋无论是急性或慢性,疼痛往往是其主要症状。中医学认为,筋伤之后导致血离经脉,经脉受阻,气血运行不通畅,"不通则痛"。故治疗的关键在于"通","通则不痛"。

"动"是推拿疗法的特点,使用适当的手法理筋,一方面能促进损伤组织周围的气血运行,并加强气血的滋润和濡养,从而起到活血化瘀、祛瘀生新的作用;另一方面可使经络、关节气血运行通顺,即顺则通。

（四）松解粘连,滑利关节

被动运动是推拿手法的一个重要组成部分,对关节粘连、僵硬者,适当的被动活动则有利于松解粘连、滑利关节;对局部软组织变性者,则可改善局部营养供应,促进新陈代谢,增强肌肉的伸展性,从而使变性组织逐渐得到改善或恢复。如临床上治疗肩周炎、肱骨外上髁炎等疾病,采用弹拨、拔指、摇转等手法,可使粘连松解、关节滑润。

（五）行气止痛,镇痛移痛

经络不通,气血瘀滞,不通则痛,是软组织疾病的基本病理变化。通过推拿手法即可达到行气、通络、止痛的目的。从经验中得知,凡有疼痛,则肌肉必紧张;凡有肌肉紧张,则势必疼痛,它们称为互为因果的两个方面。故治疗的目标应针对疼痛和肌肉紧张这两个重要环节,打破恶性循环,才有利于组织的修复和恢复。

推拿是解除肌肉紧张、痉挛的有效方法,因为推拿不但可以直接放松肌肉,并能解除引起肌肉紧张的原因,即做到标本兼治。

总之,中医学"通则不痛"的理论,在推拿治疗中可具体分化为"松则通""顺则通""动则通"三个方面。其中,"松"中有"顺","顺"中有"松",而"动"也是为了软组织的"松"和"顺",这三者结合起来可达到"通则不痛"的目的。

二、推拿介质与热敷

（一）推拿介质

推拿时应用介质,在我国有着悠久的历史。推拿时为减少手法对皮肤的摩擦损害,或为借助药物的辅助作用来提高疗效,可在推拿部位的皮肤上涂些液体、膏剂或撒些粉末。这些能够辅助推拿手法、提高临床疗效的液体、膏剂或粉末通称为推拿介质。应用推拿介质不但可以借助药物加强手法作用以提高治疗效果,而且还可起到保护皮肤的作用。常用的推拿介质有以下几种。

1.葱姜水

由葱白和生姜捣碎取汁使用,能加强温热散寒作用,常用于冬春季节及小儿虚寒证。

2.白酒

适用于成人推拿,有活血祛风、散寒止痛、通经活络的功效,一般用于急性扭挫伤、风寒湿痹和慢性劳损的治疗。

3.薄荷酊

将5％薄荷脑5 g浸入75％乙醇100 mL内配制而成。具有温经散寒、清凉解表、清利头目和润滑的作用,常用于治疗小儿虚寒性腹泻及软组织损伤,多用于擦法、按揉法,可加强透热效果。

4.滑石粉

有清热利窍、渗湿润燥作用。常用于摩擦类手法,可保护皮肤,有利于手法的施行。

5.红花油

常用于寒痹、痛痹等病证的治疗。

6.按摩乳

市售常用外用药,具有舒筋通络、活血化瘀、消肿止痛之功。

（二）热敷

运用热敷法治疗某些疾病,这在我国已有两千多年的历史了。《黄帝内经》中所述的熨法就是热敷法。古代应用热敷的方法很多,有药熨、汤熨、酒熨、铁熨、葱熨、土熨等。热敷的主要作用是透热,以加强温经通络、活血祛瘀、散寒止痛等作用。热敷可分为干热敷和湿热敷两种,在推拿临床中以湿热敷为常用,一般在手法操作以后应用,既能加强手法的治疗效果,也可减轻用手法刺激过度对机体局部所引起的不良反应。

应用时的注意事项如下。

（1）热敷时须暴露患部,室内保持温暖无风,以免患者受到风寒。

（2）毛巾须折叠平整,使热量均匀透入,这样不易烫伤皮肤。

（3）热敷时可隔着毛巾使用拍法,但切勿按揉,被热敷的部位不可再用其他手法,否则,容易使局部皮肤破损。

（4）热敷的温度应以患者能忍受为限,要防止发生烫伤和晕厥。

三、推拿的适应证与禁忌证

（一）适应证

推拿疗法适用范围相当广泛,可应用于临床各科疾病,同时亦可用于减肥、美容及保健等。

1.骨外科疾病

颈椎病、落枕、腰椎间盘突出症、肩周炎、急性腰扭伤、慢性腰肌劳损等。

2.普外科疾病

术后肠粘连、慢性前列腺炎、慢性阑尾炎、下肢静脉曲张、乳痈等。

3.内科疾病

胃脘痛、失眠、头痛、感冒、久泻胃下垂、呃逆、便秘、胆绞痛中风后遗症、尿潴留、高血压等。

4.妇科疾病

月经失调、痛经、闭经、慢性盆腔炎、子宫下垂等。

5.儿科疾病

小儿发热、腹泻、疳积、惊风、便秘、百日咳、脱肛、遗尿、夜啼、小儿麻痹后遗症等。

6.五官科疾病

鼻炎、耳聋、耳鸣、斜视、近视、慢性咽喉炎、慢性鼻炎等。

（二）禁忌证

（1）急性传染病、溃疡性皮肤病、恶性肿瘤、感染性化脓性疾病、出血性疾病等。

（2）烧伤、烫伤等。

（3）月经期、妊娠期妇女疾病。

（4）外伤出血、骨折早期及内脏受损等。

（5）诊断不明的急性脊柱损伤或伴有脊髓症状者。

（6）严重的心脏病、肝病、脑血管疾病患者。

（7）严重的精神病、醉酒等与医师不合作者。

四、推拿注意事项

（1）推拿须在诊断明确的情况下方可实施。选择适当的体位，嘱患者身心放松，取穴和手法要正确。对推拿中可能出现的身体反应，如疲劳、局部轻度肿胀甚至疼痛加剧等，应做好解释工作。

（2）操作时精力要集中，能随时观察患者的反应，以便根据实际情况对手法、强度及持续时间等做出相应调整。

（3）操作时手尽量直接接触皮肤，把握刺激强度，手法的变换要自然流畅、连续、循序渐进。推拿手法的次数要由少到多，力量由轻渐重，腧穴可逐渐增加，并且要掌握推拿的时间，每次以20分钟左右为宜，早晚各1次，持之以恒。

（4）为加强疗效，防止皮肤破损，推拿时可选用润滑剂；推拿后有出汗现象时，应注意避风，以免感冒；过饥、过饱、酗酒或过度疲劳时，不宜做保健推拿。

（5）施术者应勤剪指甲，双手保持干净且温暖。推拿所需物品要严格消毒，防止感染。

（6）推拿时应尽量使用介质，以减轻对皮肤的损伤。

五、常用推拿手法

（一）推拿手法的基本要求

用手或肢体其他部分，按各种特定的技巧动作，在体表操作的方法，称为推拿手法。手法是推拿治病的主要手段，其熟练程度及如何适当地运用手法对治疗效果有直接的影响。手法的基本要求如下。

1.持久

即指手法能按要求持续运用一定时间。

2.有力

即指手法必须具有一定的力量，且应根据患者体质、病证、部位等不同有所增减。

3.均匀

即指手法动作要有节奏性,速度不要时快时慢,压力不要时轻时重。

4.柔和

即指手法要轻而不浮,重而不滞,用力勿生硬粗暴或用蛮力,变换动作要自然,从而达到深透。

要熟练掌握各种手法并能在临床上灵活运用,必须经过一段时间的手法练习和临床实践,才能由生而熟,熟而生巧,乃至得心应手,运用自如,做到如《医宗金鉴》所说:"一旦临证,机触于外,巧生于内,手随心转,法从手出。"

(二)常用推拿手法的分类与应用

根据推拿手法的动作形态的不同,可将其分为以下手法。

1.摆动类手法

(1)一指禅推法:用大拇指指端、螺纹面或偏峰着力于施术部位或穴位上,沉肩、垂肘、悬腕、虚掌,以肘部为支点,前臂做主动摆动,带动腕部摆动和拇指关节做屈伸活动,使之产生的力持续地作用于受术部位上的一种手法。

动作要领:术者取端坐位或站姿。操作时施术者必须姿势端正,神气内聚,肩、肘、腕、指各部位都要放松,以气御劲,蓄力于掌,发力于指,将功力集中于着力部位,才能真正做到形神兼备。手握空拳,拇指自然伸直盖住拳眼,使拇指位于示指第 2 节处。沉肩、垂肘、悬腕、掌虚、指实、紧推、慢移。沉肩,即肩部要自然放松,不可耸肩,以腋下能容一拳为宜;手法的力度、摆动的幅度和频率要均匀,一般摆动的频率为每分钟 120～160 次。

临床应用:一指禅推法的特点是接触面小,但渗透力强,灵活度大,是一种持续的、节律性强的、柔和的推拿手法,故可适用于全身各处的穴位。适用于全身各部,治疗全身各种疾病。临床上多用于头痛、失眠、面瘫、近视、咽喉肿痛等头面诸疾,四肢关节酸痛、颈项强痛、落枕、颈椎病、腰痛等痛症,便秘、泄泻、胃脘痛等胃肠道疾病,冠心病、胆绞痛等胸腹疾病,痛经、月经不调等妇科疾病的治疗,具有舒筋活络、调和营卫、活血祛瘀、健脾和胃、解痉止痛等功效。

(2)滚法:是用小鱼际侧部或掌指关节部附着于人体的一定部位,以肘部为支点,通过前臂的旋转运动带动腕关节做屈伸运动,使之产生的力持续地作用于受力部位上的一种手法。

动作要领:手法吸定的部位要紧贴体表,不能拖动、辗动或跳动。压力、频率、摆动幅度要均匀,动作要协调而有节律。操作时要注意沉肩、垂肘,腕关节放松,呈微屈或水平状,拇指内收,其余 4 指伸直,用大鱼际附着于治疗部位,稍微用力下压,以肘关节为支点,前臂做主动转动,并带动该处的皮下组织一起揉动,频率为每分钟 120～160 次。

临床应用:滚法压力大,接触面也较大,适用于肩背、腰臀及四肢等肌肉较丰厚的部位。对风湿酸痛、麻木不仁、肢体瘫痪、运动功能障碍等常用本法治疗。具有舒筋活血,滑利关节,缓解肌肉、韧带痉挛,增强肌肉、韧带活动能力,促进血液循环及消除肌肉疲劳等作用。

(3)揉法:用掌根,或大、小鱼际,或手指螺纹面着力吸定于一定部位或腧穴上,通过手臂轻柔和缓的主动回旋运动带动着力部皮肉回旋运动的一种手法。

动作要领:手法吸定的部位要紧贴体表,不能移动。肩、肘、腕关节要充分放松,以前臂的主动摆动带动腕、指的回旋运动,动作要连续而有节律,压力要小,着力部位应自然放在治疗部位,为加强刺激,临床上常和按法结合使用而称按揉法。在每次揉动吸定的基础上,可逐渐在一定的部位或面上缓慢移动,回旋的速度要快,而移动的速度要慢。

临床应用:本法轻柔和缓、深透、刺激量小,适用于全身各部位。可使皮下组织产生摩擦而产生温热作用,具有调和气血、舒筋活络、缓解痉挛、消肿止痛、消积导滞、健脾和胃等功效,常用于脘腹痛、胸闷肋痛、便秘、泄泻等肠胃疾病,以及因外伤引起的红肿疼痛等。

2.摩擦类手法

(1)摩法:用掌面或示指、中指、无名指 3 指指面作为着力点,附着于腧穴表面,以腕关节为中心,连同前臂在皮肤上做有节律的环旋摩擦的手法,称为摩法(图 13-30)。摩法分为指摩法、掌摩法等。用手指进行操作的称为指摩法,适用于头面、眼球等部位;用掌面进行操作的称掌摩法,适用于胸腹及胁肋部等处。

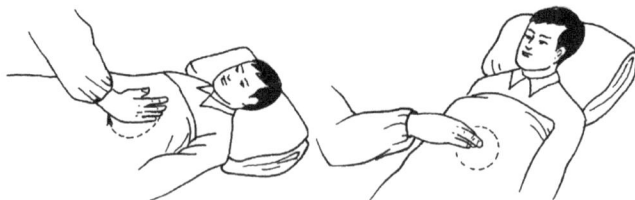

图 13-30　摩法

动作要领:操作时肘关节自然屈曲,沉肩,腕部放松,指掌自然伸直,用力平稳、均匀,动作协调、轻快柔和。不得按压或带动皮肉运动。手法频率每分钟 60～120 圈。

临床应用:本法的刺激轻柔缓和,是胸腹、胁肋部的常用手法。临床应用广泛,多用于胃肠道疾病,呼吸道疾病,四肢痛症及生殖系统疾病,具有调畅气机、宽胸理气、健脾和胃、消积导滞、活血祛瘀等作用。

(2)擦法:擦法又称平推法,是用手掌的大鱼际、掌根或小鱼际附着在一定的部位,进行直线来回摩擦,使之产生一定热量的。

动作要领:操作时腕关节伸直,使前臂与手接近相平,且手指自然伸开,整个指、掌紧贴皮肤,以肩关节为支点,上臂主动带动手掌做前后或上下的往返移动,向下的压力不宜大,但移动的幅度要大。用力平稳,动作均匀、连续,呼吸自然。加适当介质,防止擦破皮肤;节奏感要强,手法频率每分钟 100～120 次。

临床应用:本法是一种柔和温热的刺激,具有温经通络、行气活血、消肿止痛、健脾和胃等作用,尤以活血化瘀的作用更强。常用于治疗内脏虚损及气血功能失常的病证。掌擦法多用于胸胁及腹部,小鱼际擦法多用于肩背腰臀及下肢部,大鱼际擦法在胸腹、腰背、四肢等部均可运用。

擦法使用时要注意:治疗部位要暴露,并辅以润滑作用的介质,既可防止擦破皮肤,又可通过药物的渗透以加强疗效。

(3)搓法:用双手掌面夹住一定的部位,相对用力做快速的往返交转搓揉的手法,称为搓法。

动作要领:操作时,夹持的双手松紧适宜,用力对称,搓动要轻快、柔和、均匀、连续,移动要缓慢。手法频率每分钟 120 次以上。

临床应用:搓法适用于腰背、胁肋及四肢部,以上肢部最为常用,一般作为推拿治疗的结束手法,具有调和气血、舒筋通络的作用,常用于治疗腰背疼痛、胸胁胀痛、四肢酸痛等病证。

(4)抹法:用单手或双手拇指螺纹面紧贴皮肤,做上下交替或左右往返移动的一种手法,称为抹法。

动作要领:拇指螺纹面着力而其余四指固定被操作部位,操作时用力要轻而不浮,重而不滞;

压力应均衡,动作应缓和,防止皮肤损伤;施力要对称,动作要协调。

临床应用:本法常用于头面及颈项部,具有开窍镇静、醒脑明目、疏肝理气、活血通络等作用,对头晕、头痛及颈项强痛等症常用本法做配合治疗。

(5)推法:推法是用指、掌或肘部着力于一定部位或腧穴上,或按经络的循行方向进行单推方向的直线移动的手法(图13-31)。用手指进行操作的,称指推法;用掌根部进行操作的,称掌推法;用肘部进行操作的,称肘推法。

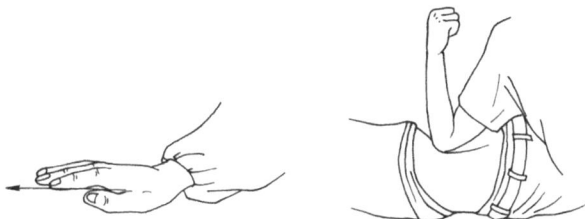

图13-31　推法

动作要领:操作时各着力部应紧贴体表皮肤,用力要稳,速度要缓慢而均匀,切忌耸肩、滑动或跳动,不可用力下压。手法频率一般每分钟30～60次。

临床应用:该法适用于人体各部位。指推法适用于擦法各疾病,掌推法适用于四肢、腰背、运动障碍等,肘推法适用于腰臀、股骨部等。推法能提高肌肉的兴奋性,促进血液循环,并有舒筋活络、疏泄积滞等作用。

3.振动类手法

(1)抖法:用单手或双手握住患肢远端,微用力做连续的、小幅度的、频率较高的上下抖动的手法,称为抖法。

动作要领:此法属较轻松、柔和、舒畅的一种手法。操作时上身应前倾,肘关节屈曲,双手同时抖动,幅度小而频率快。

临床应用:抖法具有疏经通络、通利关节、松解粘连、消除疲劳等功效,适用于四肢,尤以上肢最为常用。在上肢应用抖法进行治疗时,常配合搓法,作为上肢或者肩部治疗的结束手法,多用于治疗肩关节周围炎、肩部伤筋,以及肩、肘关节酸痛、活动不利等。在下肢应用抖法进行治疗时,常配合搓法、扣法及牵引法等方法,常用于治疗腰部扭伤、腰椎间盘突出症和腰椎退行性病变等。

(2)振法:用拇指或中指,或手掌掌面为着力部位,术者手臂的肌肉强力地静止性用力而产生震颤并传导,引起着力部位被动震颤的一种手法。

动作要领:患者取坐位或卧位,医者用指端或掌面着力于治疗部位,前臂和手部的肌肉强烈地做静止性收缩,使手臂发出快速而强烈的震颤,振动的频率较高,着力稍重,使被推拿部位的内部出现舒松和温热感。

临床应用:指振法适用于全身各部的腧穴,而掌振法常用于胸腹部和肩背部。在胸腹部应用振法,具有温中理气、消食导滞、调节胃肠功能等功效;在头目部应用振法,具有疏经通络、镇静安神等功效,常用于治疗失眠和脑震荡后遗症、头痛等;在肩背部应用,具有活血止痛、疏经通络的功效,常与擦法和揉法配合运用,治疗肩背部肌肉酸、痛、肿等症。

4.挤压类手法

(1)按法:用拇指端或中指端或掌根部或肘尖为着力部位,按压一定的部位或穴位并逐渐加力,按而留之的一种手法(图 13-32)。

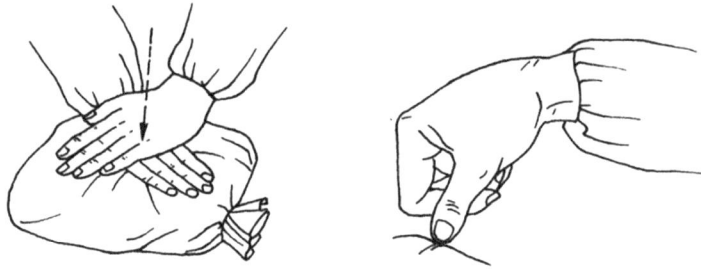

图 13-32　按法

动作要领:操作时要紧贴体表,着力于一定的部位或腧穴上,不可移动,用力要平稳并由轻到重,不可突加暴力按压。按压过程用力有一定的节奏性,渐加渐减,使刺激逐步渗透到组织内部。当按压到一定的深度时,需要按而留之,即静待患者出现得气的感觉后,方可将掌、指、肘由深出浅地徐徐上提。掌按法用于腰背及胸腹时要患者配合呼吸,呼气时逐渐用力向下按,吸气时逐渐减压。

临床应用:按法在临床上常与揉法结合应用,组成按揉复合手法。指按法由于接触面积小,可用于全身各部位的经络腧穴;掌按法接触面积大,适用于较平坦部位,常用于腰背部、腹部、四肢、肩部等处;肘按法则适用于肌肉丰厚而坚实的部位,常用于腰臀部的按摩。本法具有放松肌肉、调节脏腑、开通闭塞、舒筋通络、解痉止痛、缓急矫形、温经散寒止痛等功效。可适用于胃脘痛、头痛、牙痛、痛经、腹痛、腰腿痛、坐骨神经痛、痹症等各种痛症。

(2)点法:用指端或屈指后第一指间关节突起部为着力部位,在一定部位或穴位上用力下压的一种手法。

动作要领:用力平稳,并随呼吸逐渐加重,但不可久点,应根据患者的体质、耐受性等酌情选用。

临床应用:本法作用面积小,刺激力较强。常用在穴位或压痛点。对脘腹挛痛、腰腿痛等病症常用本法治疗。具有开通闭塞、活血止痛、调整脏腑功能的作用。

(3)捏法:用拇指和其他手指相对用力,在一定的部位做有节律的、一紧一松的挤捏,并可沿其分布及其结构形态作匀速上下移动的手法,称为捏法。用拇指和示指、中指操作的,称为三指捏法;用拇指和其余四指操作的,称为五指捏法。

动作要领:施力时用力要对称,力量由轻渐重,轻重交替;压力要均匀,动作要有节奏性、连续性。

临床应用:三指捏法常适用于颈部、肩部,五指捏法常适用于四肢、背部。本法具有舒筋通络、通经活络、行气活血、解痉止痛、消炎利肿等功效,对疲劳性四肢酸痛、四肢关节疼痛、颈痛等痛症,以及水肿、脉管炎、骨折后期四肢肿胀等病症均具有治疗效果。

(4)拿法:用拇指与示指、中指或拇指与其余 4 指的指腹为着力部位,对称用力,捏提受术部位的一种手法,即"捏而提之谓之拿"(图 13-33)。根据拇指与其配合手指的数目不同,可分为三指拿法和五指拿法。

动作要领:操作时,力度要由轻而重,不可突然用力,动作要缓和而有连贯性。

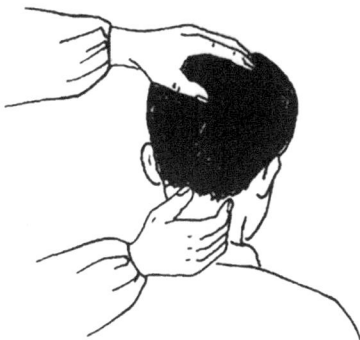

图 13-33 拿法

临床应用:三指拿法多适用于颈、肩部,五指拿法多适用于头部、腰部及四肢部。本法具有舒筋通络、解痉止痛、发散风寒、升举阳气、行气活血、消积导滞等功效,临床应用广泛,常用于治疗临床各种疾病,如治疗颈椎病和落枕等病,可拿颈项部、肩井和患侧上肢;如风寒外感、头痛身痛时,常拿风池、颈项部、肩井及头部,多用重拿法,以发汗解表,而风热外感,可轻拿肩井、颈项部。

(5)捻法:用拇指、示指指腹面捏住一定的部位,两指相对用力做搓揉动作的一种手法。

动作要领:操作时,用力要缓和、持续,动作要灵活、快速,不可重滞。

临床应用:本法一般适用于四肢小关节,具有理筋通络、滑利关节的作用,常配合其他手法治疗指(趾)间关节的酸痛、肿胀或屈伸不利等症。

5.叩击类手法

(1)击法:用拳背、掌根、掌侧小鱼际、指尖或桑枝棒击打体表一定部位或穴位的一种手法。依据施力部位的不同,可分为拳击法、掌击法、侧击法、指尖击法和桑枝棒击法。

动作要领:操作时肩、肘、腕要放松,用力均匀,动作要连续而有节奏感;击打时用力要稳,着力应短暂而迅速,要有反弹感,不可停顿和拖拉;击打的方向要与体表垂直;击打的部位要有一定的顺序;击打的速度宜快慢适中;力量应因人、因病、因部位而异。

临床应用:拳背击法多用于腰背部;掌跟击法适用于头顶、腰臀及四肢部;小鱼际击法多用于腰背及四肢部;指尖击法常适用于头面和胸腹部;桑枝棒击法多用于肩胛区、腰臀部及四肢部。本法具有舒筋通络、活血祛瘀、行气止痛等功效,临床上常用于颈椎病、腰椎间盘突出症、四肢痹痛、偏瘫、头痛、头晕、失眠等疾病的治疗。

(2)拍法:五指并拢,用虚掌拍击体表的手法,称为拍法。

动作要领:操作时手指自然并拢,掌指关节自然微屈,指间关节伸直,使掌心空虚,沉肩,垂肘,腕关节放松,肘关节主动屈伸运动,带动虚掌有弹性、有节奏、平稳地拍击施术部位。用双掌操作时,以双掌一起一落交替拍击施术部位。

临床应用:拍法多适用于肩背、腰臀及下肢部,具有舒筋通络、行气活血、缓急止痛、益气升阳等作用。临床上常用于肩背部、腰骶部和下肢后侧,治疗各种痛症、风湿痹痛、肌肉痉挛、肢体麻木、感觉迟钝等症。如对于腰椎间盘突出症,可拍背部、腰骶部及下肢后侧,反复操作,具有较好的活血化瘀止痛的作用。常作为推拿结束手法和保健手法使用。

(3)弹法:用一手指的指腹紧压住另一手指的指甲,用力弹出,连续弹击一定部位或穴位的一种手法。

动作要领:操作时,弹击力度要均匀。手法频率一般每分钟 120~160 次。

临床应用:本法适用于全身各部,尤以头面、颈项部最为常用,具有舒筋通络、祛风散寒的作用。项强、头痛等证常用本法配合治疗。

6.运动类手法

(1)摇法:使各关节做被动环转活动的一种手法。

动作要领:用力平稳,动作缓和,幅度应视被摇关节的活动受限情况由小渐大、从慢到快、顺其自然。摇法因关节部位的不同,其操作要点各异。①颈项部摇法,用一手扶住患者头顶后部,另一手托住患者下颌,做左右、前后的环转摇动。②肩关节摇法,用一手扶住患者肩部,另一手握住患者腕部或托住肘部,做环转摇动。③髋关节摇法,患者取仰卧位,髋膝屈曲。术者一手托住患者足跟,另一手扶住患者膝部,做环转摇动。④踝关节摇法,一手托住患者足跟,另一手握住患者大趾部,做环转摇动。

临床应用:本法适用于四肢关节及颈项部等,对关节强硬、屈伸不利等症具有滑利关节、增强关节活动功能的作用。

(2)背法:术者和患者背靠背站立,术者两肘套住患者肘弯部,然后弯腰屈膝挺臀,将患者反背起,使其双脚离地,以牵伸患者腰脊柱,再做快速伸膝挺臀动作,同时以术者臀部着力,颤动或摇动患者腰部的一种方法。

动作要领:本法应量力而行。颤动或摇动时应有节律,幅度可大可小,但频率不宜过快,整个动作应协调。

临床应用:本法可使腰脊柱及其两侧伸肌过伸,促使小关节复位,并有助于缓解腰椎间盘突出症的症状。腰部扭闪疼痛及腰椎间盘突出症等常用本法配合治疗。

(3)扳法:用双手做相反方向或同一方向用力扳动肢体的一种方法。

动作要领:两手用力应稳实、恰当,配合协调。操作要缓和准确,不可硬扳或施以暴力。幅度应视病变关节的活动度而定,一般由小到大,循序渐进。扳法因部位的不同,其操作要点各异。

颈项部扳法:操作时有两种方法。①颈项部斜扳法:患者头部略向前屈。术者一手抵住患者头侧后部,另一手抵住对侧下颌部,使头向一侧旋转至最大限度时,两手同时用力做相反方向的扳动。②旋转定位扳法:患者坐位,颈前屈到某一需要的角度后,术者在其背后,用一肘部托住其下颌部,手则扶住其枕部(向右扳则用右手,向左扳则用左手),另一手扶住患者肩部。托扶其头部的手用力,先做颈项部向上牵引,同时把患者头部做被动向患侧旋转至最大限度后,再做扳法。

胸背部扳法:操作时有两种方法。①扩胸牵引扳法:患者坐位,令其两手交叉扣住,置于项部。术者两手托住患者两肘部,并用一侧膝部顶住患者背部,嘱患者自行俯仰,并配合深呼吸,做扩胸牵引扳动。②胸椎对抗复位法:患者坐位,令其两手交叉扣住,置于项部。术者在其后面,用两手从患者腋部伸入其上臂之前,前臂之后,并握住其前臂下段,同时术者用一侧膝部顶住患者脊柱。嘱患者身体略向前倾,术者两手同时向后上方用力扳动。

腰部扳法:本法操作时,常用的有腰部斜扳法、腰部旋转扳法、腰部后伸扳法 3 种。①腰部斜扳法:患者侧卧位,术者用一手抵住患者肩前部,另一手抵住臀部,或一手抵住患者肩后部,另一手抵住髂前上棘部。把腰被动旋转至最大限度后,两手同时用力做相反方向的扳动。②腰部旋转扳法:有两种操作方法。直腰旋转扳法,患者取坐位,术者用腿夹住患者下肢,一手抵住患者近术者侧的肩后部,另一手从患者另一侧腋下伸入抵住肩前部,两手同时用力做相反方向的扳动。弯腰旋转扳法,患者取坐位,腰前屈到某一需要角度后,一助手帮助固定患者下肢及骨盆,术者用一拇指按住需扳动的脊椎的棘突(向左旋转时用右手),另一手钩扶住患者项背部(向左旋转时用左手),使其腰部在前屈位时再向患侧旋转。旋转至最大限度时,荐使其腰部向健侧侧弯方向扳动。③腰部后伸扳法:患者俯卧位,术者一手托住患者两膝部,缓缓向上提起,另一手紧压在腰部患处,当腰后伸到最大限度时,两手同时用力向相反方向扳动。

临床应用:本法在临床上常和其他手法配合使用,起到相辅相成的作用,常用于脊柱及四肢关节。关节错位或关节功能障碍等病证常用本法治疗。本法具有舒筋通络、滑利关节、纠正解剖位置的失常等作用。

(4)拔伸法:拔伸即牵拉、牵引之意。拔伸法是指固定肢体或关节的一端,牵拉另一端的一种方法。

动作要领:操作时,用力要均匀而持久,动作要缓和。拔伸法因部位的不同,其操作要点各异。①头颈部拔伸法:患者正坐,术者站于患者背后,用双手拇指顶住枕骨下方,掌根托住两侧下颌角的下方,并用两前臂压住患者两肩,两手用力向上,两前臂下压,同时做相反方向用力。②肩关节拔伸法:患者取坐位。术者用双手握住其腕或肘部,逐渐用力牵拉,嘱患者身体向另一侧倾斜(或由一助手帮助固定患者身体),与牵拉之力对抗。③腕关节拔伸法:术者一手握住患者前臂下端,另一手握住其手部,两手同时做相反方向用力,逐渐牵拉。④指间关节拔伸法:用一手捏住被拔伸关节的近侧端,另一手捏住其远侧端,两手同时做相反方向用力牵拉。

临床应用:本法常用于关节错位、伤筋等。对扭错的肌腱和移位的关节有整复作用。

(三)捏脊疗法

捏脊疗法是用拇指指面与示指、中指二指指面或用拇指指面与屈曲成弓状的示指中节指骨桡侧面相对用力,由下而上轻轻捏拿脊柱部皮肤的一种方法,又称为捏脊法。

操作时,用拇指指面顶住皮肤,示、中两指前按,两手同时相对用力轻轻提拿、捻捏皮肤,双手交替,缓缓前移;或示指屈曲,以中节指骨桡侧面顶住皮肤,拇指前按,两手同时相对用力轻轻提拿、捻捏皮肤,双手交替,缓缓前移。从尾骨端直到大椎穴为止。每交替捻捏 3 次,双手便轻轻用力将皮肤上提 1 次,有时可听到“叭、叭”的响声。

此法只用于脊柱部皮肤,为常用的保健手法之一,无论小儿或成人均可应用,具有健脾和胃、调阴阳、补气血、培元气、强身体等作用。

(四)常见病证的穴位推拿

1.头痛

(1)取穴:印堂、头维、太阳、鱼腰、百会、风池、风府、天柱等穴。

(2)手法:一指禅推法、揉法、按法、拿法。

(3)操作:患者坐位,用一指禅推法从印堂向上沿前额发际至头维、太阳,往返 3～4 遍,并配合按揉印堂、鱼腰、太阳、百会等穴;再用拿法从头顶至风池,往返 4～5 遍;最后用弹法从前发际至后发际及头两侧,往返 2～3 遍。时间约为 5 分钟。

2.牙痛

(1)取穴:合谷、颊车、内庭、下关等穴。

(2)手法:一指禅推法、掐发、揉法。

(3)操作:患者坐位,在颊车、下关穴处用一指禅推法治疗 3～4 分钟;再结合掐、揉合谷、内庭,治疗3～4分钟。

3.胃痛

(1)取穴:中脘、气海、天枢、足三里、肝俞、脾俞、胃俞、肩井、手三里、内关、合谷及两胁部穴位。

(2)手法:摩法、按法、揉法、一指禅推法、拿法、搓法。

(3)操作:①患者仰卧位,术者坐于患者右侧,先用一指禅推法、摩法在胃脘部治疗,使热量渗透于胃腑;然后按、揉中脘、气海、天枢等穴,同时配合按、揉足三里,治疗约10分钟。②患者俯卧位,用一指禅推法,从背部脊柱两旁沿膀胱经顺序而下至三焦俞,往返4~5遍;然后用按、揉法治疗肝俞、脾俞、胃俞、三焦俞,治疗约5分钟。③患者坐位,拿肩井,循臂肘而下3~4遍,在手三里、内关、合谷等穴做强刺激;然后再搓肩臂及两胁部,由上而下往返4~5遍,治疗5分钟。

4.腹胀

(1)取穴:中脘、天枢、脾俞、胃俞、大肠俞等穴。

(2)手法:摩法、推法、按法、揉法。

(3)操作:①患者仰卧位,术者用摩法在腹部沿升结肠、横结肠、降结肠顺序推摩3分钟,并在腹部做环形摩法3分钟;按中脘、天枢及双侧足三里约3分钟。②患者俯卧位,按两侧脾俞、胃俞、大肠俞,用掌推法沿腰际两侧轻轻操作2分钟。

5.便秘

(1)取穴:中脘、天枢、大横、关元、肝俞、脾俞、胃俞、肾俞、大肠俞、长强等穴。

(2)手法:一指禅推法、摩法、按法、揉法。

(3)操作:①患者仰卧位,术者用一指禅推法在中脘、天枢、大横穴位处治疗,每穴约1分钟;然后按顺时针方向摩腹10分钟。②患者俯卧位,用一指禅推法沿脊柱两侧从肝俞由上而下进行往返治疗3~4遍;再用按、揉、摩法在肾俞、大肠俞、八髎、长强等穴处治疗,往返2~3遍,治疗约5分钟。

6.失眠

(1)取穴:睛明、印堂、攒竹、鱼腰、太阳、迎香、风池、百会、神门、足三里等穴。

(2)手法:按法、推法、摩法、揉法、一指禅推法。

(3)操作:①患者仰卧位,术者坐于患者头部前方,用按法和揉法在睛明穴治疗5~6遍,再用一指禅推法从印堂向两侧沿眉弓至太阳穴往返5~6遍,并点按印堂、攒竹、鱼腰、太阳等穴位。术者用指推法从印堂向下沿鼻两侧至迎香,再沿颧骨至耳前听宫穴,往返2~3遍。术者用指推法从印堂沿眉弓向两侧推至太阳穴,往返3~4遍;再搓推脑后及颈部两侧,并点按两侧风池穴,往返2~3遍;最后点按百会,双侧神门及足三里穴。治疗约10分钟。②患者仰卧位,术者按顺时针方向摩腹,并点按中脘、气海、关元穴,治疗约6分钟。

(李　娜)

第十四章

医院感染的预防与处理

第一节　医院感染流行病学

医院感染也称医疗机构相关感染,是指入院时不存在,也不处于潜伏期,而是在医院中发生的感染。医院感染包括在医院、医疗保健机构接受诊治的患者所发生的感染。医务工作者、探视者在医院或医疗保健机构获得的感染也是医院感染。以下属于医院感染:发生于入院48小时后的感染;超过平均潜伏期的感染;与上次住院有关的感染;在前一所医院获得的感染;住院期间新的部位、新的病原体感染;新生儿经产道发生的感染。

医院感染可分为散发性或流行性。散发性感染最常见;流行性感染出现在医院感染暴发时,为某种特殊的感染或感染病例远远高于本底水平。

一、医院感染来源

医院感染来源于人类、医院环境及医疗设施。

（一）人类

分为内源性感染和外源性感染。

1.内源性感染

内源性感染指患者在接受诊疗过程中,腔道或体表正常菌群引起的感染,又称为自身感染。内源性感染的发生与患者自身的正常菌群转移到其他部位,或组织受损、不合理的抗菌药使用导致局部某些细菌过度生长有关。

2.外源性感染

外源性感染来自其他患者、医务人员或探视者,通过直接接触(手、唾液或其他体液)空气、污染的物品(包括器械)及工作人员的手等传播。感染源可能是患者或处于潜伏期的感染者,或病原携带者。

（二）医院环境和医疗设施

感染来自物品(包括医疗设施)、食物、水或空气。病原体存在于不同的环境,如大肠埃希菌、克雷伯菌属、假单胞菌属等革兰氏阴性杆菌存在于潮湿环境,链球菌属、葡萄球菌属、分枝杆菌属及不动杆菌属等耐干燥,可经空气或尘埃传播。来自环境的医院感染,病原体存在于贮菌所,因此,保持环境和物品的洁净,消除贮菌所,有助于控制医院感染。

通常将在医院内自其他患者或工作人员获得的感染称为交叉感染,接触污染的无生命物体引起的感染称为环境感染。交叉感染、环境感染均属于外源性感染。

二、医院感染传播途径

医院感染传播途径与社区感染相同,包括接触传播、空气传播、虫媒传播、共同途径。主要传播途径如下。①直接接触:即直接接触感染源的手、唾液及其他体液,或接触污染的环境、物品、水等。②经空气传播:即接触被感染源污染的飞沫或灰尘。③间接接触:即医务人员的手、工作服等被感染源污染,或鼻咽部被感染,携带病原体,成为暂时或永久携带者,随后在医疗、护理过程中通过直接接触将病原体传给其他患者、探视者或工作人员;或接触被感染源污染的物品(包括器械)、其他环境因素。

结核分枝杆菌、军团菌、曲霉、水痘-带状疱疹病毒等常经空气传播;流感病毒、呼吸道合胞病毒、化脓性链球菌(咽炎)经飞沫传播;金黄色葡萄球菌、化脓性链球菌(皮肤)、革兰氏阴性杆菌(尿道、尿道周围)经直接接触传播,志贺菌、甲型肝炎病毒,经粪-口传播;沙门菌属、假单胞菌属等肠道革兰氏阴性杆菌,经污染的物品间接传播(如内镜);沙门菌属、弯曲菌属污染食物、乙型肝炎病毒、人类免疫缺陷病毒污染血液及血液制品、静脉输液中的革兰氏阴性杆菌、消毒剂中的铜绿假单胞菌,通过其污染的媒介传播。

三、医院感染易感人群

医院感染易感人群为老年人、新生儿、严重基础疾病患者、术后患者、免疫抑制剂治疗患者、长期使用抗菌药患者、接受侵入性诊疗操作患者。

根据病原体性质、机体状况,医院感染表现为定植、亚临床感染、疾病,甚至死亡。罹患肝脏疾病、糖尿病、恶性肿瘤、皮肤损伤、肾衰竭、中性粒细胞减少等非感染性疾病患者,使用降低宿主免疫力的药物,如细胞毒药物(包括移植后使用的免疫抑制剂)、类固醇药物患者,对感染敏感性增强;人类免疫缺陷病毒及其他免疫抑制病毒感染者、流感患者,易继发细菌性肺炎,疱疹病毒感染损伤可继发葡萄球菌感染;抗菌药导致正常菌群紊乱,筛选耐药病原体。此外,无论是意外创伤,还是诊疗操作导致的创伤,均因破坏机体正常防御机制而易发生感染。

四、医院感染的预防

预防医院感染是所有医疗卫生机构人员,包括医师、护士、治疗师、药剂师、工程师和其他人员的职责,基本原则如下。

(1)在对患者进行诊疗的过程中,采用正确的手卫生、戴手套、无菌操作、隔离措施、消毒和灭菌技术,减少病原体的传播。

(2)保持洁净,控制环境危险因素。

(3)保护患者,合理使用预防性抗微生物药物、营养和免疫接种。

(4)通过减少侵入性操作和推动抗微生物药物的合理使用,减少内源性感染的危险性。

(5)开展医院感染监测,及时识别和处理暴发。

(6)预防工作人员感染。

(7)加强继续教育,提高医务人员的操作技能。

（王　　颖）

第二节 常见医院感染与预防

最常见的医院感染是泌尿道感染、手术部位感染、肺炎和血流感染,大多和侵入性诊疗操作有关,其他包括假膜性结肠炎、围生期 B 群链球菌疾病、医务人员职业暴露等。

一、尿路感染

尿路感染是最常见的医院感染,80%与留置导尿管有关。预防医院泌尿道感染已证实的有效措施包括:除非有指征,否则应避免插入导尿管;必须插管时,应限制导尿管留置时间;插管前,使用抗菌溶液清洁会阴;实施导尿管插入、膀胱镜检查、排尿功能检测、膀胱造影术等泌尿道侵入性操作时,遵循无菌操作规程;使用润滑剂进行非创伤性导管插入;保持引流系统密闭。总之,应使用最小直径的导管,导管材料(乳胶、硅)不影响感染。

其他推荐但尚未证明有效的措施包括:向患者提供充足的水分;会阴卫生;培训导管插入和护理技术;保持引流通畅,引流袋位置低于膀胱。

二、手术部位感染

手术部位感染的影响因素为手术技巧、手术伤口的污染程度、手术持续时间、基础疾病、手术室环境洁净度、手术医师及手术室工作人员携带微生物状况。

预防手术部位感染的措施包括:精湛的手术技巧;限制人员进入手术环境并避免走动和交谈;合适的工作人员装束;使用无菌器械;正确的术前准备;预防性抗微生物药物的合理应用,以及手术部位感染的监测与反馈。对于择期手术,应治疗已有感染,尽量缩短术前住院时间,加强营养不良患者的营养。手术前夜,患者应用抗微生物肥皂液洗澡或淋浴,需要去除毛发时,应剪毛或使用脱毛剂而不是剃毛。

三、呼吸道感染

根据医院呼吸道感染危险因素采取相应的预防措施。

(一)重症监护患者通气相关性肺炎的预防措施

该措施包括正确消毒和处理使用中的导管、呼吸机、湿化器,以减少污染;不常规更换呼吸管道;避免使用抗酸药和 H_2 受体阻滞剂;无菌气管吸引;头部抬高体位护理。

(二)内科医院获得性肺炎的预防措施

该措施包括限制使用镇静、麻醉等影响意识的药物;昏迷患者采取避免误吸的体位;避免给吞咽异常的患者喂食;病房新建或改建期间预防中性粒细胞减少患者或移植患者暴露于真菌环境中。

(三)外科医院获得性肺炎的预防措施

该措施包括麻醉时使用无菌的侵入性器械;麻醉师在实施气管麻醉、静脉麻醉、硬膜外麻醉等操作时必须戴手套和口罩,使用一次性过滤器,有助于预防气管插管患者发生经通气设备污染传播导致的感染;慢性呼吸道疾病患者术前物理治疗,以预防发生术后肺炎。

（四）神经科气管切开术医院获得性肺炎的预防措施

该措施包括使用符合要求的呼吸机和其他器械；无菌吸引频率合适；实施物理治疗以引流分泌物。

四、导管相关性血流感染

留置血管装置引起的局部和全身感染在重症监护病房最常见。预防留置导管相关性感染的措施：除非有医学指征，否则避免插管；插管和护理严格执行无菌操作；尽可能减少导管留置时间；培训插管和护理技术。

五、假膜性结肠炎

假膜性结肠炎是抗生素相关性结肠炎的一种。抗生素相关性结肠炎（antibiotic associated colitis，AAC）指应用抗菌药而引起肠道菌群失调或二重感染导致腹泻性肠道疾病的总称，包括较严重的假膜性结肠炎和急性出血性结肠炎，以及较轻的无假膜或出血的抗生素相关性腹泻。金黄色葡萄球菌、白念珠菌肠道二重感染可归入 AAC。

难辨梭菌相关性腹泻是最常见的 AAC，以往认为重症难辨梭菌相关性腹泻及死亡病例较为少见，因此，在很长时间内低估了难辨梭菌感染的重要性。近年发现，难辨梭菌感染成为一种新的威胁，命名为难辨梭菌相关性疾病。在美国，每年有 30 万～300 万例住院患者罹患难辨梭菌相关性腹泻及结肠炎，重症病房发病率为（3～25）/10 000 例患者住院日，几乎所有假膜性结肠炎均为难辨梭菌相关性疾病。因此，假膜性结肠炎又称为难辨梭菌相关性肠炎，是主要发生于结肠及小肠的急性黏膜坏死性炎症，常发生于大手术后、肿瘤化疗期间或化疗后和一些慢性消耗性疾病患者，使用广谱抗菌药导致肠道菌群失调，难辨梭菌异常繁殖，产生毒素引起肠道黏膜急性炎症变化。

假膜性结肠炎的病原学诊断包括：粪便厌氧菌培养难辨梭菌及难辨梭菌毒素检测。难辨梭菌是肠道正常菌群，因此，粪便中难辨梭菌毒素检测对诊断难辨梭菌相关性肠炎极为重要。对于严重腹泻且有抗菌药暴露史，年龄超过 6 个月的所有患者，应行粪便难辨梭菌毒素检测。难辨梭菌毒素检测应作为年龄大于 6 个月、普通肠道病原体检查的住院患者的常规微生物学检查。

六、围生期 B 群链球菌疾病

B 群链球菌（GBS）是一种 β 溶血性链球菌，约 1/4 的健康女性生殖道携带该菌，大多数无症状。然而，生产时生殖道携带的 GBS 可能导致新生儿败血症、脑膜炎或肺炎。在美国，20 世纪 70 年代导致新生儿死亡的第一位感染性疾病病因是 GBS。早年，新生儿 GBS 感染病死率达 50%。

发生于产后第 1 周的 GBS 感染称为早发性疾病，晚发性疾病发生于 1 周以后，大多数典型感染在出生 3 个月内发生。主要导致婴儿败血症或肺炎，较少出现感染性脑膜炎、骨髓炎或败血性关节炎，但晚发性疾病患儿中脑膜炎比例高。

（一）感染途径和发病机制

1.感染途径

婴儿感染 GBS 的途径主要为以下几种。①宫内感染：误吸感染性羊水导致死产、新生儿肺炎或败血症；②经产道感染：大多数新生儿经产道感染，导致 GBS 定植于皮肤或黏膜。

胃肠道是 GBS 的天然寄居地,很可能是阴道 GBS 的来源。幼年女性阴道 GBS 定植少见,青春后期常见。10%～30% 的孕妇的阴道或直肠定植 GBS,大多数情况下无症状,2%～4% 的孕妇发生 GBS 尿路感染,极少数妊娠及产后发生羊膜炎、子宫内膜炎、败血症,GBS 疾病孕妇死亡病例极少见。

2.发病机制

母体围生期 GBS 定植是婴儿早发性疾病的主要危险因素。GBS 的垂直传播主要发生在分娩或羊膜破裂时。研究表明,产前 GBS 定植阳性的孕妇,其婴儿出现早发 GBS 疾病的概率是阴性妇女的 25 倍。然而,抗菌药的使用,使围生期 GBS 疾病发生率明显下降。1990 年美国 GBS 疾病发病率为 1.8‰(早发性疾病 1.5‰,晚发性疾病 3.5‰),使用抗菌药以后,早发性疾病的发生率下降了 70%,1999 年发病率为 0.5‰,1999 年的监测数据显示,使用抗菌药预防了大约 4 500 例早发性疾病病例,其他国家采用与美国类似的预防方针,早发性疾病发病率亦明显下降。在美国,孕妇 GBS 感染发病率从 1993 年的 0.29‰ 下降到 1998 年的 0.23‰,下降了 21%,使用抗菌药可预防羊膜炎和子宫内膜炎。

(二)预防措施

进行围生期 GBS 筛查并治疗 GBS 携带者,可大大降低婴儿 GBS 感染,进而减少病死率,预防孕妇羊膜炎和子宫内膜炎。

1.围生期 GBS 筛查对象

除有 GBS 菌血症或先前产过 GBS 疾病患儿的妇女外,所有孕妇在孕期 35～37 周均进行阴道和直肠的 GBS 检查。

2.标本采集与运送

以棉签同时采集孕龄 35～37 周妇女阴道和直肠标本,或采集宫颈或阴道标本。由门诊患者按说明自行采集或由护理人员采集标本。采集阴道浅表部位(阴道口)及直肠(通过直肠括约肌)标本,两处标本可以使用同一拭子或不同拭子。不推荐采集宫颈部标本,不应使用窥阴镜。

标本置于非营养的运送培养基中运送。若阴道和直肠分别采集的两个拭子,可以放入同一个运送培养基。运送培养基在室温或冰箱中可保持 GBS 活性 4 天以上。运送培养基含庆大霉素(8 μg/mL)和萘啶酸(15 g/mL)或黏菌素(10 μg/mL)和萘啶酸(15 g/mL)。

标本应注明 GBS 检查,青霉素过敏的孕妇还应注明青霉素过敏史。

3.培养和鉴定

选择性肉汤培养基在 35～37 ℃,空气或 5%CO_2 环境中温育 18～24 小时,再转种于羊血平板,培养 18～24 小时,若不能识别 GBS,再继续温育至 48 小时,鉴定可疑细菌。

4.抗菌药物敏感试验

对青霉素过敏的患者进行克林霉素和红霉素的药物敏感试验。操作步骤遵循相应规范。GBS 菌液接种于羊血 MH 平板,贴克林霉素纸片(2 μg)及红霉素纸片(15 μg),在 35 ℃、5%CO_2 的环境中温育 20～24 小时。抑菌圈直径判断:克林霉素 ≥19 mm 为敏感,16～18 mm 为中介,≤15 mm 为耐药;红霉素 ≥21 mm 为敏感,16～20 mm 为中介,≤15 mm 为耐药。

5.围生期 GBS 疾病的抗菌药预防指征

(1)生产过 GBS 疾病患儿。

(2)本次孕期内有 GBS 菌尿症。

(3)本次妊娠 GBS 检查阳性(除非羊膜未破裂时行剖宫产)。

(4)GBS 检查结果未知。

(5)妊娠低于 37 周,胎膜破裂超过 18 小时。

(6)围生期体温高于 38 ℃。

以下情况不使用抗菌药预防:①上次怀孕时 GBS 检查阳性(除非本次妊娠 GBS 检查阳性);②羊膜未破裂时行剖宫产(无论母亲 GBS 培养结果如何);③本次妊娠阴道和直肠 GBS 筛查阴性。

6.预防围生期 GBS 疾病的抗菌药使用方案

推荐青霉素,首剂 500 万 U,静脉推注,然后每 4 小时静脉推注 250 万 U,直至分娩;或氨苄西林,首剂 2 g,静脉推注,每 4 小时静脉推注 1 g,直至分娩。若青霉素过敏,但过敏风险低,可用头孢唑林,首剂 2 g,静脉推注,每 8 小时静脉推注 1 g,直至分娩。青霉素过敏,过敏风险高,GBS 对克林霉素或红霉素敏感时,克林霉素 900 mg,静脉注射,每 8 小时 1 次,直至分娩;或红霉素 500 mg,静脉注射,每 6 小时 1 次,直至分娩。青霉素过敏,过敏风险高,克林霉素或红霉素耐药或敏感性未知时,静脉注射万古霉素 1 g,每 12 小时 1 次,直至分娩。

7.抗菌药预防的不良反应

(1)孕妇对抗菌药产生的变态反应:与 GBS 抗菌药预防相关的过敏性反应曾经发生,但十分少见,致死性变态反应极其少见。

(2)耐药性:GBS 对青霉素或氨苄西林的耐药性尚未得到证实;GBS 对克林霉素和红霉素的耐药性正在上升,头孢西丁耐药的 GBS 也有报道。

(3)非 GBS 病原体发生率和耐药性:大多数研究显示,使用抗菌药预防 GBS 期间,非 GBS 所致的败血症保持不变或者减少。

需要注意:①直肠标本培养明显提高阳性率。②推荐用两根棉签采集两个不同部位,两根棉签放置在同一个肉汤培养基中。③使用选择性肉汤,避免其他微生物过度生长,以提高 GBS 的分离率。④直接接种平板代替选择性肉汤时,多达 50% 的 GBS 携带妇女呈假阴性结果。⑤青霉素是首选药物,氨苄西林为替代药物;静脉注射是分娩中预防围生期 GBS 疾病的唯一途径,因为可以获得较高的羊膜内浓度。⑥对青霉素过敏妇女,当变态反应风险高时,建议孕前筛查时测试 GBS 对克林霉素和红霉素的敏感性。如果对这两种药物都敏感,任选其中之一进行分娩期预防。对青霉素过敏妇女,若克林霉素和红霉素耐药或者其敏感性未知时,考虑使用万古霉素。因为已经出现了革兰氏阳性球菌对万古霉素耐药(如耐万古霉素的肠球菌和耐万古霉素的金黄色葡萄球菌),应该慎重使用万古霉素。⑦监测资料表明,围生期 GBS 疾病的预防治疗不能有效预防晚发性 GBS 疾病。

七、医务人员职业暴露

医务人员可因感染或携带病原体,作为传染源,导致患者、探视者、其他医务人员感染;同样,医务人员也存在职业暴露获得感染的危险。因此,必须有计划的预防和管理医务人员,防止职业暴露获得感染和作为传染源传播病原体。

医务人员职业性感染及被感染的预防和管理措施包括:招聘时健康检查并记录免疫接种史和以前暴露于传染病史(如结核)和免疫状况,通过血清学检查评估既往感染(如水痘-带状疱疹病毒),以结核菌素试验证明既往结核感染,并以该检查结果作为基线;免疫接种,包括甲肝、乙肝,每年接种流感、麻疹、腮腺炎、风疹、破伤风、白喉疫苗。制订暴露后处理方案。

（一）HIV 的职业暴露

因锐器伤暴露于人类免疫缺陷病毒（HIV）阳性患者后感染 HIV 的可能性是 0.2%～0.4%。针刺伤发生后应立即获得感染源患者、受伤者的血清学 HIV 检查。受伤者定期检查可能的血清转化，持续 1 年以上，受伤 3 个月内出现的任何病情应立即报告。暴露后的预防 4 小时内开始实施，推荐抗反转录病毒药物联合应用，应遵守当地或国家的准则。

（二）乙型肝炎病毒的职业暴露

因锐器伤暴露于乙型肝炎病毒感染者后，感染乙型肝炎病毒的可能性为 19%～40%。受伤后，立即检查感染源，以确定其是否感染。若感染源乙肝表面抗原（HBsAg）或核心抗体（HBeAg）阳性，受伤者可能发生感染。当受伤者抗 HBs 抗体＞10 mIU/mL 时，不需要进一步治疗，否则，预防性肌内注射乙肝免疫球蛋白和全疗程的乙肝疫苗。乙肝免疫球蛋白应尽早使用，最好在 48 小时内，最迟不超过 1 周。免疫接种后应进行血清学检查，以确定血清学反应是否满意。

丁型肝炎感染伴随乙型肝炎，传播途径相似。乙型肝炎的预防措施对丁型肝炎病毒有效。

（三）丙型肝炎病毒的职业暴露

丙型肝炎病毒感染途径与乙型肝炎相同，缺乏暴露后的治疗，但必须检查血清转化。乙型肝炎病毒感染源患者也必须检查 HCV 感染。

必须向所有血源传播病原体职业暴露者提供咨询、血清学随访。

脑膜炎奈瑟菌、结核分枝杆菌及其他感染（水痘、甲肝和戊肝、流感、百日咳、白喉和狂犬病）也可发生职业性感染，但不常见。

（王　颖）

第三节　大规模传染病的救护

一、大规模传染病的概述

各类重大传染病疫情、各类生物恐怖袭击事件等，可能在短时间内产生大批量伤病员，超出基层卫生机构的救治范围和收治能力。有组织的医学救援可以迅速控制疫情，尽快治疗病员，减少对公众健康的危害，稳定民心和维护社会秩序。此外，医学救援还可以借助上级医疗单位专家的智慧，对于不明原因的传染病疫情尽快做出诊断，提出治疗措施。

新发突发传染病的应对，是一个永恒的课题。传染病防控既是一个科学问题又是一个技术问题，同时还是一个管理问题。专家们建议，下一步应从国家、科技、地方政府层面着手，真正使传染病防控为我国全面实现小康社会和经济社会发展保驾护航。

（一）基本概念

1.传染病

传染病是由病原微生物（病毒、细菌、螺旋体等）和寄生虫（原虫或蠕虫）、朊毒体感染人体后引起的，能在人群、动物或人与动物之间相互传播，造成流行的常见病和多发病。

2.突发传染病

突发传染病是指突然发生、严重影响社会稳定、对人类健康构成重大威胁,需要对其采取紧急处置措施的急性传染病疫情。在实际生活中,任何过去已知的传染病在某一时间段突然集中暴发,对人群健康造成严重危害,甚至导致人员死亡的,是突发传染病。

(二)传染病的分类及特征

1.传染病的分类

(1)甲类传染病:指鼠疫、霍乱。

(2)乙类传染病:指传染性非典型肺炎、艾滋病、病毒性肝炎、脊髓灰质炎、人感染高致病性禽流感、甲型 H1N1 流感、麻疹、流行性出血热、狂犬病、流行性乙型脑炎、登革热、炭疽、细菌性和阿米巴性痢疾、肺结核、伤寒和副伤寒、流行性脑脊髓膜炎、百日咳、白喉、新生儿破伤风、猩红热、布鲁氏菌病、淋病、梅毒、钩端螺旋体病、血吸虫病、疟疾。

(3)丙类传染病:指流行性感冒、流行性腮腺炎、风疹、急性出血性结膜炎、麻风病、流行性和地方性斑疹伤寒、黑热病、棘球蚴病、丝虫病,除霍乱、细菌性和阿米巴性痢疾、伤寒和副伤寒以外的感染性腹泻病、手足口病。

能够有效处置突发传染病的前提是医护人员掌握了传染病学所涉及的基本理论、基本知识和基本技能,并针对传染病的基本特征、流行的基本条件、突发传染病的临床表现特点采取相应措施。

2.传染病的基本特征

(1)有病原体:每一种传染病都是由特异病原体所引起,包括各种致病微生物和寄生虫。有些新发传染病的病原体在疾病流行之前不能马上明确,需要科研人员反复研究确定,如英国流行的疯牛病、我国流行的传染性非典型肺炎等。在实行医学救援时,如果已经确知了本次突发传染病的病原,就要针对此病原体做好防治准备。如果不明确病原,医护人员要做好个人防护,带好必要的检测设备,并且通过各种手段尽快判明病原体。

(2)有传染性:这是传染病与其他感染性疾病的主要区别。突发传染病时医护人员暴露于某种传染病环境中,所以要做好个人防护,并采取隔离患者、对其他暴露者采取服用药物和预防接种的措施,以防止疾病传播对人群造成进一步危害。

(3)有流行病学特征:传染病有散发、暴发、流行和大流行之分。散在性发病是指某一种传染病发病率在某地区处于常年一般水平的发病;暴发是指短时间(数天内)集中发生大量同一病种的传染病患者;当某种传染病发病率水平显著高于该地区常年一般发病水平时称为流行;若某种传染病流行范围很广,甚至超出国界或洲界时,则称为大流行。许多传染病的流行与地理条件、气候条件和人民生活习惯等有关,构成其季节性和地区性特点。需要医学救援的一般是暴发或暴发流行的传染病。

(4)有感染后免疫:人体感染病原体后,无论是显性或隐性感染,都能产生针对病原体及其产物的特异性免疫,感染后免疫属于自动免疫,其持续时间在不同传染病中有很大差异。感染后所产生的特异性抗体,可通过胎盘转移给胎儿,使之获得被动免疫。由于病原体种类不同,感染后所获得的免疫力持续时间的长短和强度也不同。突发传染病医学救援由于具有被感染的危险,医护人员应该对自身抵抗某种传染病的能力做一评估。如果过去没有暴露史,也没有接种过疫苗,那就属于对该传染病高度易感者,应该做好个人防护,必要时接种疫苗。对于身处疫区的民众,要科学评估其对该种传染病的抵抗力,采取被动和主动免疫措施增强其免疫力。

（三）传染病的临床特点

1.临床分期

按传染病的发生、发展及转归可分为四期。

（1）潜伏期：从病原体侵入人体起，至首发症状时间，称为潜伏期。不同传染病其潜伏期长短各异，短至数小时，长至数月乃至数年；同一种传染病，各患者之潜伏期长短也不尽相同。每一种传染病的潜伏期长短不一，相当于病原体在体内繁殖、转移、定位、引起组织损伤和功能改变导致临床症状出现之前的整个过程。每种传染病的潜伏期都有一个相对不变的限定时间，并呈常态分布，是检疫工作观察、留验接触者的重要依据。

（2）前驱期：是潜伏期末至发病期前，出现某些临床表现的短暂时间，一般1～2天，呈现乏力、头痛、微热、皮疹等表现。多数传染病，看不到前驱期。

（3）症状明显期：又称发病期，是各传染病之特有症状和体征，随病日发展陆续出现的时期。症状由轻而重，由少而多，逐渐或迅速达高峰。随机体免疫力之产生与提高趋向恢复。

（4）恢复期：病原体完全或基本消灭，免疫力提高，病变修复，临床症状陆续消失的时间。多为痊愈而终止，少数疾病可留有后遗症。

2.常见症状和体征

（1）发热和热型：发热是传染病重要症状之一，具有鉴别诊断意义，常见热型有稽留热、弛张热、间歇热、回归热、马鞍热等。

传染病的发热过程可分为三个阶段。①体温上升期：体温可骤然上升至39 ℃以上，通常伴有寒战，见于疟疾、登革热等；亦可缓慢上升，呈梯形曲线，见于伤寒。②极期：体温升至一定高度，然后持续数天至数周。③体温下降期：体温可缓慢下降，几天后降至正常，如伤寒、副伤寒；亦可在一天之内降至正常，如间日疟和败血症，退热时多伴大量出汗。

（2）皮疹：许多传染病在发热的同时伴有皮疹，称为发疹性传染病。疹子的出现时间、分布和先后顺序对诊断和鉴别有重要参考价值。

（3）毒血症状及单核-吞噬细胞系统反应：病原体的各种代谢产物，可引起除发热以外的多种症状如疲乏、全身不适、厌食、头痛和肌肉、关节、骨骼疼痛等，严重者可有意识障碍、谵妄、脑膜刺激征、中毒性脑病、呼吸及外周循环衰竭等，还可引起肝、肾损害，甚至充血、增生等反应，以及肝、脾大和淋巴结的肿大。

（四）传染病的流行条件及影响因素

传染病的流行过程就是传染病在畜、人群中发生、发展和转归的过程。流行过程的发生需要有三个基本条件，就是传染源、传播途径和畜（人）群易感性。流行过程本身又受社会因素和自然因素的影响。

1.传染源

传染源是指病原体已在体内生长繁殖并能将其排出体外的动物（人）。

（1）患畜：是重要的传染源，急性患畜及其症状（咳嗽、吐、泻）而促进病原体的播散；慢性患畜可长期污染环境；轻型患畜数量多而不易被发现；在不同传染病中其流行病学意义各异。

（2）隐性感染者：在某些传染病（沙门菌病、猪丹毒）中，隐性感染者是重要传染源。

（3）病原携带者：慢性病原携带者不显出症状而长期排出病原体，在某些传染病（如伤寒、猪喘气病）有重要的流行病学意义。

（4）受感染的人：某些传染病，如人型结核，也可传给动物，引起严重疾病。

2.传播途径

病原体从传染源排出体外,经过一定的传播方式,到达与侵入新的易感者的过程,谓之传播途径。分为四种传播方式。

(1)水与食物传播:病原体借粪便排出体外,污染水和食物,易感者通过污染的水和食物受染。菌痢、伤寒、霍乱、甲型病毒性肝炎等病通过此方式传播。

(2)空气飞沫传播:病原体由传染源通过咳嗽、喷嚏、谈话排出的分泌物和飞沫,使易感者吸入受染。流脑、猩红热、百日咳、流感、麻疹等病,通过此方式传播。

(3)虫媒传播:病原体在昆虫体内繁殖,完成其生活周期,通过不同的侵入方式使病原体进入易感者体内。蚊、蚤、蜱、恙虫、蝇等昆虫为重要传播媒介。如蚊传疟疾、丝虫病、乙型脑炎、蜱传回归热、虱传斑疹伤寒、蚤传鼠疫,恙虫传恙虫病。由于病原体在昆虫体内的繁殖周期中的某一阶段才能造成传播,故称生物传播。病原体通过蝇机械携带传播于易感者称机械传播。如菌痢、伤寒等。

(4)接触传播:有直接接触与间接接触两种传播方式。如皮肤炭疽、狂犬病等均为直接接触而受染,乙型肝炎的注射受染,血吸虫病、钩端螺旋体病为接触疫水传染,均为直接接触传播。多种肠道传染病通过污染的手传染,为间接传播。

3.易感人群

易感人群是指人群对某种传染病病原体的易感程度或免疫水平。新生人口增加、易感者的集中或进入疫区,部队的新兵入伍,易引起传染病流行。病后获得免疫、人群隐性感染、人工免疫,均使人群易感性降低,不易传染病流行或终止其流行。

4.影响流行过程的因素

自然因素包括地理、气候、生态条件等,对流行过程的发生和发展起着重要影响,比如呼吸道传染病冬季多发,肠道传染病夏季多发,就是受气候影响所致;有些传染病在某一区域多发,如鼠疫、血吸虫病,疟疾、麻风病,是受地理和生态条件的影响。社会因素包括社会制度、经济和生活条件及人群的文化水平等,对传染病的流行过程有着决定性的影响。

二、大规模传染病的应急预案

(一)工作原则

(1)预防为主:按照"早发现、早诊断、早治疗"的传染病防治原则,提高警惕,加强监护,及时发现病例,采取有效的预防与治疗措施,切断传染途径,迅速控制重大疫病在本地区的传播和蔓延。

(2)切断传染病的传播:根据有关法律法规,结合重大疫病的流行特征,在采取预防控制措施时,对留院观察病例、疑似病例、临床诊断病例及实验室确诊病例依法实行隔离治疗,对疑似病例及实验室确诊病例的密切接触者依法实行隔离和医学观察。

(3)预防和控制重大疫病:坚持"早、小、严、实"的方针,对留院观察病例、疑似病例、临床诊断病例及实验室确诊病例,要做到"及时发现、及时报告、及时治疗、及时控制"。同时,对疑似病例、临床诊断病例及实验室确诊病例的密切接触者要及时采取实行隔离控制措施,做到统一、有序、快速、高效。

(4)实行属地管理:应急人员必须服从本单位和卫生主管部门统一指挥。

（二）预警制度

预警制度包括现场预警、区域预警、全体预警。当出现下列情况时立即启动预警。

（1）某种在短时间内发生、波及范围广泛，出现大量的伤病员或死亡病例，其发病率远远超过常年发病率水平的重大传染病疫情。

（2）群体性不明原因疾病是指在一定时间内某个相对集中的区域或者相继出现相同临床表现的伤病员、病例不断增加、呈蔓延趋势有暂时不明确诊断的疾病。

（3）其他严重影响公众健康事件，具有重大疫情特征，以及突发性、针对不特定社会群体，造成或者可能造成社会公众健康严重损害，影响社会稳定的重大事件。

（三）信息报告制度

一旦发生传染病疫情，现场人员应尽可能了解和弄清事故的性质、地点、发生范围和影响程度，然后迅速向本单位上级如实汇报。

（1）发现甲类传染病和乙类传染病中的肺炭疽、传染性非典型肺炎、脊髓灰质炎、人感染高致病性禽流感的伤病员、疑似伤病员或不明原因疾病暴发时，于 2 小时内将传染病报告卡通过网络报告；未实行网络直报的医疗机构于 2 小时内以最快的通信方式，如电话、传真等，向当地疾病预防控制机构报告，并与 2 小时内寄送出传染病报告卡。

（2）乙类传染病为要求发现后 6 小时内上报，并采取相应的预防控制措施。

（3）丙类传染病在发病后 24 小时内向当地疾病控制中心报告疫情。

（四）应急响应

1.成立护理应急管理小组

成立由护理部、感染科、急诊科、ICU 等护士长及医院感染控制科组成的护理应急管理小组，负责应急护理救援工作的指挥、协调、检查与保障等工作。

2.人员调动

护理应急管理小组根据伤病员数量及隔离种类等需要，启动医院护理人力资源应急调配方案，合理调配人力资源。应急护理队伍主要由具有丰富的传染病护理经验、熟练掌握危重伤病员抢救知识和技能、身体素质好的护士组成。

3.组织救援

成立应急护理救援专家组，组织专家对疑难伤病员进行护理会诊，制订科学合理的护理方案，实施有效的救护；负责病房的随时消毒、终末消毒和相关部门的消毒技术指导工作；严格清洁区、半污染（缓冲）区、污染区的区域划分，在缓冲区、污染区分别贴有医护人员防护、污染物品处理流程与路线的醒目标识，防止医院内交叉感染；建立健全各项规章制度，做到有序管理。

4.物资保障

物资保障包括必要的通信设备、急救设备、抢救设备、测量设备、标志明显的服装或显著标志、旗帜等。指定专人保管，并定期检查保养，使其处于良好状态。

（五）善后处理

应急处置结束后，进入临时应急恢复阶段，应急救援指挥部要组织现场清理、人员清点和撤离。并组织专业人员对应急进行总结评审，评估事故后期的损失，尽快恢复医疗护理秩序。

三、大规模传染病的救护

突发传染病发病病种多样，发生时间往往不确定，发生地域广泛，而可能造成突发传染病的因素复杂,表现形式差异较大,本节仅根据以往世界范围和我国传染病突发事件的特点予以简述。

(一)烈性呼吸道传染病

1.传染性非典型肺炎

传染性非典型肺炎又名严重急性呼吸道综合征,为一种由冠状病毒(SARS-CoV)引起的急性呼吸道传染病,世界卫生组织(WHO)将其命名为严重急性呼吸综合征(severe acute respiratory syndrome,SARS)。临床特征为发热、干咳、气促,并迅速发展至呼吸窘迫,外周血白细胞计数正常或降低,胸部 X 线为弥漫性间质性病变表现。又称传染性非典型肺炎、SARS。2002 年 11 月,该病首先在我国广东出现,随后蔓延我国多个省、市、自治区,并波及世界 29 个国家和地区。

目前发现的传染途径有经呼吸道传播或经密切接触传播;易感人群包括与 SARS 患者密切接触的医护人员、家庭成员及青壮年人群。该病潜伏期为 2～12 天,多数为 4～5 天,首发的症状是发热(100%),体温较高,多在 38 ℃ 以上,可有寒战或畏寒、肌痛、头痛等,呼吸道症状较多的为咳嗽、咳痰少,伴胸闷及呼吸困难。偶有恶心、呕吐或腰痛,有些患者可有腹泻。严重的病例可导致急性呼吸窘迫综合征(ARDS)、多器官功能衰竭综合征(MODS)。肺部体征一般较少,有时可闻少许湿啰音,有皮疹、淋巴结肿大及发绀。实验室检查见大多数患者白细胞数正常或降低,在病程中部分病例常有淋巴细胞计数减少和血小板计数减少。23.4% 的患者 ALT 升高,71% 的患者 LDH 升高,有 6%～10% 的患者心肌酶谱升高,部分患者有低钠。

影像学检查见胸片显示一侧或双侧肺多肺叶病变,最突出的特征是病变进展迅速。病变形态无典型特征,可为片状、斑片状、网状、磨玻璃样改变。目前传染性非典型肺炎的病因尚没有完全确定,又缺乏特效治疗方法,只能采用综合治疗方法。2003 年后,本病没有再次出现,但需要密切关注。

目前尚无针对 SARS-CoV 的药物,临床治疗主要根据病情采取综合性措施,应全面密切观察病情,监测症状、体温、脉搏、呼吸频率、血象、SpO_2 或动脉血气分析,定期复查胸部 X 线片(早期不超过 3 天),以及心、肝、肾功能和水电解质平衡等。患者均应严格隔离,并注意消毒和防护措施。

(1)对症支持:①卧床休息,避免用力活动。②发热:超过 38 ℃ 者可作物理降温(冰敷、乙醇擦浴)或解热镇痛药(儿童忌用阿司匹林)。③镇咳祛痰药:用于剧咳或咳痰者,如复方甘草合剂、盐酸氨溴索等。④氧疗:有气促症状尽早作氧疗,可作持续鼻导管或面罩吸氧,以缓解缺氧。⑤营养支持治疗:由于能量消耗及进食困难,患者常有营养缺乏,影响恢复,应注意足够的营养支持和补充,可经肠内或全肠外营养给予,如鼻饲或静脉途径。总热量供应可按每天每公斤实际体重 83.7～104.6 kJ(20～25 kcal/kg)计算,或按代谢能耗公式计算[代谢消耗量(HEE)＝基础能量消耗(BEE)×1.26],营养物质的分配一般为糖 40%,脂肪 30%,蛋白质 30%。氨基酸摄入量以每天每公斤体重 1.0 g 为基础,并注意补充脂溶性和水溶性维生素。患者出现 ARDS 时,应注意水、电解质平衡,结合血流动力学监测,合理输液,严格控制补液量(25 mL/kg),要求液体出入量呈轻度负平衡,补液以晶体液为主。

(2)糖皮质激素:糖皮质激素治疗早期应用有利于减轻肺部免疫性损伤,减轻低氧血症和急性呼吸窘迫综合征(ARDS)的发生和发展,并可预防和减轻肺纤维化的形成,大部分患者用药后改善中毒症状,缓解高热,但是大量长期应用糖皮质激素,可能削弱机体免疫力,促进病毒增生繁殖,以及引起三重感染(细菌和真菌),因此激素的合理应用值得进一步探讨。①指征:有严重中毒症状,高热3天持续不退;48小时内肺部阴影进展超过50%;出现急性肺损伤或ARDS。②用法和剂量:一般成人剂量相当于甲泼尼龙80～320 mg/d,静脉滴注;危重病例剂量可增至500～1 000 mg/d,静脉滴注。体温恢复正常后,即应根据病情逐渐减量和停用,以避免和减少不良反应的发生,如消化道出血、电解质紊乱、继发感染等。采用半衰期短的糖皮质激素如甲泼尼龙较为安全有效。

(3)抗病毒药:抗病毒药物治疗效果报道不一,利巴韦林和干扰素的应用报道较多。利巴韦林可阻断病毒RNA和DNA复制,宜在早期应用,用法和剂量(成人)宜参照肾功能情况:①肌酐清除率≥60 mL/min者,利巴韦林400 mg,静脉滴注,每8小时1次,连用3天;继以1 200 mg,口服,每天2次,共用7天。②肌酐清除率30～60 mL/min者,利巴韦林300 mg,静脉滴注,每12小时1次,连用3天;继而600 mg,口服,每天2次,共用7天。③肌酐清除率<30 mL/min者,利巴韦林300 mg,静脉滴注,每24小时1次,连用3天;继而改用每天600 mg,口服。主要不良反应有骨髓抑制、溶血性贫血、皮疹和中枢神经系统症状,应加强注意。

(4)机械通气:机械通气治疗是对患者的重要治疗手段,宜掌握指征及早施行。①无创通气(NPPV)指征:鼻导管或面罩吸氧治疗无效,PaO_2<9.3 kPa(70 mmHg),SaO_2<93%,呼吸频率≥30次/分,胸部X线片示肺部病灶恶化。②方法:用面罩或口鼻罩,通气模式为持续气道正压通气。

2.肺鼠疫

鼠疫是鼠疫耶尔森菌(旧称鼠疫杆菌)引起的自然疫源性疾病。自然宿主为鼠类等多种啮齿类动物,主要是通过染菌的鼠蚤为媒介进行传播。经人皮肤传入引起腺鼠疫;经呼吸道传入引起肺鼠疫,都可发生败血症。临床表现为发热、严重的毒血症状,腺鼠疫有急性淋巴腺炎;肺鼠疫有胸痛、咳嗽、呼吸困难和发绀;败血症型鼠疫多为继发,可有广泛皮肤出血和坏死。该病传染性强,死亡率极高,是危害最严重的传染病之一,属国际检疫传染病。我国把其列为法定甲类传染病之首。

肺鼠疫患者是人间鼠疫的重要传染源,病菌借飞沫或尘埃传播。原发性肺鼠疫是由呼吸道直接吸入鼠疫杆菌而引起,感染后潜伏期可短至数小时。

肺鼠疫起病急,除高热、寒战等严重全身中毒症状外,并发生咳嗽、剧烈胸痛、呼吸急促。病初咳嗽轻,痰稀薄,很快转为大量泡沫样血痰,内含大量鼠疫杆菌。患者呼吸极为困难、发绀,肺部体征不多,仅有散在湿性啰音及胸膜摩擦音,与严重的全身症状不相称,多在2～3天内因心力衰竭、出血、休克而死亡。

肺鼠疫患者要严密隔离,单独一室,室内无鼠无蚤。联合应用抗生素,是降低死亡率的关键。可应用链霉素、庆大霉素、四环素、氯霉素。其中链霉素,每次0.5 g,每6小时1次肌内注射,2天后剂量减半,疗程7～10天,也可和其他抗生素合用,加强对症治疗。

预防传播的措施:灭鼠、灭蚤,监测和控制鼠间鼠疫;疫情监测,加强疫情报告;工作人员每4小时更换帽子、口罩及隔离衣一次。严格隔离患者,患者与疑似患者分开隔离。腺鼠疫隔离至症状消失,淋巴结肿完全消散后再观察7天。肺鼠疫隔离至临床症状消失,痰培养6次阴性可解除隔离。接触者医学观察9天,接受过预防接种者检疫12天。患者的分泌物、排泄物彻底消毒或焚烧,尸体应用尸体袋严密包套后焚烧。加强国际检疫与交通检疫,对可疑旅客应隔离检疫。医务和防疫人员在疫区工作必须穿五紧服、穿高筒靴、戴面罩、戴符合标准的口罩、防护眼镜、橡皮手套等,必要时接种疫苗。

3.禽流感

人禽流行性感冒(以下称人禽流感)是由禽甲型流感病毒某些亚型中的一些毒株引起的急性呼吸道传染病。早在 1981 年,美国即有禽流感病毒 H7N7 感染人类引起结膜炎的报道。1997 年,我国香港特别行政区发生 H5N1 型人禽流感,导致 6 人死亡,在世界范围内引起了广泛关注。近年来,人们又先后获得了 H9N2、H7N2、H7N3 亚型禽流感病毒感染人类的证据,荷兰、越南、泰国、柬埔寨、印尼及我国相继出现了人禽流感病例。尽管目前人禽流感只是在局部地区出现,但是,考虑到人类对禽流感病毒普遍缺乏免疫力,人类感染 H5N1 型禽流感病毒后的高病死率以及可能出现的病毒变异等,世界卫生组织认为,该疾病可能是对人类潜在威胁最大的疾病之一。禽流感病毒属正黏病毒科甲型流感病毒。已证实感染人的禽流感病毒亚型为 H5N1、H9N2、H7N7、H7N2、H7N3 等,其中感染 H5N1 的患者病情重,病死率高。

禽流感病毒对乙醚、氯仿、丙酮等有机溶剂均敏感。常用消毒剂容易将其灭活,如氧化剂、稀酸、卤素化合物(漂白粉和碘剂)等都能迅速破坏其活性。病毒对热较敏感,在低温中抵抗力较强,65 ℃加热 30 分钟或煮沸 2 分钟以上可灭活。

传染源主要为患禽流感或携带禽流感病毒的鸡、鸭、鹅等禽类。野禽在禽流感的自然传播中扮演了重要角色,目前尚无人与人之间传播的确切证据。经呼吸道传播,也可通过密切接触感染的家禽分泌物和排泄物、受病毒污染的物品和水等被感染,直接接触病毒毒株也可被感染。一般认为,人类对禽流感病毒并不易感。尽管任何年龄均可被感染,但在已发现的 H5N1 感染病例中,13 岁以下儿童所占比例较高,病情较重。从事家禽养殖业者及其同地居住的家属、在发病前 1 周内到过家禽饲养、销售及宰杀等场所者、接触禽流感病毒感染材料的实验室工作人员、与禽流感患者有密切接触的人员为高危人群。

感染 H9N2 亚型的患者通常仅有轻微的上呼吸道感染症状,部分患者甚至无任何症状;感染 H7N7 亚型的患者主要表现为结膜炎;重症患者一般均为 H5N1 亚型病毒感染。患者呈急性起病,早期类似普通型流感。主要为发热,大多持续在 39 ℃以上,可伴流涕、鼻塞、咳嗽、咽痛、头痛、肌肉酸痛和全身不适。部分患者有恶心、腹痛、腹泻、稀水样便等消化道症状。重症患者可出现高热不退,病情发展迅速,几乎所有患者都有临床表现明显的肺炎,可出现急性肺损伤、急性呼吸窘迫综合征、肺出血、胸腔积液、全血细胞减少、多脏器功能衰竭、休克及雷耶综合征等多种并发症。可继发细菌感染,发生败血症;重症患者可有肺部实变体征等。

H5N1 亚型病毒感染者可出现肺部浸润。胸部影像学检查可表现为肺内片状影,重症患者肺内病变进展迅速,呈大片磨玻璃样影及肺实变影像,病变后期为双肺弥漫性实变影,可合并胸腔积液。白细胞总数一般不高或降低;重症患者多有白细胞总数及淋巴细胞减少,并有血小板计数降低。取患者呼吸道标本采用免疫荧光法(或酶联免疫法)检测甲型流感病毒核蛋白抗原(NP)或基质蛋白(M1)、禽流感病毒 H 亚型抗原。还可用 RT-PCR 法检测禽流感病毒亚型特异性 H 抗原基因;从患者呼吸道标本中可分离禽流感病毒;发病初期和恢复期双份血清禽流感病毒亚型毒株抗体滴度 4 倍或以上升高,有助于回顾性诊断。

人禽流感的预后与感染的病毒亚型有关。感染 H9N2、H7N7、H7N2、H7N3 者大多预后良好,而感染 H5N1 者预后较差,据目前医学资料报告,病死率超过 30%。影响预后的因素还与年龄、基础疾病、并发症及就医、救治的及时性等有关。

对疑似病例、临床诊断病例和确诊病例应进行隔离治疗。抗病毒治疗应在发病 48 小时内使用抗流感病毒药物神经氨酸酶抑制剂奥司他韦,并辅以对症治疗,可应用解热药、缓解鼻黏膜充血药、止咳祛痰药等。儿童忌用阿司匹林或含阿司匹林及其他水杨酸制剂的药物,避免引起儿童Reye综合征。

4.呼吸道传染病的护理

(1)卧床休息。

(2)饮食宜清淡为主,注意卫生,合理搭配膳食。

(3)避免剧烈咳嗽,咳嗽剧烈者给予镇咳,咳痰者给予祛痰药。

(4)发热超过38.5 ℃者,可使用解热镇痛药,儿童忌用阿司匹林,因可能引起Reye综合征,或给予冰敷、乙醇擦浴等物理降温。

(5)鼻导管或鼻塞给氧是常用而简单的方法,适用于低浓度给氧,患者易于接受。氧气湿化瓶应每天更换。

(6)行气管插管或切开经插管或切开处给氧,有利于呼吸道分泌物的排出和保持气道通畅。但应按气管切开护理常规去护理。

(7)心理护理:患者因受单独隔离,且病情重,常易出现孤独感和焦虑、恐慌等心理障碍,烦躁不安或情绪低落,需要热情关注,并有针对性进行心理疏导治疗。

(8)健康教育:保持良好的个人卫生习惯,不随地吐痰,避免在人前打喷嚏、咳嗽、清洁鼻腔,且事后应洗手;确保住所或活动场所通风;勤洗手;避免去人多或相对密闭的地方,应注意戴口罩。建立良好的卫生习惯和工作生活环境,劳逸结合,均衡饮食,增强体质。

(9)对临床诊断病例和疑似诊断病例应在指定的医院按呼吸道传染病分别进行隔离观察和治疗。对医学观察病例和密切接触者,如条件许可应在指定地点接受隔离观察,为期14天。在家中接受隔离观察时应注意通风,避免与家人密切接触,并由卫生防疫部门进行医学观察,每天测量体温。

(10)完善疫情报告制度:按传染病规定进行报告、隔离治疗和管理。发现或怀疑呼吸道传染病时,应尽快向卫生防疫机构报告。做到早发现、早隔离、早治疗。

(二)严重肠道传染病

1.霍乱

霍乱是由霍乱弧菌所致的烈性肠道传染病。发病急、传播快,可引起世界大流行,属国际检疫传染病。在我国《传染病防治法》中列为甲类。一直认为霍乱是由O1群霍乱弧菌的两种生物型,即古典生物型与埃尔托生物型所致的感染。1992年发现非O1群新的血清型,即O139引起霍乱样腹泻大量患者的暴发或流行,已引起人们的重视。

霍乱弧菌对热、干燥、直射日光、酸及一般消毒剂(如漂白粉、来苏儿、碘、季铵盐和高锰酸钾等)均甚敏感。干燥2小时或加热55 ℃持续10分钟,弧菌即可死亡,煮沸后立即被杀死。自来水和深井水加0.5 ppm的氯,经15分钟即可杀死。1 L水加普通碘酊2~4滴,作用20分钟亦可杀死水中的弧菌。在正常胃酸中霍乱弧菌能生存4分钟,在外界环境中如未经处理的河水、塘水、井水、海水中,埃尔托行弧菌可存活1~3周,在各类食品上存活1~3天。O139型霍乱弧菌在水中存活时间较O1霍乱弧菌更长。

霍乱患者和带菌者是霍乱的传染源,患者在发病期间,可连续排菌,时间一般为5天,亦有长达2周者。尤其是中、重型患者,排菌量大,每毫升粪便含有10^7~10^9个弧菌,污染面广,是重要的传染源。可通过水、食物、日常生活接触和苍蝇等不同途径进行传播或蔓延,其中水的作用最为突出。缺乏免疫力的人,不分种族、年龄和性别对霍乱弧菌均普遍易感。病后免疫力不持久,仍有再感染可能。潜伏期一般为1~3天,短者3~6小时,长者可达7天。

典型患者多为突然发病,临床表现可分3期。①泻吐期:多数以剧烈腹泻开始,继以呕吐。多无腹痛,亦无里急后重,少数有腹部隐痛,个别可有阵发性绞痛。每天大便数次至数十次或更多,少数重型患者粪便从肛门直流而出,无法计数。排便后一般有腹部轻快感。初为稀便,后为水样便,以黄水样或清水样为多见,少数为米泔样或洗肉水样,无粪臭,稍有鱼腥味,镜检无脓细胞。少数人有恶心、呕吐(喷射状),呕吐物初为食物残渣,继为水样,与大便性质相仿。一般无发热,少数有低热。本期可持续数小时至1~2天。②脱水虚脱期:由于严重泻吐引起水和电解质丧失,可出现脱水和周围循环衰竭。碳酸氢根离子大量丧失可产生代谢性酸中毒。此期一般为数小时至2~3天。③反应期及恢复期:脱水纠正后,大多数患者症状消失,尿量增加,体温逐渐恢复正常。约1/3的患者出现发热性反应。

按临床症状、脱水程度、血压、脉搏及尿量等可分为轻、中、重三型。此外,尚有罕见的特殊临床类型即干性霍乱,起病急骤,不待泻吐症状出现即迅速进入中毒性循环衰竭而死亡。可以通过粪便涂片镜检、动力试验、制动试验和粪便培养获得诊断。霍乱病后不久,可在血清中出现抗菌的凝集素、抗弧菌抗体及抗毒抗体。前二者可于第5天出现,半月时达峰值,有追溯性诊断价值。

采用补液疗法,补充液体和电解质是治疗本病的关键。原则是早期、快速、足量、先盐后糖、先快后慢、纠酸补碱、见尿补钾。输液总量应包括纠正脱水量和维持量。对患者应及时严格隔离至症状消失6天,大便培养致病菌,每天1次,连续2次阴性,可解除隔离出院。

2.细菌性痢疾

细菌性痢疾简称菌痢,为夏秋季常见肠道传染病。病原体是痢疾杆菌,经消化道传播。一些卫生状况差的学校和其他人群聚居地可以发生本病暴发和流行。目前痢疾杆菌分为4群及47个血清型,即A群痢疾志贺菌、B群福氏志贺菌、C群鲍氏志贺菌和D群宋内志贺菌。各型痢疾杆菌均可产生内毒素,是引起全身毒血症的主要因素;痢疾杆菌在外界环境中生存力较强,在瓜果、蔬菜及污染物上可生存1~2周,但对各种化学消毒剂均很敏感。

传染源为菌痢患者及带菌者,病原菌随患者粪便排出,污染食物、水经口通过消化道传播使人感染;苍蝇污染食物也可传播,均可造成夏、秋季流行。人群普遍易感,病后可获得一定的免疫力,但短暂而不稳定,且不同菌群及血清型之间无交叉免疫,但有交叉抗药性,故易复发和重复感染。

急性典型菌痢有发热、腹痛、腹泻、脓血便、里急后重等症状,易于诊断。不典型病例仅有黏液稀便,应予注意。夏秋季遇急性高热或惊厥的学龄前儿童须考虑中毒型菌痢的可能,可用肛拭或温盐水灌肠取粪便做检查。

本病主要采用敏感有效的喹诺酮类抗菌药物进行治疗。按肠道传染病隔离,休息,饮食以少渣易消化的流食及半流食为宜,保证足够水分、维持电解质及酸碱平衡。中毒型菌痢病势凶险,应及时采用654-2改善微循环,综合措施抢救治疗。

3.肠道传染病的护理

(1)急性期患者要卧床休息,大便次数频繁的,应用便盆、布兜或垫纸,以保存体力。

(2)饮食以流食为主,开始1~2天最好只喝水,进淡糖水、浓茶水、果子水、米汤、蛋花汤等,喝牛奶有腹胀者,不进牛奶。病情好转,可逐渐增加稀饭、面条等,不宜过早给予刺激性、多渣、多纤维的食物。不要吃生冷食品,可鼓励患者多吃点生大蒜。

（3）保护肛门：由于大便次数增多，尤其是老人和小孩肛门受多次排便的刺激，皮肤容易淹坏溃破，因此每次便后，用软卫生纸轻轻擦后用温水清洗，涂上凡士林油膏或抗生素类油膏。

（4）按时服药：要坚持按照医嘱服药 7～10 天，不要刚停止腹泻就停止服药，这样容易使细菌产生抗药性，很容易转为慢性腹泻。

（三）严重虫媒传染病

1.流行性乙型脑炎

流行性乙型脑炎简称乙脑，是以脑实质炎症为主要病变的中枢神经系统传染病。病原体是乙脑病毒，经蚊虫传播，多在夏秋季流行，多见于儿童。理论上人和多种家畜均可成为本病的传染源，在乙脑流行区，猪感染率高达 100%，且血中病毒数量多，病毒血症时间长，故猪是主要传染源。带喙库蚊是主要的传播媒介人群普遍易感；病后可获得稳定的免疫力。我国是乙脑高发区，除新疆、西藏和青海等少数地区无乙脑疫情报告外，其他省份均有出现。2003 年广东出现局部流行，2006 年山西、河北出现局部暴发流行，表明当对此病监控减弱后，本病就会卷土重来。

本病起病急，有高热、呕吐、惊厥、意识障碍及脑膜刺激征。实验室检查：白细胞总数及中性粒细胞增高，脑脊液细胞增多，压力和蛋白增高，糖、氯化物正常。特异性 IgM 抗体检查早期出现阳性。补体结合试验双份血清抗体效价呈 4 倍增高，有助于回顾性诊断。死亡主要由于中枢性呼吸衰竭所致。

本病无特效疗法，一般采用中西医结合治疗，重点是对高热、惊厥、呼吸衰竭等危重症的处理，这是降低病死率的关键；加强护理，防止呼吸道痰液阻塞、缺氧窒息及继发感染，注意营养及加强全身支持疗法。

2.疟疾

疟疾是疟原虫寄生于人体所引起的传染病。经疟蚊叮咬或输入带疟原虫者的血液而感染。不同的疟原虫分别引起间日疟、三日疟、恶性疟及卵圆疟。本病主要表现为周期性规律发作，全身发冷、发热、多汗，长期多次发作后，可引起贫血和脾大。儿童发病率高，大都于夏秋季节流行。是一种严重危害人民健康的传染病。全球约有 40% 的人口受疟疾威胁，每年有 2 000 万人感染疟疾，超过 200 万人死于疟疾。世界卫生组织估计，全球有 59% 的疟疾病例分布在非洲，38% 分布在亚洲，3% 分布在美洲。我国传染病网络报告系统数据显示，疟疾年报告病例数由 2002 年的 2.4 万增加到 2006 年的 6.4 万，2007 年，全国共报告疟疾病例 46 988 例，死亡 15 例，较 2006 年下降 22.2%。发病主要集中在经济相对落后、交通不便的边远、贫困地区。

疟疾是疟原虫按蚊叮咬传播的寄生原虫病。临床特点是周期性寒战、高热，继以大汗而缓解，可出现脾大和贫血等体征。间日疟、三日疟常复发。恶性疟的发热不规则，常侵犯内脏，引起凶险发作。典型发作是诊断的有力依据，非典型发作要仔细分析，可通过血涂片查疟原虫获得诊断。

抗疟原虫治疗是最有效手段，并且辅助以对症处理。①积极治疗传染源：常用的药物主要有羟基喹哌、乙胺嘧啶、磷酸咯啶等。另外，常山、青蒿、柴胡等中药治疟的效果也很好。以上这些药物要根据疟原虫的种类和病情的轻重由医师来对症使用，剂量和用法一般人不易掌握，千万不要自己乱吃。除此之外，还要对患者进行休止期治疗，即对上一年患过疟疾的人，再用伯氨喹治疗，给予 8 天剂量，以防止复发。②彻底消灭按蚊：主要措施是搞好环境卫生，包括清除污水，改革稻田灌溉法，发展池塘、稻田养鱼业，室内、畜棚经常喷洒杀蚊药等。③搞好个人防护：包括搞好个人卫生，夏天不在室外露宿，睡觉时最好要挂蚊帐；白天外出，要在身体裸露部分涂些避蚊油膏等,以避免蚊叮。④切断传播途径:主要是消灭按蚊,防止被按蚊叮咬。清除按蚊幼虫滋生场所及使用杀虫药物。个人防护可应用驱避剂或蚊帐等,避免被蚊虫叮咬。彻底消灭按蚊。

3.登革热

登革热是由伊蚊传播登革热病毒引起的急性传染病。临床上主要以高热、头痛、肌肉痛、骨骼和关节痛为主,还有疲乏、皮疹、淋巴结肿大及白细胞总数减少。本病是一种古老的疾病,现在已成为一种重要的热带传染病。20世纪在世界各地发生过多次大流行,病例数可达百万。我国广东、海南、广西等地近年已数次发生流行,已知的4个血清型登革病毒均已在我国发现。

传染源主要是患者和隐性感染者。传播途径是埃及伊蚊和白纹伊蚊,新流行区人群普遍易感,成人发病为主。主要发生于夏秋雨季。本病潜伏期3~14天,通常5~8天。世界卫生组织按登革热的临床表现将其分为典型登革热和登革出血热。

登革热无特殊治疗药物,主要采取支持及对症治疗。单纯隔离患者不能制止流行,因为典型患者只是传染源中的一小部分。灭蚊是预防本病的根本措施。

4.虫媒传染病的护理

(1)早期患者宜卧床休息,恢复期的患者也不宜过早活动,体温正常,血小板计数恢复正常,无出血倾向方可适当活动。

(2)保持病室内凉爽、通风、安静。昆虫隔离,病室彻底灭蚊,须有防蚊设备。采取以灭蚊、防蚊及预防接种为主的综合性预防措施。

(3)严密观察精神、意识、心率、血压、体温、呼吸、脉搏及出血情况等,异常时及早通知医师处理。并准确记录液体出入量。

(4)发热的护理:高热以物理降温为主,不宜全身使用冰袋,以防受凉发生并发症,但可头置冰袋或冰帽,以保护脑细胞,对出血症状明显者应避免乙醇擦浴,必要时药物降温,降温速度不宜过快,一般降至38℃时不再采取降温措施。

(5)皮肤护理:出现瘀斑、皮疹时常伴有瘙痒、灼热感,提醒患者勿搔抓,以免抓破皮肤引起感染,可采用冰敷或冷毛巾湿敷,使局部血管收缩,减轻不适,避免穿紧身衣。有出血倾向者,静脉穿刺选用小号针头,并选择粗、直静脉,力求一次成功,注射结束后局部按压至少5分钟。液体外渗时禁止热敷。

(6)疼痛的护理:卧床休息,保持环境安静舒适,加强宣教,向患者解释疼痛的原因,必要时遵医嘱使止痛药。

(7)饮食护理:给予高蛋白、高维生素、高糖、易消化吸收的流质、半流质饮食,如牛奶、肉汤、鸡汤等,嘱患者多饮水,对腹泻、频繁呕吐、不能进食、潜在血容量不足的患者,可静脉补液。

(四)严重动物源性传染病

1.肾综合征出血热

出血热是多种病毒引起的临床以发热和出血为突出表现的一组疾病。世界各地冠以"出血热"的疾病达几十种,按肾脏有无损害,分两大类。我国一直沿用流行性出血热(epidemic hemorrhagic fever,EHF),现统称肾综合征出血热(HFRS)。

HFRS是由汉坦病毒引起,以鼠类为主要传染源的自然疫源性疾病。临床以起病急、发热、出血、低血压和肾损害为特征。我国除青海、台湾外均有疫情发生。本病呈多宿主性,我国发现自然感染汉坦病毒的脊椎动物有53种。其中黑线姬鼠是农村野鼠型出血热的主要传染源;林区为大林姬鼠;褐家鼠为家鼠型出血热的主要传染源;大白鼠则为实验室感染的主要传染源。携带病毒的鼠类等排泄物污染尘埃后形成气溶胶,通过呼吸道而感染人体。此外,携带病毒的动物排泄物污染食物,可以通过消化道而感染人体。被鼠咬伤或破损伤口接触带病毒的鼠类血液和排泄物,也可以被感染。本病毒还可以通过患病孕妇胎盘传给胎儿。寄生于鼠类身上的革螨和恙螨也可能具有传染作用。感染人群以男性青壮年、工人多见。

本病潜伏期4～46天,一般1～2周。典型病例分发热期、低血压休克期、少尿期、多尿期、恢复期。重者可发热、休克和少尿期相互重叠。实验室检查有白细胞总数第3～4天逐渐升高,可达(15～30)×10⁹/L,少数重者可达(50～100)×10⁹/L,并出现较多的异型淋巴细胞。发热后期和低血压期血红蛋白含量和红细胞数明显升高,血小板计数减少。尿常规可出现蛋白尿,4～6天常为＋＋＋～＋＋＋＋,对诊断有明确意义。部分患者尿中出现膜状物。尿沉渣中可发现巨大的融合细胞,此细胞能检出 EHF 病毒抗原。免疫学检查中的特异性抗体检查:包括血清 IgM 和 IgG 抗体。一周后4倍以上增高有诊断意义。重症患者可因并发症,如腔道出血、大量呕血、便血引起继发性休克,大量咯血引起窒息。还可能出现心衰性肺水肿、呼吸窘迫综合征、脑炎和脑膜炎、休克、凝血功能障碍、电解质紊乱和高血容量综合征等,并可能出现严重的继发性呼吸系统、泌尿系统感染及心肌损害、肝损害等。

早发现、早休息、早治疗、减少搬运是本病的治疗原则。防休克、防肾衰、防出血。采取综合治疗,早期可应用抗病毒治疗,中晚期对症治疗。灭鼠防鼠是关键,做好食品卫生和个人卫生工作。防止鼠类排泄物污染食品,不用手接触鼠类及排泄物。动物试验要防止馈大、小白鼠咬伤。必要时可进行疫苗注射,有发热、严重疾病和过敏者忌用。

2.钩端螺旋体病

钩端螺旋体病简称钩体病,是由致病性钩端螺旋体引起的急性传染病,属自然疫源性疾病。鼠类和猪是其主要传染源。人接触被钩体污染的水、周围环境及污染物,通过皮肤、黏膜进入人体。另外可在消化道传播。临床表现为急性发热、全身酸痛、结膜充血、腓肠肌压痛、浅表淋巴结肿大和出血倾向,疾病后期可出现各种变态反应并发症等。重者可并发黄疸、肺出血、肾衰竭、脑膜炎等,预后差。

钩体病的治疗包括杀灭病原治疗、对症治疗及并发症的治疗。病原治疗首选青霉素 G。早期剂量不宜过大,以防止赫克斯海默尔反应(一般在首剂后2～4小时发生,突起发冷、寒战、高热甚至超高热、头痛、全身酸痛、脉速、呼吸急促等比原有症状加重,持续30分钟～2小时。继后大汗,发热骤退。重者可发生低血压、休克。一部分患者在反应过后,病情加重,可促发肺弥漫性出血)。首剂5万U肌内注射,4小时后再用5万U肌内注射,再4小时后才开始20万～40万U肌内注射,每6～8小时1次,至退热后3天,疗程约1周。对青霉素过敏者,可选用四环素0.5 g,口服,每6小时1次;庆大霉素8万U肌内注射,每8小时1次。

3.动物源性传染病的护理

(1)发热期的护理:早期卧床休息,创造舒适、安静的环境。减少噪声,减少对患者的刺激。予以高热量、高维生素、易消化饮食。随时观察体温的变化,特别是高热的患者,体温过高时应及时采取物理降温。由于此病有毛细血管中毒性损害,故不宜用乙醇擦浴。尽量少用解热镇痛药,定期测量血压。患者发热后期多汗,应鼓励患者多口服补液。必要时给予低分子右旋糖苷等防止休克和保护肾脏。

(2)低血压期的护理:严密观察血压的变化,每30分钟测血压、脉搏1次,做好记录及时报告医师;注意补液速度,低血压早期应快速补液,必要时加粗针头或多静脉通道,但对老年体弱及心、肾功能不全者,速度应适当放慢,减少用量以防止肺水肿的发生,准确记录 24 小时尿量,尽早发现少尿倾向;低血压期患者注意保暖,禁止搬动。

(3)少尿期的护理:少尿期应注意尿量每天 3 000 mL 为依据。此时鼓励患者食用营养丰富、易消化、含钾量较高的饮食,对严重贫血者可酌情输入新鲜血液。尿量每天>3 000 mL,补钾时应以口服为主。必要时可缓慢静脉滴入,同时注意钠、钙等电解质的补充。对尿量每天<500 mL 者,可试用氢氯噻嗪、去氧皮质酮、神经垂体后叶素、吲哚美辛等。由于免疫功能低下,应注意预防感染。注意病室内空气消毒。特别是加强口腔及皮肤的护理。

(4)恢复期的护理:加强营养,给予高蛋白、高糖、多维生素饮食。注意休息,一般需 1～3 个月,应逐渐增加活动量,重型病例可适当延长时间。

(5)并发症的护理:①观察是否有鼻出血、咯血、呕血、便血;是否有烦躁不安、面色苍白、血压下降、脉搏增快等休克的表现。根据出血部位的不同给予相应的护理,并按医嘱给予止血药。②心力衰竭、肺水肿患者,应减慢输液或停止补液,半卧位,注意保暖,给予吸氧以保持呼吸道通畅。③脑水肿发生抽搐等中枢神经系统并发症时,应镇静、止痉脱水。注意观察疗效。④高血钾患者静脉注射葡萄糖酸钙时宜慢。输注胰岛素时应缓慢静脉滴注,随时观察患者的生命体征,必要时血液透析治疗。⑤进行预防流行性出血热的宣教,特别是宣传个人防护及预防接种的重要性和方法。以降低本病的发病率。向患者及家属说明本病恢复后,肾功能恢复还需较长时间,应定期复查肾功能、血压、垂体功能,如有异常及时就诊。

（王　颖）

参考文献

[1] 张世叶.临床护理与护理管理[M].哈尔滨:黑龙江科学技术出版社,2020.

[2] 窦超.临床护理规范与护理管理[M].北京:科学技术文献出版社,2020.

[3] 王婷,王美灵,董红岩,等.实用临床护理技术与护理管理[M].北京:科学技术文献出版社,2020.

[4] 方习红,赵春苗,高莹.临床护理实践[M].长春:吉林科学技术出版社,2019.

[5] 赵安芝.新编临床护理理论与实践[M].北京:中国纺织出版社,2020.

[6] 蒙黎.现代临床护理实践[M].北京:科学技术文献出版社,2018.

[7] 王林霞.临床常见病的防治与护理[M].北京:中国纺织出版社,2020.

[8] 沈燕.实用临床护理实践[M].北京:科学技术文献出版社,2019.

[9] 程娟.临床专科护理理论与实践[M].开封:河南大学出版社,2020.

[10] 张文燕,冯英,柳国芳,等.护理临床实践[M].青岛:中国海洋大学出版社,2019.

[11] 彭旭玲.现代临床护理要点[M].长春:吉林科学技术出版社,2019.

[12] 尹玉梅.实用临床常见疾病护理常规[M].青岛:中国海洋大学出版社,2020.

[13] 姜永杰.常见疾病临床护理[M].长春:吉林科学技术出版社,2019.

[14] 管清芬.基础护理与护理实践[M].长春:吉林科学技术出版社,2020.

[15] 孙彩粉,李亚兰.临床护理理论与实践[M].南昌:江西科学技术出版社,2018.

[16] 万霞.现代专科护理及护理实践[M].开封:河南大学出版社,2020.

[17] 刘有林.实用临床护理实践[M].哈尔滨:黑龙江科学技术出版社,2018.

[18] 任潇勤.临床实用护理技术与常见病护理[M].昆明:云南科技出版社,2020.

[19] 吴欣娟.临床护理常规[M].北京:中国医药科技出版社,2020.

[20] 孙平.实用临床护理实践[M].天津:天津科学技术出版社,2018.

[21] 吕巧英.医学临床护理实践[M].开封:河南大学出版社,2020.

[22] 徐宁.实用临床护理常规[M].长春:吉林科学技术出版社,2019.

[23] 孙丽博.现代临床护理精要[M].北京:中国纺织出版社,2020.

[24] 赵倩.现代临床护理实践[M].北京:科学技术文献出版社,2019.

[25] 池末珍,刘晓敏,王朝.临床护理实践[M].武汉:湖北科学技术出版社,2018.

［26］张铁晶.现代临床护理常规［M］.汕头：汕头大学出版社,2019.

［27］周英,赵静,孙欣.实用临床护理［M］.长春：吉林科学技术出版社,2019.

［28］邵小平,杨丽娟,叶向红,等. 实用急危重症护理技术规范［M］.上海：上海科学技术出版社,2020.

［29］黄俊蕾,赵娜,李丽沙.新编实用临床与护理［M］.青岛：中国海洋大学出版社,2019.

［30］伍海燕,贺大菊,金丹.临床护理技术实践［M］.武汉：湖北科学技术出版社,2018.

［31］许家明.实用临床护理实践［M］.北京：中国纺织出版社,2019.

［32］沈燕.现代临床护理精要［M］.北京：科学技术文献出版社,2018.

［33］王绍利.临床护理新进展［M］.长春：吉林科学技术出版社,2019.

［34］刘淑芹.综合临床护理实践［M］.北京：科学技术文献出版社,2020.

［35］明艳.临床护理实践［M］.北京：科学技术文献出版社,2019.

［36］李婧.护理干预对老年高血压脑出血患者术中压力性损伤发生率的影响［J］.内蒙古医学杂志,2020,52(12):1530-1531.

［37］沈晓静,仝甲钏,张焕.精细化护理在慢性溃疡性结肠炎患者中的应用及预后效果评价［J］.临床医学工程,2020,27(12):1673-1674.

［38］张丽,刘文文.护患沟通在老年糖尿病护理过程中的作用效果及对改善患者病情的影响［J］.沈阳药科大学学报,2021,38(S01):117-118.

［39］李瑞丽.健康教育护理干预对系统性红斑狼疮治疗依从性及生活质量的影响［J］. 辽宁医学杂志,2020,34(6):83-86.

［40］陆梅.舒适护理对原发性肝癌手术患者疼痛、睡眠及生活质量的改善效果［J］.中国医药指南,2020,18(23):14-16.